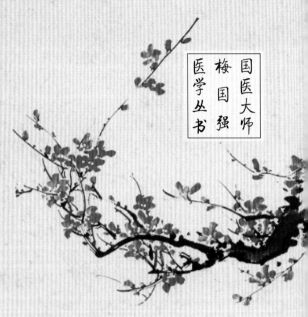

国医大师
梅国强
医学丛书

经方临证思辨录

梅国强 著

U0364510

全国百佳图书出版单位
中国中医药出版社
·北 京·

图书在版编目（CIP）数据

经方临证思辨录 / 梅国强著. -- 北京：中国中医药
出版社，2024.9

　　ISBN 978-7-5132-8827-9

　　Ⅰ. R289.2

中国国家版本馆 CIP 数据核字第 2024QV7832 号

中国中医药出版社出版

北京经济技术开发区科创十三街 31 号院二区 8 号楼

邮政编码　100176

传真　010-64405721

保定市中画美凯印刷有限公司

各地新华书店经销

开本 880×1230　1/32　印张 18　彩插 0.25　字数 457 千字

2024 年 9 月第 1 版　2024 年 9 月第 1 次印刷

书号　ISBN 978-7-5132-8827-9

定价　128.00 元

网址　www.cptcm.com

服 务 热 线　010-64405510

购 书 热 线　010-89535836

维 权 打 假　010-64405753

微信服务号　zgzyycbs

微商城网址　https：// kdt. im/LIdUGr

官 方 微 博　http：// e. weibo. com/ cptcm

天猫旗舰店网址　https：// zgzyycbs. tmall. com

国医大师梅国强教授简介

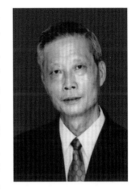

梅国强，湖北武汉人，生于1939年。国医大师，湖北中医药大学二级教授、主任医师、博士生导师，享受国务院政府特殊津贴专家。师从全国伤寒名家洪子云教授，尽得其传。继往开来，现为全国老中医药专家学术经验继承工作指导老师，全国中医临床/基础/西学中优秀人才研修项目指导老师，中国中医科学院学部委员，湖北时珍实验室（省级实验室）学术委员会委员，北京中医药大学王琦书院特聘教授。长期从事《伤寒论》的临床、教学、科研工作，致力于传承、发扬中医药事业，潜心研究仲景学术，临床擅长活用经方、兼用时方治疗心血管、消化等系统的常见病及各科疑难病。

曾任广州中医药大学兼职博士生导师、中华中医药学会常务理事、中华中医药学会仲景专业委员会顾问、湖北省中医药学会副理事长、湖北省中医药学会仲景专业委员会主任委员、《中医杂志》编委、湖北省科协常委、湖北省《伤寒论》重点学科学科带头人。被评为湖北省有突出贡献的中青年专家、湖北省知名中医、湖北中医名师、湖北中医大师、湖北省优秀教师、湖北省优秀研究生导师、湖北省教育系统"三育人"先进个人，被中华中医药学会授予首届中医药传承"特别贡献奖"，获中华国际医学交流基金会颁发的"林宗扬医学教育奖"，被中国科学技术协会授予"全国优秀科技工作者"荣誉称号，被人力资源和社会保障部、国家卫生计生委和国家中医药管理局评为第三届"国医大师"，被人力资源和社会保障部、国家卫生健康委和国家中医药管理局授予"全国中医药杰出贡献奖"。入录《当代中国中医名人志》和《当代中国科技名人成就大辞典》。

发表论文50余篇，主编全国规划教材及专著10余部，其中主编的全国规划教材《伤寒论讲义》（人民卫生出版社）获全国医药教材一等奖、全国中医药教材优秀奖。获湖北省人民政府科技进步三等奖1项，湖北省卫生厅科技进步三等奖1项。

一、是书集历年单篇之作和近五年集中写作之文而成，原稿每篇为《某方临证思辨录》，今集以成书，而书名为《经方临证思辨录》，故每篇省略"临证思辨录"五字，仅以方名为标题。

二、是书所用病名，中西医病名并存，有体例不一之嫌。当前中医学虽有规范化之病名，但尚在讨论与完善过程中，因此有些西医病名，中医并无恰当病名与之相应，如"幼年性皮肌炎"等（见《自拟"四土汤"临证思辨录》）。为符合临床实际，笔者采用西医病名，而在行文中说明属中医学何病证，或属何范畴之病证，或提出个人看法，以供探讨。绝不生搬硬套，指鹿为马，惟态度诚恳是求。凡患者原有明确之西医诊断者，一律使用西医病名；凡无西医诊断者，则采用中医病名。

三、关于"引文"问题，一般原则是前有某"引文"，则后可略之，笔者已注意到尽量避免重复，然有少数"引文"，欲绝不重复，实难为之，兹说明如下：其一，经脉循行之大体走向，人所共知，而某些细节、支脉等，若非针灸专业医师，实难记住，若一概省略，则必然给读者带来诸多不便。其二，关于某些重大论点之"引文"，常能关联临床多方面，如某段"引文"在甲篇中，意在说明甲问题；在乙篇中，意在说明乙问题，若将后者完全省略，则必令读者前后查找，平添许多烦恼。好在此类"引文"，字数甚少，无碍大局。

四、因书中大量引用《伤寒论》原文，为避免文字重复，故在一页之中，首次出现"《伤寒论》第某条"之后，再引用时简写为"第某条"。

著者

甲辰春于武汉

余资质驽钝，学而不敏，自幼求学医林，惟以解脱愚蒙为盼。恭逢盛世，国家兴办中医高等教育，蒙良师精勤培育，如原上之小草，得甘霖以滋荣。于是党恩国恩师恩，敬畏有加，感戴莫名。先师洪子云教授诲余：做一名好医生，难也不难，无非终生"两看"，即"白天看病，夜晚看书"。先师李培生教授教余"六字"，即终生"读书、临证、写作"。言皆平白，实寓为人为医之真谛，岂敢忘怀。

是书之作，其来已久，初因指导研究生，于答疑中，结合临床心得，不断总结提高，而有《拓展〈伤寒论〉方临床运用之途径》（以下简称《拓展》），蒙同道厚爱，而砥砺前行。至20世纪80年代末，万晓刚先生提出，专家门诊病历难留，殊为可惜；廖子君先生因而率先复写病历，且历届传递，陆续存档，至今共得两万余份。20世纪90年代后期，余阶段性整理病历，其中柴胡桂枝汤运用较多，经系统爬梳，提要钩沉，而有《加减柴胡桂枝汤临证思辨录》一文。以此对照《拓展》，其运用规律，俱在其中。综而观之，因临床总结而有《拓展》。循此用方，则有的放矢，故有某方之《临证思辨录》。二者彼此促进，不断深化，而信心倍增，故有集以成书之想。逝者如斯，由《拓展》至今，三十余年矣。其间虽不无疏懒之嫌，尚多求实之心。凡积累不多、认识不足者，一概不写，宁缺毋滥，无意求全；

经方临证思辨录

凡行文，有话则长，无话则短，惟恐贻误后人；笔秃纸残，眼花手拙，勉力为之，以遂凤愿。是壮年提笔，耄耋乃成，是非得失，欢迎同道评说，余将引为良师益友。

是书命名，以"思辨录"缀其后，夫"思"者，思考、思路、思索也。"辨"者，辨别、辨明、辨证也。"思"之与"辨"，并非空穴来风，而是据所知所行，孜孜以求而发。于是"思辨"与"学"，构成完整思维过程。弗学则何所思，弗行则何所辨。子曰："学而时习之，不亦说乎。"又曰："学而不思则罔，思而不学则殆。"可提挈其纲领，此即余心目中之"思辨"。近来查阅文献，方知明末清初鸿儒陆世仪，尊崇程朱理学，著有《思辨录》一书。余读医书尚恨无多，至于陆氏《思辨录》等，或知其名，未睹其书，不敢高攀，谓其巧合可也。

是书分上下两篇，上篇即《经方临证思辨》，以《伤寒论》方为主，还有少数《金匮要略》之方。其排列方式大体参考徐灵胎《伤寒类方》，按方剂属性，以类相从，似无挂碍，况且其源相同。下篇乃《经典思辨拾零》，以经典理论探讨为主，亦有兼说临床者。理论与临床，密不可分，仍在思辨范畴中，故统成一部。还有少数文章，如《自拟"四土汤"临证思辨录》，此方为余所创，若纳入上篇，则多有不恭，故附列入《经典思辨拾零》。

凡帮余打印校对文稿诸君，如万晓刚、廖子君、刘松林、曾祥法、邢颖、周贤等，一并致谢。搁笔之际，感慨良多，得小诗一首，聊表心意。

岐黄大道见虹霓，

老眼昏花志不迷。

愿向神州披赤胆，

甘为杏圃化春泥。

湖北中医药大学　梅国强

甲辰春于武汉

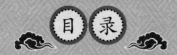

下篇 经典思辨拾零

上篇 经方临证思辨

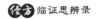

拓展《伤寒论》方临床运用之途径

《伤寒论》方，为外感热病立法，然其兼说杂病者，亦复有之，而辨证论治，原理互通，故《伤寒论》之方，可兼疗杂病；其中杂病之方，略加变化，亦可兼治伤寒（广义）。此所以拓展其临床运用之来由，一也。石寿棠《医原·论张仲景伤寒论》谓："汉张太守著《伤寒》一书，立一百一十三方，三百九十七法，随病之变迁用之，千变万化。灵妙无穷，万病皆当仿之为法，不可仅作伤寒书读也。""万病"，言其多也。"仿之为法"，并非按图索骥，谓其仿效、近似、以类相从，灵活变通之意也。是以一百一十三方，虽为伤寒而立。然不专治伤寒，更非仅治百十三证，医者务须穷其理致，精于变化，触类旁通，以少应多，方得《伤寒论》之奥妙。其二，《伤寒论》文词古朴，示人以规矩，多显而彰之；示人以灵活，则往往隐于幽微。所述证治，或主随客省，客随主略；或以方测证，以证求方；或评其病机，或明其证候，或定其治法，种种不一，因之探隐索微，条分缕析，或因其证，或假其方，或合其机制，乃可拓展其方治范围。其三，仲景以六经立论，六经者，经络脏腑之总称也，而脏腑经络各有生理、病理特性，各踞其部位；经络根于脏腑，运行气血阴阳，循其路径，网络全身，而为有机整体。故其病证，合之为六，且曰阴曰阳，分之则名目繁多。惟其如此，则论中治脏腑病证之方，常可移作经络病证之法；疗经络病证之方，亦可易为脏腑病证之用。而调治脏腑经络，则气血阴阳得以和平。或旨在气血阴阳，而效在脏腑经络，是以拓展《伤寒论》方之临床运用，又可于整体恒动观中加以揣摩。执方治病，最为实际，拙文不求理论之高深，但求临床之实验。是故对《金匮要略》诸方之拓展运用，其理相同，兹探讨于下：

一、突出主证，参以病机

此言"主证"者，其义有二。一为某方所治之证候，就其典型而言，须脉证病机相合方可投剂，然则临床所见，典型病例较少，而不典型者恒多。故有主证虽同，而病机难以丝丝入扣者。此时用方，但求病机大体相合，无寒热虚实之径庭，便可据证用方，故云："参以病机。"此说似乎不经，然则仲景已开其先河，如栀子豉汤证，须见心烦懊憹之类，病机为热扰胸膈，而在太阳病篇则有发汗吐下后云云，在阳明病篇则曰"阳明病……若下之，则胃中空虚，客气动膈，心中懊憹，舌上苔者，栀子豉汤主之"（第221条，赵刻本《伤寒论》，下同），"阳明病下之，其外有热，手足温，不结胸，心中懊憹，饥不能食，但头汗出者，栀子豉汤主之"（第228条）；在厥阴病篇则曰"下利后更烦，按之心下濡者，为虚烦也，宜栀子豉汤"（第375条），试比较以上数条，皆同中有异，是同为栀子豉汤所主，而演变过程实不相同。又如四逆汤证，多见于少阴、厥阴二篇，且不说此二篇之四逆汤证同中有异，即以六经病证而论，除少阳病篇无此证外，其余各篇皆有，而太阳自非阳明，阳明自异于三阴，何以均有此证？盖不同疾病之发生发展演变，依一定条件，可出现相同之病理阶段，阶段既同，是必病机大体相同，于是投方则一，故不得谓其某方专治某病。以此而证之临床，并非虚妄，如太阳、阳明病之汗多亡阳、热利及肺热毒盛之虚脱等，皆可投四逆汤类，待阳回再议清热。前人有用四逆类方、白虎类方，先后与服之验案，今有四逆、参附注射液，用于多种外感热病之相同阶段（亡阳或脱），更为简捷，甚或有内闭外脱之证，可同时使用清热解毒（汤剂）、回阳固脱（注射液）者。以上是从阶段而论，若以疾病而论，如太阴病"宜服四逆辈"（第 277 条），而少阴病、厥阴病、"霍乱"，四逆汤为主方之一，此一方而治多病之例也。更以笔者之医案为证。如小陷胸汤原治"小结胸病，正在心下，按之则痛，脉浮滑者"（第 138 条），为痰热结胸之候，而刘某，女，36 岁，以月经 50 日未行为主诉。询知多年经水愆期，少腹剧痛，量多色暗而有瘀块，渐致纳食甚少，胃脘胀闷，按之则痛，苔白而粗糙，脉弦缓，显系肝气郁滞，下损冲任，上犯胃腑之象。观此并非典型之小结胸病，然则胃脘胀闷，按之则痛，与小结胸病同，而病机大体属实，故以小陷胸汤为主方，随症加减，冀其各奏其效：全瓜蒌 10g，法半夏 10g，黄连 6g，广木香 10g，柴胡 10g，丹参 20g，制香附 10g，炒川楝子 10g，乌药 10g，枳实 10g，煅瓦楞子 10g，炒神曲 10g。7 剂而经水已下，少腹痛大有减轻，且胃脘和畅，饮食增进，精神慧爽，此非求病机之大体相符而何？再如乌梅丸又主久利，按理而论，当属寒热错杂之久利，然临床之久利，有寒热不甚明显者，亦可酌情用之。有邓某，男，38 岁，腹泻三年，时发时愈，食荤尤甚，未曾根治，脉弦缓，苔白薄。正值壮年，胜任体力劳动，则非虚非寒；口和纳健，腹痛甚轻，乃非热非实，径用乌梅 10g，黄连 10g，炒黄柏 10g，炒川椒 10g，细辛 5g，干姜炭 10g，党参 10g，制附片 10g，桂枝 10g，山楂炭 10g。经服两周，已不腹泻，偶尔大便日行两次，为成形软便，后以调理脾胃月余，一年未见复发。此方治寒热不显之慢性痢疾及长期低热，而寒热虚实难以分辨者，每获满意效果。

"主证"之第二含义，即某证候中之主要症状。惟其主症出现，则可据以选方，论中已有明训。如"伤寒四五日，身热恶风，颈项强，胁下满，手足温而渴者，小柴胡汤主之"（第99条）、"阳明病，发潮热，大便溏，小便自可，胸胁满不去者，与小柴胡汤"（第229条）、"阳明病，胁下硬满，不大便而呕，舌上白苔者，可与小柴胡汤"（第230条）。以上三条，皆非纯属柴胡证，惟其胁下硬满之类主症出现，选用其方，而有所增损，此即但见一证便是，不必悉具，笔者引申其意云：主症参以病机，非独柴胡证不必悉具，其余诸症莫不皆然。盖凡主症，常为某一证候之重心，病机之主脑，据此选方遣药，用之多验。如刘某，男，35岁，以右侧腰脊、少腹痛为主诉，伴见胃中嘈杂，纳呆，干噫食臭，头昏，脉弱，舌苔白而粗糙。此例之主诉似与生姜泻心汤证无关，然则胃中嘈杂，纳呆，干噫食臭，则为生姜泻心汤之主症，虽无肠鸣、下利，仍选用生姜泻心汤为主方者，以其主症突出故也。疏方如下：法半夏10g，干姜5g，生姜6g，黄连6g，黄芩10g，党参10g，神曲10g，柴胡10g，炒川楝子10g，制香附10g，杜仲10g，续断10g，5剂病愈。

二、谨守病机，不拘证候

谨守病机，不拘证候而用《伤寒论》方者，尤为多见，此为拓展《伤寒论》方运用范围之重要途径。盖以症状为表象，病机为实质故也，有表象迥异而实质相同者，故可异病同治。如论中有吴茱萸汤，能治阳明寒呕；少阴吐利，手足逆冷，烦躁欲死；厥阴头痛、干呕、吐涎沫三证，以其浊阴上逆下犯所同也。笔者常以此方略事加减，治疗胞宫虚冷之痛经证，疗效亦佳。如章某，女，24岁，月经延期，经来小腹冷痛，牵引阴部及两股内侧，甚或全身恶寒，乳房胀痛，呕逆难以进食，一般须卧床数日，方可恢复。为书吴茱萸汤加减：吴茱萸 10g，生姜 12g，法半夏 10g，党参 10g，乌药 10g，郁金 10g，延胡索 10g。嘱每次行经前数日服药，经停则止。治疗五个周期，竟使多年之痛经痊愈。又如麻黄连翘赤小豆汤，为治黄疸病之方，其病机为湿热内盛，熏蒸肝胆，兼以风寒袭表。笔者曾治一人眼疾，引用此方，原属臆测，不料疗效非同一般。如黄某，女，25 岁，十日来双目微红而肿甚，不痛而痒甚，迎风流泪，结膜及睑缘有细小水疱甚多，微寒微热，无汗，不思饮食，小便黄，舌红，苔白腻，脉浮。曾用多种抗生素眼药及银翘解毒片之类无效。分析其病机为湿热内蕴，循肝胆经脉上犯，且合外感之风寒，投方于下：麻黄 10g，连翘 10g，赤小豆 10g，生姜 10g，生甘草 10g，桑白皮 10g，薏苡仁 30g，茯苓 15g，刺蒺藜 10g，谷精草 10g。服药未及一周，而病证若失。因思前贤所言：医者，意也，方者，仿也。寓意极为深刻，绝非空泛之词。笔者于临床之际，分析病机之余，若有意会所至，则精心选用大论之方，每有收获，此皆谨守病机，不拘证候之例也。

又有某些疑难病证，西医固有明确之诊断，而疗效未能尽如人意，中医之治法虽较丰富，而不能准确称其病名，为临床计，可不论其病名，惟以病机是求，暂以病机称其证候，亦可借用论中之成法。如谢某，女，23 岁，发育正常，形体修长。素来恶寒，手足冷，面部经风吹后便起红色斑块，数日后逐渐脱皮，初起未曾介意，以致逐渐加重，入院治疗于冬季，双颊可见散在之红斑或紫斑，双手有黄豆大之硬结数枚，无明显压痛，继而皮肤发红，水肿，有散在水肿性红斑，并有少许水疱，痛痒不适。破溃后有深褐色之结痂，右大指有虹膜样皮损，双足病变与手略同，舌质暗红，苔白薄，脉细。西医经各项检查，确诊为"多型性红斑"，曾用氯奎、维生素 E、葡萄糖酸钙等治疗无效。中医诊断虽难以指其病名，然则病机属血虚寒凝，考诸经方，惟当归四逆汤与之相合，而该条所述证候惟"手足厥寒，脉细欲绝"（第351条）而已，故舍证候而求病机。处方如下：当归12g，赤芍12g，白芍12g，桂枝10g，细辛5g，生姜3片，大枣10枚，木通10g，鸡血藤10g，熟地黄12g，红花3g，川芎10g，内服。另用当归10g，肉桂10g，干姜10g，细辛6g，红花10g，煎汤，趁热熏洗。治疗26天，症状消失，各项指标转为正常而出院，随访五年余，未见复发。笔者遇疑难病证，若用常法不效者，必求诸经方，或偏方杂说，亦有释疑解难之时。其后笔者查阅中医外科文献，得知中医学称此病为猫眼疮。

三、根据部位，参以病机

此言部位，指体表部位而言，如胸胁、心下、腹、少腹、头颈、项背等，一定部位之症状，每与相应脏腑功能失调相关。然须别其寒热虚实，故须参考病机。论中有关内容十分丰富，毋庸赘述，兹就其灵活运用，略举数则，以明根据部位，拓展经方运用范围之意。

部位有泛称者，有确指某部者，先以泛称者言之，如白头翁汤所治湿热下利，其湿热虽来自中焦，而所损伤者，却在下焦之结肠，故有腹痛（小腹为甚），里急后重等症，以部位言，可泛称下焦。由是联想，下焦湿热而有非痢疾者，可否使用白头翁汤？初，笔者以为不妨试用，即令疗效不佳，亦无原则错误。盖以带下证，虽非大肠疾患，而常有小腹胀及阴部坠胀，与痢疾相似，且女阴与直肠、肛门毗邻，未尝不可一试，于是试用于湿热带下而阴痒者，不冀推理与实践相符，而且证明无论滴虫性、霉菌性或细菌性阴道炎（属于湿热阴痒者），皆有疗效。基本方：白头翁15g，黄连6g，炒黄柏10g，秦皮15g，苦参15g，蛇床子10g。兼胸胁胀闷者，加柴胡、郁金、枳实。兼中焦湿热症状者，加苍术、薏苡仁之类。病重者，加败酱草、忍冬藤。此方不仅内服有效，而用药液坐浴，效果仍佳。此对病情复杂者，尤有临床意义，如病者胃痛属寒，而兼湿热带下，两相龃龉，处方困难，若胃痛处以内服方，带下处以坐浴方（详见《白头翁汤》），则可并行不悖，互奏其功。兹举例如下：黄某，女，39岁，农民，黄带多年不愈，量多质稠而臭，阴痒难忍，小腹坠胀，胃脘膨胀，饮食少进，脉缓，舌红苔白。处以基本方加苍术、薏苡仁，头煎、二煎内服，三煎坐浴，经两周而病证解除。

泛指部位尚有另一情形，如身疼痛之类，所属病证及其机制十分复杂，仅就桂枝新加汤证举其例。第62条曰："发汗后，身疼痛，脉沉迟者，桂枝加芍药生姜各一两人参三两新加汤主之。"历来诸家皆曰太阳病之身痛，发汗则止；本证之身痛，汗后不休，为发汗太过，营气不足所致。曾治一例身痛患者：杨某，女，28岁，农民。既无太阳病史，亦未服发汗药，其身虽痛，然非痛无休止，询其病情，乃一年前服西药（药名不详）治疗血吸虫病，疗程将近结束，便觉身痛，呈闪痛性质，并有抽掣感，四肢尤甚，一处闪痛之后，迅速转移他处，游走不定，移时缓解，旋复如故，痛苦不堪，不能参加劳动，脉弱，舌苔白。治疗未断，而病情逐渐加重，查阅前方，多是祛风胜湿、辛燥之品，或为"消炎痛"之类，揆其机制，良由药物毒性损伤营气，经脉失养所致，更兼久服辛燥，重伤营气，故反加重。经脉及其营阴，周身无所不至，因之，益气养营，即所以和利经脉，和利经脉即所以治身痛，遂仿桂枝新加汤意，处方如下：桂枝10g，生白芍24g，炙甘草6g，生姜10g，黄芪15g，党参15g，生地黄10g，当归10g，鸡血藤15g，忍冬藤15g，川芎6g。服药半月，身痛消失，可参加轻微劳动。

确指部位者，如项背强几几，原属太阳兼证，无汗者用葛根汤，有汗用桂枝加葛根汤。而有些病情，虽项背强几几，然无太阳表证，如落枕、颈椎病即是。笔者皆以其部位确定不移，凡无热象者，均仿此而用，然在老年，无论体质强弱，咸以桂枝加葛根汤为宜，疗效尚称满意。如吴某，男，43 岁，患颈椎病及肩周炎两年余。项背强痛，难以俯仰及左右顾盼（第 4~5 颈椎骨质增生），右肩关节疼痛，活动受限，勉强活动则喀喀作响，无明显寒热征象，脉缓，苔薄白。处以桂枝加葛根汤为主：葛根 10g，桂枝 10g，白芍 10g，生姜 10g，大枣 10g，炙甘草 6g，黄芪 15g，鸡血藤 20g，忍冬藤 20g，当归 10g，川芎 10g，每日 1 剂，连服一月，颈椎骨质虽无改变，然项强及肩痛消失。此方对病证日久，阴血不足之上肢、项背疼痛，亦有疗效。

四、循其经脉，参以病机

《伤寒论》虽有专论经脉病证之文，然为数极少，治法更未详明。惟以经脉内属脏腑，故经脉循行部位之多种病证，皆可借鉴脏腑治法。若能辨证准确，依法化裁，一般能收效明快，是于无法中求法，亦法外之法也，足以补充《伤寒论》之未备。如柴胡桂枝汤治太阳兼少阳病，见"发热微恶寒，肢节烦疼，微呕，心下支结"（第 146 条）等，笔者以此方治疗太、少经脉为病，而无上述症状者多例，均有疗效。如杨某，男，23 岁，学生，左侧颈连项部肿痛，运动不能自如，皮肤不红（西医诊断为左胸锁乳突肌炎），余无不适，身体素来健康。考足少阳胆经"起于目锐眦，上抵头角，下耳后，循颈"（《灵枢·经脉》），足太阳膀胱经"从颠入络脑，还出别下项"（《灵枢·经脉》）。可见胸锁乳突肌恰与二经相连，患者体质壮实，脏无他病，则柴胡桂枝汤用亦不妨，用此方约十日，颈部肿胀消失，亦不疼痛。

循经脉以疗疾病，尚有以下情况，即病证原属多种，而在同一条经脉之不同部位出现症状。不论部位之高下，均可依脏腑之方，权衡而用。如足厥阴肝经，绕阴器，过少腹，循胸胁，凡上述部位之疼痛、硬结等，皆可用疏肝理气法，以四逆散为主，加减治疗，此为循经脉之法，亦为执简驭繁之法也，病例如下。

例一：淋巴结核。程某，男，9岁，双锁骨上窝有肿硬之淋巴结二至三枚，大如拇指，小如蚕豆，压痛明显，低热（体温 37～38.5℃）三月不退，盗汗，纳差，形体消瘦，用链霉素、异烟肼无效，转中医治疗。初服青蒿鳖甲汤加减，1周而体温正常，盗汗减少，考虑结核尚属侧部，为肝经所主，乃肝气兼痰，郁结所致，故投下方以消结核：柴胡6g，白芍6g，枳实6g，炙甘草3g，夏枯草10g，浙贝母6g，黄药子、白药子各6g，制香附6g，北沙参6g，每日1剂，连续两月余，结核基本消失（或留绿豆至黄豆大小）。

例二：乳腺增生症。季某，女，24岁，左乳外上方有肿块如鸭蛋大，边缘较为整齐，活动，轻微压痛，皮肤正常，经穿刺做细胞学检查，证实为乳腺增生，伴经期少腹痛，余无不适，仍参加体力劳动，因思前人有乳房属胃，乳头属肝之说，是肝经亦主乳房部位，故投四逆散加郁金10g，制香附10g，浙贝母10g，昆布10g，海藻10g，夏枯草15g，生牡蛎20g，黄药子、白药子各15g。连服三月余，肿块消失。

例三：附件炎。陈某，女，45岁，10年前做输卵管结扎术后而患右侧附件炎，右少腹痛而坠胀，扪之，局部软组织增厚，压痛明显，月经失调，经期乳胀，少腹痛加剧，仍从肝经论治，用四逆散加制香附10g，橘核10g，炒川楝子10g，荔枝核10g，牡丹皮10g，丹参15g，红花6g，桃仁6g。治疗过程中略有加减，服药两月余，症状消失，局部切诊无异常发现。

例四：阑尾炎手术感染化脓后，肠粘连，创口硬结。王某，男，38 岁，6 年前阑尾手术化脓，治愈后，经常右少腹疼痛。近来因劳累过度，不惟疼痛再发，且创口瘢痕明显肿大，赤热，质硬，压痛明显，拟疏肝理气，活血化瘀，兼清热解毒为法，方用四逆散加槟榔 15g，当归 10g，川芎 6g，制香附 10g，乌药 10g，知母 10g，黄柏 10g，败酱草 20g，薏苡仁 30g，服药 1 周则疼痛大减，半月后腹痛消失，瘢痕缩至原来大小。

考四逆散为疏肝理气之祖方，若据《伤寒论》第 318 条"少阴病，四逆，其人或咳，或悸，或小便不利，或腹中痛，或泄利下重者，四逆散主之"，则与上述病证极难相符；若据后世变化之方，如逍遥散、柴胡疏肝散之类，则名目繁多，难于记忆；若据经脉脏腑之原理，组方之法则，病情之差异，而自为变化，必能拓展其运用范围。

五、斟今酌古，灵活变通

《伤寒论》成书以来，凡一千八百多年，况上溯先秦，渊源有自，而学术发展，不无沧桑之变。有病名古今不一者，有方药主证，所见不同者，以及有证无方，有方无证者，种种变迁，故须斟今酌古，灵活变通，有时亦能于临床踟蹰之际，而恍然有悟。笔者初作本文时，曾援引本人已发表之文章，讨论了斟今酌古的两个问题。

其一，乙状结肠冗长症。某患者腹胀便秘多年，或大便初硬后溏，频繁如厕，而多不能排便，里急后重明显，尾骨处疼痛等。此例似秘非秘，似泻非泻，似痢非痢，难以判断病情。因而查阅中医文献较多，仅觉"大瘕泄"与患者之症状大致相同。《难经·五十七难》曰："泄凡有五……大瘕泄者，里急后重，数至圊而不能便，茎中痛。"因而排除便秘、腹泻、痢疾之诊断，而作"大瘕泄"视之。分析其病机为肝郁气滞，疏泄反常。拟四逆散合五苓散加减，治疗将近一月，临床症状消失（详见《医论二则》）。

其二，皮肌炎。徐某，女，24岁，住院号348470，半年前发病，初为发热，关节游走性疼痛，全身散在红疹，瘙痒，曾服强的松之类，病情暂安，停药则复发，且体温更高（39～40℃，腋下，下同），红疹密集，布满全身，奇痒微痛，并有脱屑样改变，关节疼痛。门诊以"风湿性关节炎"及"发热待查"收入病房，经用清热解毒祛风等，治疗33天，毫无效果，高热弛张热不退，请院内外皮肤科会诊，确诊为皮肌炎。中医诊断如何定其名称？翻阅资料，觉与"赤白游风"相似，"此证发于肌肤，游走不定，起如云片，浮肿焮热，痛痒相兼，高累如粟，由脾肺燥热，而兼表虚腠理不密，风邪袭入，怫郁日久，与热相搏，则化热益盛而成……初俱宜荆防败毒散疏解之"（《医宗金鉴·外科心法要诀·赤白游风》）。其中"表虚腠理不密"云云，极有启发性，据患者高热前每有轻微恶寒，汗出较多（右侧尤甚），体温虽高，而口不渴，脉浮数，舌淡苔白等，确为腠理不密，营卫失调，风邪袭入之象，然则汗多而用荆防败毒散，自不相宜，因而仿桂枝汤意，处方如下：桂枝10g，白芍10g，黄芪15g，当归10g，防风6g，白鲜皮10g，牡丹皮10g，丹参15g。自服此方以来，体温于数日内降至正常，皮肤病变逐渐好转，然后据症调理以为善后之法，以致血沉、血与尿之肌酸、肌酐等项指标转为正常。住院93天痊愈，随访十余年未曾复发。所生一子，健康，若非斟今酌古，谁料桂枝汤法竟有如此功效。

今对原稿进行修订，再补充以下二则。

其一，幼年性皮肌炎：胡某，女，10岁，幼年性皮肌炎病史5年，用强的松治疗，效果不佳。接诊之际，首先映入笔者脑海的，便是前例急性皮肌炎病者。然则患儿不发热，紫红色斑块以面部、会阴部、肛周、臀部皮肤为主，不痒，疲劳，乏力，懒动，肌力下降等，脉缓，舌苔白，略厚而润，质鲜红。此与前例相比，病情有明显差异，故不得与赤白游风相提并论。首先关于本病之中医诊断问题，笔者虽无定见，但有下列资料，如《素问·长刺节论》之"肌痹"、《素问·痿论》之"筋痿""肉痿"、《素问·痹论》之"皮痹""肌痹"、《金匮要略》之"阴阳毒"等，笔者未敢贸然决定，仅提出了若干想法，供同道讨论。关于治疗问题，虽难觅踪迹，而《张氏医通·痿》云痿证："大都起于阳明湿热内蕴不清。"观此，笔者似于山重水复之际，见到一线希望。盖患儿神疲乏力，肌力下降等，以及舌脉表现，当是湿热毒邪内蕴，伤及肌肤血络。治宜清热解毒，除湿通络祛风。处方为自拟"四土汤"加味，治将近一年而愈（详见《自拟"四土汤"临证思辨录》）。

其二，舍格伦综合征（干燥综合征），是一种以泪腺和唾液腺分泌减少为主要特征的慢性炎症性自身免疫疾病，亦可累及其他部位。此综合征不同于中医学之"秋燥"，因"秋燥"是感受燥热病邪，而致以肺胃燥热为主的全身性疾病，多发于秋季。亦不同于一般所言之"阴伤燥热"。

万某，女，56岁，2019年1月23日初诊。患者口干，频饮而量少，舌边尖有刺激感，双目胀痛而有灼热感，鼻干而痛，饮食一般，二便尚调，脉缓，舌苔淡黄略厚、润泽，质绛。此前曾住院治疗，腮腺造影显示：左侧腮腺舍格伦综合征伴感染。肝功能：γ-谷氨酰转移酶61U/L，亮氨酸氨基肽酶93U/L。出院诊断：①舍格伦综合征。②自身免疫性肝病。③肝血管瘤手术后。④双肾结石。中医辨证惟脉症是凭，如患者口干，双目灼痛，鼻干而痛等，并非阴虚内热。盖以口虽干，而舌苔淡黄略厚、润泽，舌质绛，是内有湿热阻滞，气不化津所致。湿热之成，虽可外受，亦可内生，均与阳明太阴功能失调有关。湿热之邪，循足阳明经脉上犯，故有口鼻、双目诸症。据《灵枢·经脉》曰"胃足阳明之脉，起于鼻"（迎香穴），"之交颎中，旁纳太阳之脉"（与足太阳经之睛明穴相近），"下循鼻外"（承泣），"入上齿中，还出夹口，环唇，下交承浆"。观此则口、鼻、目诸症，乃阳明经脉循行之地为湿热所伤；湿热之邪，内蒸肝胆，虽不发黄，但有肝功能损害。回顾《伤寒论》，尚无类似之病情记载。而《素问·热论》曰："伤寒……二日，阳明受之，阳明主肉，其脉夹鼻，络于目，故身热，目疼，鼻干，不得卧也。"可见此例病情与《热论》之言略同。然则《热论》并无治法，故须据症而活用经方。《伤寒论》有葛根芩连汤，原为治外邪入里化热、肠热下利之方，其病位在下。而湿热之邪亦有循经上犯之可能，譬如肠热下利而兼头痛者，用此方可上下兼治。由此推理，则此例干燥综合征，可使用本方，以清热解毒，苦寒燥湿，是治在足阳明上部经脉为患；配合祛湿凉肝诸药，以顾护肝脏。处方：葛根10g，黄连10g，黄芩10g，生甘草6g，法半夏10g，陈皮10g，茯苓30g，枳实20g，石菖蒲10g，远志10g，茵陈30g，郁金10g，当归10g，川芎10g，丹参30g，牡丹皮10g，赤芍10g，木贼草10g，密蒙花10g，谷精草10g，垂盆草15g，田基黄15g。本方以葛根芩连汤清热解毒，苦寒燥湿为主，配伍温胆汤之类，一则增强化湿作用，一则分消三焦之壅滞，以利肝胆之疏泄。当归以下凡十味，意在凉肝活血，疏风明目。本方略有一二味之加减，如便溏时加广木香、砂仁；目痛较重时加夏枯草；臀部单纯疱疹时加白英。至同年7月（已停服强的松半月），共服药126剂，症状消失，各项生化指标正常。再予原方约20剂，以巩固疗效。

六、厘定证候，重新认识

《伤寒杂病论》虽为仲景手笔，而今之《伤寒论》曾流散民间，私相授受，辗转抄录，复经王叔和整理成册，虽功绩卓著，然不无错漏之嫌，或因古文质朴，义有未详者，故对某些条文，或某方所主之病证，实有厘定之必要，厘定之法，可从考证入手，亦可从临床实践入手，往往厘定证候之日，便是拓展经方运用之时，今从临床实践举例如下：

笔者初作此文时，曾援引本人已发表之文章，讨论了《伤寒论》中两个问题。

其一，第72条："发汗已，脉浮数，烦渴者，五苓散主之。"历来注家多认为本条省略了"小便不利"之主证，此说虽便于理解，然则若与第71条"太阳病，发汗后……若脉浮，小便不利，微热消渴者，五苓散之"对照，则两条几乎一样，似无并存之必要。若不作如此理解，则第72条便是以"烦渴"为主症。笔者从《素问·灵兰秘典论》"膀胱者，州都之官，津液藏焉，气化则能出矣"；《素问·脉要精微论》"水泉不止者，是膀胱不藏也"入手，加以探讨，认为第72条应以烦渴为主证。曾治一例住院患者，渴饮不止，小便频多（已排除糖尿病、甲状腺功能亢进症），中医诊断为消渴，投五苓散合茯苓甘草汤，治疗33天，症状消失出院（详见《水泉不止，膀胱不藏》）。

其二，第152条："太阳中风，下利呕逆，表解者，乃可攻之，其人漐漐汗出，发作有时，头痛，心下痞硬满，引胁下痛，干呕短气，汗出不恶寒者，此表解里未和也，十枣汤主之。"本条"表证"是指发热，恶寒，头痛之类症状，必先解除此证，然后方可用十枣汤攻逐。否则病者不能耐受，或加重病情。笔者于病房工作期间，经二十余例观察，认为本条所指之"表证"，非风寒、风热、风湿类表证，而是悬饮之表象（或称外象、外症）。其病机为饮阻胸膈，三焦失和，风木渐欲化火。治宜柴胡桂枝干姜汤化裁，不仅发热恶寒（外症）可除，而且悬饮渐消（详见《医论二则》）。其后发现，本方对结核性胸膜炎包裹性积液者，有较好疗效。

以上是据原文所指某证，而厘定其性质。今在修订过程中，再补充以下二则，是据临床所见某些疑难病情，而厘定其病因病机属性，从而寻求经方治法。

其一，2020 年初，新型冠状病毒感染突然发生，笔者与湖北中医药大学附属医院（湖北省中医院）巴元明教授带领的抗疫团队，密切配合，通过视频，随时了解病情，并扼要复习历代抗疫文献，对新型冠状病毒感染之热型、发病过程、症状、脉象、舌苔诸方面深入分析，认为本病之病因为外感疫邪犯肺。其病机为痰（湿）热阻肺，肺失宣降。同时外感热病，必究其发展阶段，如表、里、半表半里等。从大多数患者之临床信息判断，应属半表半里阶段。换言之，其病位虽然在肺，但其发展阶段尚属半表半里，既与少阳有关，亦与膜原有关。治法：清热宣肺，化痰散结。处方为"肺炎一号"：柴胡，黄芩，法半夏，党参，全瓜蒌，槟榔，厚朴，草果仁，知母，白芍，生甘草，陈皮，虎杖。此为小柴胡汤、小陷胸汤、达原饮三方合并加减而成，经治五百余例轻型、普通型、部分重症患者，均获治愈。

笔者又应湖北省应城市抗疫中医治疗组成员方方主任医师之请，对新型冠状病毒感染重症患者做远程视频会诊，给出以下基本方：柴胡，黄芩，法半夏，黄连，全瓜蒌，浙贝母，桔梗，百部，前胡，紫菀，款冬花，蒲公英，紫花地丁，半枝莲，白花蛇舌草。此为柴胡陷胸汤合止嗽散加减而成，因名柴胡陷胸解毒汤，针对重症发热难退者；基本方去柴胡、黄芩，而加麻黄、杏仁，则名麻杏陷胸解毒汤，针对重症咳喘严重者，实为一方二法。共计治疗七例重症，均获痊愈（详见《践行抗疫，温故新知（提要）》）。

其二，辨治精神失常。刘某，女，35 岁，2003 年 10 月 8 日初诊。患者由家属陪伴来诊，代诉：十年前曾有情感抑制障碍，精神一度失常，经治疗而愈。今年 8 月中旬病情复发，初为烦躁，多言多语，回顾其时，约当经期。月经周期正常，遇经期则精神症状加重，末次月经 9 月中旬。目前妄言妄动，夜间妄动少寐，就诊时烦躁，坐立不安，难以控制，怀疑自己怀孕，谓腹中跳动不安，表现欲强，不听劝诫，食欲佳，大便干结，约三日未解，小便正常，小腹硬痛，脉弦，苔白薄，质红。此例以妄言妄动，烦躁不安为主，然不逾垣上屋，不打人骂人，当属狂证之轻者。观其言语举动诸症，皆因热邪使然。热邪上扰心神，故有诸多精神症状；下犯冲任，血海瘀滞不利，故小腹硬痛，经期精神症状加重。《素问·调经论》曰："血气未并，五脏安定。""血并于下，气并于上，乱而喜忘。"此为据病情而厘定证候。《伤寒论》第 106 条："太阳病不解，热结膀胱，其人如狂，血自下，下者愈。其外不解者，尚未可攻，当先解其外；外解已，但少腹急结者，乃可攻之，宜桃核承气汤。"本条为太阳蓄血证，病因病机为热邪与瘀血搏结于下焦所致。其证虽有"如狂"，然终非此例之狂证。从治疗来看，桃核承气汤活血化瘀，通下瘀热，既然可治蓄血症之"如狂"，按理分析，应可治此例因热邪与瘀血相搏之狂证，以其病机相近故也。此为依所厘定之证候，而借用大论治法。于是书方如下：桃仁 10g，桂枝 10g，生大黄 8g（后下），芒硝 6g（冲服），炙甘草 6g，当归 10g，川芎 10g，百合 15g，生地黄 10g，白芍 10g，知母 10g，土鳖虫 10g，丹参 30g，7 剂。方中有百合、生地黄等，乃仿百合地黄类方，是于攻伐瘀热之中，结合养阴而清心肺之热。夫以发病既久，其热难免不上扰心肺。10 月 15 日复诊：服药两天，大便日行三次，其后日行一次，均为成形便，烦躁、妄言妄行明显减轻，夜间尚可入睡，脉弦缓，舌苔白薄，质红。用桃核承气汤虽已得效，然非久用之方，故仿大柴胡汤意加减，意在和解枢机，令上焦得通，津液得下，胃气因和，散热于外，兼以攻逐。处方：柴胡 10g，黄芩 10g，法半夏 10g，枳实 25g，生大黄 6g（后下），芒硝 8g（冲服），当归 10g，川芎 10g，百合 25g，生地黄 10g，白芍 10g，土鳖虫 10g，丹参 30g，红花 10g，7 剂。10 月 22 日第三诊：月经于本月 19 日来潮，前两日量少，今日量正常，小腹微痛，语言虽多，但表达正常，无躁扰不宁现象，睡眠较差，食欲佳，大便日行一次，偏干，脉缓，舌苔白薄。仍按复诊之方：去芒硝、红花，14 剂。

七、复用经方，便是新法

　　经方配伍，往往药味较少，故功效较为单纯，若病情相宜，运用得当，每能效如桴鼓，因而有谓用经方须按经方之法，不得随意变更者，诚然经方之优点，仍需继承，对解决临床问题仍有现实意义。然则经方以至今日，时移世易、生态环境、气候条件、社会因素、物质生活、文化教育，无不有所变更，故人群之疾病，古今难以完全相同，此所以用经方而需发展经方之来由。笔者酷爱经方，然不主张死守之，前文已有表露。今言复用经方，便是新法者，正以经方配伍谨严，功效单纯，而予复用经方，治疗复杂之病，带来有利条件，有时二方或三方相合而药物不过十味左右，而适应范畴则不大相同。如前述四逆散合五苓散治疗乙状结肠冗长症，五苓散合茯苓甘草汤治疗消渴之类，是单一经方难以为功者。至于复用之原则大体如下：①上下病情歧异。②脏腑病变不同。③兼证明显。

④表里寒热不一，如此则选择相应之经方复用。如桂枝麻黄各半汤、桂枝二越婢一汤、桂枝去芍药加麻黄细辛附子汤之类，乃仲景示范在先，而柴胡陷胸汤、柴苓汤（即小柴胡汤合五苓散）之类，是后人所发挥，以此为鉴，则复用经方必能变幻无穷。笔者常合小陷胸汤、大黄黄连泻心汤、桔梗汤治疗肺热痰盛，兼阳明燥热；小陷胸汤合栀子豉汤治肺热胸痛；半夏泻心汤合枳术汤治胃病心下痞硬而痛；五苓散合小半夏汤治寒饮吐泻；真武汤合麻杏甘石汤，治下焦阳虚水泛，上焦痰热之咳喘；真武汤合五苓散治慢性肾炎水肿，有尿毒症者，并用大黄附子细辛汤灌肠等，确能提高疗效。

　　笔者于病房工作期间，曾治慢性肺源性心脏病较多，其中有属下焦阳虚，上焦痰热者，见咳嗽痰多色黄，或白而黏稠，喘息不能平卧，发绀，恶寒肢冷，小便短少，全身浮肿，心悸不安，脉虚数，或沉微，舌苔白等。对此若清化痰热，则益虚其真阳；若温阳利水，则痰热更重。施治颇为棘手，疗效不佳。后以真武汤合麻杏甘石汤，虽难以根治其病，然则确能提高疗效。如吴某，男，66 岁，证候与上述略同，处方：制附片 10g（先煎），茯苓 30g，白芍 10g，炒白术 10g，干姜 10g，麻黄 10g，杏仁 10g，生甘草 5g，黄芩 30g，鱼腥草 30g，治疗 1 个月左右，咳嗽稀少，活动则微喘，浮肿消失，缓解出院。犹须说明者，方中并无石膏，何谓麻杏甘石汤？盖以石膏大寒而质地沉凝，量少则无效，多则副作用明显，故取轻清上浮之黄芩、鱼腥草以代之，以为权变之法。黄芩虽重至 30g，实践证明并无毒副作用，何况病轻则减。

　　至于经方复以时方，则前景更为广阔，而原理与前述略同，故不赘述。

八、但师其法，不泥其方

　　对《伤寒论》之运用，有更为超脱者，即但师其法，而不泥其方。仲景对此已有提示，如"自利不渴者，属太阴，以其脏有寒故也，当温之，宜服四逆辈"（第277条），是说太阴虚寒证，根据病情轻重，可酌情使用理中、四逆类方，并未指明某方主之。又如"伤寒发汗已，身目为黄，所以然者，以寒湿在里不解故也。以为不可下也，于寒湿中求之"（第259条），说明对寒湿发黄，务在温阳散寒除湿，其方可酌情选用，或自拟其方。再如"病痰饮者，当以温药和之"（《金匮要略·痰饮咳嗽病脉证并治》），乃示温化之法，而不定其方。以上为但师其法，而不泥其方者。更有但师六经辨证原理，而不泥其治法者，如"脉浮数者，法当汗出而愈。若下之，身重心悸者，不可发汗，当自汗出乃解。所以然者，尺中脉微，此里虚。须表里实，津液自和，便自汗出愈"（第49条），说明表病误下，以致表里俱虚，而出现身重、心悸，或兼表证未解，然不可发汗，以虚其虚。"须表里实"，则可表里证俱解。如何实其表里？必"观其脉证，知犯何逆，随证治之"（第16条），可见治法与方剂可相机而投。大论精神如此，而临证之际，医者务须发挥创造性思维。

有李某，女，64岁。从足至腰部满布紫斑一年。患者于三年前确诊为膀胱癌，做部分切除术，继以膀胱局部化疗三年。于一年前发现足部瘀斑扩散，渐至双膝关节，愈发愈多，融合成片，呈深紫色，足背近似黑色。三个月前仍向上发展，直达腰部，色深红带紫，几无完肤。西医曾做多种检查，诊断为"毛细血管扩张性紫癜"，服"止血芳酸"之类，不能控制其发展，伴微痒不痛，口干不欲饮，多饮则恶心，大便秘结，三日一行，微咳有痰，足底疼痛，不任远行，脉弦，舌苔白薄。考发斑一证，多属胃热炽盛，波及营血，血热妄行所致。而发斑之论治，非《伤寒》学所长，乃温病学之能事。因思叶天士《外感温热篇》论斑："如淡红色，四肢清，口不甚渴，脉不洪数，非阴斑即虚斑。"此例与叶氏所言较为相合，惟斑色略有不同。盖叶氏之论，病在初发，血络受伤未甚，而此例病程一年，斑色逐渐加深，故不得以斑色而否定之，是以当属虚斑。叶氏《外感温热篇》又云："齿缝流清血，痛者，胃火冲激也；不痛者，龙火内燔也。"齿衄与发斑，自不相同，而属热伤血络无异。此例皮肤微痒而不肿痛，更无阳明燥热之征，以理揆之，则非胃热损络，而属龙火灼伤。分析至此，则如何与六经辨证联系？盖病起于膀胱，又为化疗所伤，似与肾移热于膀胱有关。观"少阴病，八九日，一身手足尽热者，以热在膀胱，必便血也"（第 293 条），本条以尿血为临床征象，是肾移热于膀胱，损伤血络所致。此案不曾尿血，而血溢肌肤发斑，是病证不同，而相火伤络之机制相同。又此案足底疼痛，与足少阴肾经相关，考《灵枢·经脉》所云："肾足少阴之脉，起于小趾之下，斜走足心，出于然谷之下，循内踝之后，别入跟中。"发斑与足底痛，应视为有机联系，似可印证前者之思考。《灵枢·本脏》云："肾合三焦膀胱，三焦膀胱者，腠理毫毛其应。"此例于膀胱癌术后，继以局部化疗，内则伤其所合，令肾阴暗耗，龙火亢盛。而亢盛之火，伤及外应之腠理皮毛，络脉受其煎迫，血溢其间，此乃全部病情之机制所在。是师六经辨证原理，并参合温病学说之结果。师法如此，则滋肾养液，活络化斑，兼以和胃为法，乃必然之势，而用方以六味地黄汤为主，是不泥其治法也。疏方于下：生地黄 10g，山药 10g，山茱萸 10g，茯苓 30g，牡丹皮 10g，泽泻 10g，当归 10g，川芎 10g，赤芍 10g，广木香 10g，砂仁 10g，紫草 10g，鸡血藤 30g，忍冬藤 30g。上方略事加减，共服五周。瘀斑消退，惟足背部斑退后有色素沉着，精神好转，足底不痛，口干不明显，二便自调。随访两年，未见复发。

桂枝汤类方临证思辨

桂枝汤

桂枝汤，见于《伤寒论》第 12 条："太阳中风，阳浮而阴弱，阳浮者，热自发，阴弱者，汗自出，啬啬恶寒，淅淅恶风，翕翕发热，鼻鸣干呕者，桂枝汤主之。"本条应与第 1 条"太阳之为病，脉浮，头项强痛而恶寒"；第 2 条"太阳病，发热，汗出，恶风，脉缓者，名为中风"互参，即太阳中风证之主要脉症为发热，恶风寒，头痛，汗出，脉缓。

有以下概念必须说明：其一，太阳中风证，其典型代表，如第 1 条结合第 2、12 条所述之证，其主方为桂枝汤。其二，桂枝汤证，即桂枝汤所能治疗之证候，如第 53、54、387 条所述之证；《金匮要略》以桂枝汤加减所治诸症；后世医家用本方所治杂病之宝贵经验。从病证范围而言，后者可赅前者，而前者不赅后者。

柯韵伯《伤寒来苏集·伤寒论注》注释第 13 条："太阳病，头痛，发热，汗出，恶风，桂枝汤主之。"其云："此条是桂枝本证，辨证为主。合此证即用此汤，不必问其伤寒、中风、杂病也。今人凿分风、寒，不知辨证，故仲景佳方置之疑窟。四证之中，头痛是太阳本证。头痛、发热、恶风，与麻黄证同，本方重在汗出。汗不出者，便非本证。"此言一出，则佳方不无滥用之嫌。盖舍舌脉而纯以症状与方剂对应，则失之草率。今以症状而言，有"病常自汗出"（第53条）、"时发热自汗出"（第54条）、"发热汗出者"（第95条）、"伤寒不大便六七日，头痛有热者，与承气汤，其小便清者，知不在里，仍在表也，当须发汗"（第56条），均可用桂枝汤治疗，将作何解。又以脉象而言，太阳中风之主脉为浮缓，然而在某种条件下，尚有脉浮（第45、276条）、脉浮弱（第42条）、脉浮数（第57条）、脉迟（第234条）而用本方者，故不可因浮缓而限定之。再以舌象而论，《伤寒论》极少言及舌象，乃历史之局限性。即令后贤，如叶天士《临证指南医案》，重在对证候、病机、治法之提要，明确记录舌象者亦少。此非叶氏不辨舌象，细读叶氏《外感温热篇》，对舌象之论述，堪称完美精妙，迄今少有与其比肩者。叶氏《临证指南医案》少记舌象者，乃因其重在点化病因病机、治法，以及遣方用药，其余方面，则多所省略，是诊务繁忙中，扼要书写使然。叶氏《外感温热篇》云："舌白而薄者，外感风寒也，当疏散之。若白干薄者，肺津伤也。"可见同一白薄苔，因润燥不同，而治法各异。李培生教授《柯氏伤寒论注疏正》针对柯氏对第13条注文指出："桂枝汤为和营卫，调气血，通达表里，滋阴和阳之佳方，但其组成为辛甘温之剂，适用于表证而不宜于里证，适用于寒证而不宜于热证。治伤寒如是，治杂病亦如是……故太阳病头痛发热汗出恶风，如脉舌证候兼有热象，即不可用桂枝汤，不可因柯氏此说而启滥用之口实。至于亡血虚家而又患表证，亦应审慎使用。"可见辨证论治，必四诊合参，分析归纳，寻求病机真谛，然后立法处方，始合"观其脉证，知犯何逆，随证治之"之旨。笔者引而申之云：罕，无按条文而患之病；多，有依病情而辨之法。

桂枝汤由桂枝三两，芍药三两，炙甘草二两，生姜三两，大枣十二枚组成。

关于对桂枝汤条文之具体解释及其方义等，历来解读甚多，自行参酌可也，故略而不言。总之，桂枝汤治太阳中风证，重在调和营卫，解肌祛风；治疗内伤杂病，还有燮理阴阳，调和气血，疏利太阳经脉，通达内外之功。

一、感冒发热

梅某，男，32岁，农民，2019年3月12日初诊。昨因劳累汗出当风，以致鼻塞清涕，喷嚏，今日发热（体温38.6℃），恶风寒，头痛，汗出，周身酸楚，微咳，少许白稀痰，饮食减退，口不渴，二便正常，脉浮数，舌苔白薄而润，质正常。此属太阳中风证。因风寒犯表，卫气奋起抗邪，邪正相争，则发热恶寒。感受风邪，营阴不能内守，则汗出。太阳经脉为风寒所袭，故头痛身楚。又因肺主气属卫，外受风寒，则肺气不宣，故有微咳、清涕等。法宜祛风散寒，调和营卫，兼以宣肺化痰。处方：桂枝10g，白芍10g，炙甘草6g，生姜10g，大枣10g，浙贝母10g，桔梗10g，3剂。其后面晤时告曰：服药2剂，则寒热已退，亦不汗出，咳嗽明显减轻。3剂服尽，则诸症消失。

二、产后汗多恶风寒

任某，女，29岁，2019年6月27日初诊。产后汗多恶风寒约9个月。患者自述2018年10月顺产一胎。初，微恶风寒，以新产之体，本在情理之中。只需回避直接风吹，并适当活动，膳饮恰当，以增强体质，多可不药而安。而家人按当地民俗，一意增加衣被，避风静养，渐至恶风寒加重而汗多。检索前所用方，多为补涩之品。

刻下仍恶风寒汗多，虽值夏至，而着双层衣裤，不敢用空调，周身汗出溱溱，口干喜温饮较多，受风则下肢痛，身痒如虫行皮中状，纳差。产后月经复潮于今年6月初，伴腹痛，腰酸胀，脉缓，舌苔白厚润，质正常。此例产后失调，恶风寒汗多，历久不愈，又无其余在表征象，自无风寒表证可言。盖以产后厚衣厚被，汗出太多，腠理疏豁，则营卫何以调和？此与第53条"病常自汗出者，此为荣气和，荣气和者，外不谐，以卫气不共荣气谐和故尔；以荣行脉中，卫行脉外，复发其汗，荣卫和则愈，宜桂枝汤"相类。而桂枝汤证，应为舌苔薄白，不应白厚。思考白厚苔之来由，盖以民间产妇饮食，多为肥甘厚腻，更兼滋补之剂频投，聚而生湿。夫营卫源于中焦，此例生湿之源头，亦在中焦。湿成之后，反果为因，阻滞营卫气机运行。是以不祛湿邪，终是营卫气机运行之障碍；非调和营卫，何以治恶风多汗之证。因知内伤杂病之营卫失调，病因病机虽有多种，而湿邪阻滞以致营卫失调，乃笔者近若干年来，于临床踯躅之际，逐渐悟出，良可慨也。患者口干喜饮温水较多，说明夏日多汗，水分散失较多，自必饮水自救，并非热盛伤津。身痒如虫行皮中状者，乃夏日厚衣汗多，皮肤始终处于潮湿环境，湿气怫郁使然。关于月经复潮而痛经，亦与营卫不调、冲任失养有关。法宜除湿邪以调营卫，兼以敛汗。处方：桂枝10g，白芍10g，法半夏10g，陈皮10g，茯苓30g，枳实20g，石菖蒲10g，远志10g，郁金10g，当归10g，川芎10g，丝瓜络10g，荷叶10g，浮小麦50g，煅龙骨30g，煅牡蛎30g，泽泻10g，麻黄根10g，红景天20g，14剂。8月15日复诊：恶风寒汗多、下肢痛明显减轻，精神饮食好转，末次月经7月21日，伴头痛，恶心，腰腹痛，脉缓，苔白略厚。原方去石菖蒲、远志、红景天。加蔓荆子、生姜、延胡索、黄芪，14剂。9月15日第三诊：恶风寒汗出、下肢痛不明显，衣着与同龄人相当，近数日睡眠不安，易疲劳，末次月经 8 月 20 日，伴小腹隐痛，脉缓，舌苔白而略厚。守 8 月 15 日方去丝瓜络、荷叶。法半夏、茯苓略增其量，另加酸枣仁，14 剂。数月后因带家人来诊，知其病已愈。

三、易患外感

外感之已发者，若属太阳中风，自宜桂枝汤，故略而不言。若在幼年，或体虚之人，虽经常发生外感，而来诊之际，欲求增强体质，令其偶发者，不在少数。

宋某，男，13 岁，2005 年 6 月 1 日初诊。诉经常感冒，患则有发热恶寒等。来诊时，感冒愈后月余，又现清涕，喷嚏数日，自汗，无寒热，食欲不振，胃脘隐痛，腹胀，反酸，二便正常，脉缓，舌苔白薄而润，舌质正常。此例病情虽轻，实为表里同病。其清涕，喷嚏，自汗，可视为少年体弱，风邪袭扰所致；食欲不振，胃脘隐痛，反酸，胃胀，则因胃气壅滞而成。少年而当六一佳节，则寒温不适，饮食失节而壅滞者较多。若选用玉屏风散，则祛风固表尚可，而消中焦之壅滞不足。若选用补中益气汤，乃脾胃气虚兼外感之法，而患儿外有风袭，内有胃气壅滞，用此则失其法也。若选用薯蓣丸，则显然药过病所。惟以桂枝汤加味，调和营卫，通达内外，应属可取。处方：桂枝 10g，白芍 10g，炙甘草 6g，生姜 10g，大枣 10g，黄芪 30g，防风 10g，炒白术 10g，僵蚕 10g，蝉衣 10g，鸡内金 10g，厚朴 15g，杏仁 10g，黄连 10g，吴茱萸 6g，海螵蛸 15g，延胡索 15g。此方为桂枝汤全方，加芪、术、防风等，是主方与玉屏风散合用，祛风而不升散，和胃而不壅滞。又加厚朴、杏仁，未尝不可看作桂枝加厚朴杏子汤。论中此方，原为外感风寒自汗兼喘而设，今引作外有风寒，中焦壅滞之用，权变之法也，然用其降气以通达内外，其理一也。又加黄连、吴茱萸等，乃因胃痛腹胀反酸之故。共服 21 剂，诸症消失，饮食增进，面色红润。其后家长告知，感冒甚少。

四、虚损

虚损之候，范围甚广，难以尽述。桂枝汤加减所能治之虚损，无非营卫、气血、阴阳失调。此类病情，若惟补用事，病虽不重，往往久延难愈。盖以补阴则碍阳，补阳则碍阴；补血则恐壅滞，补气则虑其有余；补脏腑，又无脏腑之明确脉症，亦无热象。笔者对此提出，"以和为贵"。《金匮要略·血痹虚劳病脉证并治》中治虚劳共八方，而以桂枝汤加味者，有桂枝加龙牡汤、小建中汤、黄芪建中汤三方。此三条原文均有明确症状，又有某些脏腑联系，然其重点在于营卫、气血、阴阳失调，并无热象可言。即令治血痹之黄芪桂枝五物汤，仍属桂枝汤加减，并非攻血逐瘀之法，可见调和营卫气血阴阳之重要性，应属广义和法。篇中治"干血劳"之大黄䗪虫丸，显属攻逐瘀血之方，而仲景却曰"缓中补虚"，补法焉？攻法焉？值得深思。拙见如此，绝无轻视补法之意，而有复习经典之诚。后贤补法甚多，如《景岳全书》所载，新、古方八阵之补阵，佳方辈出，均属对经典医著之发展和补充，然亦必用得其所。

乔某，男，32 岁，2002 年 3 月 27 日初诊。精神不振，疲劳乏力，恶风寒，遇风寒则头痛，鼻塞，饮食尚佳，便溏，日行 1~2 次，脉缓，舌苔薄白而润，质正常。患者正当身强力壮之时，而有此虚象，若言脾胃之虚，除便溏而外，别无证据可寻，亦无肾虚之脉症。应属工作紧张劳累，缺乏休息与锻炼，"劳则气耗"（《素问·举痛论》），以致营卫气血功能失调，故有似外感而非外感，似脾肾虚损亦非之状。或谓：恶风寒而鼻塞头痛，是否中气不足，而兼风寒外感，可否与小建中汤？答曰：其法尚可，其方难依。此方乃桂枝汤倍芍药加饴糖而成，在大便正常者，或可一试，而便溏者，尚需谨慎。《伤寒论》第 280 条云："太阴为病，脉弱，其人续自便利，设当行大黄芍药者，宜减之，以其人胃气弱，易动故也。"是以变方于下：桂枝 10g，白芍 10g，炙甘草 6g，生姜 10g，大枣 10g，黄芪 30g，防风 10g，炒白术 10g，僵蚕 10g，蝉衣 10g，当归 10g，川芎 10g，广木香 10g，砂仁 10g。嘱其注意休息和锻炼，共服药两周而愈。

　　孙某，男，32 岁，2000 年 12 月 20 日初诊。诉入冬以来，工作量大而紧张，以致精神不振，头昏乏力，腹胀，腰痛，手足冷，咽痛，脉缓，舌苔白薄而润，质正常。此例亦为年富力强之人，体检无异常发现，惟以超负荷工作时间较长，而有斯证。按理而论，减缓工作节奏，静心休养，适当运动，便是良方。奈何工作状况和家庭条件所限，难以如愿，因而以医药相济，乃所必然。此为治已病，亦治未病之法也（未盛防盛），况且此时治未病，胜于将来之治已病。君不见青壮年积劳而成重病，乃至猝死者，时有所闻！或嘻曰中医可治不痛不痒之病，然则见微知著，未雨绸缪，治国治军必重此道，治病亦然，何嘻之有？难道必待脏腑疾病显明，而后治之，方为科学？

　　此例从精神不振，手足冷来看，似乎少阴阳虚，然则脉不沉微，舌质不淡，亦无吐利，仍能坚持工作，则与少阴阳虚无关。若误作少阴阳虚看待，而患者咽痛，岂非虚阳上越之证？如《伤寒论》第 283 条云："病人脉阴阳俱紧，反汗出者，亡阳也。此属少阴，法当咽痛而复吐利。"乃危重之病，与此例相去霄壤，不可混淆。前文引"劳则气耗"，可解释此例大部分脉症，治宜调和气血阴阳为主。惟咽痛如何理解？《素问·生气通天论》曰："阳气者，精则养神，柔则养筋。"指阳气之正常功能，寓协调气血阴阳之意。又曰："阳气者，烦劳则张。"是谓过于烦劳，扰动阳气，以致气血阴阳失衡，若阳气张于上，则可咽痛。可见此例"劳则气耗"，与"阳气者，烦劳则张"，同时存在，故于主法中，必予兼顾。处方：桂枝 10g，白芍 10g，炙甘草 6g，生姜 10g，大枣 10g，黄芪 30g，当归 10g，川芎 10g，枳实 20g，厚朴 20g，荆芥 10g，防风 10g，山豆根 10g，射干 10g，7 剂。嘱其注意休息，保持心态平和。二诊：诸症明显好转，咽痛消失，虽无阳痿早泄，而性欲降低，故于原方去荆芥、防风、山豆根、射干。另加淫羊藿、仙茅、蛇床子、沙苑子，7 剂。是于协调整体阴阳气血中，兼以平调肾之阴阳。三诊：性欲有所改善，再予二诊之方 7 剂。

五、脑梗死，脑出血

脑梗死与脑出血，中医学称为中风。《黄帝内经》有类似记载，如《灵枢·热病》云："偏枯，身偏不用而痛，言不变，志不乱，病在分腠之间。"《素问·阴阳别论》云："三阳三阴发病，为偏枯痿易，四肢不举。"《金匮要略·中风历节病脉证并治》第 1 条云："夫风之为病，当半身不遂。"又据其轻重，而有中络、中经、中腑、中脏之分。其学术思想，多从外风立论，自此以降，至宋元时期，因袭故说而有所发展。明清而后多从内风立论，如叶天士《临证指南医案·中风》指出"内风袭络""肝血肾液内枯，阳扰风旋乘窍"等，乃其重大突破。

桂枝汤加减所能治之中风证，多为瘀血内阻，以致营卫气血难以畅达，或有某种桂枝汤征象，必无热象者。

（一）多发"脑梗"后遗症

苏某，女，85 岁，2015 年 8 月 26 日初诊。患者因口唇麻，恶风寒，汗多，于同年7月8日做头部CT扫描，提示：多发腔隙性脑梗死、脑白质疏松、脑萎缩。来诊时恶风寒，覆以薄被方觉温暖，自汗盗汗，一日几度发，手足尚温，体温正常，伴恶心，精力不济，神志清楚，反应迟钝，口麻，活动困难，食欲不振，纳少，下肢轻度浮肿，大便1~2日一行，干结，脉弦数，舌苔白略厚而润，质紫暗。高龄患者，病情复杂，因做如下分析：其一，CT扫描结果，可视为望诊之延伸，此例高龄而患"脑梗"，是于髓海不足之中兼有瘀血，更兼其余，不可贸然攻逐，亦不可率尔进补。其二，据恶风寒、汗出、恶心，则似桂枝汤证而非外感风寒，与第53条相似。该条营卫不和，包括内伤杂病，其主症为"常自汗出"。而患者亦有盗汗，将作何解？观第134条云："太阳病，脉浮而动数，浮则为风，数则为热，动则为痛，数则为虚，头痛发热，微盗汗出，而反恶寒者，表未解也。"可见营卫不和，还可盗汗。须知营卫不和，昼日汗出者，谓之自汗，而夜间岂能营卫自和？既然如此，岂无夜间之汗（盗汗）。另外，第201条"阳明病，脉浮而紧者，必潮热，发作有时；但浮者，必盗汗出"，此盗汗乃阳明热盛，蒸迫津液外泄所致。第268条"三阳合病，脉浮大，上关上，但欲眠睡，目合则汗"，应是盗汗，乃三阳邪热，蒸腾津液所致。还有外感湿热证，以多汗为特征之一。因湿热蒸腾，不应有昼夜之别，故自汗盗汗并见者恒多。可见自汗、盗汗原因甚多，非必阳虚气虚方有自汗；阴虚血虚方有盗汗。患者自汗盗汗均有，溯其源应是高龄体弱，生机不旺，渐成水湿内生。水湿久羁，多与瘀血相结，阻碍气血运行，因而营卫失和，故自汗盗汗并见，而伴口麻、活动困难、水肿等。其三，恶风寒汗出，一日几度发，可做如下理解：八月下旬，乃武汉酷热之时，无病之人，尚多汗出，则属正常。患者因营卫气血不和而汗出，更因体弱食少，必然汗出肌疏，卫外不固，欲得覆盖，以求暂安。暂安之后，因气温高，必然去其覆盖，而汗出未止，未久又必恶风寒，故一日几度发。其四，此例与《伤寒论》第23条桂枝麻黄各半汤之"一日二三度发"，如何区分？答曰：该条"太阳病，得之八九日，如疟状，发热恶寒，热多寒少"，乃表郁轻证，与此例不符。其原因是该条有"以其不能得小汗出"，说明当发汗而汗出不彻所致，故以桂枝麻黄各半汤小发其汗。患者未经发汗，而恶风汗多，即令小发其汗，亦非其治也。其五，此例与第20条桂枝加附子汤证之汗"遂漏不止"，何以别之？答曰：该条以恶风寒，汗漏不止，小便难，四肢微急，难以屈伸为主证。此例恶寒汗多，仅为主症之一，尚有口麻，活动困难，水肿，脉弦数，舌苔白而略厚，舌质紫暗等，因知水湿内阻，与瘀血相结，非桂枝加附子汤所宜。总之此例宜调和营卫，分消水湿，活血化瘀，然后再议其余。处方：桂枝10g，白芍10g，法半夏10g，陈皮10g，茯苓30g，枳实20g，青蒿10g，滑石10g，芦根15g，当归10g，川芎10g，土鳖虫10g，苏木10g，石菖蒲10g，远志10g，郁金10g，金钱草30g，海金沙15g，卷柏10g。失眠时，法半夏加至15g，茯苓加至50g。共服药35剂，天已转凉，恶风寒反而明显减轻，汗出随之减少，虽食欲不振，但可勉强进食，恶心消失，口不麻，水肿消失，活动困难明显减轻，大便两日一行，但不干结。

赵某，男，53岁，1999年6月25日初诊。患者于同年4月20日因"头昏伴右侧肢体麻木"而住院治疗，出院诊断为多发性脑梗死（两侧外囊前部、左侧外囊中部、左侧尾核头部、左侧枕叶区多发性脑梗死）。来诊时神志清楚，右侧肢体恶冷、麻木、肿胀、乏力、疼痛，不能独自行走，需人扶持，方可跛行，自汗，盗汗，大便日行一次，干结，脉弦缓，舌苔白薄而润，舌质正常。此例右侧肢体恶冷，自汗，盗汗，属营卫不和，上文已做详细说明，兹不赘言。营行脉中，卫行脉外，周流不息，此与气血运行，有影响之势，故其重者，营卫气血之行涩，或左或右，肢体功能减退，甚至偏枯，因而右侧肢体麻木，乏力，不能独自行走。此例患侧肿胀疼痛，非水湿内停，而属营卫气血滞涩，故仅见于一侧。若属水液内停，则多在双侧，多不疼痛，以此为辨。治宜调和营卫，活血化瘀通络。处方：桂枝 10g，白芍 10g，炙甘草 6g，黄芪 30g，当归 10g，川芎 10g，红花 10g，桃仁 10g，土鳖虫 10g，刘寄奴 25g，徐长卿 25g，全蝎 10g，蜈蚣 2 条，茺蔚子 10g，虎杖 15g，7 剂。7 月 9 日二诊：患侧肿痛消失，右侧面部及右上肢麻木恶寒减轻，右下肢仍麻木恶寒，仍自汗盗汗，不能独自行走，软便日行一次，脉弦缓，舌苔白薄而润。于原方去炙甘草，虎杖减为 10g，黄芪加至 50g，另加水蛭、煅龙骨、煅牡蛎。断续服药至 9 月 3 日，总计投药 35 剂，右侧肢体肌力增强，不恶冷，亦不痛，仅有麻木感，可独自行走，遂于二诊之方去刘寄奴、徐长卿，加鸡血藤、丹参、忍冬藤，再予 7 剂，以善其后。

（二）脑干出血，脑血管畸形后遗症

马某，男，24 岁，2014 年 7 月 2 日初诊。患者 2013 年初于高强度训练中，突然晕倒，不省人事，急送医院，行开颅手术治疗。2014 年 1 月 4 日出院诊断：①脑干出血，四肢功能障碍，共济失调，构音障碍，左侧周围性面瘫。②脑血管畸形。来诊时右侧肢体拘挛性瘫痪，功能丧失，口角右斜，神志清楚，应答正确，但吐词不清，饮食正常，大便偏干，日行一次，脉弦缓，舌苔白厚而润，质正常，伸舌仅及齿际。从目前病情分析，为脑干出血、脑血管畸形术后，右侧肢体瘫痪，口角右斜，属营卫气血瘀滞，经脉不通。吐词不清，舌抵齿难伸，舌苔白厚，乃风痰阻络之象。《素问·至真要大论》曰："诸暴强直，皆属于风。"而少阳为风木之府，主疏泄条达，故少阳风性急迫，更兼痰湿，共成瘀血兼风痰阻络之势，故有肢体强急、拘挛诸症。以上三种病机因素当综合考虑，是以暂投疏利枢机、活血祛瘀、化痰除湿之法，以观消息。处方：柴胡 10g，黄芩 10g，法半夏 10g，陈皮 10g，茯苓 50g，枳实 20g，石菖蒲 10g，远志 10g，郁金 10g，当归 10g，川芎 10g，土鳖虫 10g，红花 10g，水蛭 10g，黄芪 30g，红景天 20g，全蝎 10g，蜈蚣 2 条，白芥子 10g。每日一剂，先后三诊，历时 6 周，连续服药共 42 剂，病情好转。同年 8 月 7 日后，因故未来门诊，而自将原方断续服用。

2015 年 1 月 21 日来诊：右侧肢体拘挛明显缓解，口眼㖞斜减轻，舌虽可伸出齿外，但所伸不长，吐词较前清楚，可独自挣扎坐于床上半小时。家人将其扶至墙边，可自行扶墙站立 2~3 分钟，还可扶行数分钟，一日锻炼数次。活动后汗多，精神、饮食、二便正常，脉缓，舌苔白略厚而润，舌质正常。据患肢拘挛缓解，活动后汗多等分析，是风性急迫已非主要因素，而营卫不调，痰湿瘀血阻滞仍存，法宜调和营卫，和血祛瘀，化痰除湿。处方：桂枝 10g，白芍 10g，法半夏 10g，陈皮 10g，茯苓 30g，枳实 20g，石菖蒲 10g，远志 10g，郁金 10g，白芥子 10g，当归 10g，川芎 10g，土鳖虫 10g，红花 10g，水蛭 10g，黄芪 60g，生晒参 6g（另包），红景天 20g，全蝎 10g，蜈蚣 2 条，鸡血藤 30g。此为基本方，依患者肌力强弱，则黄芪剂量波动在 60~80g，红景天 20~30g，生晒参 6~10g。瘀血征象减轻，则水蛭减为 6g。舌苔白薄时，白芥子减为 6g 或不用。因康复训练而肌肉疼痛时，加刘寄奴、徐长卿。患者意志坚强，坚持训练。病情继续好转，患肢力量逐渐增强。至 2016 年 12 月 28 日最后一次来门诊。在此期间，初为每日服药一剂，后为两日一剂，共服药 305 剂，口角㖞斜明显减轻，语言较为流畅，右手可持勺进食，可自推"助行架"行走约 1 小时，每日 2~3 次，生活自理。

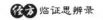

桂枝加附子汤

桂枝加附子汤，出自《伤寒论》第20条："太阳病，发汗，遂漏不止，其人恶风，小便难，四肢微急，难以屈伸者，桂枝加附子汤主之。"太阳病发汗乃其正治，然则无论服麻黄汤或桂枝汤，均以遍身漐漐微汗为佳，不可令如水流漓。本条太阳病发汗后，汗漏不止，显系发汗太过，伤阳损阴所致。阳虚而表证未除，腠理疏豁，故恶风寒加重而汗漏不止。阳虚气化失司，更兼汗多津伤，则小便不利。阳虚失于温煦，津伤失于濡养，故四肢微急，难以屈伸。治宜桂枝加附子汤，调和营卫，解肌祛风，扶阳固表。

桂枝加附子汤由桂枝三两，芍药三两，炙甘草三两，生姜三两，大枣十二枚，炮附子一枚组成。桂枝汤功效前已说明，兹从略。方中加附子意在扶阳，扶阳即所以固表，固表即所以敛汗，敛汗即所以存津液。以上是针对外感病而言，若拓展本方而治疗内伤杂病，则本方还有燮理阴阳，温经散寒之效。

一、风寒表证，发汗太过，汗漏不止

风寒表证，确如《伤寒论》第20条所论之证者，临床有之，但较为少见。其原因是：一则此类病情，一经发汗，则发热恶寒之类，多能较快向愈，故无过汗可言。再则医师处方，多为中病则止。即令医者用药量大，而病家一服、二服之后，汗出热退，势必停服或缓服，多无后顾之忧。笔者于1976年下乡巡回医疗期间，曾遇典型患者一例，惜无原始病案，谨以回顾方式，加以说明。患者某，男，约30岁。5月正插秧之时，发热恶寒，无汗，头痛，身痛，体温39℃。赤脚医生给予阿司匹林，0.5g×6片，每次1片，每日3次。

此为常用剂量，而患者自恃年轻力壮，又恐耽误农时，欲求速效，而倍量服之，即每次 2 片，一日三次将药服完。初服略有汗出，而体温未退。至第三服时，遍身大汗，体温暂退，而汗出未止。次日复发热恶寒、头痛，而请笔者出诊。进入卧室，第一感观为病者覆以棉被，微有呻吟，见棉被上有缕缕蒸气（农舍光线差，仅小窗有一束光线射入，因而可见）。问其病情，除复述治疗经过外，诉发热，头痛，身痛，汗多，测得腋下体温 38.7℃。问其恶寒否？答曰不恶寒。诊脉时，牵手至被外，知全身汗多。诊脉未已，病者几次缩手入被，问其故？曰冷。因而思之，患者先回答不恶寒，是因体温既高，又覆棉被，乃被中之感觉。而伸手诊脉，则恶寒之状显露矣。进而思之，高热，被上有缕缕蒸气，是否为阳明病之蒸蒸发热？然则患者虽有饮水，而无大渴、烦躁之感，知非阳明病。分析被上蒸气之来由，应是被内温度约 38.7℃，加之汗多蒸腾，而室温约为20℃有余，温差较大，故有蒸气可见。进食略少，尿量偏少，大便正常，脉浮数，舌苔薄白而润，质正常。其时笔者年轻，临床经验不足，踟蹰再三，而后断为太阳表证，发汗太过，以致表未解而阳虚不固，汗漏不止。处方：桂枝 10g，白芍 10g，生姜 10g，炙甘草6g，大枣 10g，制附片 10g（先煎），1 剂。处方后心情忐忑不安，惟恐失误。次晨主动前往病家，见其坐于堂屋休息。询知当晚热退，汗出甚微，微恶风寒，头痛消失，身体略有酸楚，精神尚可，脉缓，舌象同前。继以桂枝加龙牡汤 1 剂，其病痊愈。此例堪称对笔者一次严格的考试，终生难忘。

二、烦劳伤阳，夏日恶寒，漐漐汗出

张某，男，56 岁，农民。1988 年 8 月 12 日初诊。恶风寒十余日，漐漐微汗，精神疲惫，饮食减少，口不渴，饮水正常，二便正常，腋下体温 36.5℃，脉缓弱，舌苔白薄而润，质正常。询其所因，乃十余日前，因连续田间劳作，汗出如雨，渐至恶风寒。初，未曾介意，仍坚持劳作，以致恶风寒加重，汗出较前减少，精神疲惫，四肢困倦，不能劳作。正值酷暑季节，来诊时，下着秋裤、外裤；上着秋衫、衬衣、外衣。问其热否？答曰：惟此厚衣则不恶风寒，并无热感。分析如下：其一，是否为外感风寒，营卫不调？然患者体温正常，亦无头痛，身痛，鼻塞清涕等，因知其非。其二，是否如《伤寒论》第53条："病常自汗出者，此为荣气和，荣气和者，外不谐，以卫气不共荣气谐和故尔。"此条强调"常自汗出"，固可微恶风寒，然非定论。而患者以恶风寒为主，正当酷暑时节，又着厚衣，孰能无汗？故知与第53条不侔。其三，是否与伤暑有关？若属暑证，初起虽可短时恶寒，而后必发热多汗，不恶寒，反恶热，口渴心烦等，与本案相去甚远；若谓其暑兼湿邪，而以湿邪为主，初起虽可恶风寒，不发热，然多属无汗或少汗，且有脘痞纳呆，或呕恶，或便溏，苔白厚，舌边尖红等，与本案亦不相符。其四，患者年逾半百，劳累太过，始则"阳气者，烦劳则张"（《素问·生气通天论》），故汗出甚多。此时若休息将养，多能不药自愈；而继续勉力劳作，阳随汗泄，卫外不固，以致营卫失调，故恶风寒加重，而汗出减少，是"劳则气耗"也（《素问·举痛论》）。治宜调和营卫，扶阳固表。处方：桂枝 10g，白芍 10g，生姜 10g，大枣 10g，炙甘草 10g，制附片 10g（先煎），黄芪 30g，防风 10g，炒白术 10g，煅龙骨 30g，煅牡蛎 30g，3 剂。8 月 15 日复诊：恶风寒不明显，着单衣单裤，汗出正常，精神饮食好转。原方去制附片，加浮小麦 30g，再服 3 剂以善其后。

三、风寒湿邪痹阻太阳经脉，左下肢冷痛

林某，男，38岁，1992年3月6日初诊。左侧"环跳穴"周围及左下肢冷痛约一月，加重一周。刻下适逢"倒春寒"（下雪），冷痛更重，尤以弯腰或行走时明显，卧位时亦痛，但程度较轻，饮食、二便如常，脉缓，舌苔白薄而润，质偏淡。腰椎CT扫描无异常发现。既往病史不详。此例以左臀及左下肢冷痛为主，其余症状不明显，再结合舌脉分析，可定为风寒湿痹。然则痹证范围甚广，将如何立法选方？笔者于《拓展〈伤寒论〉方临床运用之途径》中提出"循其经脉，参以病机"之辨治方法，当属可行。《灵枢·经脉》曰："膀胱足太阳之脉……其支者，从腰中下夹脊，贯臀，入腘中。其支者，从髆内左右别下贯胛，夹脊，内过髀枢，循髀外，从后廉下合腘中，以下贯踹内，出外踝之后，循京骨，至小指外侧。"患者疼痛部位，与足太阳经脉在腰以下之循行部位不谋而合，故为风寒湿邪痹阻足太阳经脉。予桂枝加附子汤，祛风散寒除湿，调和营卫，温经止痛。处方：桂枝10g，白芍10g，生姜10g，炙甘草10g，大枣10g，苍术10g，制川乌、制草乌各10g（先煎），太子参10g，老鹳草15g，徐长卿15g，千年健15g，当归10g，川芎10g，制乳香、制没药各10g，全蝎10g。前后三诊，共服药21剂。4月10日第四诊：疼痛大减，仅弯腰时微痛，精神略差。补述自发病以来，虽无阳痿早泄，但性欲有所下降，脉舌同前。原方去生姜、大枣、炙甘草，加淫羊藿、仙茅、枸杞子、覆盆子、菟丝子、车前子、五味子，14剂以善其后。

四、寒伤冲任，经来腹痛

吕某，女，25岁，1997年3月19日初诊。痛经数年，加重一

年。月经周期正常，经来小腹坠胀而痛，有血块，量偏少，伴头痛，以两太阳穴为重，咽喉肿痛。刻下正值经前期，咽喉已有不适感，恶寒，四末不温，多梦，神疲头昏，脉缓弱，舌苔白薄而润，质紫暗。本案以寒盛为主，兼有瘀血，不难判断。而经期头痛，咽喉肿痛，将作何解？若将本案与《伤寒论》第283条对勘，则可明其真谛。该条曰："病人脉阴阳俱紧，反汗出者，亡阳也。此属少阴，法当咽痛而复吐利。"与本案似是而非。盖以该条之证候，属少阴阳虚，火不生土，重在胃肠反应，如四肢厥冷，呕吐，下利清谷，脉沉微等。此阴寒证不应有汗，今"反汗出"而咽痛，知阳衰阴盛，格阳于上，此即汗出咽痛之来由，故宜四逆类方回阳救逆为主，或兼宣通上下（内外），或少佐咸寒之品，从阴引阳。本案以痛经为主，并无胃肠反应，故必于胞宫与冲、任之联系中，加以探索。考冲、任二脉均起于胞宫。《素问·痿论》曰："冲脉者，经脉之海也，主渗灌溪谷，与阳明合于宗筋。"《灵枢·逆顺肥瘦》曰："夫冲脉者，五脏六腑之海也，五脏六腑皆禀焉。"说明冲脉既为十二经脉之海，亦为五脏六腑之海，主奉养周身，其中奉养胞宫，尤为重要。关于冲脉，该篇又曰："其上者，出颃颡，渗诸阳，灌诸精。其下者，注少阴之大络，出于气街。"说明冲脉交足阳明经脉于宗筋，会足少阴经脉于气街，故有冲脉附于阳明，而隶于肝肾之说。任脉以阴血为本，阳气为用。而心主血脉，肝主藏血，肾主元阴元阳，以助阴血之化生，故任脉与心、肝、肾功能密切相关。若冲任健旺，功能协调，则既导阴血运行，充盈胞宫，以为月事；亦导阳气贯通，以温煦经血。今宫寒血瘀，则冲任必伤，阳气与阴血难以贯通周流，下则寒者自寒，故为痛经；上则热者自热，故有咽喉肿痛、头痛。是为上热下寒证候，而非阴盛格阳也。治宜调和营卫，温经散寒，以复胞宫及冲任之常态；兼清上热，而疗咽肿痛、头痛。处方：桂枝 10g，白芍 10g，煅龙骨 20g，煅牡蛎 20g，吴茱萸 6g，干姜 10g，制附片 10g（先煎），当归 10g，川芎 10g，生晒参 6g（另包），黄芩 10g，玄参 10g，生地黄 10g，金刚藤 30g，7 剂。方中黄芩、玄参、生地黄、金刚藤以清上热；与桂枝、干姜、制附片、吴茱萸构成四组对药，于温经散寒中无燥烈之弊；甘寒清热中无伤阳之忧。4 月 9 日第二诊：月经于 3 月 20 日来潮，头昏不痛，小腹坠痛消失，略有不适感，经量仍少，咽喉肿痛未发，四肢冷，梦多，精神不振，脉缓弱，舌苔薄白而润，质紫暗。病情初见疗效，上部邪热已不明显。因舌质紫暗，经量偏少，知寒邪未尽，瘀血仍存，故去黄芩之苦寒，而加土鳖虫、丹参，以增强活血功效，再予 7 剂。

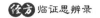

桂枝去芍药汤（附：促脉小议）

桂枝去芍药汤，出自《伤寒论》第21条："太阳病，下之后，脉促胸满者，桂枝去芍药汤主之。"本条论太阳病误下后，表证未罢而心阳虚损。表未罢则仍有发热恶寒等，其脉还可浮数，如第57条"伤寒发汗已解，半日许复烦，脉浮数者，可更发汗，宜桂枝汤"，便是表证而有浮数之脉。倘若有如第21条之误下后心阳虚损，则外邪乘机内陷，而正气拒之，邪正相争激烈，阻滞血脉运行，则脉来数中一止（促），伴见胸满（闷）者，乃情理中事也。治宜解肌祛风，温通心阳，桂枝去芍药汤主之。

本条表证尽与未尽，尚有争议，笔者简言之：未尽。盖方后云："上四味，以水七升，煮取三升，去滓，温服一升。本云：桂枝汤，今去芍药。将息如前法。"是指按服桂枝汤法将息，即啜热粥，温覆，令遍身漐漐微汗，以及饮食禁忌等。若无表证，则不可按此法取汗。

桂枝去芍药汤由桂枝三两、炙甘草二两、生姜三两、大枣十二枚组成。本方具辛甘发散之性，姜枣犹可调和营卫，以解未尽之表。其中桂枝配炙甘草，乃温通心阳之经典配伍。论中还有桂枝甘草汤、桂枝甘草龙骨牡蛎汤、桂枝去芍药加蜀漆牡蛎龙骨救逆汤，均以此配伍温通心阳，可以互证。以上仅为外感病表未解而兼心阳虚损者说法。若将本方移作杂病之用，则但据胸闷之主证，心阳虚损之病机即可，不必强调表证之有无，亦不必强调脉促与否，是圆机活法，不失主旨。

有始于外感，而后成杂病者，如《灵枢·九宫八风》云"风从南方来，名曰大弱风，其伤人也，内舍于心，外在于脉"，则已成杂病。该篇总体思想，是以中央方位而确立四正——东、南、西、北；四隅——东南、西南、东北、西北，共得九宫。除中央外，其余方位分别对应"四立"（立春、立夏、立秋、立冬），二分（春分、秋分），二至（夏至、冬至）。不同节气，有不同的气候变化，统称为风。应时之风雨变化，对万物和人体产生有益影响，否则有不利影响。因而须顺应四时，以避虚邪贼风。此唯物主义思想，是正确的。非时之天气变化（风），固可产生疾病，而所病之人、之证，则千差万别，况且辨证论治，乃因发知受，不必强调风从何方来，而天气变化，可作辨治之参考。前述"大弱风"所致之病，对照临床，确有其事。笔者所作《病毒性心肌炎频发室性早搏初论》，已探讨外邪侵袭，通过营卫变化，可较快或缓慢内舍于心，兹从略。所需补充者，外邪内舍于心，其脉何以数中一止？笔者以为，据《九宫八风》篇思想，将外邪统称为风，实含六淫之意。前文已就外邪内陷，心阳不足，而见脉促，做出解释。其余病邪，凡能扰乱心神，阻滞血脉者，亦可出现促脉，非必阳盛为然。王叔和《脉经·序》云："况有数候俱见，异病而同脉者乎。"由是观之，则同病而异脉者，意在言外矣。

叶某，男，43岁，1996年1月17日初诊。诉胸闷一年，曾住院治疗，诊断为窦性心动过缓。心电图监测，心率波动在38~115次/分，以慢心率为多，平均心率55次/分。胸闷而有压迫感，精神不振，易疲劳，乏力，背痛，尿频，脉迟，舌苔白薄，舌质正常。病程一年，是否始于表证，难以追询，而刻下并无外感征象，故属杂病范畴。患者以胸闷背痛，神疲乏力，舌苔白薄等为主症；迟为主脉，显属胸阳不振，寒邪内舍于心，外应于脉。是主证、病机与第21条相符。其脉不促而迟者，是久病之人，抗病力不足所致，故以桂枝去芍药汤，温通心阳，畅行血脉。处方：桂枝10g，炙甘草

10g，大枣 10g，生姜 10g，煅龙骨 15g，煅牡蛎 15g，黄芪 30g，生晒参 6g（另包），麦冬 10g，五味子 10g，当归 10g，川芎 10g，茯苓 30g，泽泻 10g，沙苑子 10g，7 剂。此为桂枝去芍药汤合黄芪生脉饮为主，功在温通心阳，兼顾心阴，取善补阳者，必于阴中求阳之意也。心阳得复，协和心阴，使血脉运行复其常态。加煅龙牡者，因其脉迟之中，亦有脉数之时（115 次/分），故以温通心阳为主，佐以镇摄之品。加当归、川芎，以助通行血脉。复因心肾俱属少阴，今心阳虚损，则须防肾水上泛，故加茯苓、泽泻，宁心利水。又加沙苑子，温补肾气，以治"虚损劳乏"（《本草纲目》）。1 月 24 日复诊：胸闷明显减轻，偶有发作之时，数分钟后，自行缓解，易疲劳，脉缓（脉搏 65 次/分），舌象同前。患者因路远，要求制成膏剂，以巩固疗效，处方如下：桂枝 150g，炙甘草 150g，煅龙骨 150g，煅牡蛎 150g，大枣 150g，生姜 150g，当归 150g，川芎 150g，黄芪 300g，生晒参 200g，麦冬 150g，五味子 150g，茯苓 200g，泽泻 150g，沙苑子 150g，酸枣仁 100g，炒白术 150g，枸杞子 150g，菟丝子 150g。1 剂共熬，加白蜜 2400g 收膏，每日 3 次，每次一匙。

附：促脉小议

《伤寒论·辨脉法》曰："脉来数，时一止，复来者，名曰促。脉阳盛则促。"若追溯其源，本条酷似《素问·脉要精微论》中所云："数动一代者，病在阳之脉也，泄及便脓血。"王冰注云："代，止也。"可见"数动一代"，虽无促脉之名，而有促脉之实，可视为促脉主阳盛之滥觞。此说影响深远，故持之者众，然则仲景所论促脉，并非一律如此。

后世对此脉之认识，逐渐发展，如王叔和《脉经·卷一》云："促脉，来去数，时一止，复来。"未及阴阳属性，是否另有看法，不得而知。孙思邈《备急千金要方·卷二十八》云："促脉，来去数，时一止。"亦未明确阴阳属性。《千金翼方·卷二十五》云：脉"按之来数，时一止，名曰促。促，阴也。"（古书为繁体字，"陰""陽"字形相差甚远，不易出错）可见，孙氏晚年既未明确否定促脉属阳盛，同时又提出促脉属阴。此后许叔微《伤寒百证歌》、朱肱《南阳活人书》、陈无择《三因极一病证方论》、危亦林《世医得效方》，乃至李时珍《濒湖脉学》等，均认为促脉属阳盛，笔者称之"阳盛说"。不过，陈无择《三因极一病证方论·卷一》对促脉主病有所发挥，其云："促，经并无文。""释曰：其促有五：一曰气，二曰血，三曰饮，四曰食，五曰痰。但脏热则脉数，以气血痰饮留滞不行，则止促，止促非恶脉也。"此说之可贵者，在于提出内有气血饮食痰阻滞则"促"，笔者称为"阻滞说"。李士材《诊家正眼·卷下》曰："促脉之故，得于脏气乖违者，十之六七；得于真阳衰惫者，十之二三……或外因六气，或内因七情，皆能阻遏其运行之机，故虽当往来急数之时，忽见一止耳。"此说之进展有三：其一，承认前述阳盛说、阻滞说。其二，提出真阳衰败之促脉，则属虚寒无疑。其三，在病因方面，指出六气、七情之变，亦可见促脉。其中六气致病，便是六淫，则寒湿寓焉，非独暑热为然。周学海《脉义简摩·卷四》释促脉云："若新病得此，元气未败，不必深虑。但有如促之脉，或渐见于虚劳垂危之顷，死期可卜。或暴作于惊惶造次之候，气复自愈。脱阴见促，终非吉兆，肿胀见促，不交之否，促脉则亦有死者矣。"此说之可贵者有二：其一，病有久暂轻重，其初病而轻者，可望治愈，反之，则有危机。其二，"暴作于惊惶造次之候"，说明某些强烈精神刺激，可致气血逆乱而见脉促，当精神平复之后，犹可自愈。或某些突发病症，如剧痛、骤吐、骤泻、高热等，对机体产生强烈刺激，以致气血逆乱而见促脉者，虽为重病，若治疗及时有效，病减则促脉减，病愈则促脉除，此类情形，并不罕见。李、周之说，笔者称为"辨证说"，深表赞同。结语：六淫、七情、气、血、饮、食、痰等致病，若影响血脉运行者，可出现促脉。

以上述梳理结果，反思《伤寒论》之促脉主病，实开"辨证说"之先河，惜注家囿于"阳盛说"，有失仲师本旨，不得不逐条辨论。

《伤寒论》中有促脉者五条，其中见于辨脉法者一条，太阳病篇三条，厥阴病篇一条。因病情各异，而脉促相同，训释困难，故有争议。今据辨证论治原则，分别诠释论中五条。

其一，辨脉法一条，原文引述于上，此处从略。此条"阳盛则促"，仅说明阳盛者可见促脉，未及其余。

其二，第21条之原文及其解释，前已说明，不予重复。兹补充以下文献，表明原委。成无己《注解伤寒论·卷二》云："此下后脉促而复胸满，则不得为欲解。由下后阳虚，表邪渐入，而客于胸中也，与桂枝汤，以散客邪，通行阳气。芍药益阴，阳虚者非所宜，故去之。"是最早注释本条促脉为阳虚者。钱天来《伤寒溯源集》在注本条时，援引成注，谓"此说最为近理"。笔者在主编《伤寒论讲义》（人民卫生出版社，2003年12月）阐释本条时，取钱氏之"急促""短促"为解欠妥。所谓"急促"乃钱氏注第34条之文（见下）；"短促"乃钱氏注第349条之文（见下），显然与钱氏注第21条之意相左，有张冠李戴之误，今特正之。对于第21条之注释，成、钱二氏是正确的。程郊倩《伤寒论后条辨·射集》云："促之一脉，复有虚实寒热之异，尤不可不辨。夫促为阳盛之诊，人尽知之，不知得之于下后，有阳盛而见促脉，亦有阳虚而见促脉者，仍须辨之于外证也。"此注不惟与成、钱二注同义，而且言简意赅，符合临床实际。

其三，第 34 条："太阳病，桂枝证，医反下之，利遂不止，脉促者，表未解也；喘而汗出者，葛根黄芩黄连汤主之。"今笔者对本条再次研读，重新认识于下：笔者编写教材时，将本条分为两段理解，原无不妥，然其阐释值得深究，特以下文纠其偏差。本条从"太阳病"至"表未解也"，为第一段。说明原有表证，如发热、恶寒、汗出、头痛等，此为当汗反下，引邪深入，"利遂不止"而"脉促"。钱氏注本条云："脉促者，非脉来数，时一止复来之促也，即急促亦可谓之促也。促为阳盛，下利则脉不应促，以阳邪炽盛，故脉加急促，是以知其邪尚在表而未解也。"钱氏既认定"阳邪炽盛"，又否定数中一止之促脉，是自相矛盾。所云"急促"者，不过自圆其说耳。本条实为太阳病误下后，既下利不止，又有未尽之表，正邪相争激烈。脉促（数中一止）乃热盛于里，扰乱气血运行所致。若单从字面上看，对此似乎未提治法。其实不然，今以六经辨证原理，结合本条后文分析，误下后利不止而脉促，虽有表证，但里证已重，则应以治里为主。如何治里？因促脉主阳盛，表未解而发热下利等为阳证，故可酌用葛根芩连汤，于苦寒清热，坚阴止利中兼有透表作用。此为笔者重新研读之结果，于理于法，似无不妥。

第二段"喘而汗出者，葛根黄芩黄连汤主之"，乃承前文而来，说明热邪更重，不惟利不止，而且热势上下奔迫，又见喘而汗出。试问此时其脉如何？笔者于教材中囫囵带过，失之草率。以今日之思考，则仍为脉促。否则病重一层，反不见促脉，则匪夷所思矣。病虽重而性质未变，故曰"葛根芩连汤主之"。前后二段病情相同，而轻重有别，只在遣药上斟酌可也。

其四，第 140 条："太阳病，下之，其脉促，不结胸者，此为欲解也。"本条意承第 131 条"病发于阳而反下之，热入因作结胸"而

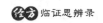

来，是以悬拟之笔，讨论太阳病误下后之种种变化，以拓展其辨证思维，并非完整论述某种证候。首段"太阳病……此为欲解也"，即太阳病误下后，其脉促，又无结胸之状，乃正邪相争激烈，阻滞血脉运行所致。若正胜邪却时，则有病解之机，故曰"欲解也"，而非定然也。前引周氏之言，已寓此意。

其五，第349条："伤寒脉促，手足厥逆，可灸之。"脉促手足厥逆而可灸者，说明为阳衰阴盛所致。盖以真阳不足，离照失所，心神无所主持，血脉运行因而受阻，可见脉促，正如前引李氏所言"真阳衰惫"。再看第285条"少阴病，脉细沉数，病为在里，不可发汗"，则可证明阳衰阴盛，浮阳扰乱心神，可见脉数。若更兼寒邪阻滞，或脏气乖违，则脉来数中一止，乃情理中事也。阳虚脉促，必促而无力，与阳盛脉促有力不同。

钱氏注本条云："此所谓脉促者，非结促之促，乃短促之促也。阴邪太盛，孤阳不守，故脉作虚数而短促，当急救其垂绝之虚阳，故云可灸。"钱氏对本条病机认识无误，而又出"短促"一说则非。何以至此？笔者揣摩钱意，无非拘于促脉主阳盛，未全盘研究论中之促脉，亦未吸取后世脉学之发展，故曲为其说也。

综观《伤寒论》所载之促脉，属阳盛者有之，如第34条，以及前引《辨脉法》一条。属心阳虚损者有之，如第21条。属外感后正邪交争，其病欲解者有之，如第140条。属阳衰阴盛者有之，如第349条。后世脉学对促脉之认识进展，盖本于此。

桂枝加厚朴杏子汤

《伤寒论》第18条："喘家作，桂枝汤加厚朴杏子佳。"本条"喘家作"，指素有喘疾之人，因外感风寒，引发宿喘。从"桂枝汤加厚朴杏子佳"来看，则其外感属太阳中风证，有发热，恶风寒，自汗，头痛等，还有气喘。太阳中风证，则卫气受邪，首当其冲，因而卫气不共营气谐和。卫气不惟温分肉，充皮肤，肥腠理，司开阖，且因肺主气属卫，故风寒袭卫者，肺气多受其累，以致内外相干，肺寒气逆，引发宿喘。《素问·至真要大论》曰："从外之内而盛于内者，先治其外，而后调其内。"本条之喘由太阳中风引发，是由外之内而盛于内，故须解外为主，用桂枝加厚朴杏子汤。其功效为解肌祛风，调和营卫，降气平喘。

第43条："太阳病，下之微喘者，表未解故也，桂枝加厚朴杏子汤主之。"太阳病当发汗解表，下之为误。误下后仍有发热，恶风寒，自汗等太阳中风证，故以桂枝汤为主方；误下引邪深入，促使外邪袭肺，以致肺寒气逆，便是气喘之由来，故于方中加厚朴、杏仁，以降气平喘。"微喘"二字最宜玩味，盖本证以风寒客表为主，喘寓其中。换言之，此喘之病机，从属于表证，是病机相对表浅，非指气喘必然轻微。

本条与上条只在发病过程、有无宿疾上区别，而误治与否，不必强求。当病成之后，风寒外感，营卫不和，肺寒气逆之证候与病机则一，故治法相同。

桂枝加厚朴杏子汤由桂枝三两，炙甘草二两，生姜三两，芍药三两，大枣十二枚，炙厚朴二两，杏仁五十枚组成。本方解肌祛风，调和营卫，降气平喘。

笔者常用本方治疗杂病咳喘，其辨证要点如下：其一，自汗，气喘（咳嗽）。应当说明的是，询问喘证之汗，必详询其气喘相对缓和时是否汗出，若仍有汗出，便称自汗。反之，当气喘严重，甚至唇绀时，若无氧气（清气）输入，则汗出而肢末微凉，是清气不足，真气失守之先兆，当虑其虚脱，不得与本证相提并论，慎之！其二，本方治杂病之喘，多无发热。其三，舌苔白薄而润，质正常或偏淡。其四，治喘之方，略加变化，多能治咳，但求病机相同，用之多效。

一、新感咳嗽

白某，女，66岁，2003年7月28日初诊。初为鼻咽不适，数日后咳嗽白痰，汗多，恶风寒，咳甚时胸闷心悸，饮食尚可，二便正常，脉缓，苔白薄而润，舌质正常。此例病程较短，鼻咽不适，汗多，恶风寒，虽不发热，仍是风寒外感，营卫不和之象。数日后咳嗽白痰，乃风寒犯肺，肺气上逆所致，不必拘于曾经误治否，即笔者所言"谨守病机，不拘证候"（《拓展〈伤寒论〉方临床运用之途径》）。关于胸闷心悸，乃咳甚所致，并非别有芥蒂。处方：桂枝10g，白芍10g，炙甘草6g，生姜10g，大枣10g，厚朴25g，杏仁10g，浙贝母10g，桔梗10g，枳实15g，百部10g，前胡10g，败酱草10g，射干10g，忍冬藤30g，7剂。8月5日复诊：咳嗽明显好转，夜间少许干咳，恶风寒，汗出亦轻。昨因饮食不慎而腹泻，脉舌同前。原方去射干、忍冬藤，加广木香、砂仁、黄连，7剂。

二、人工流产后哮喘

夏某，女，35岁，基层粮站职员，1997年10月4日初诊。因哮喘曾服苓甘五味姜辛汤加减20剂，虽无明显效果，亦未加重病情。10月24日复诊，因疗效不佳，而详询病史，知哮喘六年，病起于 1991 年人工流产后（此前不喘）。初为咳嗽，后为哮喘，经系统筛查过敏原，发现对多种事物过敏，其中以灰尘、风吹、劳累汗出为甚，曾多次住院，均用激素等药治疗，先为有效，其后效果不佳，因而渐停激素。经单位特许，凡工作环境灰尘较多时，可以暂避，犹不能杜绝其发作。此次发作，因某日下班回家途中，遇打谷场脱粒，灰尘较多，虽绕道而行，仍发哮喘，不咳，嗽少许白清痰，时时自汗，无明显恶风寒，饮食尚可，精神不振，小便正常，大便干结，日行一次，月经正常，经期亦易哮喘，脉弦细，舌苔白薄而润，质正常，面色萎黄。此例，"人流"前从不哮喘，此后因咳致喘，应属新病，而六年不愈，则转成宿疾矣。致喘之由，其过敏原虽查之详实，而中医之病因病机为何？因思其劳累汗出易发，在久病体虚之人，难免不受风邪，此属风者一也。其他过敏原虽可回避，而轻尘弥散，实难防范。无风则无尘，此属风者二也。反复发病，是变动者属风，此其三也。每次发作，虽无发热恶寒之类，而常自汗出者，属"卫气不共荣气谐和"（第 53 条），此其四也。复因病起于"人流"之后，且经期亦易哮喘，似有肾气不足之隐忧。思辨至此，当前应是新感引发宿疾，而参合舌脉，未见热象，故以调和营卫，解肌祛风，降气定喘，兼顾肾气为治。处方：桂枝 10g，白芍 10g，炙甘草 6g，生姜 10g，大枣 10g，厚朴 20g，杏仁 10g，枳实 10g，茯苓 30g，淫羊藿 30g，仙茅 15g，蛇床子 15g，紫苏子 10g，虎杖 10g。方中所加淫羊藿，除兼顾肾阳外，唐慎微《证类本草》引日华子云："治一切冷风劳气。"临床报道，本品治疗咳喘有效。仙茅除温复肾阳外，《证类本草》引日华子云："治一切风气，延年益寿，补五劳七伤。"蛇床子，《本草纲目》云：气味"苦，平，无毒"，功能"暖丈夫阳气，助女人阴气"。此三味皆为权衡兼治之用。共服上方 28 剂，于同年 12 月 31 日第四诊：哮喘仅为偶发，程度减轻，持续时间缩短，嗽白稀痰较多，无明显汗出，精神、面色明显好转，苔白略厚而润，舌质正常。患者因居农村，就诊不易，故要求服膏剂以巩固疗效，处方：桂枝 150g，白芍 150g，干姜 150g，炙甘草 100g，茯苓 150g，黄芪 300g，五味子 150g，法半夏 150g，细辛 100g，麻黄 150g，淫羊藿 200g，仙茅 150g，沉香 150g，紫苏子 150g，莱菔子 150g，桑白皮 200g，1 剂，加等量白蜜熬膏，每日 3 次，每次 1 匙。膏剂比汤剂组成有较大变化：因哮喘大减，汗出不显，是祛风已见成效，营卫趋于调和，而肺寒气逆残存，又兼痰饮，故去生姜之宣散，加麻黄、干姜、细辛、五味子等，意在宣肃肺气，温化痰饮。如此改变，则由桂枝加厚朴杏子汤为主，而转化为小青龙汤为主。或问曰：小青龙汤发汗之力较强，而病者自汗刚愈，何以用之？答曰：小青龙汤所治之咳喘有二：一为外感病，如太阳伤寒兼水饮犯肺，有发热恶寒无汗、咳喘等，用本方发其汗，则风寒自散，而发热可退，且利肺气之宣发；温化水饮，则阴霾自消，而肺气易于肃降。二为杂病，如寒饮犯肺之咳喘，风寒或为诱因，然无表证，亦不发热，则难显发汗之功。方中麻黄、桂枝、细辛、干姜，在于温寒化饮，宣肺平喘，而不在于发汗解表；又因方中有芍药、五味子之酸收，防其辛散太过，故杂病寒饮之咳喘，亦可用之，是宗《金匮要略·痰饮咳嗽病脉证并治》第 35 条"咳逆倚息不得卧，小青龙汤主之"之理。因而当桂枝加厚朴杏子汤取得明显疗效，汗出不显，而寒饮残存者，以上方或苓甘五味姜辛汤加减，做成膏（丸）剂，峻药缓图，以善其后，不失为良法。至 1998 年 10 月 28 日，先后以上方略事加减，共熬膏四次，病情稳定，一般不喘（自行停药），若有发喘先兆时，则自行加大膏剂之量，则可不发。此后直至 2017 年，或 1 年 2～3 次，或 1～2 年 1 次，前来熬膏，因时间推移，病情难免不变，故据病情趋向不同，或以桂枝加厚朴杏子汤，或以小青龙汤，或以柴胡陷胸汤为主，处以膏方，疗效尚称满意。

三、肺胃不和咳嗽

安某，女，47岁，2002年11月22日初诊。反复咳嗽6年，发作半年，咽痒，干咳无痰，剧咳时则有少许白痰，咳引胸痛（不咳时不痛）。梦多，恶风，盗汗，饮食尚可，尿频，小腹胀，月经正常。有十二指肠球部溃疡、慢性胃炎病史，有时胃脘胀痛。苔白薄而润，舌质正常。观其咳嗽反复不愈，受风寒则发，故恶风，盗汗，应与咳嗽一同分析。若盗汗确为阴虚内热所致，则脉当细数，苔必白薄而干，舌质多为鲜红或绛，今症状与舌脉不合，故不可贸然做此判断。《伤寒论》第134条有"微盗汗出，而反恶寒者，表未解也"，说明风寒外袭，营卫不调，亦可盗汗，笔者于《桂枝汤》中，已做讨论，兹从略。干咳无痰，有阴伤之嫌，而患者除干咳外，别无阴伤征象。笔者以为，风寒袭肺较重，或因寒郁而气有余者，难无伏热，笔者于《仲景方治疗肺系疾病临证撮要》中，言之较详，兹从略。此伏热不应以清热为主，而应以疏散风寒为主，兼以清热，是师桂枝二越婢一汤、小青龙加石膏汤原理，而别裁新法。盖以桂枝二越婢一汤有发热恶寒，热多寒少；小青龙加石膏汤有烦躁或口渴，故用石膏兼清内热。此例无上述症状，故不欲石膏之寒凉沉重，而宜清轻之品，是治上如羽之意也。此即笔者选用桂枝加厚朴杏子汤化裁之理由。关于咳引胸痛，乃剧咳震动胸廓肌肉所致，与不咳胸亦痛，不可相提并论。胃脘隐痛，是旧病再发，因肺胃之气，均以下行为顺，今肺寒气逆，则胃气难降，因而肺胃俱病；尿频，小腹胀，亦是兼症，均当予以兼顾。处方：桂枝10g，白芍10g，炙甘草6g，生姜10g，大枣10g，厚朴25g，杏仁10g，百部15g，前胡10g，浙贝母15g，桔梗15g，炒黄芩25g，鱼腥草30g，煅龙骨15g，煅牡蛎 15g，海螵蛸 15g，茜草 10g，凤尾草 30g，忍冬藤 30g，郁金 10g，石菖蒲 10g。方中厚朴用至 25g，一则因胃脘胀痛，再则即令无胀痛，厚朴用量较大，能增强化痰降气平喘作用，况且肺与大肠为表里，令腑气通顺，则有利于肺气之肃降，故笔者以本方治咳喘，一般其量偏大。方中煅龙骨、煅牡蛎，是因其盗汗较多，乃暗合桂枝加龙牡汤法。海螵蛸、茜草，乃据《素问·腹中论》"四乌贼骨一䗶茹"丸（去雀卵、鲍鱼汁），改变剂量，加入汤剂中，有活血、止血，并有抑制胃酸作用，对胃病日久不愈者，可酌情用之。又民间验方"乌贝散"（海螵蛸、贝母），治疗多种慢性胃痛有效，乃兼治之法也，其余用药亦为兼治。共计四诊，服药 28 剂，诸症悉平。

赵某，女，72 岁，2015 年 9 月 30 日初诊。咳嗽白痰，不易咯出，自汗，恶风，胸背冷，胃胀纳差，腰痛，二便正常，脉缓，舌苔白厚，质正常。咳嗽而自汗恶风，结合舌脉分析，则风寒外袭，营卫不调，肺寒气逆，不解自明。足太阳经脉循头下项夹脊抵腰，是其经脉夹督脉下行可知。而督脉统督诸阳，故当风寒外袭，肺寒气逆时，有胸背冷，腰痛，乃情理中事。处方：桂枝 10g，白芍 10g，厚朴 25g，杏仁 10g，炙甘草 6g，浙贝母 15g，桔梗 10g，百部 10g，前胡 10g，紫菀 10g，款冬花 10g，白英 10g，败酱草 20g，鱼腥草 30g，煅牡蛎 20g，泽泻 10g，浮小麦 60g，刘寄奴 20g，徐长卿 20g。先后二诊，共服药 21 剂。11 月 11 日第三诊：咳嗽等症不明显，胃脘不胀，偶尔隐痛，反酸，嗳气，咽喉异物感，是肺气虽降，而胃气未和，前方略事加减：桂枝 10g，白芍 10g，厚朴 25g，杏仁 10g，浙贝母 20g，桔梗 10g，射干 10g，马勃 10g，枳实 20g，黄连 10g，吴茱萸 6g，延胡索 15g，红景天 20g。再服 14 剂，诸症不明显。

四、咳喘，肌肉酸痛

M 女士（外籍），36 岁，2000 年 12 月 1 日初诊。经常鼻塞，清涕，咳喘，今年已发作 6 次，此次发作数日。鼻塞清涕较重，影响睡眠，咳嗽黄痰，气喘，头昏乏力，易疲劳，肌肉酸痛，双目干涩，饮食一般，二便正常，脉缓，舌苔白薄而润，质正常。对多种食物过敏，虽不触犯，仍有发作。时值冬季，鼻塞清涕，咳喘，头昏乏力，肌肉酸痛等，当属风寒袭表，肺寒气逆，引发宿疾。投方如下：桂枝 10g，白芍 10g，炙甘草 6g，生姜 10g，大枣 10g，厚朴 20g，杏仁 10g，麻黄 10g，百部 10g，前胡 10g，紫苏叶 10g，藿梗 10g，炒黄芩 20g，鱼腥草 30g，浙贝母 10g，桔梗 10g，金刚藤 30g，黄芪 30g。此方于桂枝加厚朴杏子汤中，加麻黄一味，似有不伦不类之嫌，然而病者无明显汗出，若径用桂枝类方，则失仲师法度；若径用麻黄类方，而病者无发热恶寒，况且体弱多病，亦失其法度。因思《伤寒论》有桂枝麻黄各半汤、桂枝二麻黄一汤，小发汗之例，故将麻黄加入其中，使其小发汗，祛风散寒，调和营卫，宣肃肺气，于体弱者尤宜。如此药加一味，而暗含二法，是灵活运用，而不离其宗旨。黄芩、鱼腥草、金刚藤之运用，因咳嗽黄痰，是肺寒伏热之象，其治伏热之法，已于前述。共服药 14 剂，诸症大减，故将前方改汤为膏剂，未见复发。

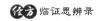

桂枝加芍药生姜各一两人参三两新加汤

桂枝加芍药生姜各一两人参三两新加汤，出自《伤寒论》第62条："发汗后，身疼痛，脉沉迟者，桂枝加芍药生姜各一两人参三两新加汤主之。"（以下称"桂枝新加汤"）太阳病，若属伤寒证，本有身疼、腰痛、骨节疼痛等；若属中风证，如第12条等，虽未明确提出身痛，然而从第91条"伤寒，医下之，续得下利清谷不止，身疼痛者，急当救里；后身疼痛，清便自调者，急当救表，救里宜四逆汤，救表宜桂枝汤"；第387条"吐利止而身痛不休者，当消息和解其外，宜桂枝汤小和之"，则透露出身痛，于桂枝汤证中亦可出现。以上二证之身痛，或用麻黄汤，或用桂枝汤，发汗解表，随病情向愈，则身痛自罢。第62条所指，乃发汗后，身痛不休，或反加重，脉见沉迟，则异于前者。是发汗太过，损伤营阴，筋脉失养所致。法宜调和营卫，益气生阴，方用桂枝新加汤。病情如此典型者，临床虽属可见，然不多见，因而谨守病机，不拘证候，而用本方者较多。如笔者曾遇一例用西药治疗血吸虫病之患者，疗程尚未结束，而身痛明显，无奈中止西药治疗。笔者以为是治血吸虫病药物毒性，损伤营阴，筋脉失养所致，投本方加味而愈（见《拓展〈伤寒论〉方临床运用之途径》）。

一、发汗太过身痛

王某，男，46岁，1992年12月9日初诊。诉一周前出差至塞北地区，行前自带感冒药等，以防不测。到达后，住宿条件差，供暖不足，过二日果然感冒，发热、恶寒，头痛身痛，无汗，体温最高时39℃，被迫返回内地。途中加量服用感冒药，一日三次，汗出甚多，经两天返回，体温正常，头亦不痛，而身痛反重，影响休息，饮食略有减退，精神差，口不渴，二便正常，脉缓，舌苔白薄而润，质正常。患者以为休息数日可愈，岂料事与愿违，因而来诊。此例酷似第 62 条所论之证，况且舌脉均无热象。书方如下：桂枝 10g，白芍 15g，炙甘草 6g，生姜 12g，大枣 10g，党参 10g，当归 10g，川芎 10g，鸡血藤 30g，7 剂。服药至第四日身不痛，7 剂尽，精神好转，正常工作。

二、产后身痛

余某，女，30 岁，2006 年 9 月 27 日初诊。剖宫产后第 68 天，恶露于第 35 天净。来诊时项、肩、背、下肢尽痛，恶风寒，自汗盗汗甚多，一日需更衣数次，饮食尚可，精神不振，奶水不足，二便正常，脉缓，舌苔白薄而润，质正常。剖宫产后第 68 天，多为产妇恢复良好之时；恶露于第 35 日方净，虽时间较长，但无妇科感染，仍属正常。思考身痛，多汗之由，或因素来体弱，又经孕、产之漫长过程，以致营卫气血亏损。或因产程失血略多、恶露较多，而损伤气血。或因产后将养失宜，如多穿、多盖、避风，以致汗出日久，腠理疏松，不胜风寒。或因产后过用温补膳食，初为汗出，久则亏损。经询问得知，诸种因素，兼而有之。因而断曰：素来体弱，产后将养失宜，营卫气血不调，兼风邪侵袭，筋脉失养。治宜调和营卫，祛风固表，益气生阴。固表即所以敛汗，敛汗即以和营，是不治身痛，而身痛自止之法。方用桂枝新加汤为主：桂枝 10g，白芍 12g，生姜 12g，炙甘草 10g，大枣 10g，红参 10g（另包），黄芪 30g，防风 10g，炒白术 10g，当归 10g，川芎 10g，10 剂，嘱合理饮食，正常起居。10 月 6 日二诊：恶风、自汗盗汗、身痛明显减轻，精神好转，腰痛，脉舌同前。原方红参减为 6g，另加杜仲、补骨脂，

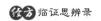

又服 28 剂，诸症不明显。

三、产后关节酸痛

易某，女，30 岁，2008 年 7 月 23 日初诊。关节酸痛两年半。病起于产后调护失当，历经治疗，服"补肾"及治"风湿"药较多，迄今未愈。目前双肩、左下肢酸痛发麻，右手发麻，恶风寒，汗多，受风寒则加重，月经愆期，末次月经 7 月 3 日。有慢性糜烂性胃炎病史，偶尔胃痛，饮食尚可，二便正常，脉缓，舌苔白薄而润，质偏淡。此例属营卫失调，营阴不足，风寒袭入，筋脉失养所致，兼有胃病之隐患。治宜调和营卫，益气生阴，兼以通络止痛。处方：桂枝 10g，白芍 15g，炙甘草 6g，生姜 12g，大枣 10g，生晒参 6g（另包），黄芪 30g，当归 10g，川芎 10g，刘寄奴 20g，徐长卿 20g，老鹳草 15g，7 剂。7 月 30 日复诊：汗多恶风好转，左下肢酸痛发麻、右手发麻减轻，双肩痛，腰痛，因饮食不慎而腹泻二日，2~3 次/日，脉舌同前。其方初见成效，而胃病之隐忧又见端倪，故于前方加防风、炒白术、肉豆蔻，以安奠中焦，14 剂。8 月 13 日三诊：诸症明显缓解，大便正常，末次月经 8 月 4 日，伴腰痛，乳房胀痛，少腹隐痛，脉舌同前。若按效不更方原则，似乎可原方继进，然则关节痛之主症已不明显，月经周期初次正常，又有胃病之宿疾，若欲巩固疗效，必当行全局思考。盖中焦为气血生化之源，必使中焦安和，气血向旺，筋脉滋荣，冲任得养，则不惟关节痛之疗效得以巩固，且无胃痛、月经不调之忧。上方适当加减，即变为温经汤法，使一方而三任也。处方：桂枝 10g，白芍 10g，当归 10g，川芎 10g，吴茱萸 10g，干姜 10g，法半夏 10g，牡丹皮 10g，煅龙骨 10g，煅牡蛎 10g，橘核 10g，杜仲 20g，续断 10g，枳实 25g，制香附 10g。14 剂，以善其后。

四、股骨头坏死，颈椎压缩性骨折

股骨头坏死，颈椎压缩性骨折，属骨科病，非笔者所能。然而病情有轻重，又有宜手术或宜保守治疗之分。在不宜手术或无条件手术者，助之以中医药治疗，减轻痛苦，提高生活质量，则不失为一种选择。

王某，女，81岁，2001年11月14日初诊。此前某医院诊断为左股骨头坏死，第2、3颈椎椎体压缩性骨折，因高龄体弱，而未做手术。来诊时以轮椅推送，诉左髋部及左下肢疼痛，颈项强痛，卧则转侧困难，坐则不能独自起身，扶起则行走困难，乏力，饮食一般，大便二日一行，夜尿4次，影响睡眠，脉缓，舌苔白薄，中心无苔，质正常。患者既不能手术，则必尽心力，冀其缓解。就一般而论，对老年骨质退行性病变，最易发生联想者，乃肾主骨，治以补肾强筋壮骨，似无不妥。然则老年骨病至如此地步，欲求逆反，则恕所不能。若求改善整体功能状态，改善营卫气血之周流，从而改善症状，当尽力而行。于是从此入手，处方如下：桂枝10g，赤芍10g，白芍10g，生姜10g，大枣10g，生晒参6g（另包），生地黄10g，当归10g，川芎10g，鸡血藤30g，玄参10g，全蝎10g，蜈蚣2条，土鳖虫10g，红花10g，刘寄奴25g，徐长卿25g，14剂。本方以桂枝新加汤为主，功效已于前述。合用四物汤加鸡血藤、全蝎、蜈蚣、土鳖虫、红花、刘寄奴、徐长卿，意在增强养血、活血化瘀、通络止痛之效。又据舌苔白薄，中心无苔，则阴伤之苗头已见，故用玄参，配生地黄、生晒参等药，以益气养阴。

12月19日复诊：精神好转，平地缓步，患侧无明显疼痛，卧位时转侧困难好转，坐位起立时仍痛，脉象同前，舌苔黄厚，中心薄白苔。病情虽有缓解，但原方不可再用。盖以舌苔已转为黄厚，中

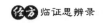

心薄白苔，知阴伤已不明显，或因前方药性偏温，或因高龄少动，运化不及，以致阴伤虽复，而湿热初见，故以清热化湿，活血通络为法。处方：苍术 10g，黄柏 10g，川牛膝 10g，木防己 10g，蚕沙 10g，赤小豆 10g，莱菔子 10g，丹参 30g，全蝎 6g，蜈蚣 1 条，刘寄奴 25g，徐长卿 25g，当归 10g，川芎 10g，7 剂。本方为三妙散合"宣痹汤"（《温病条辨·中焦篇》）加减而成，有良好的清热祛湿，宣痹止痛之效。必须说明的是，笔者此前于湿热痹痛之证，处方中常用木防己，未见不良反应。自 2004 年国家发布文件停用"广防己"药用标准后，笔者迄今未使用防己类中药。

2002 年 1 月 23 日第三诊：患侧于行走时仍有微痛，但可忍受，病情尚属稳定。舌苔又转为薄白，中心无苔，与首诊时同，故仍用首诊之方 7 剂，其后未来门诊。

五、类风湿关节炎

刘某，女，23 岁，2003 年 3 月 28 日初诊。关节疼痛五年，某医院以"类风湿因子"阳性，以及其他检查结果，诊断为类风湿关节炎。目前大关节痛，左膝肿痛较重，双腕、指关节痛，左侧为重，患处不红不热，指关节晨僵明显，饮食尚可，经常腹泻，左侧偏头痛时有发生，月经正常，脉缓，舌苔白薄而润，质正常。关节痛五年不愈，固属痹证范畴，然则若论风寒湿痹，而寒象不明显，其脉不弦不弱不沉，是证据不足。若论湿热致痹，仅左膝肿，而不红不热，亦为无据。五年之中，治风湿痹痛药物未断，其性温燥为多，则营血易伤，因而调和营卫、益气生阴、通络止痛之法，当属合拍。处方：桂枝 10g，白芍 15g，炙甘草 6g，生姜 15g，生晒参 6g（另包），当归 10g，川芎 10g，黄芪 30g，砂仁 10g，老鹳草 15g，鸡血藤 30g，全蝎 6g，蜈蚣 1 条，丹参 30g，14 剂。复诊：诸关节痛减轻，膝关节微肿、指关节晨僵好转，便溏，脉象同前，舌苔白薄而润，质鲜红。病情好转，而舌质转为鲜红，则当谨防化热。患者因来诊不便，要求丸剂续服，因而前方略事加减，以调和营卫、益气生阴为主，少佐苦寒：桂枝 100g，白芍 200g，炙甘草 100g，干姜 100g，生晒参 100g，当归 100g，川芎 100g，黄芪 300g，老鹳草 150g，鸡血藤 150g，全蝎 100g，蜈蚣 10 条，丹参 300g，苍术 150g，黄柏 100g，1 剂，水泛丸，每日 3 次，每次 10g。此方之苍术、黄柏，不可作"二妙散"看，应作大队温剂而加黄柏看，意在坚阴，防其化燥。此病治愈诚难，仅属临床有效。

六、格林-巴利综合征

格林-巴利综合征，是常见的脊神经和周围神经脱髓鞘疾病，又称急性特发性多神经炎，或对称性神经根炎。临床表现为进行性上升性对称性麻痹，四肢软瘫，以及不同程度的感觉障碍。笔者在《自拟"四土汤"临证思辨录》中，曾报道一例脊髓脱髓鞘病变，属湿热成痿之类。本文报道格林-巴利综合征，与彼证相类，亦有某些不同。从中医学理论来看，彼例但肢体痿软而不痛，是痿证无疑。此例肢体乏力，肌肉萎缩，与彼例同，而关节疼痛明显，是其所异。此例呈似痿非痿，似痹非痹之状，其病因病机、治法方药如何？将在病案中分析。

李某，男，14 岁，2001 年 8 月 17 日初诊。周身疼痛乏力 3 个月。病始于同年 5 月中旬，无明显诱因，自觉周身疼乏力，于 6 月 14 日病情加重而住院治疗，诊断为格林-巴利综合征，用"地塞米松"等治疗，病情有所缓解而出院。目前激素未停，仍周身乏力且痛，双肩、肘、膝关节痛，步履困难，双手不能平举，四肢肌张力减弱，大小鱼际肌萎缩，呈激素样面容，汗多，恶风寒，纳少，脉沉，舌苔薄白而润，质偏淡。此例"痿""痹"难辨，将作何解？

《金匮要略·血痹虚劳病脉证并治》云："血痹阴阳俱微，寸口关上微，尺中小紧，外证身体不仁，如风痹状，黄芪桂枝五物汤主之。"

"血痹"之名出自《灵枢·九针论》，其云："邪入于阳，则为狂，邪入于阴，则为血痹。"《诸病源候论·卷一·血痹候》云："血痹者，由体虚，邪入于阴经故也。血为阴，邪入于血而痹，故为血痹也。""风痹"之名出自《灵枢·寿夭刚柔》，其云："病在阳者命曰风，病在阴者命曰痹，病阴阳俱病，命曰风痹。"明代秦景明《症因脉治·卷三》云："风痹之症，走注疼痛，上下左右行而不定，故名行痹，此风邪为痹之症也。"《金匮要略》所论"如风痹状"，意为"血痹"有似"风痹"之疼痛，而实非"风痹"。《金匮要略》又曰："外证身体不仁。"指肢体麻木不仁，甚则痿软无力。以此而论，则"血痹"应是疼痛与不仁兼而有之，故将此例定为"血痹"，是为有据。然而中医辨证，必具体问题，具体分析，笔者仅就此案而论，聊备参考。

患者肢体痿软乏力，关节疼痛，乃气血不足，邪入于内，与血相搏而痹，经脉为之不通，故其脉沉，其症周身及关节痛。又据恶风寒，汗多，则是风寒之邪不仅入内，与血相搏为痹，且于肌表扰攘不宁，故有恶风寒，汗多，卫气不固之象。须知内有"血痹"，则营阴自涩，卫气难以自和，故外兼营卫不调之象。法宜益气养血，调和营卫，活血通络。予桂枝新加汤加味：桂枝 10g，白芍 15g，生姜 15g，大枣 10g，生晒参 6g（另包），黄芪 30g，当归 10g，川芎 10g，鸡血藤 30g，苍术 10g，黄柏 10g，川牛膝 10g，防风 10g。按此方似无用"三妙丸"（《医学正传》）之理由，然则复方之中，须从全方配伍讨论，非单用"三妙丸"可比。盖苍术虽可除湿，亦可祛内外之风寒，且有止痛之效，对全局并无矛盾。川牛膝，苦平（有谓微温者），入肝、肾经，尚有活血通经止痛之效。惟黄柏苦寒，固能清热，犹可坚阴，于大队温补剂中，加此一味，一则防血痹之人，不堪骤进温补。再则此非短期获效之病，若长期用药，则防其化燥，此即坚阴之意，犹九味羌活汤（《此事难知》）之有黄芩、生地黄然。前后三诊，共服药 24 剂。9 月 11 日第四诊：周身痛不明显，关节痛减轻，踝关节以下麻木，饮食有所增进，乏力好转，若活动较多，则有汗出，恶风寒不明显，脉舌同前。为提高疗效，于原方加刘寄奴 20g，徐长卿 20g，7 剂。此后未来门诊，不知其详。

前文既言"血痹"，又说营卫不调，而《素问·痹论》有营卫之气"不与风寒湿气合，故不为痹"之论，似乎抵触。然则此文之前，尚有大段文字，不可断章取义。其文曰："帝曰：营卫之气亦令人痹乎？岐伯曰：营者，水谷之精气也，和调于五脏，洒陈于六腑，乃能入于脉也，故循脉上下，贯五脏，络六腑也。卫者，水谷之悍气也，其气慓疾滑利，不能入于脉也，故循皮肤之中，分肉之间，熏于肓膜，散于胸腹。逆其气则病，从其气则愈。"紧接之文方为"不与风寒湿气合，故不为痹"。观此自可了解，"从其气则愈"，是说营卫未受邪袭，自能安和；而"逆其气"，焉有不病之理。况且营、血俱在脉中运行，不可分割，其血既痹，则营阴岂能流畅，卫气焉能自健。

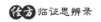

桂枝去桂加茯苓白术汤

桂枝去桂加茯苓白术汤，出自《伤寒论》第28条："服桂枝汤，或下之，仍头项强痛，翕翕发热，无汗，心下满微痛，小便不利者，桂枝去桂加茯苓白术汤主之。"本条症状之前冠以"仍"字，说明上述症状，在服桂枝汤或用下法之前便有，所幸误治后症状未变。其中头项强痛，翕翕发热，属太阳表证；无汗，心下满微痛，小便不利，为里证。是表里同病，而前予桂枝汤纯于解表误也，故令不愈；上述里证，仅心下满微痛，或与阳明症相似，而《伤寒论》第205条有"阳明病，心下硬满者，不可攻之"之明训，故下之亦不愈也。据本条"心下满微痛，小便不利"，结合以方测证法辨识，当属表证未解而兼脾虚水停。水病多属无汗，如第71条"太阳病，发汗后……若脉浮，小便不利，微热消渴者，五苓散主之"，其证以膀胱气化失司，水饮内停为主，或兼未尽之表，主以五苓散，并曰"多饮暖水，汗出愈"，此水病无汗者，一也。另外，《金匮要略·水气病脉证并治》论风水、皮水，曰"当发其汗"，此水病无汗者，二也。以上论据，可证笔者前述本条为表证未解，兼脾虚水停无汗之言有据。主之以桂枝加茯苓白术汤，疏散风寒，调和营卫，健脾利水。

《金匮要略》该篇论风水而风邪偏胜，卫阳不固者，有"汗出恶风"，主以防己黄芪汤；论风水兼内热者，有"续自汗出"，主以越婢汤。由此可见，前者之汗出，责之风邪偏胜与卫阳不固；后者之汗出，责之内热，均不在水。说明水病在特定条件下，亦可有汗，故宜活看。

关于桂枝去桂加茯苓白术汤证，历来争议颇多，主要有三种意见：一为柯韵伯等主张本方应去桂枝。柯韵伯《伤寒来苏集·伤寒论注》云："汗出不彻，而遽下之，心下之水气凝结，故反无汗而外不解，心下满而微痛也。然病根在心下，而病机在膀胱。若小便利，病为在表，仍当发汗；如小便不利，病为在里，是太阳之本病，而非桂枝证未罢也，故去桂枝而君以苓术，则姜芍即散邪行水之法，佐甘枣效培土制水之功。"此言颇费推敲，盖"病根在心下"，应是症状在心下；"病机既在膀胱"，而又"小便不利"，则无去桂之理。又云"是太阳本病，而桂枝证未罢也"，则亦不应去桂。二为《医宗金鉴·订正仲景全书·伤寒论注》等，主张去芍药，不去桂枝。理由如下："此方去桂，将何以治仍头项强痛，发热，无汗之表乎？""细玩服此汤，曰余依桂枝汤法煎服，其意自见。"《医宗金鉴》主张本方不去桂枝，笔者赞同，而说理有待斟酌。查阅赵刻本《伤寒论》，本条之下，无"余依桂枝汤法煎服"，只曰"上六味，以水八升，煮取三升，去滓，温服一升，小便利则愈，本云桂枝汤，今去桂，加茯苓、白术"，是知《医宗金鉴》之所据，非赵刻本之文字。成无己《注解伤寒论·卷二》本条之下无方，其卷十《辨发汗吐下后病》（人民卫生出版社，2013 年 7 月影印本）本条方之下亦无具体药物，只曰："于桂枝汤方内去桂枝，加茯苓、白术各三两，余依前法，煎服。小便利，则愈。"而无"余依桂枝汤法将息"，或"将息如前法"，即无啜热粥、温覆取微汗等，可见所据亦非成注本。所据不明，将何以立论。《医宗金鉴》又说："且论中有脉促胸满，汗出恶寒之证，用桂枝去芍药加附子汤主之。去芍药者，为胸满也。此条证虽稍异，而其满则同，为去芍药可知矣。"笔者以为桂枝去芍药加附子汤之胸满，非本条之心下满微痛，亦非水停所致，不可类比。可见去芍药之理由不足。三为主张既不去桂，亦不去芍，如成无己《注解伤寒论》云："与桂枝汤以解外，加茯苓、白术利小便，

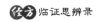

行留饮。"是言简意赅，理法稳妥。

笔者以为"去桂"二字当属衍文，虽无直接证据，但可依《伤寒论》其他条文而自证之。就方名而言，如第 117 条："与桂枝加桂汤，更加桂二两也。"其中"更加桂二两也"，当属衍文。第 141 条"与三物小陷胸汤白散亦可服"，其中"小陷胸汤""亦可服"，当属衍文。就药物而言，桂枝加葛根汤中，有"麻黄三两"，仍属衍文，被林亿加按语指出其误。大柴胡汤内无大黄，因而方后曰："一方加大黄二两，若不加，恐不为大柴胡汤。"是属遗漏而被校出。据此若将"去桂"作衍文看待，则本条了无纷争。兹将笔者用本方治疗风湿性心脏病一例，报道于下。

刘某，女，54 岁。1994 年 6 月 29 日初诊。风湿性心脏病，二尖瓣狭窄病史 30 年。刻下恶风寒，汗多，心悸，胸闷，坐位时微喘，动则诸症加重，不能平卧，中度浮肿，纳差，四末欠温，舌苔白薄，舌、唇、颧紫暗，脉结。常年以地高辛、利尿剂、氯化钾等西药维持。目前地高辛 25mg/d，利尿剂、氯化钾照服，病情仍如上述，心功能应为 4 级。患者心悸，胸闷，气喘，不能平卧，浮肿，脉结，苔白薄，舌、唇、颧紫暗，属"心痹"病。《素问·痹论》曰："风寒湿三气杂至，合而为痹。"其中有"脉痹"。又曰："脉痹不已，复感于邪，内舍于心。""心痹者，脉不通，烦则心下鼓，暴上气而喘，嗌干，善噫，厥气上则恐。"说明病由外感风寒湿邪而起，始则血脉不利，以致身体疼痛。若复感于邪，内舍于心，则为"心痹"。"心痹"既成，若又受外邪侵袭，则病重一层。此病初属手少阴心，不惟君火难明，离照失所，而且血脉瘀滞。久之肾阳亦衰，心痹更重。阳虚不能化气则病水；血不利亦为水也。患者病情与此相符，按理而论，温阳活血利水，如真武汤加减，原属正治之法。然则真武汤证虽可恶寒，但不应恶风寒与汗多并见。今见斯症，必有隐情，即再次感受外邪（"心痹"复感外邪），外则卫阳更不固密，以致恶风寒与汗多并见。而病久体弱者，此时未必发热，易被忽视；内则加重"心痹"，与西医学所称"风湿活动"略同。法宜外散风寒，调和营卫，益气养阴固表，健脾利水。处方：桂枝加茯苓白术汤合黄芪生脉饮化裁。药物组成：桂枝10g，白芍10g，生姜10g，大枣10g，炙甘草6g，茯苓30g，炒白术10g，泽泻10g，黄芪30g，生晒参6g（另包），麦冬10g，五味子10g，防风10g，煅龙骨15g，煅牡蛎15g，7剂。7月6日二诊：恶风寒，汗多，胸闷，心悸，气喘减轻，精神好转，可高枕平卧及室内行走，睡眠不佳，脉舌同前。原方去生姜、大枣、炙甘草，加酸枣仁、当归、土鳖虫，7剂。从7月13日至8月2日又先后来诊四次，又给药28剂。从8月10日至9月30日，恶风自汗不明显，仅黎明微汗，精神好转，浮肿甚轻，心悸胸闷偶发，可高枕平卧，唇舌及面部发绀好转，浮肿甚轻，可缓步上三楼。是风寒袭表，卫气不固已除（风湿活动停止），而心肾阳虚，血瘀水停仍在而轻，嘱其地高辛减半（12.5mg/d），停服利尿和补钾剂。改用真武汤为主：制附片10g（先煎），干姜10g，茯苓30g，赤芍10g，白芍10g，炒白术10g，黄芪50g，红参6g（另包），泽泻10g，煅龙骨20g，煅牡蛎20g，水蛭6g，鸡内金10g，老鹳草15g。在此期间，来门诊7次，又给药49剂。从10月9日以后，病情稳定，生活自理，可室外散步约半小时，应患者要求，以汤剂10倍之量，做成水蜜丸，以巩固疗效。此后至2001年6月，患者因其他不适而来门诊，知丸剂服完而止，仍以地高辛12.5mg/d维持，心衰控制尚佳，后情不详。

　　必须说明的是：其一，风湿性心脏病，二尖瓣狭窄以致心衰，无论中西药治疗，仅能改善症状，控制心衰。当心衰控制后，可做瓣膜置换术。20世纪90年代初，瓣膜置换术在武汉尚属起步阶段，故多数患者未做此术。此后换瓣术逐渐普及，使多数患者获益。而换瓣之后，时间既久，仍有再发心衰者，则当依证而辨，多非桂枝加茯苓白术汤所宜，亦少有用真武汤者，笔者用小陷胸汤加重化痰活血利水者较多。时代在前进，生活水平大幅提高，医疗条件在改善，证候亦有所变化，故医者当与时俱进，因时因地因人制宜。其二，地高辛 25mg/d，其量不小，仍不能控制心衰，若骤停其药，则恐有不测；若不停，则中医辨治，必将此因素考虑在内，故此例在较长时间内未用姜附。主因是恶风寒、汗多（风湿活动），责之风寒偏胜，卫阳不固，宜祛风寒、调营卫为主而化裁之。其次，此时若用姜附，因其有类似地高辛之增强心肌收缩作用，则无异于疲马加鞭，有张无弛而易折，慎不可取也。当恶风寒、汗出不明显（风湿活动停止），便属心肾阳虚，血瘀水停之证，则可减地高辛用量，改投真武汤加味。

桂枝加葛根汤

桂枝加葛根汤，出自《伤寒论》第 14 条："太阳病，项背强几几，反汗出恶风者，桂枝加葛根汤主之。"本条承第 1、12、13 条而来，则"太阳病"三字，应包含发热，恶风寒，自汗，头项强痛等。如此说来，则与第 12 条桂枝汤证相似，何以"桂枝加葛根汤主之"？其原因有二：其一，太阳中风证之头项强痛（第 1 条），虽为主症之一，但一般程度较轻，非辨证之关键。而第 14 条"项背强几几"，是头项强急而痛，活动不自如，显然较前者为重，乃辨证关键之一。其二，论中第 31 条"太阳病，项背强几几，无汗恶风，葛根汤主之"，而第 14 条"反汗出恶风"之"反"字，是针对第 31 条而加以辨别。说明二者有太阳表证，以及项背强急而痛相同，所不同的是彼证无汗，此证自汗。大论精辟，详审细辨，藏于字里行间。

以上是太阳中风证之项背强几几，而杂病中见项背强几几者亦复不少，谓其受寒则有，谓其表证则无。杂病项背强几几者，不必在意有无表证，而须明确必无热象。至于汗出与否，笔者以为，有汗者用之，于理于法，并无不妥；至于无汗或汗出不明显者，若在幼年或老年体弱之人，用本方较之葛根汤，更为稳妥。杂病中还有太阳经脉不利，气血瘀滞，营卫不调之病，如肩痛、眩晕等，但凡病机与本方相应者，用之多验。

桂枝加葛根汤由葛根四两，桂枝三两，芍药三两，生姜三两，炙甘草二两，大枣十二枚组成。

赵刻本《伤寒论》原方还有麻黄一味。宋代林亿校正《伤寒论》时，详加按语，论证应无麻黄，早已得到公认，故于方药中直接去麻黄，而按桂枝汤原方，加葛根一味。本方有祛风寒，调营卫，和气血，升津液，舒经脉之效。

一、颈项强痛

戴某，女，56 岁，2010 年 10 月 27 日初诊。有颈椎病、腰椎病史。颈项强痛，腰痛，自述无带下而阴部有异常气味，腹股沟有灼热感，双目干涩，面色萎黄，面部黄褐斑，饮食尚可，二便自调，脉缓，舌苔白薄而润，质正常。此例病虽不重，而病情复杂，试分析如下：其一，病者以颈项强痛、腰痛为主诉，且将步入老龄之期，营卫不周，气血因而瘀滞，以至经脉失养，更兼工作及家务劳累，易受寒湿，故有此症。项部及腰，均为足太阳经所过之处，如前所述，若属外感病，当有发热恶寒，犹须据其有汗无汗，而分别立法处方。而杂病见此，则无发热恶寒可言，亦多无汗出，则以桂枝加葛根汤较为稳妥，是调和营卫，以利太阳经脉。其二，兼证明显，如阴部有异常气味，腹股沟灼热感，双目干涩等。若有带下而阴部异气，则多为湿（实）热之邪，循足厥阴肝经脉上逆下犯所致。而患者并无带下及阴部肿痛等，则非湿（实）热。以理揆之，患者早逾女子"七七"之期，以其冲任自然衰减，则肝郁气滞较多，以致清气难升，浊气难降。郁气上扰，则清窍不利，故有目干；郁气下聚，则有阴部异气，腹股沟灼热感。故需兼以疏肝解郁，选用清轻芳香宣透之品。但得肝气条达，则上下自然清和，如《素问·六元正纪大论》"木郁达之"之例。其三，面色萎黄、黄褐斑，古称"䵟黵"，成因尚多，其中有因肝郁生热而成者。《医宗金鉴·外科心法要诀》䵟黑䵟黵条："此证一名黧黑斑，初起色如尘垢，日久黑似煤形，枯暗不泽，大小不一……由忧思抑郁，血弱不华，火燥结滞而生于面上，妇女多有之。"综合其治法，应以调营卫，活气血，升津液，舒经脉为主，兼以疏肝解郁。处方：葛根 10g，桂枝 10g，白芍 10g, 生姜 10g, 大枣 10g, 炙甘草 6g, 黄芪 30g, 当归 10g, 川芎 10g, 土鳖虫 10g, 红花 10g, 刘寄奴 25g, 徐长卿 25g, 老鹳草 15g, 威灵仙 15g, 绿萼梅 10g, 月季花 10g, 玫瑰花 10g。本方以桂枝加葛根汤为主, 另加黄芪、当归、川芎、土鳖虫、红花, 意在益气活血, 以利营卫气血周流。加刘寄奴等四味, 以增强通经活血止痛之效。加绿萼梅等三味, 皆芳香逐秽之品, 疏肝解郁, 犹能活血。服上方 7 剂, 于 11 月 5 日复诊: 颈项强痛、腰痛减轻, 目涩好转, 脉舌同前, 续予上方至 2011 年 1 月初, 先后共服药 70 剂, 颈项强痛甚轻, 阴部异味消失, 腹股沟灼热感不明显, 面部黄褐斑明显变淡。

二、项部强痛, 额痛, 眩晕

郑某, 女, 47 岁, 2002 年 11 月 29 日初诊。项部强痛、前额疼痛, 难以俯仰顾盼, 鼻塞, 无清涕喷嚏, 腰背疼痛, 头昏目眩复发一周, 伴肢软乏力, 不欲食, 胃胀, 便溏, 日二行, 已绝经数月, 脉缓弱, 舌苔白薄而润, 质正常。此例项部强痛、腰痛, 结合舌脉等分析, 乃寒邪袭击太阳经脉之象, 或当绝经之后, 营卫气血不畅, 经脉失养所致。额痛、鼻塞、头昏目眩、胃胀、不欲食、便溏, 是阳明燥化不及, 寒湿反胜使然。考手阳明之脉"出髃骨之前廉, 上出于柱骨之会上", 故阳明寒湿, 可加重颈项部疼痛。"胃足阳明之脉, 起于鼻, 之交頞中, 旁纳太阳之脉, 下循鼻外……循发际, 至额颅"(《灵枢·经脉》)。故阳明寒湿中阻, 循经上犯, 而见前述诸症, 当属有据。综上以观, 此例为足太阳经脉与手足阳明经脉同病。既然如此, 则处方如何选择？曰: 太阳亦称巨阳, 《素问·热论》曰: "巨阳者, 诸阳之属也, 其脉连于风府, 故为诸阳主气也。"是以选桂枝加葛根汤以引领之, 兼顾阳明。处方: 葛根 10g, 桂枝 10g, 白芍 10g, 生姜 10g, 炙甘草 6g, 大枣 10g, 黄芪 30g, 白芷 10g, 独活 10g, 当归 10g, 川芎 10g, 徐长卿 25g, 刘寄奴 25g, 钩藤 30g, 7 剂。12 月 13 日复诊：诸症明显减轻, 乃至消失, 惟胃脘微胀, 大便干结, 日行一次, 舌脉同前。原方加虎杖, 7 剂, 以善其后。

三、肩痛

肩痛, 方书多含于"肩背痛"中, 原因甚多, 如肺病咳喘气逆、肺盛有余、风寒外感、持久观书、过劳、久坐、气血虚少等皆可引起。笔者所论, 以太阳经脉受病为主, 兼及其余。

王某, 女, 42 岁, 2010 年 1 月 29 日初诊。左肩麻木疼痛, 活动受限, 腰痛, 月经周期推迟, 40～50 天一行, 量少, 伴腹痛, 乳房胀痛, 便溏, 日行 2～4 次, 脉弦缓, 舌苔白厚而润, 质淡。从舌脉来看, 显属寒湿内盛, 气血滞碍。寒湿之邪侵犯太阳经脉, 经输不利, 故有诸痛。如寒湿侵犯手太阳之脉, 其脉："上循臑外后廉, 出肩解, 绕肩胛, 交肩上……是动则病嗌痛颔肿, 不可以顾, 肩似拔, 臑似折。"寒湿侵犯足太阳之脉,《灵枢·经脉》云其脉："循肩膊内, 夹脊抵腰中……是动则病冲头痛, 目似脱, 项如拔, 脊痛, 腰似折。"可见此例为寒湿侵犯手足太阳、手足阳明经脉, 言之有据。寒湿下损胞宫, 故有月经延期、痛经诸症。治宜调和营卫气血, 除寒湿以治疼痛。处方：葛根 10g, 桂枝 10g, 白芍 10g, 炙甘草 6g, 生姜 10g, 大枣 10g, 黄芪 30g, 当归 10g, 川芎 10g, 杜仲 20g, 续断 10g, 刘寄奴 25g, 徐长卿 25g, 老鹳草 15g, 威灵仙 15g, 广木香 10g, 砂仁 10g。先服 7 剂, 诸症减轻, 其后每周复诊一次, 共服药 35 剂。2014 年 3 月 28 日因咽痛来诊时, 知前症一直未发。

四、眩晕头痛

　　眩晕，有单独为病，亦有与头痛相伴者。无论伴头痛与否，但以病机是求，则立法处方随之，不必强分两种治法。其证候有风邪上扰、髓海不足、痰饮水气、气血不足、血瘀气滞、脏腑虚实等。笔者所论，为营卫不周，气血瘀滞，风寒袭扰之证，其性属寒，其类属实。

　　洪某，女，41 岁，2000 年 11 月 8 日初诊。眩晕病史 8 年，复发数日，头晕目眩，头痛以前额为主，腰痛，梦多，睡眠不安，饮食一般，二便正常，月经周期正常，其量极少，色暗，脉缓，舌苔白薄而润，质淡。素有胃病病史，目前未发。此例病程 8 年，反复不愈，当虑其病久入络，而累及血脉。观眩晕头痛，腰痛，经量极少，色暗，是为气血瘀滞之征。《灵枢·营卫生会》曰："营在脉中，卫在脉外，营周不休。"须知血亦在脉中。又曰："营卫者，精气也，血者，神气也，故血之与气，异名同类焉。"内伤杂病中，气血瘀滞者，多有营卫不周；营卫失调既久，则气血难以和畅。或问：营卫气血瘀滞，何有眩晕诸症？答曰：营血瘀滞，则卫气难以谐和，但凡劳伤气血，寒自内生，则外寒易入，若犯太阳经脉，则清虚之所，不得清灵，故有斯证。《灵枢·经脉》曰：手太阳之脉"其支者……至目锐眦，却入耳中，其支者，别颊上䪼，抵鼻，至目内眦，斜络于颧"。足太阳之脉"起于目内眦，上额交巅……其直者，从巅入络脑"，可证前说。治宜调和营卫，活血化瘀，疏散寒邪。处方：葛根10g，桂枝 10g，白芍 10g，炙甘草 6g，羌活 10g，白芷 10g，当归10g，川芎 10g，钩藤 30g，天麻 10g，土鳖虫 10g，红花 10g，全蝎10g，延胡索 15g，7 剂。12 月 6 日复诊，诸症明显减轻，有恶心感，于原方加吴茱萸、生姜，7 剂。

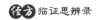

五、鼻柱痛

葛某，女，28岁，1998年12月9日初诊。鼻柱及其两侧痛并有胀感，有压痛，鼻塞，白稠涕较多，无异常气味，伴头痛，以两太阳穴为重，头昏，背冷，精神不振，素来血压偏低（80/50mmHg)，脉沉弱，苔白薄而润，质偏淡。鼻柱指鼻梁及其两侧，其部位与额窦、筛窦、上颌窦相邻。此例虽未做五官科检查，然其临床表现与鼻窦炎相似。此部位从经脉联系来看，与督脉、手足三阳经脉相近，一旦发生病证，则可彼此影响，惟以症状而定其关联。夫督脉统督诸阳，患者鼻塞而痛，背恶寒，平素体弱，脉沉弱，血压偏低，自与督脉阳虚相关。《素问·热论》曰："巨阳者，诸阳之属也。"《素问·至真要大论》曰：阳明为"两阳合明也"。又足太阳之脉起于目内眦；足阳明之脉起于鼻，之交颏中，皆眦邻于鼻。其经脉所过之处为寒邪所伤，故有鼻塞而痛、头痛头昏等症。此为局部之病，而关联全身。欲祛其寒，则以温散太阳之寒为统领；欲复其阳，必以温壮督脉为主，方以桂枝加葛根汤化裁：葛根10g，桂枝10g，白芍10g，白芷10g，羌活10g，炒白术10g，茯苓30g，炙甘草6g，鹿角霜10g，干姜10g，金刚藤30g，忍冬藤30g，黄芩10g，7剂。方中金刚藤、忍冬藤，取其通络之意。因其方中多为温药，故配黄芩，有防温药化燥之用；又因鼻塞而痛，白稠涕较多，是清窍壅闭之象，若久郁不解，难免化热，故不得不防。12月18日复诊：鼻塞已通，不痛，残存胀感，头昏头痛消失，微见烦躁，固为寒祛阳复之佳兆，犹恐复而太过，故于原方加煅龙骨、煅牡蛎以镇摄之，7剂，其后未来门诊。

桂枝加芍药汤

桂枝加芍药汤，出自《伤寒论》第279条："本太阳病，医反下之，因尔腹满时痛者，属太阴也，桂枝加芍药汤主之；大实痛者，桂枝加大黄汤主之。"太阳病本当汗解，下之为误，故曰"反"。误下后有两种转归：其一，误下伤脾，以致运化失职，气机壅滞，故为腹满；气血不和，经脉拘急则腹痛。按以方测证分析，本证脾虚尚轻，而以气滞、经脉不和为主。其证腹满而痛，时作时止，时轻时重，治宜通阳和脾，缓急止痛，主以桂枝加芍药汤。本条"属太阴也"，语义含蓄，说明病关太阴，然非纯为太阴虚寒证。其二，误下后腹中"大实痛者，桂枝加大黄汤主之"，是病关阳明，兹从略。

桂枝加芍药汤由桂枝三两，芍药六两，炙甘草二两，大枣十二枚，生姜三两组成，有通阳散寒，缓急止痛之效。

桂枝加芍药汤，在杂病中运用甚多，笔者常用于治疗多种腹痛，如多种胃肠病、肝胆病之腹痛等。仅用桂枝10g，白芍20g（成人量），加入辨证论治方中，疗效确佳，然非以本方为主。笔者医案中，多属此类，虽不能纳入本文，而用桂枝加芍药汤，通阳和络，缓急止痛之效果，毋庸置疑。兹将以本方为主者示其例。

胡某，男，72岁，2003年4月2日初诊。脐下或绕脐隐痛，时发时止两年，加重半年。近来其痛发作频繁，多于夜半发生，影响睡眠，起床活动、少饮温水则不痛或痛减，恶寒，足冷明显，饮食一般，大便正常，小便余沥，脉缓，舌苔白薄而润，中有小块剥脱，舌质正常。曾于2月20日做结肠气、钡剂双重造影，未发现器质性病变。此种腹痛，固不多见，辨证似难入手。笔者虑及夜半阴气重，而古稀之人，中阳不足，阴血亦弱，脉络不畅，难以适应隆阴之时，以致经脉失和，故痛。起床活动、温饮后，则阴阳气血暂得和畅，其痛自缓。此例与第 279 条之"腹满时痛"大体相同，故宜桂枝加芍药汤，通阳和脾，缓急止痛，兼养阴血。处方：桂枝 10g，白芍 20g，炙甘草 6g，生姜 10g，大枣 10g，当归 10g，川芎 10g，生地黄 10g，丹参 30g，生石斛 10g，法半夏 10g，延胡索 15g，郁金 10g，炒川楝子 10g，7 剂。此为桂枝加芍药汤，另加养阴益血、行气止痛之品。方中有芍、草、枣、地、丹、斛，固因舌有剥脱之苔而用。然而毕竟寒凉壅滞，故加法半夏，令其补而不滞，是仿《金匮要略》麦门冬汤之法也。同年 10 月 22 日复诊：谓服上方 7 剂之后，腹痛已止，半年未发。近半月来，天气渐凉，腹痛再发两次，但较前为轻，下肢恶寒，受寒则阴囊有收缩感而不痛，脉缓，舌苔白薄而润，无剥脱现象，仍与前方加吴茱萸、片姜黄，14 剂而愈。

有以下病情宜进行鉴别：《伤寒论》第 273 条云："太阴之为病，腹满而吐，食不下，自利益甚，时腹自痛，若下之，必心下结硬。"此腹痛与食不下、吐利并见，属中阳不足，脾家虚寒，治宜温中散寒，主以理中类方。又如少阴虚寒腹痛，多为四肢厥冷，呕吐而下利清谷，脉多沉微，舌无剥脱之苔，不可与本条相提并论。他如厥阴寒证、气郁致厥、水停致厥、冷结膀胱关元证等，常有腹痛，需结合全部脉症，加以鉴别。

当归四逆汤

当归四逆汤，见于《伤寒论》第351条："手足厥寒，脉细欲绝者，当归四逆汤主之。"第352条："若其人内有久寒者，宜当归四逆加吴茱萸生姜汤。"本方由当归三两，桂枝三两，芍药三两，细辛三两，炙甘草二两，通草（今之木通）二两，大枣二十五枚组成。本方加吴茱萸二升，生姜半斤，清酒六升与水同煮，便是当归四逆加吴茱萸生姜汤。

以上二条叙证过简，其中第351条仅"手足厥寒，脉细欲绝"二句，故须以方测证。盖当归四逆汤由桂枝汤去生姜，重用大枣，加当归、细辛、通草（木通）组成。其中当归、芍药养血和血；桂枝、细辛温经散寒；炙甘草、大枣补中益气；木通通利血脉。全方以养血活血、温通经脉为主，犹可调和营卫。夫营血行于脉中，卫气在于脉外，功能紧密协调，故温通血脉，与调和营卫，相辅相成。由此反证"手足厥寒，脉细欲绝"，乃血虚寒凝所致，即寒凝血瘀与血虚并存之证。至于病发何处，必四诊合参，方可断之。例如，病在胞宫或冲任二脉者，则多有月经不调、痛经、闭经等。又如病在筋骨者，自必筋骨痛或身痛，难以尽述，知其寓反可也。

本证四肢厥冷而脉细欲绝，自不同于少阴阳衰阴盛之脉微欲绝（第317条）；又不同于伤寒脉滑而厥（第350条）；更不同于伤寒脉促，手足厥逆（第349条）。

第352条"若其人内有久寒者"，是补述前证而内有久寒。前证已是内有寒邪，何以再提内有久寒？从所加吴茱萸、生姜、清酒来看，当是在前证基础上，又见肝寒犯胃，如脘腹痛、呕逆、腹泻或头痛等。盖以吴茱萸、生姜，结合原方中大枣，则具备吴茱萸汤之主要配伍，故有上述推论。以上二方，治伤寒如斯，治杂病亦如斯也。

一、冻疮

陈某，女，23 岁，2003 年 2 月 21 日初诊。自幼冬季常患冻疮。来诊时手足逆冷而均有冻疮，以手部为多，其初发者，皮肤红肿或青紫，有硬结，疼痛，遇热则痒；久发者肤色深紫，或有溃疡，或结痂。此次月经已推迟一月未行，既往经期腹痛或腹泻。脉沉细，舌苔薄白而润，质淡紫。此例属血虚寒凝，不解自明，处方如下：当归 10g，桂枝 10g，白芍 10g，细辛 5g，川芎 10g，鸡血藤 30g，吴茱萸 10g，太子参 10g，干姜 10g，麦冬 10g，黄芪 30g，延胡索 15g，郁金 10g，7 剂。此方是当归四逆加吴茱萸生姜汤化裁而成，其中当归、桂枝、白芍、细辛、川芎、鸡血藤温通经脉而调和营卫；黄芪配当归，益气养血；吴茱萸、太子参、干姜温中散寒，以昌气血生化之源，上三味乃吴茱萸汤而略有变化，因患者经期腹痛腹泻而不呕，故以干姜易生姜，取其温中散寒，守而不走之意。延胡索、郁金理气止痛；麦冬为反佐之品，以防化燥。3 月 14 日复诊：冻疮溃疡已结痂，原有结痂者，自然脱落而愈，青紫硬结疼痛好转，末次月经 3 月 8 日，痛经明显减轻，腹泻未见，脉缓，舌苔薄白而润，质淡紫。处方：①汤剂：按上方加丹参 30g，7 剂。②丸剂：当归 200g，桂枝 200g，白芍 200g，细辛 100g，川芎 200g，鸡血藤 200g，吴茱萸 200g，太子参 200g，干姜 200g，麦冬 200g，延胡索 200g，郁金 200g，黄芪 300g，丹参 300g，黄芩 200g，1 剂，制成水蜜丸，每日 3 次，每次 10g。待汤剂服完后，续服丸剂，以善其后。

二、雷诺综合征

雷诺综合征是因寒冷或情绪波动而引发的发作性手指（足趾）苍白、发紫，其后变为潮红的一种病症。无潜在病情者，为特发性雷诺综合征；继发于其他疾病（如全身硬皮病、皮肌炎、多发性肌炎等）者，为继发性雷诺综合征。

《伤寒论》有些条文，与该病有相似处，如第 351、352 条之血虚寒凝证，前已说明，兹从略。又因该病有因情绪波动所致者，对照中医学理论，情绪波动者，多有肝郁气滞，阻碍气机运行，以致阴阳气不相顺接，便为厥。第 318 条曰："少阴病，四逆，其人或咳，或悸，或小便不利，或腹中痛，或泄利下重者，四逆散主之。"因四逆散为疏肝解郁之祖方，故其证可归属气郁致厥。本条主症除"四逆"外，其余皆为或然症，盖以肝气郁结，影响面甚广使然。于是联想雷诺综合征，或有部分病者，宜以疏肝解郁为主，则不属本文讨论范畴。

朱某，女，45 岁，2003 年 3 月 26 日初诊。双手指末节疼痛 2 年，加重一周。此前曾在某医院治疗，诊断为雷诺综合征。用强的松、山莨菪碱等药治疗，其效不佳。

刻下四肢厥冷，手指末节疼痛，局部肤色苍白或青紫，皮肤增厚，肩、肘、膝关节痛，手颤，心悸，胸闷，胸痛，口渴，脉细数，苔薄白而润，质鲜红。强的松已递减至每日 5mg；山莨菪碱每次10mg，每日 3 次，仍在服用中。此例四肢厥冷，指关节青紫疼痛等，足以说明为血虚寒凝证。至于心悸，胸闷，胸痛，口渴，手颤，脉细数，舌质鲜红等，应是服用山莨菪碱之不良反应，并非热象。嘱服中药时，将两种西药减半，其后酌情再减。处方：当归 10g，桂枝10g，白芍 10g，细辛 6g，黄芪 30g，鸡血藤 30g，丹参 30g，土鳖虫

10g，红花 10g，煅龙骨 15g，煅牡蛎 15g，全蝎 10g，蜈蚣 2 条，石上柏 20g。此为基本方，若指端皮肤有紫黑点时，加水蛭。舌苔白厚，质淡时，加白芥子。胃痛便溏时，加黄连、吴茱萸、广木香、砂仁。胸痛明显时加橘核。至 4 月 16 日，先后三诊，断续服药 21 剂，病情好转，已停服强的松和山莨菪碱，再予前方 7 剂。同年 7 月 4 日第四诊：因停服中药较久，病情有所反复，即前症复见而轻，脉缓，舌苔白薄而润，质淡，再予前方 7 剂。自此时至 9 月 10 日，又来诊五次（共九诊），又断续服药 35 剂，诸症不明显。

三、系统性硬化症

系统性硬化症，是一种自身免疫性疾病，约与中医学痹证相似。据其久暂轻重及发病部位不同，又可分为骨痹、筋痹、脉痹、肌痹、皮痹等。若涉及内脏者，可据五脏痹而讨论之。痹证多痛，然亦有不痛者，如《素问·痹论》曰："其不痛不仁者，病久入深，营卫之行涩，经络时疏，故不痛。皮肤不营，故为不仁。"因知本病发生发展之全过程，均在痹证范畴中。若偶见严重小血管性周围性坏疽者，中医学则可称为"脱疽"。

段某，男，41 岁，2012 年 8 月 22 日初诊。右侧上下唇及面部发麻而僵，皮肤弹性差，右侧肢体遇冷则发麻而有僵感，腕关节以下尤为明显而手背微肿，肤色变白或青紫，饮食尚可，二便自调，脉缓，舌苔白厚而润，质正常。某医院诊断为"多发性硬化症"，曾用激素治疗，因疗效不佳，而停药多时。初以为冷麻僵感等，只在肢体一侧，更兼舌苔白厚，属痰湿阻滞，少阳枢机不利，故以柴胡温胆汤加活血化瘀通络之品治之：柴胡 10g，黄芩 10g，法半夏 10g，陈皮 10g，茯苓 30g，竹茹 10g，枳实 25g，苍术 10g，当归 10g，川芎 10g，土鳖虫 10g，红花 10g，刘寄奴 25g，徐长卿 25g，全蝎 10g，蜈蚣2条，鸡血藤30g。此为基本方，略有加减，至10月24日，先后共五诊，断续服药共49剂，虽属有效，而难尽如人意。

同年11月19日第六诊：右上下唇发麻减轻，右侧面部僵感不明显，右侧肢体发麻，乏力，但无僵感，四肢厥冷，受凉则肢末肤色苍白或青紫，注意保暖则缓解，脉沉弱，舌苔白薄而润，质淡。此时病症基本同前，惟因某些方面发生变化，而病机则有所变化。即前无四肢厥冷、脉沉弱，而今有之；前为舌苔白厚而润，质正常，今为舌苔白薄而润，质淡。当是湿邪大势已去，而血虚寒凝显露，因而改用当归四逆汤为主：当归10g，桂枝10g，白芍10g，细辛6g，川芎10g，黄芪30g，制附片10g（先煎），白芥子10g，鹿角霜10g，刘寄奴20g，徐长卿20g，全蝎10g，蜈蚣2条，丹参30g，土鳖虫10g，红花10g。此为基本方，若腰痛时，加杜仲、续断；腹胀反酸时，加黄连、吴茱萸、枳实；肢软乏力时加红景天。至2013年9月27日，患者又先后来诊十一次，又断续服药133剂，除足跟、右颊偶尔发麻外，余无不适。

四、硬皮病

严某，女，20岁，2007年12月14日初诊。硬皮病史两年。刻下左股下1/3、膝关节、小腿下1/3处皮肤增厚，呈大块状分布，以前侧及外侧为主，病损皮肤弹性甚差，纹理不清，汗毛脱落，肤色淡，恶寒，患肢尤甚，纳少，二便正常，月经周期正常，量少色暗，伴腰腹痛，脉沉细弱，舌苔白薄，质淡。此为血虚寒凝证。血虚则无以濡养、有寒则失于温煦，故皮肤僵硬而恶寒，痛经、量少色暗；脉舌表现与病机相符。法当温经散寒，活血化瘀。处方：当归10g，桂枝10g，白芍10g，川芎10g，黄芪30g，细辛5g，太子参10g，制附片10g（先煎），鸡血藤30g，土鳖虫10g，红花10g，丹参30g，石上柏 10g，月季花 10g，鸡冠花 10g，益母草 10g。此为基本方，加减法如下：生痤疮时加绿萼梅、牡丹皮。皮损恢复较慢时加金钱白花蛇，恶寒甚时加干姜。自此时至 2008 年 4 月 18 日第八诊：已服上方 49 剂，硬皮面积缩小，弹性恢复较好，其恢复处，肤色正常，有汗毛生长，恶寒减轻，脉沉细，苔白薄，质淡。病情明显好转，改用丸剂持续治疗，处方如下：当归 200g，桂枝 200g，白芍 200g，黄芪 300g，川芎 200g，细辛 100g，干姜 200g，鸡血藤 300g，制附片 150g，丹参 300g，玄参 200g，绿萼梅 200g，石上柏 200g，金钱白花蛇 20 条，1 剂，制成水蜜丸。每日 3 次，每次 10g。2008 年 9 月 5 日第九诊：皮损面积已缩小多半，弹性恢复较好，残存皮损亦开始略有弹性，色略暗，干燥，面部痤疮，月经周期正常，经量接近正常，脉缓，舌苔白薄，质偏淡。是病情缓慢而稳定向好，因面部痤疮，而于丸方中加月季花 200g，玫瑰花 200g，1 剂，制成水蜜丸。2009 年 2 月 18 日第十诊：患者仅左小腿下 1/3 硬皮残存两处，面积较小（约如铜钱），无自觉症状，脉缓，舌苔白薄，质偏淡，再予丸方 1 剂。2009 年 5 月 8 日、2009 年 9 月 23 日、2010 年 5 月 5 日，分别给予上述丸方 1 剂，硬皮现象基本消失，仅有小块区域弹性略差。

五、手足青紫疼痛

笔者以当归四逆汤所治手足青紫疼痛，西医未曾明确诊断。查阅《肘后备急方》有"恶脉病"，王肯堂《证治准绳·疡医·卷四》、吴谦《医宗金鉴·外科心法要诀》有"青蛇毒"之记载，与笔者所治病例，似有某些相似，然则难以完全相同，兹报道于下。

吴某，女，17 岁，2007 年 11 月 28 日初诊。双小腿肤色青紫疼痛，左足第二趾、右足第四趾青紫疼痛年余，加重 8 个月。患者于去年中考（6 月）前曾低热 1 个月（经治疗已退热），中考后曾去外地受凉而发病，始初尚轻，遂加重。曾就诊于西医，理化检查无异常发现，臆断为"双下肢循环障碍"。刻下青紫疼痛部位同上而重，按之退色，旋复如故，足趾冰凉，行走时膝关节痛，腰痛，易疲劳，纳差，月经周期正常，量少，伴腹痛，脉沉细，舌苔薄白，质淡。分析病情如下：其一，肤色大片青紫，按之退色，虽非发斑，但仍为络脉瘀滞。其二，肢冷疼痛及脉舌表现，应属血虚寒凝。其三，月经量少，痛经，亦因血虚寒凝所致。法当养血活血，温经散寒。处方：当归10g，桂枝10g，白芍10g，炙甘草6g，干姜10g，细辛6g，大枣10g，川芎10g，吴茱萸10g，丹参30g，阿胶10g（烊化），艾叶炭10g，鸡血藤30g，紫草10g，7剂。12月5日第二诊：诸症减轻，再予前方7剂。

2008年6月4日第三诊：此前因病情明显减轻而中断治疗。近来双膝关节以下至足背肤色青紫而冷，久坐久站久蹲则痛，腓肠肌有胀感、有时痉挛疼痛，纳差，月经周期正常，量少，伴腰腹痛、胃痛、易疲劳，脉缓，舌苔白薄，质淡。因其胃痛而方剂调整如下：原方去艾叶炭、紫草。吴茱萸减为6g。另加黄连、延胡索、郁金，7剂。6月11日第四诊：病情同前，再予上方7剂。6月18日第五诊：除胃痛明显好转外，其余病情未增未减，脉缓，舌苔转为黄厚腻。考虑时值夏至前后，暑湿当令，是否旧病未已而感受暑湿，或血虚寒凝过久，而酿成湿热瘀血互结，阻滞络脉，阳气难通，而见肤色青紫冷痛，故需随证变法。处方：苍术15g，黄柏10g，薏苡仁30g，木瓜10g，槟榔15g，丝瓜络10g，当归10g，川芎10g，刘寄奴20g，徐长卿20g，白芍15g，炙甘草6g，丹参30g，土鳖虫10g，鸡血藤30g，泽泻10g，赤芍10g，14剂。7月19日来诊时，肤色青紫而冷不明显，腓肠肌胀感减轻、痉挛疼痛消失，肢软乏力，纳差，恶心，脉缓，舌苔白厚。是病情大减，热象已去，而湿邪残存，继以温胆汤调理月余而愈。因而叹曰：无不变之证，亦无不变之法，必因人因时因地而统筹思之。

六、爪甲青紫

郑某，男，33 岁，2009 年 2 月 4 日初诊。双手指末端及爪甲青紫，双足底及右手指尖发麻，四肢冷，胃脘不适，偶尔反酸，大便日行三次，溏便，脉缓，苔白薄，质淡。此属血虚寒凝证，勿需赘言。惟反酸一症，固多属热，亦有属寒者，于临床可见。治宜养血活血，温经散寒。处方：当归 10g，桂枝 10g，白芍 10g，细辛 6g，制附片 10g（先煎），太子参 10g，鸡血藤 30g，黄芪 30g，土鳖虫 10g，红花 10g，炙甘草 6g，刘寄奴 20g，徐长卿 20g。胃脘隐痛时加干姜；腰背酸痛时加老鹳草；两胁不适，肛门坠胀时加柴胡、郁金、延胡索。共来诊四次，服药 28 剂，主症已不明显，偶尔腹中隐痛，肛门坠胀。

桂枝红花汤加海蛤桃仁

"桂枝红花汤加海蛤桃仁"，叶天士《外感温热篇》于妇人热入血室——"血结胸"条下曾提到此方，然无具体药物。对此笔者查阅文献，以明原委：《伤寒论》第143、144、145条均讨论热入血室，其中第143条"妇人中风，发热恶寒，经水适来，得之七八日，热除而脉迟身凉；胸胁下满，如结胸状，谵语者，此为热入血室，当刺期门，随其实而取之"。本条无血结胸之名，然据"胸胁下满，如结胸状"来看，则后世所言之血结胸，其源头依稀可见。朱肱《南阳活人书·卷第十九》"妇人伤寒药方"下载："桂枝红花汤，妇人伤寒，发热恶寒，四肢拘急，口燥舌干，经脉凝滞，不得往来：桂心、芍药、甘草（炙）各三两、红花一两。上锉如麻豆大。每服抄五钱匕，以水一盏半，生姜四片、枣二枚，煎至七分，去渣服，良久再服，汗出而解。"此为妇人伤寒，发热恶寒。从"经脉凝滞，不得往来"看，应为经水适来适断之期，或当来者不来、当往者不往。是外感之邪与经血相搏，其热更盛，故四肢拘急，口燥舌干。"汗出而解"，说明其证无汗，乃热与血搏之无汗，非太阳伤寒之无汗也。此处未言胸胁痛，或少腹痛，亦无谵语等，应是热入血室之轻者。用桂枝红花汤，外散邪热，内则活血通经，实为良方。然则此处仅有桂枝红花汤，实为桂枝汤加减方，然未加入海蛤、桃仁。《南阳活人书·卷第十九》又载："海蛤散：妇人伤寒，血结胸膈，揉而痛不可抚近。"后有注文："妇人血结胸，法当刺期门（似指第143条——笔者注），仲景无药方。此方疑非仲景（说明亦非朱肱之方，出处尚未查实——笔者注），然其言颇有理，姑存焉：海蛤，滑石，甘草（炙）各一两，芒硝半两。上捣罗为散，每服二钱，鸡子清调下。小肠通利，则胸膈血散；膻中血聚，则小肠壅；小肠既壅，膻中血不流行，宜用此方。若小便利，血数行，更宜桂枝加红花二两，发其汗则愈。"此段文字，将小肠与胸膈、腹中并论，而见于妇人热入血室——血结胸之下，则小肠应是泛指下焦部位，包括胞宫与大小肠。又因大小肠皆属于胃，功能密切相关，而热入血室——血结胸之证，因热与血结，必须保持二便通畅，以防血瘀更兼阳明燥结，故须清泄二便，祛其热势，孤其血结。方中海蛤、滑石清热利水。甘草、芒硝，清泄胃热，通调大便。其本意是先用海蛤散，后用桂枝红花汤，与叶氏所提方名不同。

王好古（字进之，号海藏）《医垒元戎·卷四》所载妇人血结胸下，基本完整引用《南阳活人书》海蛤散内容，别无新意。

叶天士《外感温热篇》云："如经水适来适断，邪将陷血室。少阳伤寒（指前述《伤寒论》条文——笔者注），言之详悉，不必多赘。但数动与正伤寒不同。仲景立小柴胡汤，提出（透达——笔者注）所陷热邪，参枣扶胃气，以冲脉隶属阳明也，此与虚者为合治。若热邪陷入，与血相结者，当从陶氏小柴胡汤去参枣，加生地、桃仁、楂肉、丹皮或犀角等。若本经血结自甚，必少腹满痛，轻者刺期门；重者小柴胡汤去甘药，加延胡、归尾、桃仁。挟寒加肉桂心；气滞者加香附、陈皮、枳壳等。然热陷血室之证，多有谵语如狂之象，防是阳明胃实，当辨之。血结者身体必重，非若阳明之轻旋便捷。何以故耶？阴主重浊，络脉被阻，侧旁气痹，连胸背皆拘束不遂，故去邪通络，正合其病。往往延久，上逆心包，胸中痛，即陶氏所谓血结胸也。王海藏出一桂枝红花汤加海蛤、桃仁，原是表里上下一齐尽解之理。看此方大有巧手，故录出以备学者之用。"叶氏对热入血室——血结胸之理论探讨，源流清晰，简明扼要，切合临床实际。然其中所指"陶氏""王海藏"，则有失察之嫌。盖血结胸《南阳活人书》早已提出，而非陶氏。桂枝红花汤、海蛤散，王海藏不过复述《南阳活人书》而已。瑕不掩瑜，谨悉其医理可也。笔者谨就其中某些内容加以说明："往往延久，上逆心包胸中痛。"知热入血室之证，其始以热与血结于胞宫为主，《伤寒论》虽未明言少腹痛，而叶氏补出："若本经（指胞宫及冲任——笔者注）血结自甚，必少腹满痛。"揆度叶氏前后文意，热入血室，若以少腹满痛为主，兼见胸胁满而不痛者，称为热入血室，可选用刺期门、小柴胡汤、陶氏小柴胡汤、叶氏小柴胡汤加减法。又因冲脉隶于阳明而附于肝；任脉与肝肾密切相关。冲任二脉均起于胞宫，上循胸膈；肝胆经脉亦循胸胁，下近于胞宫，故血热上逆胸胁，则以胸胁痛剧为主，或兼少腹痛；血热上逆心包，故见谵语如狂。若病情发展至此地步，则称为血结胸，仍在热入血室范畴中。叶氏所言"桂枝红花汤加海蛤桃仁"，是赅前二方而言，方名却清灵活泼，不拘一格，可做如下理解：其一，桂枝红花汤但加海蛤、桃仁。其二，桂枝红花汤与海蛤散同用，又加桃仁。其三，先用海蛤散后用桂枝红花汤加桃仁。其四，桂枝红花汤酌加海蛤散中某药，或自选某药，总以表里上下尽解为原则。

　　若杂病而用"桂枝红花汤加海蛤桃仁"，但以血瘀胸痛为主，并参合桂枝汤证之某种征象，若不发热，亦无热象者，即可用之。若血瘀胸痛与发热并见，而确有热象者，其发热可因外感，亦可因胸膈瘀阻所致，则可据前文用海蛤散与桂枝红花汤之四点理解，灵活用之，执其规矩，自为方圆。以上均与经水适来适断无关，故无所谓热入血室。笔者首次使用本方，乃20世纪70年代，于病房工作期间，遇一肺癌胸腔积液患者，以咳逆气喘胸痛为主，抽出血性胸水数百毫升，十日左右后仍需再抽。因是肺癌晚期，故纯以中药治疗，效果不佳。因思咳逆胸痛，血性胸水，可否按血结胸治法，遂用桂枝红花汤全方，加海蛤粉、桃仁、金钱草、海金沙、半枝莲、白花蛇舌草之类，有延缓胸水增长速度，改善症状之效（出院后不知其详），因而印象深刻。兹将瘀血胸痛案，报道如下。

一、血瘀胸痛

沈某，男，45 岁，1996 年 5 月 24 日初诊。心悸，胸部刺痛反复不愈五年。刻下心悸，胸痛乏力，精神不佳，左半身汗出，右侧无汗，饮食一般，便溏，小便正常。脉弦缓，舌苔薄白而润，质正常。其病反复五年不愈，当是病久入络，胸膈血络瘀滞，营卫因之不调，故半身汗出，显非外感，又无热象。治宜调和营卫，活血通络，方用"桂枝红花汤加海蛤桃仁"：桂枝 10g，白芍 10g，炙甘草 6g，生姜 10g，大枣 10g，海蛤粉 10g，桃仁 10g，红花 10g，土鳖虫 10g，煅龙骨 15g，煅牡蛎 15g，黄芪 30g，炒白术 10g，10 剂。此为桂枝红花汤但加海蛤、桃仁，而舍弃滑石、芒硝，以无热象故也。桃仁、红花、土鳖虫，活血化瘀通络，以利桂枝汤调和营卫。海蛤、牡蛎，一则软结散结，一则敛汗。黄芪助桂枝汤以固表，白术健脾利湿，以治便溏。6 月 12 日复诊：心悸胸痛明显减轻，精神好转，半身汗出消失，大便微溏，脉舌同前，原方加白蔻仁 10g，7 剂。

二、干性胸膜炎

干性胸膜炎为结核性胸膜炎之一种，早期胸膜有充血、水肿、白细胞浸润，随后以淋巴细胞浸润占优势。胸膜表面有纤维蛋白渗出，一般不出现浆液性渗出，症状一般较轻。中医学无此病名，因而可称为胸痛，可据症状舌脉，而辨病机之所属。结核性胸膜炎而有胸膜腔积液者，中医学可称为悬饮。

吴某，女，21 岁，2011 年 1 月 7 日初诊。胸痛 7 个月，低热半年。患者于 2010 年 6 月开始胸痛，同年 7 月 6 日并发低热（37.5～37.7℃），迄今未退，仍坚持学习，某医院据 X 线诊断为干性胸膜炎，未做抗结核治疗。发热前不恶寒，退热时无汗，次日再发热，伴胸痛，精神尚可，纳差，二便自调，月经周期正常，量少，伴腹痛，乳房胀痛，6～7 日净，末次月经 1 月 7 日，脉缓，舌苔中根部白厚而润，质正常。因低热胸痛缠绵不愈，舌苔白厚，笔者认为手足少阳同病，湿热阻滞三焦，故予柴胡蒿芩汤合小陷胸汤化裁：柴胡 10g，黄芩 10g，法半夏 10g，陈皮 10g，茯苓 30g，全瓜蒌 10g，黄连 10g，青蒿 10g，碧玉散 10g，藿香 10g，佩兰 10g，当归 10g，川芎 10g，延胡索 10g。此为基本方，胸痛重时加红花、桃仁、土鳖虫。舌苔增厚加芦根、滑石。至 3 月 2 日，共计六诊，断续服药 50 剂。体温一般为 37.3～37.5℃，间有退热之时，3～7 日后低热如故，月经周期正常。

3 月 9 日第七诊：体温 37.5℃，先微恶风寒，发热微汗，伴胸痛，今日适逢月经来潮，小腹痛，乳胀，饮食略少，二便正常，脉缓，舌苔中心白厚而润。粗看病情，似乎同前，详审细节，则有差异。盖前者不恶风寒，发热及退热均无汗，舌苔中根部白厚。而目前恶风寒与微汗并见，白厚苔面积缩小，当是前服柴胡蒿芩汤，使湿热向外透脱，则柴胡剂不可再服。《伤寒论》第 230 条曰：小柴胡汤有"上焦得通，津液得下，胃气因和，身濈然汗出而解"之功。今虽汗出而病症不解，又与恶风寒并见，则病证主体不在少阳，而在营卫不和，因而思及桂枝类方。屈指算来，从发病以至今日，历时 9 个月，始终胸痛，月经量少，痛经，是瘀血明显，而瘀血与营卫不和，互为因果，加之湿邪残存，故予"桂枝红花汤加海蛤桃仁"化裁：桂枝 10g，白芍 10g，炙甘草 6g，生姜 10g，大枣 10g，红花 10g，海蛤粉 10g，桃仁 10g，法半夏 10g，陈皮 10g，延胡索 15g，郁金 10g，青蒿 10g，藿香 10g，佩兰 10g，土鳖虫 10g，7 剂。3 月 16日第八诊：一周来仅今晨低热（37.2℃），微恶风寒，微汗出，精神、饮食、二便正常。自此之后，至 8 月 31 日，又来门诊 7 次，均按此方，略有加减，又断续服药 63 剂。最后 3 个月体温持续正常，胸不痛，痛经消失。

黄芪桂枝五物汤

　　黄芪桂枝五物汤，出自《金匮要略·血痹虚劳病脉证并治》第2条："血痹阴阳俱微，寸口关上微，尺中小紧，外证身体不仁，如风痹状，黄芪桂枝五物汤主之。"其方云："黄芪三两，芍药三两，桂枝三两，生姜六两，大枣十二枚。"

　　关于"血痹""风痹"之来龙去脉，前于《桂枝新加汤》中，已有说明，此处从略。《金匮要略》立"血痹"为篇，显然承袭《九针论》而来，并补述其症状病机治法。其中"血痹阴阳俱微"，是针对病机而言，即营卫气血俱不足，而寒邪内侵，痹塞血脉。"外证身体不仁"，说明血痹主要表现为身体顽痹不仁。"如风痹状"者，说明血痹亦可出现身体疼痛。其不仁者，在于血脉不通；其痛者，亦血脉不通也。虚邪贼风所伤，有深浅之分，浅者曰风，深者曰痹，深浅俱病曰风痹，亦有痛与不痛之分。风痹在《素问·痹论》虽未提及，然该篇曰："其风气胜者为行痹。"与风痹十分相似。痹证固多疼痛，然亦有不痛者，故《痹论》又曰："其不痛不仁者，病久入深，营卫之行涩，经络时疏，故不痛，皮肤不营，故为不仁。"前后联系来看，血痹、风痹，似乎亦在《痹论》范畴中，而血痹重点讨论阴寒痹阻血脉之证，可视为对该篇之补充。犹需说明者，身体不仁以触觉或动作言，疼痛则以痛觉言，二者可单独出现，亦可并见。观后世医家对黄芪桂枝五物汤之运用，多用于风寒所致之肢体不仁、筋骨关节痛、中风偏瘫等，即可证实血痹为寒痹血脉之证。

　　《金匮要略》该条又指出："寸口关上微，尺中小紧。"笔者理解，此为既指脉象，复言病机。即寸口关上脉微，主阳气不足；尺中小紧，主寒痹血脉。脉证合参，则寒邪痹阻血脉确也。仍须验之于舌，如舌苔白薄而润、白厚而润；舌质正常、淡、淡紫、紫暗等，均可选用黄芪桂枝五物汤。其方由桂枝汤去炙甘草，倍生姜，另加黄芪而成。其中黄芪、桂枝、白芍，其性以甘温为主，功能调和营卫，益气固表，俾营气和调于五脏，洒陈于六腑，以利血脉运行；俾卫气温分肉，充皮肤，肥腠理，司开阖，以祛风寒。倍用生姜者，以其辛温走窜，协桂枝以增强祛风散寒之力，又受芪芍之制，则有温通之效，而无耗散之弊。大枣安奠中宫，使生化之源向旺，共奏蠲除血痹之功。兹将笔者对本方之运用，分述于下。

一、急性出血坏死性胰腺炎后，神经系统损伤

徐某，男，42岁，1999年5月19日初诊。今年1月突发急性出血坏死性胰腺炎而住院治疗，据称其时高热不退，昏迷，生命垂危，曾数次接到病危通知，经全力抢救，得以挽回生命，于5月中旬出院。来诊时神志时清时昧，神清时语言正确，但不流利；昧时则答非所问，或自语呢喃。不时双手撮空理线，或循衣摸床，夜尿失禁，因而用避孕套接塑料管，接得夜尿量1200~2000mL。右侧肢体轻瘫，在他人扶持下方可跛行若干步，记忆力严重衰退，汗多恶风，精神差，饮食偏少，面色苍白，消瘦，脉缓弱，舌苔薄白而润，质淡。此时病情复杂，仍属重病，若谓大病后虚损，似乎百脉皆虚。然则病危已过，而神志时清时昧，撮空理线，循衣摸床，半身轻瘫，必是内有邪阻，血脉痹涩所致。《素问·调经论》曰："气血未并（并：聚集，引申为偏聚——笔者注），五脏安定……气血以并，阴阳相倾，气乱于卫，血逆于经，气血离居，一实一虚……血并于上，气并于下，心烦惋（wǎn，意为闷——笔者注）善怒；血并于下，气并于上，乱而喜忘。"患者死里逃生，早已气血逆乱而阴阳相倾。

脱险之后，此乱局难复，气血偏聚，心神不明，虚实混淆，势所必然，故见上述神志症状，以及右侧轻瘫等。若论治法，补之则恐助邪，攻之则正气弥衰，故仿黄芪桂枝五物汤意，攻补兼施，和缓图之。亦即笔者于《柴胡桂枝汤》中所言："上下交病，症状百出，以和为贵。"处方：黄芪30g，桂枝10g，白芍10g，当归10g，川芎10g，西洋参6g（另包），茯苓30g，石菖蒲10g，远志10g，益智仁10g，白芥子10g，黄连6g，红花10g，土鳖虫10g，鸡血藤30g，桑螵蛸20g，桑寄生20g。服用过程中略有加减，至8月27日第七诊，已断续服药56剂。撮空理线，循衣摸床，恶风自汗，于服药至第三周渐止。目前精神好转，面色略有红润，在家人陪同下，可以步行400~500米，步履欠稳，语言正确，但不流利，远期记忆力恢复较好，近期记忆力有所恢复，夜尿减少，偶尔遗尿，脉缓，舌苔白薄而润，质正常，再予上方加补骨脂，14剂，其后未来门诊。

二、痿证

谭某，男，60岁，2003年9月20日初诊。双上肢初起挛痛，渐至肌肉萎缩三年。曾多方检查治疗，如新疆某医院疑为脊髓前角损伤，上海某医院疑为多发性神经炎，迄今无明确诊断。

目前双上肢肌肉萎缩无力，时有轻度肌肉挛痛，左手无力端碗，右手可持勺勉强进食，其余动作均需家人照拂；双下肢困重，偶尔挛痛，无肌肉萎缩，精神不振，情绪不安，腰痛，饮食尚可，大便日行1~2次，溏便，小便正常，脉缓，舌苔白略厚而润，质正常。此例初为双上肢挛痛较重，并无萎废之象，似为"无形而痛者，阴之类也。无形而痛者，其阳完而阴伤之也"（《灵枢·寿夭刚柔》）。久则挛痛虽减，而萎废已成。此为因痹致痿，可否称为"痹痿"？有待同道教正。病名固然重要，而病机乃遣方用药之根基。病机如何？

除前述者外，脉证毫无热象，应是风寒之邪内侵，使血脉痹阻，气血瘀滞，肌肤失养。法当祛风散寒，温养气血，活血通络。处方：黄芪30g，桂枝10g，白芍10g，炙甘草6g，当归10g，川芎10g，全蝎10g，蜈蚣2条，白芥子10g，土鳖虫10g，丹参30g，补骨脂10g，杜仲15g，淫羊藿30g，刘寄奴30g，徐长卿20g，茯苓30g，14剂。10月6日第二诊：双上肢肌肉萎缩未变，挛痛明显减轻，肌力略有增强，精神饮食好转，大便日行1~2次，微溏，脉舌同前，又予上方14剂。10月29日第三诊：双上肢挛痛偶发而轻，肌力有所增强，右手持勺进食较前灵活，下肢仍有困重感，但无挛痛，行走尚可，其余同前。要求服用丸剂，处方：黄芪500g，桂枝200g，白芍200g，炙甘草100g，当归200g，川芎200g，陈皮200g，茯苓300g，黄连200g，全蝎200g，蜈蚣20条，土鳖虫200g，丹参300g，补骨脂200g，杜仲200g，鸡血藤200g，钩藤300g，1剂，水蜜丸，每日3次，每次10g。2004年3月17日第四诊：四肢挛痛消失，精神好转，上肢肌萎缩无改善；下肢仍有困重感，未见肌萎缩，肌张力尚属正常，溏便日行一次，脉缓，舌苔白薄而润，质正常。于上述丸剂中再加鹿筋200g，制龟甲200g，炒白术200g，红参200g，刘寄奴200g，徐长卿200g，砂仁200g，1剂，水蜜丸，服法同上。其后未来门诊。

三、腰髋冷痛

冯某，女，40岁，2003年10月29日初诊。腰髋部冷痛十余年。其病时轻时重，时作时止。近因劳累，腰髋冷痛加重，被迫停止劳作，双足胀麻，伴尿频而浑浊，饮食尚可，大便正常，月经周期正常，经期腰痛加重，舌苔薄白而润，脉细弱。病程十余年，皆呈冷痛状，当属"邪入于阴，则为血痹"。双足胀麻，与"外证身体不仁"略同；冷痛则是血痹之"如风痹状"者，前已说明，兹从略。惟尿频而浑浊，与血痹无关，询知既往均无此现象，则可视为兼证。夫劳动之人，烦劳汗出，饮水不周，因而膀胱积热，故有斯症。总之，此例属阴寒之邪痹阻血脉，兼膀胱积热。治宜温通血脉，调和营卫，兼以清利。处方：黄芪 30g，桂枝 10g，白芍 10g，当归 10g，生姜 10g，花椒 10g，鸡血藤 30g，鹿角霜 10g，白芥子 10g，杜仲 20g，补骨脂 10g，凤尾草 30g，土茯苓 50g，7 剂。11 月 5 日第二诊：腰髋冷减轻，不痛，小便浑浊，微觉尿痛，脉舌同前，予原方加萆薢，7 剂。11 月 12 日第三诊：腰髋冷不明显，尿液清，尿时微有热感，于第二诊之方，再加土牛膝，7 剂。后知已愈。

四、关节痛

陈某，女，35 岁，1996 年 2 月 28 日初诊。近日受凉，以致肩、肘、膝、踝，以及手足小关节痛而恶风寒，腰痛，遇水则痛甚，素来月经周期正常，经血紫暗，乳房胀痛，脉细涩，舌苔白薄而润，质正常。患者素来经血紫暗，乳房胀痛，知久有气血瘀滞，受寒之后，则寒邪易于深入，以致血脉痹阻，故有以上见症。治宜温通血脉，调和营卫，蠲痹止痛。处方：黄芪 30g，桂枝 10g，白芍 10g，生姜 10g，当归 10g，川芎 10g，丹参 30g，老鹳草 15g，刘寄奴 25g，徐长卿 15g，全蝎 10g，蜈蚣 2 条，威灵仙 10g，7 剂。3 月 6 日因带家人前来就诊，知痹痛已愈。

五、中风后遗症

黄某，男，67 岁，2002 年 11 月 20 日初诊。右侧肢体轻瘫三年。曾住院治疗，头部 CT 扫描提示：①颅内多发腔隙性脑梗死。②脑白质疏松。③脑萎缩。目前头晕，行走不稳，双下肢乏力，右侧为甚,虽可扶杖跛行,但片刻则有失重感,下肢更显乏力,而被迫止步,语言正确,但不流利,恶寒,饮食一般,二便正常,脉沉涩,舌苔薄白而润,质正常。此例中风三年之后,右侧肢体轻瘫,可视为身体不仁,属血痹无疑。血痹何处?据头部 CT 提示,显然在脑(可视为望诊之延伸)。另外轻瘫日久,身体少动,则全身血脉亦难和畅,故血痹难愈。血脉既痹,则清阳难升,浊阴难降,故有头晕,语言不流利等。治宜活血化瘀,温通血脉。处方:黄芪 30g,桂枝 10g,白芍 10g,当归 10g,川芎 10g,土鳖虫 10g,红花 10g,水蛭 10g,钩藤 30g,茺蔚子 20g,鸡血藤 30g,莱菔子 10g,白芥子 10g,丹参 30g。此为基本方,头晕重时加地龙。纳食不佳时,加鸡内金。病情减轻后,水蛭减量。先后来诊五次,断续服药共 66 剂,诸症明显好转,可独自轻度跛行约 2 千米,语言较前流利。

麻黄汤类方临证思辨

麻黄汤

麻黄汤，出自《伤寒论》第 35 条："太阳病，头痛，发热，身疼，腰痛，骨节疼痛，恶风，无汗而喘者，麻黄汤主之。"其方由麻黄三两、桂枝二两、炙甘草一两、杏仁七十个组成，有发汗解表，宣肺平喘之功。对本条笔者提出以下几点看法：其一，本条当与第 1 条"太阳之为病，脉浮，头项强痛而恶寒"、第 3 条"太阳病，或已发热，或未发热，必恶寒，体痛，呕逆，脉阴阳俱紧者，名为伤寒"合看。即本条之头痛，多为头项强痛。本条之"恶风"乃"恶寒"之互词，总以恶风寒为言，但别其轻重可也。以风送寒来，寒随风入，故未有恶风而不恶寒，恶寒而不恶风者。是以不可强辨恶寒、恶风，以判"伤寒"与"中风"。以此对照第 12 条桂枝汤证之"啬啬恶寒，淅淅恶风"，不解自明。然则"伤寒"之恶风寒多重，而"中风"之恶风寒一般较轻。其二，"伤寒"与"中风"，只在有汗无汗上辨。其三，本条虽未言脉象，而第 3 条有"脉阴阳俱紧"，乃省文之法也。此言太阳伤寒之典型脉象，并非必然。否则何以有第 51 条"脉浮者，病在表，可发汗，宜麻黄汤"及第 52 条"脉浮而数者，可发汗，宜麻黄汤"？因脉象受多种因素影响，故有同病而异脉者。如壮实之人，病在始发，当体温不甚高时，其脉或为浮紧；当体温升高时，其脉必数，或为浮数。又如老年，本多弦脉，罹患此证，则脉数显然，而弦紧难辨。其四，本条之病机为风寒袭表，卫闭营郁，以此而与本条脉症、治法、方药互参，诸家注释明析，兹从略。其五，本条未言舌象，而舌象必为重要参考因素。盖以风寒外感，固可体若燔炭，而内未化热，故舌苔薄白而润，舌质正常。若舌苔白薄而干，或黄苔，质红或绛者，是里热津伤之象，慎勿辛温发散。叶天士《外感温热篇》云："舌苔白而薄者（据后文应是白薄而润——笔者注），外感风寒也，当疏散之，若白干薄者，肺津伤也。"可见同为白薄苔，因润燥不同，而治法各异。其六，本条之主症为发热、恶风寒、头痛、身痛、无汗，或兼呕逆等，与诸多严重感染类疾患初起，或急性传染病初起，尤其是流行性脑脊髓膜炎、流行性乙型脑炎初起（半日或一日之内），极为相似，须结合温病学知识，详审细辨。此类疾病多为突发、精神委顿、面色苍白或晦暗、项强2～3横指、呕吐呈喷射状、斑点隐隐（有小如针尖者）、舌象正常等，须仔细观察，切忌毫厘千里之谬。

一、风寒夹湿外感

郑某，男，31岁，2009年9月17日初诊。发热恶风寒2日。来诊时仍发热恶风寒无汗，曾自服强力银翘片若干，仍无汗，体温38.7℃，鼻塞清涕，头痛，周身关节肌肉酸痛，微咳，白清痰少许，精神略差，纳少，无明显口渴，二便正常，脉浮数，舌苔白厚而润，质正常。证属风寒外感，卫闭营郁。因舌苔白厚，显然夹湿之象。治宜辛温发汗，散寒除湿。拟麻黄汤加味：麻黄10g，桂枝10g，杏仁10g，炙甘草6g，苍术15g，藁本10g，浙贝母10g，桔梗10g，2

剂。服 1 剂尽，则通身畅汗，体温降至 37.3℃，诸症明显减轻，知饥欲食。患者电话垂询：所剩中药一剂，可否续服？答曰：不可，需再诊。次日复诊：微恶风寒，体温仍为 37.3℃，微咳，少许白痰，活动则微汗，脉缓，苔白略厚而润，质正常。因太阳伤寒，服麻黄汤后，得畅汗热减病轻，虽未痊愈，然不可再用麻黄汤峻汗，而可用桂枝类方，论中已有明训，故后续之方如下：桂枝 10g，白芍 10g，炙甘草 6g，生姜 6g，大枣 10g，炒白术 10g，茯苓 30g，浙贝母 10g，桔梗 10g，厚朴 15g，杏仁 10g，鱼腥草 30g，3 剂而痊愈。此方可称为桂枝"去桂"加茯苓白术汤，亦寓桂枝加厚朴杏子汤意，笔者有《桂枝去桂加茯苓白术汤》《桂枝加厚朴杏子汤》二篇，可以互参。

首方为麻黄汤加苍术为主，乃参酌《金匮要略·痓湿暍病脉证治》第 20 条："湿家身烦疼，可与麻黄加术汤发其汗为宜，慎不可以火攻之。"可见麻黄加术汤可用于杂病之寒湿在表身痛，亦可用于风寒外感夹湿。若用于彼证，则以身痛无汗为主，或有恶寒，然不发热，亦无明显脏腑征象，舌苔白厚而润，或白薄滑。若用于伤寒兼湿之证，则必有发热恶风寒无汗，头项强痛，身痛等，舌象同上。是病证少异，而治法略同。《金匮要略》麻黄加术汤所用为白术，笔者据身痛轻重，可灵活选用苍术、白术。苍术除湿止痛效果优于白术。

二、风寒外感，卫闭营郁

汤某，女，26 岁，2018 年 4 月 16 日初诊。发热恶寒 2 日。患者于 14 日深夜受凉而醒，觉恶寒而全身不适。次晨体温 37.6℃，恶风寒，坚持上班一天。16 日晨恶风寒加重，体温 38.7℃，鼻塞清涕，喷嚏，头痛，全身肌肉酸痛，无汗，咽喉不适，微咳，少许白清痰，食欲不振，二便正常，脉浮数，舌苔白薄而润，质正常。证属风寒外感，卫闭营郁，治宜辛温解表，宣肺治咳。处方：麻黄 10g，桂枝 10g，杏仁 10g，炙甘草 6g，浙贝母 10g，桔梗 10g，苍耳子 10g，2 剂。嘱：若服第一剂汗出热退，则停服第二剂。4 月 17 日复诊：服一剂尽，夜间汗出热退，今晨体温 36.4℃，觉精神尚佳，周身和畅，不恶风寒，诸症明显好转，咳嗽有所加重，白稠痰，咽喉微痛，脉缓，舌苔白薄而润，质红。是风寒外感已除，而肺有郁热，治宜清热宣肺化痰，拟化裁麻杏甘石汤：麻黄 10g，杏仁 10g，炙甘草 6g，浙贝母 10g，桔梗 10g，百部 10g，前胡 10g，紫菀 10g，款冬花 10g，鱼腥草 30g，黄芩 10g，射干 10g，马勃 10g，5 剂。其后告知，5 剂服完后痊愈。

二诊之方，谓之化裁麻杏甘石汤，何以不用石膏？答曰：麻杏甘石汤证多有发热（或兼恶风寒），因热盛汗出而喘（咳），知肺热已盛，即令有表证亦微。而此例乃风寒表证发汗后明显减轻，体温减退，肺热亦微，更不气喘，故无须寒凉沉重之石膏。改用黄芩、鱼腥草之类，取治上焦如羽，非轻不举之意也。笔者有《仲景方治疗肺系疾患临证撮要》一文，可以互参。

前后二例，用麻黄汤均一剂而汗出热减，病情明显好转，知本方非久用之方。盖以本方发汗之力较强，若用本方一剂，不得汗而病情未变者，可再服一剂。至第二日若仍无汗，病亦不减者，必需审慎，最多不得超过三剂。若仍无好转迹象，或得汗后而身热不退者，必须另寻良策。

麻黄杏仁甘草石膏汤

《伤寒论》第 63 条："发汗后，不可更行桂枝汤，汗出而喘，无大热者，可与麻黄杏仁甘草石膏汤。"第 162 条："下后，不可更行桂枝汤，若汗出而喘，无大热者，可与麻黄杏仁甘草石膏汤。"其方：麻黄四两，杏仁五十个，炙甘草二两，石膏半斤。

以上两条探讨太阳病变证——邪热壅肺证。"不可更行桂枝汤"，据前后文意，应接在"无大热者"后，属倒装文法。

"发汗后""下后"，只说明治疗经过，非必备条件。机体受邪后，可自然形成邪热壅肺证，亦可因误治失治，病邪入里化热，热邪壅肺而成。即令当汗而汗，当下而下，病情亦有转变之可能，总以转变后之病情为依据，而治疗经过可供参考。"无大热者"，特有所指，是指表无大热，即原有之发热恶寒无汗、头项强痛等表证不复存在。而邪已入里，肺热已盛，以致发热、喘息；热势蒸腾，津液外泄，故汗出较多。是表无大热，而里有大热也。从所用麻杏甘石汤分析，还当有发热、口渴、烦躁等。其脉或数或洪，或洪数、浮数等。舌苔可白薄而干，或白厚而干，或苔黄等，舌质多为鲜红。本证还当与桂枝加厚朴杏子汤证、麻黄汤证、小青龙汤证等加以鉴别。

麻杏甘石汤中，麻黄辛温，宣肺平喘。石膏辛寒，其量倍于麻黄，不惟清宣壅盛之肺热，且能制约麻黄之温燥，使其辛温之质，转为辛凉之用。此证汗出而用麻黄？须知麻黄不与桂枝为伍，则发汗之力尚微，且与石膏相配，则独擅清热宣肺之功。热邪得清，津液不受蒸腾，则汗出自止。杏仁宣降肺气，协麻黄以增强平喘之功。甘草和中缓急，调和诸药。

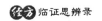

以上为外感热病使用本方之要点，而本方之临床运用范围甚广，内伤杂病之某些咳喘，若使用得法，其效亦佳，笔者拟分以下四种情形加以说明。

一、麻杏甘石汤加味

此类用法，属外感热病者，前已说明，不予重复。若属杂病而使用本方者，以咳喘为主，不发热、汗多、心烦、口渴、白稠痰或黄痰，舌苔白薄而干、苔黄，舌质鲜红等，便是肺热之象，用之多效。

（一）外感发热

黄某，男，7岁，1998年11月16日初诊。患儿黎明醒来，精神不佳，初有畏缩状（微恶风寒之表现），继而发热，测得体温38.2℃，哭闹烦躁，咳嗽气喘，汗出，口渴，脉数，舌苔白薄欠润。此例发病较急，肺热壅盛之咳喘明显。其始之微恶风寒，乃肺主气属卫，以致肺卫同病，皮毛开阖失司所致。其后之发热、咳喘、汗出等，乃肺热熏蒸使然。故用麻杏甘石汤加减，清宣肺热，即所以复皮毛之开阖。处方：麻黄6g，生石膏20g，杏仁6g，炙甘草5g，薄荷6g，金银花10g，连翘6g，淡竹叶10g，牛蒡子6g，僵蚕6g，蝉衣6g，7剂。方中金银花、连翘、淡竹叶助主方以清肺热；薄荷、牛蒡子、僵蚕、蝉衣助其宣透。1999年1月13日因鼻塞清涕来诊，询知上次病情服药至第三日体温正常，7剂尽则咳喘已愈。

（二）杂病不发热

张某，男，39岁，2019年6月20初诊。反复咳嗽十余年，发作半年。目前咽干而痒，频频呷水以润咽喉，白痰少许，不易咯出，气喘，活动后加重，汗多，二便尚可，脉弦数，舌苔白厚，质绛。

患者有慢性支气管炎病史，每逢咳嗽，辄使用抗生素，以求速效，久之则失效。此例咳喘，显然肺气宣肃失职。咽干而痒，频频呷水，汗多，脉弦数，舌苔白厚，质绛，是不惟肺热较重，而且兼痰。治宜清热宣肺化痰，处方：麻黄 10g，杏仁 10g，炙甘草 6g，生石膏 30g，浙贝母 20g，桔梗 10g，紫菀 10g，款冬花 10g，百部 10g，前胡 10g，当归 10g，川芎 10g，地龙 20g，紫苏子 10g，射干 10g，马勃 10g，14 剂。此方清热宣肺化痰，组方明确。所需说明者，当归、川芎似与咳喘无关，何以用之？曰：病程十年有余，则病久入络堪忧，故加活血通络之品以佐之。7 月 18 日二诊：喘气明显减轻，汗出亦少，偶尔咳嗽，白痰甚少，易于咯出，咽喉有不适感，睡眠略差，易醒，纳可，二便正常，舌苔中根部白而略厚，质鲜红。是病情减轻，而病机未变，原方略事加减 14 剂。

二、化裁麻杏甘石汤

笔者所言化裁麻杏甘石汤，即于原方中去石膏之寒凉沉重，而加白英、败酱草、鱼腥草等轻清之品，又与止嗽散中某些药物相合，适于肺有痰热之咳喘。此类患者不发热，亦不汗出，可从以下几方面诊察痰热：其一，咽喉刺激感明显，咳嗽频繁，痰液极难咯出，即令白稀痰，亦难咯出，但求畅咳出痰为快。至于黄痰或绿痰，则痰热已显，若无胸闷胸痛者，使用此法；若有胸闷胸痛者，多用化裁麻杏甘石汤合小陷胸汤（详后文）。其二，脉缓有力，或脉数、弦数等。其三，心烦口渴。其四，舌苔白薄或白厚，舌质鲜红或绛；舌苔黄而质鲜红或绛。以上四项，有其中第一项，加第二、三、四项中任何一项即可，不必悉具。

又外受风寒，内有痰热者，其寒可从恶风寒，不发热，清涕，喷嚏等加以辨析。

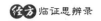

（一）肺有痰热

陈某，女，70 岁，2013 年 3 月 22 日初诊。咳嗽数月，咽喉不适，白稠痰不易咯出，气短，饮食尚可，二便自调，脉弦数，舌苔淡黄而厚，质绛。素有胃病病史，发则胃痛反酸，目前未发。此例不发热，亦无汗出而喘、口渴、心烦，则非单纯邪热壅肺。从白稠痰不易咯出，脉弦数，舌苔黄厚，质绛，知热与痰合，阻碍肺气。是以宣肺而君麻黄，《神农本草经》云麻黄"去邪热气，止咳逆上气"。以辛温之品，而去邪热，止咳逆上气，自属肺中郁伏之热。《本草纲目》云："是则麻黄汤虽太阳发汗重剂，实为发散肺经火郁之药也。"此言虽从麻黄汤引出，而重点在于讨论麻黄功效，说明麻黄虽为辛温之品，尤擅宣肺发越之功。因寒邪固闭，而内有郁热者，用此自无异议。因痰热阻肺者，固宜清肃，然则用麻黄以宣发之，则有利于热邪之透解；清肃肺热，固然常配石膏，而对不发热，亦无汗出烦渴者，则不宜此寒凉沉重之品。而以白英、鱼腥草、黄芩等代之，则不失其旨，而更利于病。是治上焦如羽，非轻不举也。化痰止咳，可参照止嗽散中部分药物。此法宜于肺有痰热，但无胸闷痛者。处方：麻黄 10g，杏仁 10g，炙甘草 6g，射干 10g，浙贝母 20g，桔梗 10g，百部 10g，前胡 10g，紫菀 10g，款冬花 10g，白英 20g，败酱草 20g，鱼腥草 30g，僵蚕 10g，黄连 10g，吴茱萸 6g，7 剂。方中黄连、吴茱萸本可不用，而患者素有胃病，虽然未发，然则佐金制本，可为治胃之法，亦为兼治肺热之法也。3 月 29 日第二诊：咳嗽明显减轻，白黏痰易咯出，咽喉不适、气短消失，右侧肢体沉重，腰酸，脉弦，舌苔淡黄。仍予原方加刘寄奴、徐长卿，7 剂。同年 11 月 29 因头昏耳鸣来诊，询知二诊之后，咳嗽已愈。

（二）外受风寒，内有痰热

唐某，男，39 岁，2009 年 1 月 7 日初诊。鼻塞清涕，因鼻塞严重，清涕向外流出者较少，而向咽部反流较多，咽喉不适，咳嗽，白痰较多，不易咯出，脉缓，舌苔白厚而润，质绛。此例鼻塞严重，清涕反流，自属风寒外袭。又从白痰难出，以及舌象上看出肺有痰热，拟化裁麻杏甘石汤加味：麻黄10g，杏仁10g，炙甘草6g，射干10g，苍耳子10g，辛夷10g，藁本10g，炒黄芩10g，浙贝母20g，桔梗10g，百部10g，前胡10g，白英20g，败酱草20g，7剂。2月25日第二诊：不咳，鼻塞清涕明显好转，仅早晚有清涕少许，仍以上方略事加减，又服药14剂而愈。

三、化裁麻杏甘石汤合小陷胸汤

前言肺中痰热较重而咳喘，见胸闷胸痛者，则与"小结胸病"之病机相似，若仍用前法，则清热宣肺之力尚可，而化痰散结之力不足，故需合用小陷胸汤，试说明如下。

袁某，女，31岁，2015年9月18日初诊。有慢性间质性肺炎病史多年，难有不咳之时，今咳嗽加重半月。咽痒，咳嗽白黏痰，不易咯出，胸闷胸痛，活动后气喘，纳差，皮肤痒，但无皮疹，二便正常，脉弦数，舌苔白厚，质绛，轻度杵状指，轻度发绀。此例咳喘失治，以致痰热愈结愈深，内则不惟气道不利，肺络亦为之瘀滞（肺部CT扫描结果，可作望诊之延伸），故咳喘胸痛。外则轻度杵状指、发绀，亦属络脉瘀滞。此类病情，有寒有热，而脉弦数，舌质绛，非热而何！法宜清热宣肺，化痰散结。处方：麻黄10g，杏仁10g，炙甘草6g，射干10g，马勃10g，法半夏10g，全瓜蒌10g，黄连10g，枳实20g，浙贝母20g，桔梗10g，百部10g，前胡10g，紫菀10g，款冬花10g，白英20g，败酱草20g，半枝莲30g，白花蛇舌草30g，制三棱10g，制莪术10g。此为基本方，若胃脘不适，反酸时，加吴茱萸、海螵蛸。胸闷胸痛重时，加当归、川芎。咽痛时加山豆根，至 2016 年 12 月 9 日第五诊：先后共服药 49 剂，咳嗽明显减轻，活动较多则微喘，偶尔胃痛反酸，脉缓，舌苔白厚腻，质绛有所减轻，指甲发绀不明显。患者要求做成丸剂缓服，处方如下：麻黄 200g，杏仁 200g，炙甘草 100g，射干 200g，法半夏 200g，全瓜蒌 200g，黄连 200g，枳实 300g，吴茱萸 150g，海螵蛸 200g，延胡索 300g，片姜黄 200g，浙贝母 200g，桔梗 200g，百部 200g，前胡 200g，紫菀 200g，款冬花 200g，白英 200g，橘核 300g，半枝莲 300g，白花蛇舌草 300g，败酱草 200g，紫苏子 200g，苏木 200g，土鳖虫 200g，当归 200g，川芎 200g，1 剂，水蜜丸，每日 3 次，每次 10g。

罗某，男，63 岁，2012 年 9 月 26 日初诊。咳嗽十余日。目前咳嗽较重，白痰或有少许绿痰，气喘，心悸，恶热，胸闷胸痛，睡眠不安，梦多，周身疼痛，部位不固定，纳差，二便自调，脉弦缓，舌苔白厚而润，质绛。此前曾住院治疗，诊断：慢性支气管炎合并感染、2 型糖尿病、高血压、主动脉瓣狭窄伴关闭不全、心房颤动（已装起搏器），服用降血糖、降血压西药。此例咳嗽属痰热阻肺，心肺络脉受损，故有斯疾。至于周身疼痛，乃痰热随气机升降，流窜经隧所致。法宜清热宣肺，化痰散结，活血通络。处方：麻黄 10g，杏仁 10g，炙甘草 6g，法半夏 10g，全瓜蒌 10g，黄连 10g，枳实 20g，浙贝母 15g，桔梗 20g，百部 10g，前胡 10g，紫菀 10g，款冬花 10g，白英 20g，败酱草 20g，鱼腥草 20g，生蒲黄 10g，五灵脂 10g，酸枣仁 50g。加减法：鼻塞清涕时加辛夷、藁本、苍耳子。胸闷胸痛重时，加当归、川芎。食欲不振时加鸡内金、焦三仙。先后四诊，服上方共 35 剂。10 月 31 日第五诊：不咳不喘，清晨嗽白痰 2~3 口，食欲不振，心悸偶发，休息片刻则自行缓解，其余症状不明显，脉弦缓，舌苔薄白，质正常。此时痰热大减，而舌象正常，若续用前方，须防耗气伤阴，故拟益气生阴，清化肺胃，兼以活血为法。处方：黄芪30g，生晒参6g（另包），麦冬10g，五味子10g，当归10g，川芎10g，炒白术10g，茯苓30g，浙贝母20g，桔梗10g，鱼腥草30g，焦三仙各10g，鸡内金10g，藿香10g，佩兰10g，枳实15g，7剂。

此节首例，属病情较重，难以治愈者。第二例患者病情复杂，立法处方颇费思考。谨此示意，无宣扬此法之心，而有共同探讨之诚。此法之使用，不必待病情如此沉重而后用之。要在痰热阻肺明显，而见胸闷胸痛者，早用为佳。

四、多法转换使用

化裁麻杏甘石汤与多法转换使用，大致有以下两种情形：其一，初用已见效果，而减轻后之病情，有所变化，病机亦随之发生变化，则应更换原方。其二，有些肺部疾患，如慢性阻塞性肺疾病、慢性弥漫性间质性肺炎等，多不能根治，其中有适于化裁麻杏甘石汤者。奈何疾病永远处于运动变化之中，如初服有效，久之其效不显，所见证候亦有变化，故需转换他法。久之因故又需更换方药，或再用原法，或另求新方，种种不一，写来冗杂，避之则有失真相。此类疾病，惟以医药相助，控制病情，提高生活质量，是为仁矣。

（一）初服病减而病机变化

邓某，女，22岁，2006年11月1日初诊。咽痛反复一月，恶风寒，不发热，清涕，喷嚏，咳嗽，白稀痰不易咯出，饮食尚可，二便自调，月经周期正常，经期小腹痛，脉缓，舌苔白薄，质绛。证属风寒束表，肺有痰热。治宜祛风散寒通窍，清热宣肺化痰。处方：麻黄10g，杏仁10g，炙甘草6g，射干10g，辛夷10g，薄荷

10g，藁本 10g，苍耳子 10g，炒黄芩 25g，百部 10g，前胡 10g，浙贝母 10g，桔梗 10g，僵蚕 10g，蝉衣 10g，7 剂。11 月 10 日复诊：仅清晨有清涕喷嚏，恶风寒，自汗，不发热，咽不痛而干，咳嗽减轻，胃脘微胀，脉缓，舌苔薄白，质绛。病情显然减轻，而秋末冬初之时，反见自汗，应是前法令玄府已开，而风性开泄，外则营卫失调，内则肺中痰热未尽，故宜调和营卫以散风寒，并用清热宣肺化痰之品，拟桂枝加厚朴杏子汤加味：桂枝 10g，白芍 10g，炙甘草 6g，生姜 10g，大枣 10g，厚朴 20g，杏仁 10g，辛夷 10g，藁本 10g，苍耳子 10g，炒黄芩 20g，忍冬藤 30g，僵蚕 10g，蝉衣 10g，7 剂。12 月 10 日第三诊：咳嗽甚少，少许白痰易出，恶风寒、自汗、咽干消失，胃脘微胀，脉舌同前。按二诊方加砂仁 10g，7 剂。

（二）久病重病转换方药

张某，女，53 岁，2013 年 3 月 13 日初诊。因咳喘不愈，曾住院治疗，确诊为弥漫性间质性肺炎 10 个月。其余诊断有多发性肌炎、子宫下段实质性占位（彩超）、甲状腺功能减退症（原为甲状腺功能亢进症，曾用碘[131]治疗）、高脂血症、脂肪肝。目前咳嗽甚少，白黏痰少许，气喘明显，活动则加重，喉中哮鸣声，高枕平卧，胸部、肩胛、下肢肌肉酸痛，有燥热感，已绝经一年，满月脸（强的松已递减至 5mg/d），脉数，舌苔白厚，质绛。此为痰热互结，不惟阻滞肺络，而且阻滞肌肉之络脉。治宜清热宣肺，化痰散结，活血通络，拟化裁麻杏甘石汤合小陷胸汤加味，处方：麻黄 10g，杏仁 10g，炙甘草 6g，法半夏 10g，全瓜蒌 10g，黄连 10g，枳实 20g，射干 10g，浙贝母 10g，桔梗 10g，百部 10g，前胡 10g，紫菀 10g，款冬花 10g，白英 20g，败酱草 20g，半枝莲 30g，白花蛇舌草 30g，制三棱 10g，制莪术 10g，白芥子 10g，刘寄奴 25g，徐长卿 25g，全蝎

10g，蜈蚣 2 条，地龙 20g。此方服用时间最长，疗效较为理想时，不咳，气喘亦轻、缓步登三楼无明显加重，心悸不明显，可做轻微家务。兹将中途转换之法择要于下，以尽愚诚。

若见恶风寒，汗出，或乍热（体温正常）乍汗，肌肉酸痛加重，咳喘有所加重，脉缓，舌苔白厚，质暗时，以桂枝加厚朴杏子汤为主：桂枝 10g，白芍 10g，炙甘草 6g，生姜 10g，大枣 10g，杏仁 10g，厚朴 25g，浙贝母 20g，桔梗 10g，百部 10g，前胡 10g，紫菀 10g，款冬花 10g，白英 20g，半枝莲 30g，白花蛇舌草 30g，制三棱 10g，制莪术 10g，刘寄奴 25g，徐长卿 25g。

若不咳，仅活动较多则微喘，心悸，胸闷，脉促，苔白厚，质绛时，则于首方去麻黄、杏仁、炙甘草、射干。加紫苏子、苦参（20~25g），其余药味相同。

若恶热，汗多，口渴，咳喘，或齿龈肿痛，耳内疼痛时，则以葛根芩连汤为主，其余清热化痰散结药同上。

若咳喘甚轻，而以肌肉酸痛为主，处方如下：苍术 15g，黄柏 10g，薏苡仁 30g，川牛膝 10g，木瓜 10g，槟榔 20g，当归 10g，川芎 10g，浙贝母 20g，桔梗 10g，土鳖虫 10g，丹参 30g，刘寄奴 25g，全蝎 10g，蜈蚣 2 条。

患者直至 2019 年仍断续来诊，病情依旧，亦未加重，多能操持轻微家务。

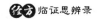

大青龙汤

《伤寒论》第38条："太阳中风，脉浮紧，发热恶寒，身疼痛，不汗出而烦躁者，大青龙汤主之。若脉微弱，汗出恶风者，不可服之。服之则厥逆，筋惕肉瞤，此为逆也。"第39条："伤寒脉浮缓，身不疼但重，乍有轻时，无少阴证者，大青龙汤发之。"以上二条相互补充，说明如下。

其一，外感风寒，以致卫闭营郁，见发热恶寒，无汗，头痛，身痛，与第35条麻黄汤证略同。然则麻黄汤证并无烦躁，而大青龙汤证则烦躁较为突出，乃内有郁热使然。盖风寒外束，汗孔闭塞，阳气郁伏为热，即气有余便是火也。热固宜清，而此热之由来，以表郁无汗为主，故必辛温发散中，兼以清其热。

其二，第38条"太阳中风，脉浮紧"；第39条"伤寒脉浮缓"，似乎文字错讹，实则既不悖大论精神，亦符合临床实际。诚然太阳中风之典型脉象为浮缓，太阳伤寒之典型脉象为浮紧，而临床所见，典型者较少，不典型者恒多。如第42条之桂枝汤证为"脉浮弱"，第57条之桂枝汤证为"脉浮数"；第51条之麻黄汤证为"脉浮"，第52条之麻黄汤证为"脉浮而数"等，均属不典型脉象。对照临床，信而有征，否则何来舍脉从症一说？犹须说明者，古文简朴，凡所措词，须依大论精神，从多角度加以揣摩。如第38条"太阳中风"，未尝不可理解为太阳为风邪所伤，不必认定太阳中风证；第39条"伤寒"，未尝不可理解为太阳为寒邪所伤，不必认定太阳伤寒证。夫感邪后发病，总以所见征象，而定病因病机之归属，即所谓因发知受是也。

其三，第38条曰："发热恶寒，身疼痛，不汗出而烦躁。"第

39条紧承其后，故仍有发热恶寒，不汗出而烦躁，是省文之法也。第39条提出"身不疼，但重，乍有轻时"。合二条而观之，说明病情略有差异，即风寒之邪阻滞经脉较重者，为身疼痛；较轻者为身重。惟其较轻，则正气有暂通之时，因而身重乍轻，移时如故，仍需大青龙汤治疗。

其四，第38条"若脉微弱，汗出恶风者，不可与服之"，是从不可与某方角度而言，说明阳气不足，而见汗出恶风者，不可与大青龙汤发其汗。若误用之，必令汗出太过，伤阴损阳，筋脉失于温煦濡养，而发生"厥逆，筋惕肉瞤"之变。第39条指出"无少阴证者，大青龙汤发之"，是从可与某方角度而言，强调无少阴阳虚征象者，方可与大青龙汤。是立论角度有异，指事则同。

其五，大青龙汤之烦躁、身重，应与少阴阳虚证鉴别。本证之烦躁，必与发热，恶寒，无汗并见；少阴阳虚证之烦躁，与无热恶寒，脉微肢厥，下利清谷并见。本证之身重，因汗不得出，风寒郁滞于表而成，其病较轻，故乍有轻时；少阴阳虚证之身重，由阳衰阴盛而成，故身重无休止之时。

其六，大青龙汤：麻黄六两，桂枝二两，炙甘草二两，杏仁四十个，生姜三两，大枣十枚，生石膏鸡子大。本方由麻黄汤倍重麻黄，减杏仁剂量，加生石膏、姜、枣而成。方中麻黄六两，又配桂、姜、杏，则发汗之峻猛，独冠群方。盖风寒固闭于表，邪无外出之路，而内热由生，故必峻发其汗，迅速开泄肤腠，俾内热有宣泄之路，是因其势而利导之。然则毕竟内有郁热，故加石膏以清之。甘草、大枣，顾护中焦，资助汗源。方后曰："一服汗者，停后服。"以示谨慎，免生他变。

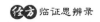

一、外寒内热证

万某，男，38 岁，1980 年 12 月 20 日初诊。发热恶寒一天。患者为货车司机，19 日夜于寒风中长途运输，途中因机械故障，而下车修理约两小时，即感恶寒身痛，极度不适。仍坚持开车，于深夜 1 时返回家中，黎明则寒颤发热。20 日上午邀余出诊。症见恶寒，但不颤抖，发热（体温 39℃），无汗，周身疼痛，头痛如破，微咳，少许白稀痰，神志清楚，语言正确，烦躁不安，几欲躁动，而躁动则棉被松动，恶寒更甚，因而强行抑制，愈抑制则愈心烦，口不渴，脉浮数，舌苔白薄而润。证属风寒外感，卫闭营郁，兼有内热。拟大青龙汤加味：麻黄 15g，桂枝 10g，杏仁 10g，炙甘草 6g，生姜 10g，大枣 10g，生石膏 30g，秦艽 10g，浙贝母 10g，桔梗 10g。2 剂。嘱先服 1 剂，若汗出热退，则止后服。次日其妻来告曰：已服药一剂，曾汗出两次。今晨体温降至 37.8℃，仍无汗，恶寒减轻，其余诸症缓解，知饥索食。问是否可服第二剂？答曰：可服，然必汗出热退则止。22 日患者自行来就诊：服第二剂时，曾畅汗一次，体温降至正常，目前肌肉酸楚，精神不佳，微咳，少许白稀痰，脉缓，舌苔白薄而润。是其病初愈，正气待复，拟方以善其后：党参 10g，炒白术 10g，茯苓 30g，炙甘草 6g，法半夏 10g，陈皮 10g，荆芥 10g，防风 6g，浙贝母 10g，桔梗 10g，鱼腥草 30g，7 剂。服药至第四剂，已经上班，并坚持将药服完。

二、急性流行性结膜炎

程某，女，25 岁，1994 年 4 月 21 日初诊。患红眼病三天（某医院眼科诊断为急性流行性结膜炎）。数天前工作单位有红眼病患者，不慎被感染，初起双目微红，异物感明显，畏光，流泪。医院给口服抗生素、抗生素眼药水治疗，而病情加重较快。刻下双目明显红肿难睁，有灼痛感，异物感加重，流泪，生眵，发热（体温37.8℃），恶寒，无汗，头痛，因母婴隔离而心烦较重，脉浮数，舌苔白薄而润，质红。中医学称此病为"天行赤眼"或"爆发火眼"等，多由风热毒邪引起。此例双目红肿灼痛、心烦等，显然属热。而发热、恶寒、无汗等，则属外感风寒。是外寒内热之证，其病机与大青龙汤证相符。因而依据病机，不拘证候，借用大青龙汤为主方加味：麻黄10g，桂枝10g，生姜10g，杏仁10g，炙甘草6g，大枣10g，生石膏30g，连翘10g，板蓝根10g，密蒙花10g，谷精草10g，木贼草10g，2剂。嘱汗出热退则止后服；停服抗生素；滴眼液照用。上方麻黄仅用10g，一则因内热较重，故辛温之品宜减量而行。再则发汗过多，恐影响乳汁分泌。4月24日复诊：2剂已尽，服药后漐漐微汗，至昨日体温降至正常，不恶寒，头痛消失，双目红肿灼痛、生眵、心烦明显减轻，饮食、二便正常，脉缓，舌苔白薄，质红。是外寒已散，内热未尽，治宜清热解毒疏风。处方：柴胡10g，黄芩10g，法半夏10g，金银花10g，连翘10g，板蓝根10g，蒲公英30g，紫花地丁30g，赤芍10g，丹参30g，密蒙花10g，谷精草10g，木贼草10g，7剂而愈。

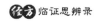

小青龙汤

《伤寒论》第40条："伤寒表不解，心下有水气，干呕，发热而咳，或渴，或利，或噎，或小便不利、少腹满，或喘者，小青龙汤主之。"第41条："伤寒心下有水气，咳而微喘，发热不渴。服汤已渴者，此寒去欲解也。小青龙汤主之。"以上二条讨论小青龙汤证，大同小异，相互补充。第40条"伤寒表不解，心下有水气"，与第41条"伤寒，心下有水气"，均是说明风寒外感，卫闭营郁，兼心下水气上逆。其症当有发热、恶风寒、无汗等。风寒束缚于外，肺气本受影响，又兼心下水气上逆，则肺气宣发肃降功能更受其害，故咳喘。饮属阴类，一般不渴（见第41条）；若饮阻气机，津液难以化生者，或有口渴（见第40条）。此渴一般饮水不多，喜饮热汤，与渴喜冷饮量多，大相径庭。总之不渴者水饮之常，渴者水饮之变也。水饮犯胃则干呕或噎，水饮下流肠道则下利；影响膀胱气化功能，则小便不利、少腹满。

第40条主证为"咳"，第41条主证为"喘"，有相互补充之义，即本证既可咳，亦可喘，更可咳喘并存。至于"微喘"之"微"字，似指病性而言，即本证之喘，虽内有水饮，但必有外受之风寒，激发内饮，故其病偏盛于表。而非纯为里证之喘，如邪盛于肺，或因久病脏腑功能受损之类。表里相对而言，其主因在表，故谓之"微"，与第43条"太阳病，下之微喘者"同义，绝非轻微之微。

前言第41条"不渴"，乃水饮之常，故其后有"服汤已渴者，此寒去欲解也"。一则此条有倒装文法，即"小青龙主之"，应接在"发热不渴"之下。再则服汤已渴者云云，乃服小青龙汤后，向愈之佳兆。以发汗之后，温解之余，外寒得散，饮邪渐化，津液一时敷布不周，故暂时口渴。反思第 40 条，若始病便有或然证——渴，水饮之变也，仍主之以小青龙汤，或酌情加减。服汤后寒散饮消，津液运行复常，则自然不渴。

喘证之寒热，还须从舌象而辨之，如舌苔白薄而润、白厚而润，舌质正常或偏淡者，属寒谛也。

小青龙汤由麻黄、芍药、细辛、干姜、炙甘草、桂枝各三两，五味子半升，半夏半升组成。其中麻黄为君，有发汗、平喘、利水之功，是一物而三任也。又配桂枝为臣，以增强外散风寒之效，且能通阳宣化。方用芍药者，其义有二，一为协桂枝以调和营卫。二为本方麻、桂用量之大，胜于麻黄汤，则发汗之力更强，而外寒内饮之证，不宜峻汗，故配芍药之酸收，令其速散风寒，又不至大汗，是仿桂枝麻黄各半汤、桂枝二麻黄一汤、桂枝二越婢一汤之意也。干姜、细辛、半夏辛热之品，温化水饮，散寒宣肺。五味子敛肺止咳。炙甘草调和诸药。从全方来看，麻、桂、姜、辛、夏主升主散，芍药、五味子主降主敛，甘草斡旋其中，是开阖有度，升降得法，对外寒内饮之证，尤为相宜。

一、支气管哮喘

陈某，男，52 岁，1996 年 11 月 27 日初诊。支气管哮喘病史 40余年，复发月余。自幼患支气管哮喘，逢春夏秋冬季节更替之时多发，既往用"氨茶碱"、强的松有效，久则其效甚微或无效，因而此次发作未用，而改投中医。刻下哮喘，活动时加重，恶风寒，腰背冷感明显，无汗，不发热，不渴，胸闷心悸，咳嗽较少，少许黄痰，饮食尚可，便溏，脉弦数，舌苔白厚而润，质正常。患者哮喘为主，兼有咳嗽，恶风寒，腰背冷，结合舌象分析，其病属寒。季节更替时发作，更替者，变化也，变化者属风，故总体属风寒。关于脉象，因人而异，难以划一。此例脉弦数，一般可释为水饮上逆凌心，并无不妥。然则水饮凌心者，其病多重，如小便不利、水肿、发绀、喘息不能平卧等。而此例尚轻，似可做如下解释，即肺主气属卫，心主血属营，功能密切配合。当喘息时，呼吸频率加快，以求摄入较多之清气，则心率必然随之加快，以配合之，故有心悸脉数。此即肺朝百脉，心主血脉之理也。《金匮要略·痰饮咳嗽病脉证并治》第20条："脉弦数，有寒饮，冬夏难治。"说明痰饮为病，亦可脉数，临床亦如斯也。病史40余年，久治不愈，则难免兼有伏热，如咳嗽少许黄痰是也。此即笔者于《仲景方治疗肺系疾患临证撮要》中所言"肺寒伏热"，可以互参。治宜发散风寒，温化水饮，兼清伏热。处方：麻黄10g，桂枝10g，细辛6g，法半夏10g，五味子10g，干姜10g，白芍10g，射干10g，苦参30g，木芙蓉花10g，金刚藤30g，半枝莲30g，生石膏30g，7剂。此方实为小青龙加石膏汤（《金匮要略·肺痿肺痈咳嗽上气病脉证治》），彼因"烦躁而喘"，故加石膏，以清热除烦。此例虽不烦躁，但咳嗽少许黄痰，仍是热象，故不惟加石膏，且加木芙蓉花等，以清肺家久伏之痰热。苦参据现代药理学研究，有减缓心率、抗心率失常作用，因患者心悸脉数而用之，当心率接近正常时，则应减量或停用。12月4日复诊：诸症明显缓解，仍以原方加减7剂予之。其后于1997年1月15日为第三诊：喘息甚轻，不咳，咽喉不适，微恶风寒，无汗，腰背不冷，脉缓，舌苔白薄而润，质正常，能坚持工作。是病情明显缓解，而病机未变，则改用射干麻黄汤。此方与小青龙汤所主病证相同，而轻重有别。处方：麻黄10g，射干10g，细辛6g，五味子10g，干姜10g，紫菀10g，款冬花10g，百部20g，前胡15g，白果肉10g，金刚藤30g，地龙10g，黄芩10g，红花10g。以此方加减，共用药24剂，症状消失。

其后于 1998 年 12 月 18 日来诊：因天气寒冷，虽未发哮喘，但有胸闷不适，纳差，脉缓，舌苔白薄而润。要求作丸缓服，以免复发。处方：麻黄 150g，射干 150g，细辛 100g，五味子 150g，干姜 150g，紫菀 150g，款冬花 150g，法半夏 150g，黄芪 300g，茯苓 150g，金刚藤 150g，紫苏子 150g，野菊花 150g，鸡内金 150g，丹参 150g，红花 150g，海马 22 条。1 剂，水蜜丸，每日 3 次，每次 10g。1999 年 11 月 12 日又来诊一次：自服丸剂以来，病情尚属稳定，逢季节更替时，未发哮喘，仍有胸闷不适，咳嗽白稀痰，自行服用第三诊之射干麻黄汤数剂，可以缓解。再予上述丸剂一剂。

二、咳嗽

郑某，男，43 岁，2001 年 8 月 31 日初诊。咳喘近三年，复发数日。此次发作，鼻咽痒，但咳不喘，白痰，自觉为冷痰而带咸味，胸闷，胸背恶寒，气温虽高而汗出偏少，饮食一般，不渴，尿黄，脉弦，舌苔白薄而润，质正常。证属外寒内饮，略兼伏热。处方：麻黄 10g，桂枝 10g，细辛 6g，五味子 10g，干姜 10g，白芍 10g，炒黄芩 10g，鱼腥草 30g，百部 10g，前胡 10g，紫苏子 10g，7 剂。同年 11 月 2 日复诊：服上方 7 剂之后，觉效果尚佳，故自行照原方再服 20 剂，咳嗽明显减轻，白痰少许，易于咯出，胸背冷感甚轻，脉舌同前，予上方加当归、僵蚕，14 剂。后知咳嗽甚少，白痰少许，余症不明显。

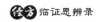

射干麻黄汤

　　射干麻黄汤，出自《金匮要略·肺痿肺痈咳嗽上气病脉证治》第6条："咳而上气，喉中水鸡声，射干麻黄汤主之。"其方：射干十三枚（一法三两），麻黄四两，生姜四两，细辛、紫菀、款冬花各三两，五味子半升，大枣七枚，半夏大者洗八枚（一法半升）。本条叙证过简，因而对其理解，必须以方测证。射干麻黄汤为外散风寒，内化水饮之方，故其咳喘，乃外寒内饮所致。夫以风寒外束，卫气郁而抗邪，故多发热恶风寒。若纯属杂病，则但求表寒之征象可也，不必强求发热与否。饮邪内蓄，又为风寒所激，上犯于肺，以致痰阻其气，气触其痰，故咳嗽气喘，喉中痰鸣辘辘。其病机与小青龙汤证略同而轻。射干麻黄汤中麻黄、细辛、生姜外散风寒。款冬花、紫菀、半夏温肺化痰。五味子敛肺止咳，其与麻黄等辛散药为伍，则散中有收，以复肺气开阖之职。大枣补中而调和诸药。射干，《神农本草经》曰："味苦，平，有毒。主咳逆上气，喉痹，咽痛，不得消息，散结气，腹中邪逆，食饮大热。"而喉痹咽痛多属热证，故《本经疏证》云："射干，苦能下气，故善降；兼辛，故善散。故主咳逆上气，喉痹咽痛……益以微寒，故主食饮大热。"《本草纲目》云："射干，能降火，故古方治喉痹咽痛为要药。"综而观之，射干应为苦寒之品，擅治咽痛喉痹诸症。方中用射干意在清热而利咽喉，与本条"喉中水鸡声"相符。笔者所言肺寒伏热者，盖本乎此（包括小青龙加石膏汤）。本证之舌象，同小青龙汤证。

一、咳而不喘

　　储某，男，5岁半，2003年11月19日初诊。咳嗽20天。20天前感冒发热，咳嗽，经抗生素治疗，已退热十余日。仍鼻塞，少许清涕，咳嗽有加重之势，咳有痰声，夜间因咳甚而微汗，咳缓则汗止，饮食略少，二便正常，脉缓，舌苔白薄而润。既往史：扁桃腺切除术后半年。目前仍鼻塞清涕，是外有风寒之象；咳嗽较重，咳有痰声，结合脉舌分析，为内有痰饮。夜间咳甚之微汗，乃肺气开阖失常所致，不得与盗汗相提并论。治宜外散风寒，温化痰饮，兼清伏热。处方：麻黄5g，射干5g，细辛1g，五味子5g，干姜5g，紫菀5g，款冬花5g，鱼腥草8g，炒黄芩8g，浙贝母5g，桔梗5g，百部6g，前胡5g，7剂。11月26日复诊：咳嗽甚少，鼻微塞，无清涕，饮食好转，夜间无汗，脉舌同前，继以原方加僵蚕、蝉衣，7剂。2004年2月27日第三诊：经上述治疗后，一直不咳。刻下咽痒而痛，所幸不发热，为前所未见者。咳嗽尚轻，饮食二便正常，脉缓，苔薄白而润，质正常。武汉之二月，寒冬余威尚存，触冒风寒而引发旧疾，况且舌脉俱无热象，不得因咽痛而清解之，故仍按2003年11月26日方加山豆根，7剂而愈。

二、咳喘

吴某，男，3岁，1998年3月13日初诊。经常咳喘近2年，复发1周。目前鼻塞，清涕少许，咳有痰声，气喘，不咳时喉中亦痰声辘辘，饮食尚可，大便干结，小便正常，脉缓，舌苔白薄滑。证属外寒内饮，兼有伏热。处方：麻黄6g，射干6g，细辛2g，干姜5g，五味子6g，紫菀8g，款冬花8g，黄芩10g，鱼腥草10g，浙贝母6g，桔梗5g，百部8g，前胡6g，桑白皮10g，金刚藤8g。至4月3日共计四诊，未变其方，仅饮食欠佳时加鸡内金，已服药21剂。值得说明的是此例3岁，药量反多于前例（5岁半）何故？凡小儿用药，必问其受药情形，如前例岁龄略大，较为听话，经家长劝慰，药液尚能按时服完，故按正常用量。此例懵懂3岁，不愿服药，家长尽情劝慰，药液约可进其半，故用量略大，是用药不失人情也。至4月10日第五诊：先后共服药28剂，不咳不喘，饮食、二便正常，脉舌同前。此时可谓临床治愈，然则小儿因感冒以致咳喘，实难杜绝，故需继续治疗，以防复发。续予之方如何？一般可用前方制成膏剂，以利于小儿缓服，然则笔者以为射干麻黄汤非久服之方，不如改用调和营卫以固表、化痰降气以利肺为佳，故改用桂枝加厚朴杏子汤为主：黄芪80g，桂枝80g，白芍80g，炙甘草60g，干姜50g，大枣80g，厚朴80g，杏仁80g，炒白术80g，茯苓100g，百部80g，前胡80g，桑白皮80g，鱼腥草100g，金刚藤100g，1剂，共熬，加白蜜1200g收膏，每日2次，每次1匙。9月2日又来门诊：家长谓患儿愿服膏剂，服药期间未曾发病，表示欣慰，要求再予膏剂，故允其所求。

三、双侧支气管炎伴右下肺感染

况某，男，59岁，2014年10月24日初诊。反复咳嗽10余年，复发10个月。患者于1月受凉咳嗽复发，2月27日胸部平片提示：双侧支气管炎并右下肺感染，左侧胸膜粘连，心影增大。历经抗生素等药治疗，收效甚微。刻下鼻塞，清涕，咽痒，咳嗽，白痰或少许黄痰，不易咯出，胸闷，咳引胸痛，无恶寒，不发热，汗出正常，二便正常，脉缓，舌苔白略厚而润。病由受凉而起，至今仍有鼻塞清涕咽痒，知外有风寒。胸闷，咳引胸痛，白痰为主，脉缓，苔白厚而润，知痰饮上逆犯肺。或有少许黄痰者，兼有伏热也。治宜外散风寒，温化痰饮，兼清伏热。处方：麻黄10g，射干10g，细辛6g，干姜10g，五味子10g，法半夏10g，紫菀10g，款冬花10g，浙贝母20g，桔梗10g，百部10g，前胡10g，半枝莲30g，白花蛇舌草

30g，白英 20g，败酱草 20g，7 剂。10 月 31 日第二诊：鼻塞清涕消失，咽痒，咳嗽减轻，少许白黏痰，咯出较易，无胸闷胸痛，脉舌同前。咽痒属风，白痰黏稠，乃兼伏热之象，故于前方加马勃、僵蚕、蝉衣，7 剂。2015 年 1 月 7 日第三诊：经前二诊之后咳嗽明显好转，而自行停药。今值隆冬时节，又有咽痒，微咳，少许白痰，易于咯出。恐其加重，故来就医。脉缓，舌苔白略厚而润。是病情虽轻而病机未变，故于二诊之方加山豆根 10g，14 剂。其后未来门诊。

四、咳喘，肺心同病

张某，男，71 岁，2016 年 1 月 6 日初诊。咳嗽气喘月余。患者于 2015 年 11 月底因咳喘严重而住院治疗，12 月 6 日出院诊断：急性支气管炎，椎基动脉供血不足，冠心病、窦性心动过速，双侧颞叶顶叶多发腔梗，糖耐量异常，肝囊肿。刻下仍恶风寒，咳嗽，白稀痰量多，尚易咯出，气喘，喉中痰声辘辘，半卧位，心悸时发，胸闷，下肢轻度浮肿，活动时诸症加重，脉缓，舌苔白厚润，质绛。此例病情复杂，咳喘为新病，余为宿疾。恶风寒而咳喘，白痰量多，乃外寒内饮之象，新病也。心悸，胸闷，气喘，不能平卧，浮肿之类，肺疾虽可有之，而宿疾（冠心病）亦可有之，是新病宿疾相干，必须重视。结合舌苔白厚，质绛来看，除新病而外，当有痰热瘀血互结之宿疾先伏，不惟瘀阻心脉，而且瘀阻其余血脉，如颈部脑部之血脉。而肺朝百脉，故相互关联，彼此影响。《灵枢·经脉》曰："肺手太阴之脉……行少阴心主之前。""心手少阴之脉……其直者，复从心系却上肺。"可见肺与心还有经脉互联，此为临证思辨之基础。据上分析，其在肺者，病机为外寒内饮；在心者，属痰热瘀血互结，故需肺心同治，标本兼顾（宿疾为本，新病为标）。治宜散寒化饮，清热活血通络，拟射干麻黄汤合小陷胸汤化裁：麻黄 10g，射干 10g，细辛 6g，干姜 10g，法半夏 10g，五味子 10g，紫菀 10g，款冬花 10g，黄连 10g，全瓜蒌 10g，浙贝母 20g，桔梗 10g，百部 10g，前胡 10g，白英 20g，败酱草 20g，紫苏子 10g，莱菔子 10g，白芥子 10g，当归 10g，川芎 10g，生蒲黄 10g，五灵脂 10g，鱼腥草 30g，7 剂。用药看似复杂，其实可分为两组：其一，射干麻黄汤+宣肺化痰药+清宣郁热药为一组，针对外寒内饮之新病。其二，以小陷胸汤+失笑散+活血药为一组，针对痰热瘀血互结（冠心病）等宿疾。药虽心肺杂投，寒温并用，必能各行其道，互奏其功。1月13日二诊：咳喘明显减轻，白稀痰减少，喉中痰鸣亦轻，偶尔心悸胸闷气短，可以平卧，下肢浮肿消失，脉缓，舌苔白略厚而润，质绛。再予上方14剂。其后于3月16日、5月18日各来诊一次，仍以上方略事加减各7剂，症状不明显。

五、哮喘，肺胃同病

简某，女，60岁，2014年9月3日初诊。哮喘，胃胀，复发十余日。素有支气管哮喘病史，此次哮喘遇风寒而发，其症恶风寒，咽喉异物感，微咳，气喘难以平卧，心悸，胸闷，颈项强痛；有胃病病史（未做胃镜），胃胀不痛，嗳气（嗳气时亦可诱发哮喘），饮食一般，二便正常。脉缓，舌苔白厚而润。此例恶风寒，哮喘，难以平卧，咽痒，微咳，颈项强痛，显属外寒内饮之证。既有内饮，何仅有微咳？曰：寒饮之证，固多咳痰，而寒饮凝结，肺络损伤，气道不畅者，必以哮喘为主。《金匮要略·痰饮咳嗽病脉证并治》第2条："咳逆倚息，短气不得卧，其形如肿，谓之支饮。"第25条："咳逆倚息不得卧，小青龙汤主之。"可见寒饮之咳喘，有以喘为主，咳嗽痰涎次之者。患者胃胀嗳气，因嗳气亦可诱发哮喘，说明两个问题：其一，嗳气为内在因素，从胃而出，其气必酸，刺激咽喉致喘，对过敏体质之人，不难理解。其二，肺胃之气以下行为顺，若肺气上逆者，可妨碍胃气下行。反之，胃气上逆者，可影响肺气肃降。此外肺胃还有经脉联系，《灵枢·经脉》曰："肺手太阴之脉，起于中焦，下络大肠，还行胃口，上膈，属肺，从肺系。"故此例须肺胃同治，切勿顾此失彼。治肺以射干麻黄汤为主；治胃以小陷胸加枳实汤为主，处方如下：麻黄 10g，射干 10g，细辛 6g，杏仁 10g，浙贝母 15g，桔梗 10g，法半夏 10g，全瓜蒌 10g，黄连 10g，枳实 20g，吴茱萸 10g，海螵蛸 15g，延胡索 15g，郁金 10g，炒川楝子 10g，片姜黄 10g，14 剂。9 月 12 日第二诊：哮喘、咽痒、嗳气好转。心悸胸闷减轻，颈项痛消失。咳嗽白痰，脉舌同前。原方加百部、前胡，14 剂。10 月 8 日第三诊：服药过程中不咳不喘，数日前进食过饱，因嗳气而诱发哮喘一次，约 1.5 小时自行缓解，颈项强、心悸胸闷消失。舌脉同前，再予二诊之方加紫苏子、刘寄奴、徐长卿，14 剂。11 月 5 日第四诊：经上述治疗后，诸症不明显。

其后患者于 2015 年 3 月 27 日、4 月 17 日、5 月 13 日各来诊一次，均未发生哮喘，有胃胀或微咳，脉缓，舌苔白而略厚。要求巩固疗效。因思哮喘未发虽久，但宿根难除；胃胀，知胃气未和。综观后续之脉证，则无再用射干麻黄汤之依据，而须温运中焦，化痰除湿，补土生金，故后三次之处方同下：太子参 10g，炒白术 10g，茯苓 30g，炙甘草 6g，干姜 10g，黄连 10g，吴茱萸 6g，延胡索 15g，法半夏 10g，陈皮 10g，枳实 20g，莱菔子 15g，紫苏子 10g，每次 14 剂。后知胃胀消失，未发哮喘。

六、咳嗽，肺肠同病

张某，女，55 岁，2009 年 8 月 28 日初诊。咳嗽白痰，咽痒，鼻塞，清涕，咳引胸痛，夜间为重。素有溃疡性结肠炎病史，以腹痛腹泻带有黏液血丝为主，或有腹痛便秘之时。目前大便干结，排便困难，日行一次。脉缓，舌苔白厚而润，质淡。据咳嗽、鼻塞、清涕等症分析，当属外寒内饮；便秘应是溃疡性结肠炎缓解期，须随时观察肺与肠之动态变化，暂拟射干麻黄汤加减，以观消息：麻黄 10g，射干 10g，细辛 6g，干姜 10g，法半夏 10g，五味子 10g，紫菀 10g，款冬花 10g，百部 10g，前胡 10g，杏仁 10g，炒黄芩 25g，鱼腥草 30g，败酱草 30g，7 剂。9 月 4 日第二诊：咳嗽减轻，大便日行 3~4 次，溏便，左下腹隐痛，脉缓，舌苔淡黄略厚。上方无通便之药，药性偏温，何以反而便溏腹痛？笔者于沉思中，悟出投方之时，肠疾处于缓解状态，而伏热尚在，对此虽有兼顾，尚嫌不够，故肠热复显，而肺初化热。因发现较早，即时更方如下：麻黄 10g，射干 10g，杏仁 10g，炙甘草 10g，炒黄芩 25g，黄连 10g，浙贝母 10g，桔梗 10g，百部 10g，前胡 10g，紫菀 10g，款冬花 10g，白英 20g，败酱草 20g，广木香 10g，砂仁 10g，肉豆蔻 10g，7 剂，此为化裁麻杏甘石汤合香连丸加减。9 月 16 日第三诊：咳嗽已愈，近三日来大便日行一次，成形，腹不痛，微有头昏，多食则腹胀，脉缓，舌苔白薄而润。此为肺肠两清，二者暂安。而肠疾日久，最易反复，故后续之法，宜辛开苦降，调理脾胃，补土生金。是治肠之法，亦防肺疾之法也。处方：太子参 10g，炒白术 10g，茯苓 30g，炙甘草 6g，法半夏 10g，陈皮 10g，广木香 10g，砂仁 10g，黄连 10g，干姜 10g，延胡索 15g，当归 10g，川芎 10g，丹参 30g，7 剂。10 月 14 日第四诊：诸症消失，再予三诊之方 7 剂。

笔者所言肺心同病以下三种，除肺心同病在某种条件下，有必然联系外，其余并无必然联系，而临床时有所见，见则病情复杂，需依病机变化，结合整体恒动观辨治，虽无固定之法，而有御变之理也。

麻黄细辛附子汤

麻黄细辛附子汤，出自《伤寒论》第 301 条："少阴病，始得之，反发热，脉沉者，麻黄细辛附子汤主之。"其方：麻黄二两，细辛二两，炮附子一枚。第 302 条："少阴病，得之二三日，麻黄附子甘草汤，微发汗。以二三日无证，故微发汗也。"本条据《金匮玉函经》《注解伤寒论》，"二三日无证"，俱作"二三日无里证"。其方：麻黄二两，炙甘草二两，炮附子一枚。此二条大同小异，一并讨论。

第 301 条"少阴病始得之"，即见脉沉，说明少阴发病较急，而以麻黄细辛附子汤主之者，必是少阴阳虚兼太阳伤寒。阳虚者一般不发热，今有发热，故曰"反"。度其病情，既有少阴症，则除脉沉外，尚可出现四肢不温，精神倦怠，但欲寐等；既兼太阳伤寒，则有发热，恶寒，无汗，头痛等。少阴阳虚有微甚之别，其微者对胃肠影响亦微，故无呕吐，下利清谷等。此即第 302 条"无里证"之含义。又第 323 条"少阴病，脉沉者，急温之，宜四逆汤"。此条并未指出吐利厥逆，而有脉沉，或有但欲寐等，则少阴阳虚之端绪已见，故急温之。可见此条脉沉，与第 301 条脉沉同义。夫急温之法有因病重而用者，如通脉四逆汤、白通汤、白通加猪胆汁汤之类。病重如此，不急温奈何？故为被动之急温。如但欲寐，脉沉而微细之类，其病暂且不重，此时急温，则收效甚捷，是主动之急温也。主动胜于被动，其治未病思想可见一斑。第 301 条除主动急温之外，尚有兼以解表之意。

第 302 条"少阴病，得之二三日"，说明病程略长，病情略轻，既需温阳解表，又不宜发越太过，故于前方中以甘草之缓和，易细辛之升散。以上病情，注家多有称之太阳少阴两感者，虽为许多学者所接受，但与《素问·热论》所称之"两感"不同，不可混为一谈。

少阴阳虚而兼太阳表证，属表里同病，必究其表里先后缓急之治，可分如下三种：其一，先治里证，如第92条"病发热头痛，脉反沉，若不差，身体疼痛者，当救其里，宜四逆汤"，是少阴阳虚兼表证。从"若不差"上看出，始以太阳表证为主，如发热，恶寒，无汗，头痛，身痛等，经发汗解表之后，不仅表证之身痛等不差，且其脉由太阳病之浮，转为少阴病之沉，故曰"脉反沉"，知里证已显，而表证次之，故当救其里，宜四逆汤。其二，先里后表，如第91条"伤寒，医下之，续得下利，清谷不止，身疼痛者，急当救里；后身疼痛，清便自调者，急当救表。救里宜四逆汤，救表宜桂枝汤"。此为表证误下，表虽未解，惟身痛而已。而少阴阳虚已重，续得下利清谷不止是也，故先救其里，宜四逆汤。用四逆汤后，"清便自调者"，说明少阴阳气已复，下利清谷已止。若随阳复而抗病力增强，其在表之身痛或可自愈。若身痛不愈者，知表证尚在，故以桂枝汤和之。其三，表里同治，前述第301和第302条是也。

前述少阴阳虚证不发热，而少阴阳虚重证，阴盛格阳者，仍可发热。然其发热与四肢厥冷、下利清谷、身反不恶寒、其人面色赤、脉微欲绝并见，是残阳浮越之象，与少阴阳虚兼太阳表证之发热，显然有别。

麻黄细辛附子汤、麻黄附子甘草汤，亦可用于杂病，而杂病多不发热。具体运用难以一言而尽，掌握以下原则十分重要：其一，既有太阳伤寒之某种表现，如发热、恶寒、头痛、无汗，太阳经脉所过处之酸麻冷痛等。又有少阴阳虚之某种表现，如精神不振、欲寐、恶寒、手足不温、小便清长、便溏，少阴经脉所过处之酸麻疼痛等。其二，脉可沉、可微、可细、可弦、可紧、可缓而无力等。

其三，舌苔白薄而润滑，白厚而润滑，舌质正常或淡。

一、过敏性鼻炎，荨麻疹

　　洪某，女，30 岁，2010 年 12 月 1 日初诊。有过敏性鼻炎病史，反复鼻塞两年余，遇冷易发，复发约半月。鼻塞，清涕，喷嚏，鼻翼微红肿，腰部酸冷而痛，心悸偶发，月经周期正常，末次月经 11 月 21 日，量少色暗，经期腰冷痛加重，7~8 日净，脉细弱，舌苔白薄而润，质正常。又有荨麻疹病史，此次未发。患者鼻塞等，为风寒外感之征。腰部冷痛，经期加重，脉细弱，为肾阳不足之象。至于偶发心悸，抑或阳虚而心神不安所致。月经量少色暗，为虚寒兼瘀。验之舌，无热象可言。治宜温复肾阳，祛风散寒，兼养血活血。与麻黄细辛附子汤加味：麻黄 10g，细辛 6g，制附片 10g（先煎），辛夷 10g，藁本 10g，薄荷 10g，苍耳子 10g，炒黄芩 20g，白英 20g，当归 10g，川芎 10g，丹参 30g，全蝎 10g，蜈蚣 2 条，7 剂。综观本方，内复肾阳，外散风寒之宗旨俱在，惟黄芩、白英，清热之品何以加入？曰：鼻息壅滞已久，不时擤鼻，喷嚏，振动鼻腔黏膜，鼻翼微有红肿，岂非局部郁热，遂尔加入。薄荷本为辛凉之品，似乎不应纳入辛温发散剂中，然则一味辛凉药纳入大队辛温剂中，则凉性不显，而通窍有功。丹参亦为寒凉之品，而与麻、辛、附、归、芎为伍，则温煦活血养血有功，而无燥伤阴血之弊，乃因经水量少色暗之故。2011 年 4 月 22 日复诊：谓服上方 7 剂后，鼻塞已通，喷嚏、腰痛好转，月经周期正常，近期发现乳腺增生，经期乳胀，脉缓，舌苔白厚润，质正常。仍以上方加橘核，石上柏，7 剂。

　　2013 年 7 月 4 日第三诊：鼻塞、清涕、喷嚏消失，而荨麻疹（中医称风疹或瘾疹等）发作多时，经治不愈，全身皮肤不时出现荨麻疹，痒甚，影响睡眠，饮食二便正常，脉缓，舌苔白略厚而润，

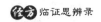

质鲜红。荨麻疹之病因病机，笔者于《自拟"四土汤"临证思辨录》中，称之"隐毒"先伏，为相对应之外在因素（过敏原）所触发。而外在因素有一种或多种，所触发之病证不一，况且不同时间所触发之病，不尽相同，故其论治，必依发病时情形而论。此例不时痒甚，显然属风。舌苔白略厚，质鲜红，是湿热之象，故予柴胡温胆汤合四土汤加减 7 剂。7 月 12 日第四诊：病情明显减轻，舌苔转为白薄，故改用柴胡四物汤合四土汤而暂愈。

二、失眠，慢性鼻炎

史某，女，30 岁，2010 年 11 月 19 日初诊。失眠年余，鼻塞、清涕、喷嚏复发一周。每夜久久不能入睡，即令入睡亦为浅睡，精神困乏，而工作较繁，故苦恼不已。近来鼻塞、清涕、喷嚏复发，尚无大碍，脉沉缓，舌苔淡黄而厚润。当前失眠与鼻塞同在，而最为所苦者，莫过于失眠。因而重点治失眠，便是抓住主证；兼治鼻塞等，方不失轻重之序。考其失眠，舌苔淡黄而厚，是湿热上扰心神所致，故予黄连温胆汤加减：法半夏 15g，陈皮 10g，茯苓 50g，竹茹 10g，枳实 20g，黄连 10g，石菖蒲 10g，远志 10g，郁金 10g，酸枣仁 50g，首乌藤 30g，合欢花 10g，苍耳子 10g，辛夷 10g。睡眠好转，鼻塞重时加薄荷、藁本、蜈蚣。先后三诊，共服药 28 剂，睡眠尚佳，鼻塞减轻。

12 月 24 日第四诊：睡眠满意，精神好转，饮食、二便正常。近日受寒，鼻塞加重，清涕喷嚏较多，鼻翼微红，四肢欠温，脉沉缓，舌苔白略厚，质正常。隆冬受寒，四肢欠温，脉沉缓等，属阳气虚损，鼻塞等乃风寒外袭所致。治宜温阳散寒祛风，拟麻黄细辛附子汤加味：麻黄 10g，细辛 6g，制附片 10g（先煎），辛夷 10g，苍耳子 10g，藁本 10g，薄荷 10g，忍冬藤 30g，金刚藤 30g，白英 20g，丹参

30g，僵蚕 10g，蝉衣 10g。舌苔白厚时加石菖蒲、郁金。至 2011 年 4 月 22 日，又续断来诊五次，共服药 63 剂，鼻塞等症消失。

三、咳嗽

陈某，女，26 岁，1999 年 9 月 21 日初诊。咳嗽复发半月。每逢秋冬多发咳嗽，此次咽痒，以干咳为主，白稀痰甚少，不易咯出，胸闷，面色苍白，四末微凉，脉沉缓，舌苔白薄，质偏淡。干咳无痰或少痰，就一般而论，属于阴伤，然必四诊合参，方可断定。此例自胸闷以下之各种表现，当属阳虚有寒。咽痒干咳频繁，咎在风寒外袭。治宜温阳散寒祛风，兼清伏热：麻黄 10g，细辛 6g，制附片 10g（先煎），射干 10g，炒黄芩 25g，鱼腥草 30g，玄参 10g，麦冬 10g，五味子 10g，桔梗 10g，紫菀 10g，款冬花 10g，金刚藤 30g，7 剂。10 月 6 日复诊：咳嗽明显好转，白痰少许，容易咯出，胸闷消失，再予前方 7 剂。

四、咳喘

傅某，男，77 岁，2004 年 7 月 23 日初诊。咳喘三月余。患者从 4 月初开始咳嗽，逐渐加重以致气喘，刻下不能平卧，若平卧或下床时，诸症明显加重，微恶风，白痰量多，不易咯出，咽痛，胸闷，双下肢凹陷性浮肿，尿量偏少，大便正常，脉弦数，舌苔白厚，质淡而胖。从咳嗽白痰量多，气喘胸闷不能平卧，浮肿等分析，显系少阴（心肾）阳虚，不能制水，聚饮生痰，上逆于肺所致。肺为水之上源，行清肃之令，且与心构成气血周流，升降出入，水精四布之冲和状态。今痰饮横行，为害甚广，故有斯疾。盛夏之时，老迈之体，犹且恶风，得无外在之风寒？咽痛似乎难解，即笔者所言，肺寒伏热是也。此热象多为主体病情所掩盖，不易察觉，但得某种征象，则应予以兼顾。治宜温阳化饮，外散风寒，兼清伏热。拟麻黄细辛附子汤合真武汤加味：麻黄 10g，细辛 5g，制附片 10g（先煎），茯苓 30g，干姜 10g，五味子 10g，泽泻 10g，益母草 30g，炒白术 10g，白芍 10g，百部 10g，前胡 10g，鱼腥草 30g，败酱草 20g，野菊花 10g，葶苈子 10g，白英 25g，7 剂。此方既增温阳化饮之力，又具外散风寒之功，犹能兼清伏热。或问：既是外寒内饮，何不以小青龙汤加味？曰：小青龙汤必有桂枝，宜于外寒内饮俱重之病，以水（痰）饮犯肺为主，而少阴阳虚水泛不明显。此例以心肾阳虚为主，水（痰）饮漫然无制，凌心犯肺，泛溢肌腠，而外寒次之，故不宜麻桂相配，发越已虚之阳气。况且年迈体弱之人，尤且不宜。7 月 30 日二诊：不喘，可高枕平卧，下床活动则微喘，咳嗽白痰，间有少许绿痰，尿量增多，浮肿明显减轻，睡眠随之好转，脉细数，舌苔白厚，质正常。是病情减轻，而伏热较为明显，故守原方 7 剂。自此至 10 月 15 日，又断续来诊 6 次，又共服药 49 剂，其中除 1~2 味加减外，主方未变，偶尔咳嗽少许白痰，其余症状不明显，活动如常。

五、咽干咽痛

江某，女，51 岁，1996 年 4 月 19 日初诊。有慢性咽炎病史多年，目前咽干不适，时而咽痛，干咳无痰，大便日行一次，干结，心情急躁，恶寒，下肢尤甚，脉沉，舌苔薄白，质淡胖而有齿印。关于咽喉疾患之病因病机，笔者略引文献如下：《灵枢·忧恚无言》曰："人卒然无音者，寒气客于厌。"此为因寒而病会厌，固可卒然无音，亦可咽喉不适，如咽痛咽痒之类。《素问·缪刺论》曰："邪客于足少阴之络，令人嗌痛不可内食，无故善怒，气上走贲上。"此论未明寒热，只以"邪"字冒首，当揣其言外之意。楼全善《医学纲目》云："喉痹恶寒者，皆是寒折热，寒闭于外，热郁于内。"此论为外寒内热。笔者据此，结合临床所见，认为此类疾患，因热者居多，亦有因寒、外寒内热、寒热夹杂者。观此，本案属寒热夹杂无疑，不过寒则内外皆寒，而热之所伤，主要在咽喉，为手足少阴经脉循行之所。治宜温阳散寒，兼以清热。拟麻黄细辛附子汤加味：麻黄 10g，细辛 6g，制附片 10g（先煎），玄参 10g，北沙参 10g，生地黄 10g，丹参 30g，牡丹皮 10g，木蝴蝶 10g，苦丁茶 10g，山豆根 10g，射干 10g，7 剂。4 月 26 日二诊：咽喉不适感明显减轻，有时觉咽喉滋润，因而不咳，偶尔咽痛，时间缩短，心情急躁，恶寒不明显，二便自调，脉沉渐起，舌苔淡黄略厚。知寒邪散而未尽，热邪清而未除。原方加木芙蓉花、金刚藤。断续治疗，至 5 月 15 日共服药 35 剂，诸症不明显。

六、齿痛

曾某，女，21 岁，2005 年 11 月 18 日初诊。上门齿痛，齿龈微肿，龈色偏淡，自觉面部热感，并有痤疮较多，脉缓弱，舌苔薄白，质正常。患者适逢"三七"之龄，《素问·上古天真论》曰："女子……三七，肾气平均，故真牙生而长极。"此时患痤疮者较多，齿痛者较少。而齿痛属热者多，属寒热夹杂者少，属寒者更少。从脏腑经脉与牙齿之联系来看，手阳明经脉入下齿中，足阳明经脉入上齿中。又肾主骨，齿为骨之余。故叶天士《外感温热篇》云："齿为肾之余，龈为胃之络。"此其大要也。此例龈肿而色偏淡，脉缓弱，舌苔薄白，则为寒象，面部有热感，生痤疮，则为热象。寒热夹杂，络脉不通，故令齿痛。治宜散寒清热，处方：麻黄 10g，细辛 6g，白芷 10g，肉桂 3g，丹参 10g，麦冬 10g，胡黄连 10g，延胡索 15g，郁金 10g，片姜黄 10g，土贝母 10g，土牛膝 15g，7 剂。此方于麻黄细辛附子汤中，去附子者，以正当肾气平均之时也；加白芷以祛风散寒止痛；加肉桂 3g，与其说温少阴之寒，不如说引火归元。其余为清热药及理气止痛药。12 月 21 日二诊：齿痛已愈，龈肿明显消退，惟痤疮较多，舌苔白而略厚，质正常。改用柴胡四物汤加减，以疗痤疮。

柴胡汤类方临证思辨

小柴胡汤

小柴胡汤，见于《伤寒论》第 96 条："伤寒五六日中风，往来寒热，胸胁苦满，嘿嘿不欲饮食，心烦喜呕，或胸中烦而不呕，或渴，或腹中痛，或胁下痞硬，或心下悸，小便不利，或不渴，身有微热，或咳者，小柴胡汤主之。"其方由柴胡半斤，黄芩三两，半夏半升，炙甘草三两，生姜三两，大枣十二枚组成，为和解少阳、疏泄胆火，扶正祛邪之主方。上述证候已离太阳之表，未入阳明之里，故称半表半里证，如成无己《注解伤寒论》云："病有在表者，有在里者，有在表里之间者。此邪气在表里之间，谓之半表半里证。五六日，邪气自表传里之时。中风者，或伤寒至五六日也。《玉函》曰：'中风五六日，伤寒，往来寒热'。即是或中风，或伤寒，非是伤寒再中风，中风复伤寒也。"还需说明的是：小柴胡汤证与半表半里证既有联系，又有区别。所谓联系，即少阳半表半里证，在小柴胡汤证范畴之中；所谓区别，即小柴胡汤证含义较广，除前述证候外，还可治疗其他病证，如妇人热入血室、黄疸等。本文意在拓展其临床运用，故侧重于后者。

本方临床运用甚广，为历代医家所推崇，究其原因有四：①第96条，原有加减法七种，每种加减法，可视为于和解法中，兼用某法。若再结合大柴胡汤等柴胡五方考虑，则可见其变化之多，况且每一种变化，足以发人思考，使临床运用圆机活泼。②第101条曰："伤寒中风，有柴胡证，但见一证便是，不必悉具。"说明第96条所载诸症，或第263条"口苦、咽干、目眩"等，但见部分脉症，而病机属少阳者，便可用之，不必拘泥。③第230条论述本方功效曰："上焦得通，津液得下，胃气因和，身濈然汗出而解。"足见其功效亦广。④功效既广，又能与他法相配，而衍生专方，是既宗本方之和解，又具本方之未备。如大柴胡汤、柴胡加芒硝汤，是和而下；柴胡桂枝汤是和而兼汗，柴胡桂枝干姜汤是和而兼温化；柴胡加龙骨牡蛎汤是和解兼通阳泄热，重镇安神。后世医家谨遵经训，而有所创造发挥，使名方辈出，如柴胡陷胸汤、柴胡平胃散、柴胡温胆汤等，不胜枚举。笔者据此概云：本方寒温并用，攻补兼施，升降协调。外证得之，重在和解少阳，疏散邪热；内证得之，还有疏利三焦、调达上下、宣通内外、运转枢机之效。

本文讨论小柴胡汤，是指其方经加减后，难以独立命名者。凡经加减后可独立命名者，如柴胡四物汤之类，不在此例，其后将有专篇讨论。

一、枢机不利，肺气失宣

本方治疗外感热病（广义伤寒），多有往来寒热之类，或有如第96条所述诸症，若病情如此，选用本方，并不困难。然临床之中，不典型证候甚多，如病者虽然发热恶寒，但并非往来寒热；或病情总关少阳，而兼证明显；或邪入少阳，木火郁发，侵犯其他脏腑之类，足以干扰辨证思绪，故须深入思辨，以求见病知源，活用本方。

（一）双下肺炎

胡某，男，51岁。发热咳嗽10天。诉10日前咽痛，发热恶寒，虽经抗生素及中成药治疗，而发热渐高，至第六日，体温竟至40.5℃。刻下恶寒发热，体温波动在38℃左右。夜间汗出，热势略减，发无定时，而每天仅发1次。咳嗽白痰，伴胸痛、胸闷，骨节疼痛，舌苔白厚，四边色红，脉弦。经胸透证实为双下肺炎，血象仍高。中医辨析于下：发热恶寒，10日未解，且屡经发汗及抗生素治疗，是汗后不可再汗。发热恶寒，而非往来寒热，似乎病仍在表，然无鼻塞，清涕，喷嚏，其脉反弦，胸增闷痛，则病涉少阳，居表里间明矣。观第37条"太阳病，十日以去，脉浮细而嗜卧者，外已解也；设胸满胁痛者，与小柴胡汤；脉但浮者，与麻黄汤"，第99条"伤寒四五日，身热恶风，颈项强，胁下满，手足温而渴者，小柴胡汤主之"，第265条"伤寒，脉弦细，头痛发热者，属少阳"。均是病传少阳，而不见往来寒热。或问：夜间汗出，即是盗汗，更见发热恶寒等，有类阴虚咳嗽，何以明之？答曰：阴虚咳嗽，多为干咳，舌红少苔，而此例咳嗽白痰，舌苔白厚，与阴虚咳嗽相去甚远。故以枢机不利，肺气失宣，皮毛开阖失常解释为妥。更有值得深究者，既然病涉少阳，何以肺气失宣？叶天士《外感温热篇》云："若舌白如粉而滑，四边色紫绛者，温疫病初入膜原，未归胃腑，急急透解，莫待传陷而入，为险恶之病。"此例舌苔白厚，四边色红，理同叶氏所论，乃湿热之邪初入膜原。惟舌红而不绛，是湿热郁伏尚轻而已。膜原证候，类属半表半里证，其治法以透达膜原为主。《素问·疟论》曰："邪气内薄于五脏，横连膜原。"此虽是对疟疾发病机制之探讨，但可说明膜原与脏腑相关。吴又可《温疫论》据此，对湿热郁于膜原做了进一步阐述："凡邪在经为表，在胃为里，今邪在膜原者，正当经胃交关之所，故为半表半里，其热淫之气，浮越于某经，即能显某经之证。如浮越于太阳，则有头项痛，腰痛如折……如浮越于少阳，则有胁痛、耳聋、寒热、呕而口苦。"由此说明，在外感病过程中，邪气由表传入少阳，或兼入膜原，均可相互影响。进而言之，少阳木火犯肺，乃发热咳嗽之因；膜原湿热，横连脏腑，又何尝不能犯肺！于是咳嗽之病位虽在肺，而其病机则与少阳枢机不利，膜原湿热横逆有关。正所谓"五脏六腑皆令人咳，非独肺也"（《素问·咳论》）。分析至此，则本例当以和解少阳，透达膜原，清热化痰为法。处方：柴胡 15g，黄芩 25g，法半夏 10g，厚朴 10g，槟榔 15g，草果仁 10g，胆南星 10g，莱菔子 10g，藿香 10g，佩兰 10g，茯苓 30g，鱼腥草 30g，败酱草 20g，浙贝母 10g，桔梗 10g。7 剂。二诊时发热已退，微恶风寒，胸闷尚轻而不痛，咳嗽已愈，舌苔薄白，四边色红。惟其大病初愈，况且舌边仍红，知余邪未尽，仍以原方 7 剂，以善其后。

（二）咳嗽，耳鸣

有单纯少阳木火犯肺而咳者，若在外感病初期，多有往来寒热，或发热恶寒之类。若迁延时日，或经治疗而未愈者，则随木火之所犯而论其病，不必以寒热为然。

李某，男，37 岁。20 天前发热恶风寒，鼻塞，清涕，耳鸣，咳嗽，体温 38.5℃，经中西药治疗，发热恶寒虽退，但咳嗽不减，耳鸣加重，痰呈灰黑色，不易咳出，脉弦缓，舌苔薄白。此例之始发，似属风热犯肺，以表证居多。目前病情以咳嗽、耳鸣为主，何以定其少阳木火犯肺？盖以来诊时发热恶寒，鼻塞，清涕均罢，则病情离表可知；又不见任何阳明征象；三阴虚寒证与此判然有别，故从六经而言，其病当属少阳，此即学者所言"排除诊断法"。足少阳胆经"下耳后""其支者，从耳后入耳中"（《灵枢·经脉》），《伤寒论》第264条"少阳中风，两耳无所闻"，因知少阳木火上扰，可出现耳聋、耳鸣之类。总上而论，当表邪已去，病入少阳，胆火内郁，上逆犯肺，热灼津液为痰，则咳嗽有痰；上干清窍，故有耳鸣，治宜和解枢机以泄木火，清热宣肺化痰而疗咳嗽。处方：柴胡10g，黄芩25g，法半夏10g，太子参10g，桔梗10g，杏仁10g，鱼腥草30g，前胡10g，百部20g，紫菀10g，金银花10g，连翘10g，荆芥10g，7剂。再诊时诉耳鸣消失，咳嗽甚微，右胁不适，性欲减退两周，脉缓，舌苔白薄，质红。询知自发病以来，工作劳累，未曾休息，精神紧张，寝食难安。揣其少阳证后，身体未复，更兼工作繁扰。《素问·痿论》曰："思想无穷，所愿不得，意淫于外，入房太甚，宗筋弛纵，发为筋痿，及为白淫。"观此可知，病者之精神状态，当与"思想无穷，所愿不得"同类，故于疏解木郁之中，顾护脾肾，兼清郁热。书方于下：柴胡10g，黄芩10g，法半夏10g，生晒参6g（另包），当归10g，川芎10g，黄芪30g，淫羊藿30g，仙茅15g，蛇床子15g，半枝莲30g，白花蛇舌草30g，藿香10g，佩兰10g。7剂而诸症消失。

二、热毒所袭，少阳经脉受邪

足少阳胆经，循胸胁及人身之侧，若有热毒入中，不仅少阳枢机不利，而且外及皮肤为患。皮肤本不属少阳所主，但不同部位之皮肤，常内应某脏腑，此即中医外科学有依经脉而辨疮疡归属者。伤寒学家，阐发大论义蕴，而派生经界说、地面说之类，固然存在一定偏颇，但若从体表疾病与脏腑相关而言，则有其优势。若从临床之复杂多变着眼，凡有理有据之学说，兼收并蓄，融会贯通，自能启迪思维。

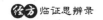

李某，男，57岁。带状疱疹（中医称为蛇串疮、缠腰火丹、火带疮、蛇丹等）约20天，初起左胸胁部有向背部延伸之带状红肿，上有水疱，部分化脓。左胸胁剧痛。西医用抗病毒药物治疗，水疱虽已结痂，但疼痛仍重，低热恶风（体温37.5℃），周身不适，脉弦缓，舌苔薄白。据其低热恶风，疱疹部位隶属足少阳胆经，故以和解少阳，行气活血，兼以解毒为法。处方：柴胡10g，黄芩10g，法半夏10g，太子参10g，枳实15g，橘叶10g，煅牡蛎15g，延胡索15g，郁金10g，当归10g，川芎10g，忍冬藤30g，红藤30g。7剂之后，疱疹结痂自然脱落，红肿亦消，低热已退，惟胸胁疼痛未愈。是在表之热毒已尽，而在老年体弱者，经脉损伤难复，仍用原方略事加减，如痛重加白芍30g，生甘草6g，丹参30g，土鳖虫10g。痛缓时去此四味，加王不留行20～25g。共服药50天左右，诸症若失，为巩固疗效，将原方作丸，以善其后。

郁某，女，14岁。病在初发，自脐开始，斜向左侧腰部至脊柱处，患带状疱疹，累累成串，尚未破溃，疼痛，不欲饮食，舌苔白薄，脉弦。证属热毒兼风兼湿，侵犯少阳部位（足少阳胆经，过季胁，下合髀厌中）。治宜和解枢机，疏风祛湿，活血通络：柴胡10g，黄芩10g，法半夏10g，紫草20g，丹参30g，牡丹皮10g，土茯苓50g，土贝母10g，马勃10g，荆芥10g，防风10g，板蓝根10g，忍冬藤30g。7剂之后，疱疹干瘪，疼痛已不明显，惟饮食尚差，故以原方加鸡内金10g，7剂而痊愈。

三、枢机不利，风热上扰

少阳主枢机，内寄相火。若枢机运转正常，则相火疏泄升发有度，自无贼邪之患。若枢机不利，则疏泄失常，相火难以守位禀命。其随风性上扰者，多为头昏、眩晕、头痛、鼻塞、耳鸣、耳聋等症。

　　张某，女，58岁。耳鸣，听力下降22天，左上下肢无力15天。均为突然发生，伴左腕以下发麻。耳鸣在安静环境下较为明显，记忆力下降，睡眠不安，食纳差，大便干结。素有颈椎病病史。此次核磁共振发现：①桥脑、中脑腹侧多发脱髓鞘。②脑梗死。脉弦缓，苔白薄。凡暴鸣、暴聋者，多属实证。考足少阳之脉，"下耳后""其支者，从耳后，入耳中"。《伤寒论》第264条："少阳中风，两耳无所闻，目赤，胸中满而烦者，不可吐下，吐下则悸而惊。"其发病乃风热之邪入中少阳，胆火上犯而成，类属外感，治宜小柴胡汤加减，以疏解之。而此例耳鸣、耳聋，年近花甲，阴气自衰，或因劳累，或因情绪激动等原因，易致相火上扰。此非少阳中风，而属风火内发。此与前者发病虽异，而原理尚可互通。盖阴气不足之体，更兼相火窜动，则气血因之逆乱，络脉难以畅达，故兼瘀血为患。综观此证，应属虚实夹杂，然则标实过盛（新发之症为标），症状明显，惟当先治其标，平息风火，流畅血脉，方可抑上逆之势，待病情缓解之后，再议其余。疏方如下：柴胡10g，黄芩10g，法半夏10g，生晒参6g（另包），生地黄10g，牡丹皮10g，丹参30g，全蝎10g，蜈蚣2条，土鳖虫10g，苏木10g，当归10g，川芎10g，黄芪30g。服药7剂，听力好转，耳鸣大减，左侧肢体较前有力。大便已通，肛门仍有坠胀感，腹胀，脉弦缓，苔白薄。仍以原方加厚朴30g，再服7剂以巩固疗效。

　　有不因外感内伤，而发眩晕者，多为外伤所致，按传统病因学分类，属不内外因。

　　张某，男，26岁。曾有头部外伤，短暂晕厥史。此次突发眩晕，行走不稳，常向左侧斜行，需暂立以纠正方向。卧位时有向左侧下沉感。饮食、二便尚属正常。经西医五官科多种检查，诊断为"前庭损伤"。历经两月，疗效不佳。脉弦，舌苔白薄。此例初起伤情不重，又在气血方刚之时，故症状消失较快。俗谚云："新伤愈后，必有旧痕。""旧痕"便是遗患之所。若因劳累，或剧烈运动，或思虑、熬夜等，仍可诱发。视其症状，偏重一侧，类属少阳，眩晕欲倒，为风热征象；脉弦，苔白薄，乃小柴胡汤所主范畴，故以其方加减：柴胡10g，黄芩10g，法半夏10g，生晒参6g（另包），丹参30g，牡丹皮10g，全蝎10g，蜈蚣2条，僵蚕10g，蝉衣10g，忍冬藤30g，金刚藤30g，当归10g，川芎10g。共服两周，诉眩晕已愈，活动自如。惟以平时易患感冒，并有轻微咳嗽，故予膏剂以善其后：柴胡100g，黄芩100g，法半夏100g，黄芪200g，当归100g，川芎100g，龙眼肉100g，百部100g，前胡100g，紫菀100g，款冬花100g，升麻100g，半枝莲100g。1剂共熬，加白蜜1500g，收膏，每日3次，每次1匙。

少阳风火上扰，凡清窍皆可为之壅滞，非独耳聋、眩晕之类。例如，鼻本为肺窍，而发病后，须看脉证所合，方可明确病机真谛，切不可一见鼻病，便从肺治。

杨某，男，13岁。鼻塞，涕黏稠，难以擤出，嗅觉下降。低热（体温37.5℃）头昏，两太阳穴疼痛，头汗多，大便日行一次，干结难解，脉缓，苔白薄。有慢性鼻炎病史。头部X线提示：蝶窦炎。上述低热，头昏，两太阳穴痛，头汗出，大便难，与第148条"伤寒五六日，头汗出，微恶寒……大便硬，脉细者，此为阳微结，必有表，复有里也"征象相似，惟此例并非纯属外感，而是外感引发宿疾，除阳微结外，尚有风火上炎，壅塞清窍之患。故以小柴胡汤和解枢机，清疏风火，通窍活络为治：柴胡10g，黄芩10g，法半夏10g，薄荷10g，辛夷10g，苍耳子10g，藁本10g，金刚藤20g，忍冬藤20g，鸡血藤20g，全蝎6g，蜈蚣1条，丹参20g，野菊花10g，钩藤15g。服药一周，低热已退，鼻塞已通，清涕少许。续服一周，疗效较为稳定，大便已通，头汗减少。后以上方略事加减，制成丸剂，从缓图之。

四、枢机不利，寒滞经脉

前言枢机不利，风火上扰，此言寒滞经脉，其病均与少阳有关，而病性相反。《伤寒论》关于少阳病证，以外感为主，故以正邪相争，枢机不利，胆火上炎为主。少阳兼证中，有柴胡桂枝干姜汤证，仍是在上述基础上，兼三焦水饮内停，故用和解而兼温化之法。欲理解寒滞其经，还须从少阳的基本属性说起。《素问·六微旨大论》曰："少阳之上，火气治之，中见厥阴。"是少阳为甲木，属阳，而风木易从火化。须知火气有盛衰，脏腑有虚实，若火气不足，则寒邪易袭，故少阳病证，有火旺、火衰之别。不过论中未专言火衰之证候，笔者特此申言，未知当否。

向某，女，27岁。左眉棱骨疼痛间断发作五年，遇冷易发且重。来诊于隆冬时节，已发作数日，疼痛剧烈，连及左前额痛，难以入眠。大便秘结，自觉口干舌燥。脱发明显，以致较为稀疏，面部痤疮较多。脉沉细，舌苔白薄。考眉棱骨及左额，尚属少阳经界，遇寒则发病且剧，脉沉细，苔白薄润泽，是寒邪侵袭之象。然则大便干结，口干舌燥，痤疮等应作何解？答曰：大便秘结，有因风冷而致者，谓之冷秘，此乃寒袭少阳，枢机不利，三焦失和所致；口干舌燥而白苔润泽，乃寒滞而气不化津也；痤疮者，因寒滞而腠理开阖失常也。治宜和解枢机，祛风散寒止痛，以观消息。处方：柴胡10g，黄芩10g，法半夏10g，生晒参6g（另包），白芷10g，葛根10g，羌活10g，苍术10g，丹参30g，全蝎10g，蜈蚣2条，当归10g，川芎10g。服药一周，眉棱骨及左额痛大减，能安舒而眠，面部痤疮减少。精神仍不振奋，大便仍结，小便频数，坠胀，夜间为甚。知风寒已去，络脉和畅，而枢机尚且不利，法当速去辛温或升散之品，如白芷、葛根、羌活、苍术之类，而加益气、活血、润肠之属，如黄芪、白术、火麻仁、郁李仁等。盖于火腑而用温剂，应适可而止，何况正当青年之时。否则易向其对立面转化，而成胆火亢炎之势。如此施治月余，病证若失。

洪某，女，13岁。头痛半年余，先为半月或一月发作一次，自2000年春天以来，未及一月，发作8次。发则双侧太阳穴处疼痛难忍，伴四肢发麻，恶心，10～20分钟自行缓解，缓解后一如常人。饮食二便正常，脉缓，舌淡苔白厚。头两侧属少阳经脉部位；时发时止，应与"休作有时"互参；恶心即"喜呕"之互词；肢麻，乃头痛剧烈时，气血一时不畅。参合脉缓，舌淡苔白厚，知为寒袭少阳，兼痰浊为患。故以和解枢机，温化寒痰，通络止痛为法：柴胡10g，黄芩10g，法半夏10g，厚朴15g，槟榔10g，白芍10g，草果仁10g，当归10g，川芎10g，白芷10g，陈皮10g，鸡血藤20g，蜈蚣1条，全蝎6g。患者于20天内，共服药14剂，头痛仅发作两次，每次发作4～5分钟，程度亦轻，余症同前。观其舌苔白厚已转为薄白，知痰浊已化，故原方去槟榔、草果、陈皮，而加细辛、生地黄、延胡索、郁金，祛寒通络，共服21剂，疗效堪佳。犹需说明者有二：其一，病有枢机不利，兼痰浊为患，而寒象不明显者，以柴胡温胆汤更为合拍，恕不举例。其二，前述于火腑而用温药，应适可而止；而此例温剂服至月余，未见变证，疗效较好，何须适可而止？答曰：寒邪虽祛，而有某些气机郁结之征兆者，务须谨慎，以气有余便是火故也，安能再用温药。若病情减轻，痰浊虽化，而寒象仍存者，是病机大体未变，惟略事加减，至寒尽痛愈为止。可见其思辨重点，在于病机变与未变。

五、胆失清净，枢机不利

少阳胆腑，内藏精汁，应春木之令，性喜疏泄条达；又主相火，而能阴阳协调，氤氲和谐，故称中精之府、清净之府。若因外邪侵袭，或恣食肥甘厚味，嗜酒，或脏腑功能失调等，均可导致胆失清净，枢机因而不利。关于此类，笔者曾有《论少阳腑证》《再论少阳腑证》二篇，探讨热结胆腑证，以大柴胡汤为主方。又有《柴胡桂枝汤》《柴胡陷胸汤》二篇，曾涉及其兼夹之证候。此言胆道结石，或伴有慢性胆囊炎之类证候。顾名思义，胆道结石，则胆腑何以清净！治宜和解枢机，清利胆腑，解痉排石为法。

陈某，男，58岁。八年前曾患急性胆囊炎，经治疗而症状消失。近月来常发右上腹隐痛，加重一周，经B超探查，诊断为慢性胆囊炎、胆结石症（0.5cm×0.9cm），饮食尚可，厌油，二便自调，脉弦，舌苔白薄。此例因无心下拘急剧痛等，则可排除热结胆腑之候，当为胆失清净、枢机不利之证，处方如下：柴胡10g，黄芩10g，法半夏10g，生晒参6g（另包），金钱草30g，海金沙15g，鸡内金10g，枳实20g，白芍10g，金刚藤30g，生蒲黄10g，延胡索20g，郁金10g，炒川楝子10g。若疼痛较重，则去生晒参，加五灵脂10g。于两个半月中，断续服药28剂，症状完全消失。此病排石较难，若结石较大，或肝内胆管结石，则很难排出，其有不宜手术者，或在初发阶段，用此保守疗法，仍不失为一种选择。

六、胰腺古无名，治从少阳探归属

笔者曾在"通腑解毒化瘀汤对实验性小鼠急性出血坏死型胰腺炎的作用机制研究"（科研课题，已分段发表）中说："中医学无'胰腺'和'急性胰腺炎'之名称，考诸文献，虽然曾有类似胰腺之记载，但对其功能、病变，则语焉不详，故谓其相似则可，确认则难。"既然如此，则何以探其归属？据前述科研论文，以及《论少阳腑证》《再论少阳腑证》二篇，综合如下几点，以供思索：其一，急性胰腺炎起病急骤，如发热、上腹剧烈疼痛（第103条"心下急"、第165条"心中痞硬"），呕吐频繁等主要临床表现，与热结胆腑证（大柴胡汤证）相似，而且临床报道较多。关于慢性胰腺炎，其势较缓，而左上腹痛、厌油、恶心、呕吐等亦常有之，故以小柴胡汤化裁而治者居多。其二，从经脉联系来看，两侧胆经，入缺盆后，"下胸中，贯膈，络肝属胆"，则左侧胆经必然于膈下曲行向右，而后曲行向左；继而"循胁里，出气街"，方可复归左侧循行之路径。否则便不知为何经，可见左侧胆经之走向，必过胰腺之所。因中医古籍无胰腺之明确记载，以此而讨论脏腑经脉相关，并能得到临床支持，当不失为一种求索方法。其三，据现代解剖学证明，正常人之胰管，有65%~70%与胆总管共同开口于十二指肠之特氏壶腹部。胰分泌胰蛋白酶原等，乃无活性之物，惟在胆汁或十二指肠液之碱性环境中，才能被激活。当壶腹部梗阻，或有胆道疾患时，胆道内压力增加，胆汁逆流入胰管，使胰蛋白酶原被激活为胰蛋白酶，引起胰腺自身消化，以致发生胰腺炎，此即"通道"说。胆道炎症时，细菌毒素还可通过胰胆间淋巴管而入胰管，引起本病。以上事实，似可说明足少阳胆经与胰腺密切相关。如此似可解释中医学虽无胰腺之明确记载，但可治疗胰腺病之由来。笔者因而提出：胰腺本无名，治从少阳探归属。

黄某，男，52岁。1999年5月19日来诊，诉同年4月15日因急性上腹剧痛而住院治疗，诊断：①慢性胰腺炎急性发作。②胆囊结石、胆囊内有不活动的蛔虫一条。20天好转出院。来诊时上腹及双胁仍胀痛，以左胁为甚。恶心，厌油，难以进食，进食后胀痛加重，精神委顿，形体消瘦，少气无力，脱肛，便溏，脉弦缓，舌苔白薄。综合分析，患者虚象明显，然则上腹及两胁胀痛，恶心，厌油，又有胆囊结石、胆内蛔虫，是因实致虚之象。此证实邪不去，则虚象难复，故宜疏利胆腑，解毒通络，兼以驱蛔为法。处方：柴胡 10g，黄芩 10g，法半夏 10g，枳实 15g，白芍 10g，炒川楝子 10g，花椒 6g，地榆炭 10g，槐花 10g，当归 10g，川芎 10g，延胡索 15g，郁金 10g，鸡血藤 30g，忍冬藤 30g。疼痛加重时，去地榆炭、槐花，加王不留行 15g，土鳖虫 10g。每日 1 剂，共服药月余。上腹由持续胀痛，转为阵发隐痛，持续约 2 小时，自行缓解。饮食有所增加，精神好转。B 超复查结果：①慢性胰腺炎。②胆囊附壁小结石，其内未见蛔虫。处方于下：柴胡 10g，黄芩 10g，法半夏 10g，生晒参 6g（另包），枳实 15g，白芍 10g，炒川楝子 10g，延胡索 15g，忍冬藤 30g，金刚藤 30g，石上柏 20g，当归 10g，川芎 10g，土鳖虫 10g。加减与服，又治疗 5 个月，症状完全消失，体质明显增强。B 超复查，除胆囊附壁小结石外，胰腺炎症完全吸收，已上班工作。

朱某，男，32 岁。1997 年 6 月上腹疼痛而住院治疗，检查血淀粉酶 754.9U/L，并经 B 超等检查，诊断为急性胰腺炎、十二指肠球炎。好转出院，于同年 8 年 1 日来诊，诉左上腹阵发性疼痛，厌油，下腹及腰痛，偶尔恶心，二便正常，脉弦，舌苔白薄。复查，血淀粉酶 610U/L，尿淀粉酶 3200U/L。此例发病较急，经西医治疗虽有好转，但上腹痛等症状仍较明显，血、尿淀粉酶仍高，且当青年壮实之体，毫无虚象。病机为枢机不利，经脉郁滞，热邪尚存。治宜和解少阳，行气解郁，兼以清热解毒。处方：柴胡 10g，黄芩 10g，法半夏 10g，枳实 25g，郁金 10g，赤芍 15g，延胡索 15g，炒川楝子 10g，片姜黄 10g，金钱草 30g，海金沙 15g，鸡内金 10g，金刚藤 30g，忍冬藤 30g，鸡血藤 30g。服药一周，上腹疼痛减轻，持续 2~3

小时而自行缓解。无恶心呕吐，腰痛，少腹痛，大便日行一次。血淀粉酶 145U/L，尿淀粉酶 2585U/L，脉弦，舌苔白薄。此方略事加减，共治疗 7 个月，症状消失。

七、气机不利，痰凝其经

乳房疾患，所关脏腑经脉较多，如足厥阴肝经、足阳明胃经等，何以确定病属少阳？答曰：此类病情，属中医外科范畴，其辨证既与内科有联系，又有区别。若病变以乳房外、上方为主，是为类属少阳的依据之一。盖足少阳胆经"从缺盆，下腋，循胸，过季胁"，是沿乳房外上方，绕行至外下方。其"渊腋""辄筋""日月"（胆经募穴）三穴，亦在乳房外侧及其上下方，故可从足少阳胆经看其联系。再从证候性质来看，有属半阴半阳者，或寒热混杂者，似可作半表半里看待，此与内科辨证不尽相同。若属少阳热毒炽盛，热蒸血聚，化为痈脓者，固可从少阳论治，但不属本节内容。

陈某，女，31岁。正值哺乳期，右乳外上方红肿热痛十天，经用抗生素治疗，局部发红发热不明显，不痛，但肿硬不消，肿块面积约 8cm×10cm，其内有小肿块多枚，大如鸽蛋，小如蚕豆，互相连接，表面光滑，无明显压痛，皮下软组织增厚，推之可移。脉缓，苔白略厚。观其肿硬不消，皮肤发红不明显，不痛。属痰浊结聚少阳经界，病位属半表半里，气机郁结。治宜和解少阳，化痰散结，寒温互用。处方如下：柴胡 10g，黄芩 10g，法半夏 10g，陈皮 10g，茯苓 30g，枳实 15g，白芥子 10g，莱菔子 10g，鹿角霜 10g，金刚藤 30g，忍冬藤 30g，黄药子 10g，夏枯草 30g，土贝母 10g。7 剂之后，乳房肿硬明显减轻，小肿块全消，仅存鸽蛋大一枚。因其病乳难哺，况且乳汁不足，故加生麦芽 30g 以退乳汁，再服 14 剂，乳房肿块全消，乳汁已退。

刘某，女，23 岁。初产后患左侧乳腺炎。发热恶寒，乳房高度红肿热痛。病后十日发现化脓现象，有两个小脓腔，已做切开引流。自发病之日起，一直使用大量青霉素治疗，延及月余，体温虽已正常，而体质渐弱，乳汁甚少，停止哺乳。创口不愈，仍有少许脓液。病乳肿硬如石，约大于健乳 1/2，肤色青紫，无主观疼痛，有较度压痛，纳差，精神差，饮食二便如常，脉弦缓，舌苔白薄。综观上述病情，初起为阳热实证，经月余之后，仍有轻度压痛和少许脓汁，神疲，食少，肿硬如石，皮肤青紫，则属半阴半阳，少阳经气郁结之象，投方如下：柴胡 10g，黄芩 10g，法半夏 10g，郁金 10g，王不留行 20g，忍冬藤 30g，鸡血藤 30g，金刚藤 30g，鹿角霜 10g，干姜炭 10g，制三棱 10g，制莪术 10g，半枝莲 30g，败酱草 15g，莱菔子 10g。略有加减，共服药 20 剂，来人告知，肿硬全消，病情告愈。

乳房疾患，其常见者，尚有乳腺小叶增生、乳腺良性肿块之类，若病机与前述相同者，均可依上述情形，权衡治法，不一一列举。

小柴胡汤的临床运用，在笔者医案中，尚有胆木犯胃所致之胃痛、胃胀、反酸、呕吐、胸腹胀痛；枢机不利，经脉郁滞所致之痛经、痤疮、关节疼痛；枢机不利，阳邪微结所致之便秘等。

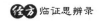

柴胡桂枝汤

柴胡桂枝汤，出自《伤寒论》第 146 条："伤寒六七日，发热微恶寒，支节烦疼，微呕，心下支结，外证未去者，柴胡桂枝汤主之。"按仲景原意，此方为少阳兼太阳表证之主方。其发热微恶寒、支节烦疼，是太阳证而轻；微呕、心下支结，是少阳柴胡证亦轻。惟病关少阳，不宜峻汗，故欲解太阳之邪，必舍麻黄而取桂枝法。惟二证皆轻，故以柴胡、桂枝二方原剂量减半相合，名曰柴胡桂枝汤。反之，若二证皆重，似可依原量相合，其大法当无变异，乃视病情轻重，而为剂量之增减，亦仲景心法也。

小柴胡汤之功效详见《小柴胡汤》。桂枝汤之功效详见《桂枝汤》。柴胡桂枝汤以二方相合，故其功效，当是二者之总括。至于临床运用，有因外感病而用者，自然不越第 146 条之宗旨。有因杂病而用者，包括内妇诸科，则必然会其意，引申用之。如何引申？笔者曾有《拓展〈伤寒论〉方临床运用之途径》一文，提出"突出主证，参以病机""谨守病机，不拘证候""根据部位，参以病机""循其经脉，参以病机""斟今酌古，灵活变通"等方面。引申之途径如此，而观其旨趣，仍在 146 条之规矩中。今就笔者之临床实际，发现本方所治病证有头痛、心悸、胃脘痛、痹证、肢体疼痛、心下痞、低热、骨蒸、颈、项、肩（臂）痛、胸痹心痛、胁痛、月经不调等。其西医病名近 20 种，如神经、血管性头痛，急、慢性胃炎，胃溃疡、颈椎、腰椎骨质增生，冠心病，急、慢性胆囊炎等。兹以笔者所治病证，经过分析综合，将本方所治证候及其机制，分类归纳，重在彼此间的内在联系，条述于下。

一、外感内伤，经脉不利，脏腑相关

倪某，女，34岁，诉午后低热，周身疼痛两月，加重半月。两月前开始低热而恶风，周身酸痛，自认为感冒，而服强力银翘片之类不效，故尔就医，中西药杂投，治疗未断，而病证依旧。近半月来，不惟低热（37.3~37.5℃）不退，仍恶风寒，且周身酸痛加重，以胸、左胁、头、项、背部为最。伴胃脘隐痛，纳差，反胃，反酸，偶发心悸，小便有时涩痛，大便数日一行。月经愆期，经期腰腹痛。脉数，舌苔白薄。有乙肝病史多年。血象：血红蛋白97g/L，红细胞3.01×10^{12}/L，白细胞2.8×10^{9}/L。HbsAg（＋），HbeAb（＋），HbcAb（＋），肝功能正常。西医诊断除乙肝外，其余未明。余沉思良久，先作外感内伤之辨。因思两月来，低热恶风，周身酸痛，又自服（或遵医嘱）表散之剂过多，似属解表不当、余邪未尽。所伴症状，如纳差、反胃、反酸、心悸、小便涩痛、便秘等，显属内伤杂病范畴。况且内伤之候，多有脏腑功能失调，岂非低热不退之因?! 而低热恶风，余邪未尽，何尝不是脏腑功能失调之由?! 是以外感内伤，相互影响，以致缠绵难解。再辨病机之真谛，观低热恶风，发在午后，状若阴虚，而面不潮红，无咽干口燥，则知其非。盖外邪未尽，历时两月，虽与表证相若，然非纯属在表；又无阳明里热征象。以三阳病证而论，其病不纯属在表，亦无阳明征象，以理求之，当是其邪入于少阳，在半表半里之间，则枢机不利，更兼脏腑功能失调，祛邪无力，而使热型发生变异——午后低热恶风。观身痛之严重部位，俱系太、少二经循行之地，亦与上述分析相合。至于胃脘隐痛、反胃、反酸诸症，与第97条所言"脏腑相连，其痛必下，邪高痛下，故使呕也"之胆木犯胃证，如出一辙。《灵枢·经别》曰："足太阳……别入于肛，属于膀胱，散之肾，循膂，当心入散。"又曰:"足少阳……别者入季胁之间,循胸里属胆,散之,上肝,贯心,以上夹咽。"本例病兼太少二经,少阳郁热上逆则犯心,下窜而碍水道;太阳经气不利,久久不解,则自然涉及其腑。以此求之,则前述胸胁头项疼痛、胃痛、反酸、心悸、小便涩痛等,乃情理中事也。看似复杂之病,而循六经辨证,执简驭繁之法,则外感内伤,可寓于一方之中。其方:柴胡10g,黄芩10g,法半夏10g,生晒参8g(另包),桂枝10g,白芍10g,生姜10g,青蒿15g,葛根10g,当归10g,川芎10g,黄芪30g,地骨皮15g。服药5剂,体温已退至正常,而自觉午后微有热感,余症依旧,因而据症而略事增减,再服16剂而诸症消失。继因秋收,于田间劳累太过,以致周身酸楚,恶寒发热,左侧头痛,胃脘不适,轻度压痛。显系劳复,而病机未变,书方于下:柴胡15g,黄芩10g,法半夏10g,太子参10g,桂枝10g,白芍10g,炙甘草6g,大枣10g,当归10g,川芎10g,延胡索15g,半枝莲30g。服药1周,诸症豁然,继服2周,未曾复发。

刘某,女,31岁,教师。腰背痛间断发作10余年。患者禀赋不足,形体纤弱,自中学时代起,常觉腰背酸痛,后经拍片发现,颈、胸、腰椎骨质增生,血沉、抗"O"正常。近半年来不惟疼痛拘强加重,坐不耐久,平卧则痛缓。且间断低热,近月来转持续低热(37.5℃左右),微恶风寒,微汗,饮食尚可,晨起恶心,头晕,口干,脉弦,舌苔薄白,质鲜红。经中西医治疗罔效。余视其腰背痛乃陈年痼疾,而低热半年,除微恶风、微汗之外,别无表证征象,当是气血虚弱,营卫失调,更兼肝肾不足、筋骨不健之象,而无关外邪。或问:既无外邪,何以寒热自汗?答曰:气血双虚,则营卫自难协调,卫气当开者不开,当阖者不阖,营阴当守者不守,故尔寒热自汗,此属内因所致之营卫失调。仲景曰"病人脏无他病,时发热自汗出而不愈者，此卫气不和也。先其时发汗则愈，宜桂枝汤"（第54条），与此相符。又头晕、恶心、口干、脉弦，当是少阳见证，且前述疼痛部位，兼属太少二经。舌鲜红，苔白薄，是兼湿热征象，故以柴胡桂枝汤为法。处方：柴胡10g，黄芩10g，法半夏10g，桂枝10g，白芍10g，苍术15g，黄柏10g，莱菔子10g，忍冬藤30g，豨莶草30g，老鹳草15g，威灵仙15g，海桐皮15g。服药1周，寒热已退，汗出正常，余症依旧。其后之治疗，或以黄芪桂枝五物汤，或仿右归丸法，依证增损而投，历时半年余，疼痛甚微，能坚持工作，而寒热不再。由是言之，病由外感而有太少证候者，本方主之；病因内伤而致太少证候者，本方亦佳。因思仲景之言：《伤寒杂病论》"虽未能尽愈诸疾，庶可见病知源，若能寻余所集，思过半矣"，是教人挈其辨证原理，以驭繁杂。

二、肝胆气郁，经脉不利，兼调营卫

肝胆气郁，法宜疏肝解郁，人所共知；若因气郁而致血瘀者，兼以活血，亦为常法。而病有气郁为主、更兼厥阳逆气烦扰、经脉严重阻滞者，若纯于解郁，则难制其厥阳；若兼以化瘀，则病证之重心并不在瘀血，遂尔经气难通。笔者以为当疏解肝胆气郁，并制厥阳扰动，兼调营卫以利经脉，则治法与病证相合，其效始彰。或曰何以舍气血而言营卫？《灵枢·营卫生会》曰："中焦亦并胃中，出上焦之后，此所受气者，泌糟粕，蒸津液，化其精微，上注于肺脉，乃化而为血，以奉生身，莫贵于此，故独得行于经隧，命曰营气。"虽然"血之与营，异名同类"，而活血化瘀以利经脉与调和营卫以利经脉，临床之际，仍有分辨。大凡瘀血较重者，使用前法；气郁较重者，宜乎后法，此所以兼调营卫之来由。

郑某，女，48岁。心悸数年，伴胸闷，喜叹息。时心烦，易惊惕、恶梦纷纭，胸背胀，目胀，左侧头痛，食后心下痞满。月经期小腹及腰痛，经色红，伴双乳胀痛而有结块，经后则消。脉弦缓，苔薄白。纵观此证，厥阴少阳气郁，显而易见；然心烦、易惊惕、恶梦、经色红，当是厥阳逆气烦扰所致，于是疏肝解郁难制郁阳烦扰，故需厥阴少阳同治，以制亢害；调营卫者，旨在通经隧，以利瘀滞之畅达。遂为书方：柴胡10g，黄芩10g，法半夏10g，太子参10g，桂枝10g，白芍10g，生姜10g，炙甘草6g，当归10g，川芎10g，郁金10g，橘核10g，海螵蛸20g，茜草10g。此为柴胡桂枝汤加橘核之类，是厥阴、少阳同治而制其厥阳。其中桂枝汤调和营卫，而当归、川芎亦调营卫，以增通利经脉之效，是病不关太阳，而借用其方。海螵蛸、茜草是仿四乌贼骨一藘茹丸意，功能凉肝活血，以协同前述功效。服药1周，头痛缓解，情绪紧张时，偶发心悸。服药期间，适逢月经来潮，未见乳房胀痛结块，亦无腰痛，惟存胸胀、不欲食、梦多。仍守前方加首乌藤30g，再服1周，诸症消失。

三、产后虚损，太少同病，气阴不足

产后气阴（血）不足，恒属多见，似可直补其虚，然因虚以致他病者，则治有先后之分。盖纯虚者，确补无疑；因虚致邪者，宜治其邪，兼顾其虚；邪气在急者，先治其邪，后补其虚，是承表里先后治法而加以变化。

李某，女，28岁，心悸4月。患者于4月前顺产第二胎，便觉体力不支，心悸频发，伴筋惕肉瞤，心情抑郁，曾用抗忧郁药"多虑平"治疗，心悸虽有改善，但头晕、头痛加剧，以头颈部为甚。失眠，口苦而干，少气懒言，饮食尚可，二便自调。经常患感冒，发则前额及两太阳穴痛剧。脉缓，舌质紫暗欠润。此证产后心悸、筋惕肉瞤、口苦而干、少气懒言，是产后气阴双虚之象，然则纯虚者，未必心情抑郁。头痛剧烈，是必因气阴之虚，而枢机运转失常，营卫难以畅达，经脉为之郁滞使然。舌质紫暗，盖由营卫不利所致，未必便是瘀血。观其痛位，只在太少二经；而心情抑郁、口苦，则属小柴胡汤证范畴。因之投方于下：柴胡 10g，黄芩 10g，法半夏 10g，生晒参 6g（另包），桂枝 10g，白芍 10g，煅龙骨 20g，煅牡蛎 20g，延胡索 15g，麦冬 10g，五味子 10g，当归 10g，川芎 10g，首乌藤 30g。7 剂之后，诸症大减，头颈部基本不痛，心情较为和畅。适逢感冒，仅觉周身不适，其苦不甚。仍以原方加减 7 剂，惟余筋惕肉瞤，夜寐不安，当是气阴未复之象，故以黄芪生脉饮加养血活血、宁心安神之品收功。综观治疗全程，是以疏解为主，补虚相继。

四、诸虚百损，实邪内结，和缓图之

《素问·三部九候论》曰："实则泻之，虚则补之。"故纯虚、纯实者，尚属易治。其有虚实相兼者，则治疗颇费周折。一般说来，以实为主者，则攻其实，兼以补虚；以虚为主者，则补其虚，兼以攻实；虚实相当者，则攻补兼施，亦可酌情而定。惟大实有羸状者，一般病情危笃，救治诚难。若就大实而言，峻攻尤恐不及；就体虚而论，峻补尚嫌其缓。笔者以为，决不可将虚实对立看待，而应进行唯物辩证法分析。盖人体之内，决不会有无缘无故之实，亦不会有无缘无故之虚。若因邪气过实，久延不解而致正虚者，除非正气过虚，危在旦夕，则不必轻议补法。盖实邪不祛，终为正气之害。故祛得一分实邪，便可恢复一分正气，此即祛邪气之实、即所以补正虚之原理。反之，若因正气久虚，人体功能难以运动变化，或病邪相侵而实者，是正虚为邪实之根源。此时补正之虚，即所以祛邪之实。

本节所言，仅以邪实致虚为例，简要说明思辨过程，重点阐述待病情缓解之后，以和缓为法，作长久之计。

尹某，男，37岁。患病毒性肝炎多年，伴肝硬化腹水、食管静脉曲张，于1994年9月27日来诊。诉2月前曾因上消化道大出血1次，轻度休克，而急诊住院。经用各种抢救措施，出血停止，体力略有恢复而出院。出院时，嘱用中药利水，待腹水消失后，再行手术治疗。望之形体消瘦，面色晦暗，爪甲苍白，少气无力，腹部膨隆。精神不振，睡眠难安，腹胀，小便少，不欲食，偶尔右胁痛。叩之有中度腹水征。下肢浮肿。脉弱，舌苔薄白。此病若论其虚，则气血内外皆虚，然则致虚之由，显系病邪未解、结为积聚所致，故取活血利水消痞为法：金钱草30g，海金沙15g，鸡内金10g，泽泻10g，益母草30g，猪苓10g，茯苓30g，阿胶10g，五灵脂10g，制鳖甲10g，制香附10g，制三棱10g，制莪术10g。另用云南白药每日4g，分3次冲服。此方系仿二金汤、猪苓汤、鳖附散之意化裁而成，攻而不甚峻猛，以其大出血方止故也。用云南白药意在防止再度出血，且能疏络中之瘀滞。治疗三周，于10月21日做腹部彩超探查：无腹水征，肝脾肿大，门静脉增宽。腹胀消失，小便如常，面色晦暗大有减轻，精神好转，可以较长时间散步或弈棋。仍与上方加减治疗至11月中旬，未见腹水征象，然后停药。11月底行脾切除术及贲门周围血管离断术，伤口愈合良好，月余出院。惟胸片显示盘状肺不张，膈肌升高。再次就诊于笔者，诊知胸闷、嗳气、干噫食臭、二便自调，曾以生姜泻心汤，治疗两周。再拍胸片：肺不张现象消失，双肺活动正常。诉食后胃脘饱胀，左上肢上举困难，酸软无力。继以香砂六君子汤略加疏肝和血之品，孰料调治月余，病证反而加重，更见胸闷憋气、肢体乏力、食欲不振、胁痛、关节疼痛等。初，笔者大惑不解，以为患者腹水消退，手术顺利，肺不张消失，是大病显效无疑，又见胃脘饱胀等症，用上述方药，何以有此反常现象?! 反躬自问,始觉必是方药与病证之间,尚有一间未达。因而恍然有悟:脾脏虽已切除,贲门周围血管虽已离断,但肝之积聚尚存,仍是内有大实,未可孟然进补。《金匮要略·脏腑经络先后病脉证》曰:"见肝之病,知肝传脾,当先实脾。""肝虚则用此法,实则不在用之。"观此,是犯实实之戒明矣,令人愧悔有加。其理虽是,而不可矫枉过正,便议攻法。盖患者毕竟正虚,又经大吐血及大手术两次创伤,若径用攻法,岂非驼医乎! 补法既已失误,而攻法又不可妄行,踟蹰再三,惟从和法中求之,或能别开生面。观柴胡桂枝汤,依证化裁,则能疏导肝胆,通行三焦,伐木邪于瘀滞之中,则脾胃自无贼邪之患,水道可免停积之忧;又能调畅营卫以利经脉气血,是补不见补、攻不见攻之和缓法也。基本方:柴胡10g,黄芩10g,法半夏10g,生晒参6g(另包),桂枝10g,白芍10g,黄芪30g,当归10g,川芎10g,炒白术10g,制鳖甲10g,制香附10g。或加制三棱、制莪术等,调理三个月有余,症状全部消失,体力恢复尚佳,肝硬化虽然仍在,而肝功能正常,可坚持半日工作。继以上方加减,制成丸剂,再服三个月,疗效堪称巩固。因而提出"诸虚百损,实邪内结,和缓图之",或有可取之处,必就正于同道。

五、经腑同病,互为因果,反复难愈

后人研究《伤寒论》,有经证、腑证之言,如太阳经、腑证,阳明经、腑证,已为多数学者所接受。而少阳之经、腑证,尚无定论。笔者曾有《论少阳腑证》一文,提出小柴胡汤证是少阳经证,大柴胡汤证是外感病中少阳腑证之观点。正确与否,尚且不论,即以愚思,而探讨杂病范围内少阳(或有兼证)经腑同病。杂病之中,必有少阳经脉症状(如沿少阳经脉循行部位疼痛等),亦必有胆腑症状(如上腹或右上腹疼痛等),方可谓之经腑同病。其发病特点为经、腑征象，彼此影响，十分明显。如少阳或兼邻近经脉（多为太阳经）出现症状，常能引发上腹或右上腹症状（胆，位于剑突右下方），反之亦然。若兼外感，则有寒热现象，此与第146条所载之"支节烦疼""心下支结"，较为相似，故可提挈其纲领。若以西医学之诊断对照，则颈椎病或肩周炎合并急、慢性胆囊炎，多种胃病合并颈椎病或肩周炎，急、慢性胆囊炎合并肩周炎或关节炎等，笔者以为与少阳（或兼其他）经腑同病相类。临诊之际，若依六经辨证之原理，则第146条可一言以蔽之；若以西医诊断及思维模式而寻求中医治法，势必方药杂陈，而功效渺然。

刘某，女，55岁，1995年1月25日初诊。左肩、背、胸部及颈项疼痛，互相牵引掣痛约10年，左臂活动受限。微恶风寒，不发热。口苦而干，头昏目眩。伴右上腹疼痛而胀，不欲食，厌油，时时恶心，心烦。脉弦缓，舌苔白而略厚。询知曾有慢性胆囊炎、颈椎病、肩周炎病史，并称每当颈椎病或肩周炎发作较严重时，多能引发右上腹疼痛等；若胆囊炎发作时，则肩周炎、颈椎病必然加重，或二者同时发作。治疗未曾间断，而反复如斯。考肩、背、颈、项，为少阳或太阳经脉所过之地，是经脉之症状明也。而右上腹痛、口苦、目眩等，是少阳胆腑郁滞生热明矣。病证既明，则柴胡桂枝汤为恰当之方，故书方如下：柴胡10g，黄芩10g，法半夏10g，太子参10g，桂枝10g，白芍10g，当归10g，川芎10g，全蝎10g，蜈蚣2条，忍冬藤30g，鸡血藤30g，延胡索15g，郁金10g。因病者路远，故予药14剂，暂未知其效否。忽于3月15日复诊，谓方药早已尽剂，原证未发，是多年所未见者。今因感冒咳嗽求医。此虽不能谓之旧病已愈，然控制病情之疗效，尚属无疑。

六、太少经脉，入通于心，治分先后

《灵枢·经别》曰：足太阳之别脉"当心入散"，足少阳之别脉"贯心以上夹咽"，前已提及。是篇还提出，手太阳之别脉"入腋走心"，手少阳之别脉"散于胸中"。又《灵枢·经脉》指出，手太阳之脉"入缺盆，络心"，手少阳之脉"入缺盆，布膻中，散络心包"；足少阳之脉"下胸中，贯膈"。可见太阳、少阳经脉，与心有着密切关系。故太阳、少阳之病，在某种条件下，可以影响心脏；反之，心脏病证，在某种条件下，亦可影响太阳、少阳。今略举《伤寒论》原文为证，如第102条"伤寒二三日，心中悸而烦者，小建中汤主之"，第82条"太阳病发汗，汗出不解，其人仍发热，心下悸，头眩，身𬌗动，振振欲擗地者，真武汤主之"，是太阳病影响心或心肾；第264条"少阳中风，两耳无所闻，目赤，胸中满而烦者，不可吐下，吐下则悸而惊"，是少阳病影响心脏；第293条"少阴病，八九日，一身手足尽热者，以热在膀胱，必便血也"，是少阴心肾寒邪郁而化热，影响太阳之腑。以上多指外感病而言，若内伤杂病，其表现不一，而相互影响则同。

若就胸痹心痛而言，病因病机较为复杂，笔者有《经方为主治疗冠心病临证撮要》，言之较详。此处仅其中之一，可以互参。

江某，男，57岁。心悸半年，加重半月。近来更见早搏，一般为5～10次/分，胸闷气短，心前区刺痛，持续5～10分钟。头晕而痛，以两侧为甚，精神不振，乏力，腰酸腿软，恶寒，脉结代，舌红而胖，边有齿印，苔白薄。据脉证结合舌苔分析，当属痰热痹阻，血脉不利，法宜清热化痰散结，活血通络止痛。处方：法半夏10g，全瓜蒌10g，黄连6g，枳实20g，炒白术10g，藿香10g，佩兰10g，胆南星10g，天竺黄10g，土鳖虫10g，苏木10g，片姜黄10g，九香虫 10g。服药 1 周，除早搏消失外，他症依然，更增四肢酸麻，下肢为重，恶寒转甚，心情抑郁而烦，易惊惕，脉缓，舌苔薄白。从上述变化来看，前方当属有效，盖以早搏消失、舌质不胖故也。痰热清化之后，何以心痛等症不减，更加四肢酸麻，心情抑郁而烦？当是少阴血脉瘀滞尚未解除，而影响太阳、少阳经脉所致。或曰：此证少阳经气不利，不难看破，而太阳经气不利，如何辨之？观第 146 条"支节烦疼""心下支结"，主以柴胡桂枝汤，而此证心前区痛，与"心下支结"同类而重，四肢酸麻，恶寒，与"支节烦疼，外证未去"同类，是为二经同受影响明矣。故处下方：柴胡 10g，黄芩 10g，生晒参 6g（另包），桂枝 10g，白芍 10g，煅龙骨 20g，煅牡蛎 20g，磁石 10g，当归 10g，川芎 10g，酸枣仁 10g，柏子仁 10g，首乌藤 30g，合欢花 20g。共服 2 周，则诸症渐得平复，而以调理之法收功，是调理太阳、少阳之法在后也。

七、少阳气郁，兼犯胃腑，经气不利

胆腑属木，胃腑属土，在病理状态下，胆气郁结过盛，可进而克害胃土。《灵枢·四时气》有"邪在胆，逆在胃"之论，是言其相克关系。亦有胃气不和，进而侮其胆木者，是言反侮关系。一般病者来诊，常二者俱病，难分其相克相侮。然追询病史，何证在先，何证在后，孰轻孰重，常可明之。若仅就上述病机关系而言，则疏胆和胃，各有侧重足矣，后世佳方辈出，何言柴胡桂枝汤？诚然本方之原意，是为外感病立法。然从主证、病机、经脉关系加以引申，则"心下支结"，可视为木邪犯胃之结果；"支节烦疼"，可视为经脉不利，或风寒侵袭太少经脉之结果。故少阳气郁，兼犯胃腑，更见其经脉不利者，本方实为妙法。

李某，男，38 岁。胃脘痞胀，以夜间为重，偶尔隐痛，饮食减少，两太阳穴胀痛，四肢酸软，大便稀溏，日行 1~2 次，小便黄，右上腹压痛，脉弦缓，苔白略厚。析其病机，基本与上述相符，故处方如下：柴胡 10g，黄芩 10g，法半夏 10g，太子参 10g，桂枝 10g，白芍 10g，炙甘草 6g，生姜 10g，大枣 10g，枳实 20g，炒白术 10g，厚朴 10g。若胁下胀满不适者，去大枣，加煅牡蛎、橘叶、郁金；胃痛重者，加九香虫、片姜黄；肢体酸麻寒痛重者，加干姜。如此调治 1 月，则诸症不显。

金某，女，54 岁。胃痛 2 年，胃镜提示为"慢性充血渗出性胃炎"。目前以胃脘痞胀为主，时或隐痛，伴胁胀，周身关节酸痛，脉缓，苔薄白。处方：柴胡 10g，黄芩 10g，法半夏 10g，太子参 10g，桂枝 10g，白芍 10g，枳实 20g，厚朴 15g，延胡索 15g，郁金 10g，九香虫 10g，海螵蛸 15g，片姜黄 10g。服药 2 周，症状基本消失。此类病例甚多，总以"邪在胆，逆在胃"，并有经脉不利疼痛为其辨证总纲。

八、少阳郁气，太阳寒水，上犯清阳

气郁上犯，包罗甚广，此处仅以少阳、太阳气郁而言。足少阳经脉起于目锐眦，上抵头角，下耳后，循颈，行人身之侧。足太阳经脉起于目内眦，上额交巅，下项，夹脊抵腰，至足。故少阳郁气，兼太阳寒水之气，上犯清阳，可致眩晕等症。盖少阳属风木，主火，而胆又为清净之腑，只得存精汁而行茵蕴之阳气，方为清和无病；若少阳疏泄失常，多能上犯清阳。太阳主寒水之气，必得真阳以温化，方能寒而不凝，温煦和畅；若寒邪侵袭，太阳寒水之气，必因而激越，上犯清阳。此二气协同上犯，或兼痰饮水湿，或与瘀血为伍，则高巅之上，何能清虚，是为眩晕等症之根由。

邱某，女，53 岁。眩晕断续发作 30 年，此次发作 8 月，不仅未曾间断，且有加重之势。表现为头目昏眩，时而头痛，以后头部及颈部为重，双肩酸痛，腰痛尚轻，疲劳乏力，动则心悸。剧则眩晕突然加重，似觉天旋地转，伴冷汗、心悸、胸闷、气急。曾诊断为美尼尔氏综合征，又拍颈椎、腰椎片，提示：颈椎5~6、腰椎3~4骨质增生。脉沉弱，苔薄白。初以为眩晕、头项痛及腰痛，乃太阳寒水之气循经上犯，且病久入络，故以桂枝加葛根汤加减，治疗2周，疗效不够理想。因思眩晕为少阳主症，且兼胸闷、心悸，亦为少阳主症，知前法是顾此失彼也。遂投方如下：柴胡10g，黄芩10g，法半夏10g，西洋参6g（另包），桂枝10g，白芍10g，黄芪30g，当归10g，川芎10g，刘寄奴25g，徐长卿15g，全蝎10g，蜈蚣2条，钩藤30g。调治2月余，症状基本消失，可坚持正常工作。

张某，女，62岁。头晕2年，发作月余。目前头晕阵作，一日几度发，肢软无力，闭目懒睁，行走飘忽，时有心悸，伴恐惧感。恐惧时，血压升高，面赤，手足不温，移时自止。饮食一般，大便干结。脉弦缓，苔白厚。曾做颈部彩超检查，提示：颈总、颈内（双）动脉顺应性差，右侧椎动脉狭窄，大脑中动脉顺应性降低。意见为：椎基底动脉供血不足。此为少阳郁气、太阳寒水之气，夹痰饮瘀血上犯。拟方如下：柴胡10g，黄芩10g，法半夏10g，陈皮10g，桂枝10g，白芍10g，茯苓30g，竹茹10g，枳实15g，钩藤30g，当归10g，川芎10g，全蝎10g，蜈蚣2条，土鳖虫10g，红花10g。加减与服，历时1月，症状基本消失。试观上述两例，前者尚不兼痰饮，而后者则兼之，故方中合并温胆汤意，是其所别。

九、上下交病，症状百出，以和为贵

叶天士有"上下交病，治从中焦"之著名论断。细察《临证指南医案》，方知此类治法，多用于大病久病之后，病情较重，上中下三焦俱病，而胃气败坏，呕逆难以进食者。饮食尚且难进，徒虑其进汤药奈何？因而调治中焦，使其渐至安和纳食，方可议其治病尔，如此实为上策。然有上下交病，迁延难愈，而胃气尚和，纳食尚可者，若不加分析，盲从叶氏之法，则去病远矣。

詹某，女，61岁。自半百而后，体质渐弱，来诊时诉其症状，历半小时犹不能尽意。归纳其上部症状，有头昏、头痛、颈项肩背酸楚或发麻、咳嗽胸闷、胁痛、睡眠不安、咽喉梗塞感等；中部症状，有胃脘不适、腹胀、嗳气、便溏或干结等；下部症状：双足外侧发麻、或刺痛、肛门作胀、时或尿频尿急等。有慢性支气管炎、颈椎病、慢性胆囊炎、泌尿系感染等病史。自1998年4月初诊以来，至1999年5月，每次据其所诉，相应处方，以致方药杂投，确有其临时效果，而症状仍此起彼伏。以病者之信赖，而长期就诊于余。然久治不过于此，能不反思？分析1年来之治疗情况，是仅从局部时间内之局限病情出发，故只能效在一时。此时理应分析其动态变化，而总揽全局。因查阅全部病历资料，发现以往之病情并未加重，而始终此起彼伏，故与其逐一调理脏腑之偏，不如疏瀹其枢机，畅达其三焦，以促进脏腑安和；调理营卫，以利气血流行，营运环周，是为生生造化之机也。彷徨之中，若有所悟，故书方如下：柴胡10g，黄芩10g，法半夏10g，生晒参8g（另包），桂枝10g，白芍10g，当归10g，川芎10g，乌药10g，黄柏10g，萆薢30g，凤尾草30g，鸡血藤30g，刘寄奴25g。从1999年5月12日至9月15日，略事加减，断续服药，共计56剂。于10月13日来诊，诉症状基本消失，精神安好，正常操持家务，犹得弄孙之乐。因去南方越冬，要求将原方改作丸剂，以便远行而巩固疗效。因而叹曰：上下交病，症状百出，以和为贵。虽从叶氏论断中脱出，然无续貂之意，而是于多年临证竭厥之际，聊存上下求索之想，未知其然否。

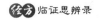

柴胡加龙骨牡蛎汤

柴胡加龙骨牡蛎汤，出自《伤寒论》第107条："伤寒八九日，下之，胸满烦惊，小便不利，谵语，一身尽重，不可转侧者，柴胡加龙骨牡蛎汤主之。"此为外感病，病程较长，复经误治，而衍成复杂之证。误治后，病入少阳，邪气弥漫，表里俱病，虚实互见，症状纷呈。少阳经气不利则胸满。少阳火郁，兼胃有燥热，上扰心神则心烦，甚则神志昏乱，故有谵语。胆火妄动，肝魂不藏，则惊惕。据方中有茯苓、半夏推测，烦惊谵语还当与痰火上扰相关。三焦亦属少阳，故胆火内郁者，可致三焦难以决渎，而膀胱气化失职，故见小便不利。气失调达，上下内外皆郁而不通，故一身尽重，不可转侧。

以上为外感病中所见，若在杂病范畴中，笔者以为，使用本方，应以胸满烦惊为主。盖胸满乃少阳主证之一，心烦又其一也，则其病仍在少阳，有据可循。惊，表现为易受惊吓、心惊肉跳、惊恐等。症状之间，常可相互影响，如胸闷时间较长，情怀不展，则易致烦、惊；或因心烦日久，胸臆难舒，而引起胸满、易惊；或突受惊吓，或较长时间接触自己认为可怕之事物，亦可引起惊惕。惊而不愈则胸闷心烦随之。其余症状可以兼有，亦可或缺。

柴胡加龙骨牡蛎汤由柴胡四两、煅龙骨、黄芩、生姜、铅丹、人参、桂枝、茯苓各一两半，半夏二合半，大黄二两，煅牡蛎一两半，大枣六枚组成。有和解少阳、通阳泄热、重镇安神、虚实兼顾之效。兹就笔者之临床运用，条析于下：

一、和解少阳，化痰活血，祛风通络，以治痫病

痫病，西医学称为癫痫。在中医古籍中，有称"癫痫"者，亦有称"痫"病者。根据中医学理论，和病情差异，笔者赞成将癫、狂、痫分论。痫病是一种反复发作，神志异常之病。其轻者表现为短时神志模糊、目睛直视、失神，或口角掣动、吮嘴等。重者卒然昏倒，不省人事，手足抽搐，口吐涎沫，两目上视，往往昏倒时喊叫一声，或于抽搐时喉中有声，移时可自行苏醒，醒后如常人。其病因有七情失调、饮食不节、病后继发、先天因素诸方面。其病机以痰为基本要素，常兼气郁、风、火、瘀等。如痰湿内聚，而兼气机逆乱，以致痰蒙清窍。或兼火旺，逼痰上扰。或兼风火相煽等，皆能使本病发作。柴胡加龙骨牡蛎汤能和解枢机，清泄相火，重镇安神，通阳化痰，攻补兼施，故能治疗痫病。

周某，女，17 岁。左颞叶星形细胞瘤Ⅰ～Ⅱ期，而行手术治疗。术后继发痫病两年。来诊时复发三天。发时面部肌肉掣跳频繁，无四肢抽搐，神志虽清楚，但难以自如活动，持续数分钟自行缓解，一日几度发。大便日行三次，或成形，或不成形。咽痛而痒，微咳，饮食尚可，尿时尿道涩痛（素有尿道炎病史），舌苔白厚，舌质红，脉沉缓。星形细胞瘤，乃颅内恶性肿瘤。中医学认为此病由毒邪与气血痰瘀结聚而成。手术治疗难以尽行切除，还可造成一定损伤，故术后痰火复扰，以成痫病。病者咽痛甚于咽干，更兼咳嗽，乃少阳相火上炎使然。尿道涩痛，为相火内郁，水道不利所致。揆其全部病情，与柴胡加龙牡汤证基本相符。治宜和解少阳，化痰活血，祛风通络，重镇安神。处方：柴胡 10g，黄芩 10g，法半夏 10g，桂枝 10g，白芍 10g，煅龙骨 15g，煅牡蛎 15g，磁石 10g，陈皮 10g，茯苓 30g，石菖蒲 10g，远志 10g，郁金 10g，土鳖虫 10g，丹参 10g，

全蝎 10g，蜈蚣 2 条。14 剂，每日 1 剂。若尿痛明显者，加土茯苓、萆薢、乌药。头痛者，加蔓荆子。共治疗两月有余，癫痫症状消失。尚需说明以下三点：其一，柴胡加龙牡汤，本无白芍，而笔者常加之，意在协桂枝以调营卫；助土鳖虫、丹参之类，以通血脉。其二，原方有铅丹，因其有毒，故去而不用，代之以磁石。其三，病者症状消失之后，未再来门诊，不知其后情。

二、和解枢机，化痰活血，重镇安神，以治忧郁型精神分裂症

西医学之精神分裂症，概属中医学狂病、癫病范畴。其中忧郁型精神分裂症，概属癫病。其临床表现为神情抑郁，沉默呆痴，语无伦次，静而少动。又随病程久暂，病情轻重，病机牵连不同，而有不同表现。如喃喃独语、妄言妄语、幻觉、幻听、梦魂颠倒、神思恍惚等。本病仍以肝（胆）、脾（胃）功能失调为主，兼气郁、痰、火、瘀，相互干扰，转而影响脏腑功能而成。因心主神明，故受其侵犯，首当其冲。肝藏魂，胆主决断，若受其干扰，则藏魂与决断失职。脾主运化，本为生痰之源，复为痰湿所困，久之，气血不旺，故虚实互见。徐灵胎《伤寒论类方》于柴胡加龙牡汤下云："此乃正气虚耗，邪已入里，而复外扰三阳，故见症错杂，药亦随症施治，真神化无（原文为'无'，笔者疑为'之'字）方者也。"又按云："此方能下肝胆之惊痰，以之治癫、痫必效。"

李某，女，18 岁。初中毕业后，未考取高中，又不愿帮助家务，更不愿做农活，无所事事，久而发病。来诊时诉心悸频发，数分钟自行缓解。心烦，胸闷，难以入睡，多梦易醒，易惊惕，思绪纷乱，有时沉默不语，有时自言自语，不愿与人交往，甚则独处一室，疑心重，幻觉幻听，月经尚正常，经期腰痛，脉缓，苔白薄，质红。服抗精神病西药三种（药名不详），而病证如上。分析此例，初中毕

业，恰在青春期，未考取高中，已使情志不舒。父母务农，兼营小商，忙于生计，无暇开导，以致发病。其症心悸，心烦，是心火自旺或相火扰心所致。难以入睡，多梦易醒，易惊惕等，是痰火兼风，不惟扰乱心神，而且肝魂难藏。再看"有时沉默不语"以下诸症，无不与痰火气郁相关。治宜和解枢机，化痰活血，重镇安神。处方：柴胡 10g，黄芩 10g，法半夏 10g，太子参 10g，桂枝 10g，白芍 10g，煅龙骨 15g，煅牡蛎 15g，磁石 10g，石菖蒲 10g，远志 10g，钩藤 30g，土鳖虫 10g，当归 10g，川芎 10g。此为基本方，若苔虽薄白，而舌质转为鲜红，哭笑无时者，加丹参、百合、知母。失眠严重者，加酸枣仁、首乌藤、合欢花之类。以此方断续治疗三年有余，上述诸症均有明显减轻，可以参加家务劳动，与母亲及周围熟人关系较为融洽。将前方改作丸剂，以巩固疗效。治疗期间，虽未停服西药，但配合中药治疗之效果，显而易见。

三、和解枢机，柔肝清火，化痰安神，以治绝经期前后病症

《素问·上古天真论》曰：女子"七七，任脉虚，太冲脉衰少，天癸绝，地道不通，故形坏而无子也。"以上论述，虽属正常生理过程，然则毕竟处于人生由壮至衰之转折期，部分女性一时难以适应此变化，因而产生诸多不适，甚或症状纷呈。此时太冲脉衰少，不仅妨碍肝（胆）、胃（脾）功能，且令阴血难任胞宫盈亏之事。本方能和解少阳，疏利枢机，清泄邪热，重镇安神，扶正祛邪，协理阴阳，故能治绝经期前后的某些病症。

周某，女，52岁。心悸阵发，乍热、乍汗、面乍赤，汗后不恶寒，心烦不安，胸闷气短，胆怯，易惊惕，耳鸣，耳聋。已绝经一年，饮食尚可，二便自调，脉沉，苔薄白。证属枢机不利，胆火内郁，上扰心神。乍热、乍汗、面乍赤，看似肝肾阴虚，肝阳上亢，

实为相火郁甚而发，其特点是频发而持续时间较短。若是肝肾不足，肝阳上亢者，一般持续时间较长，且多无汗出。易惊惕等表明肝胆气郁，决断及藏魂功能失职。治宜和解枢机，柔肝清火，化痰安神。处方：柴胡 10g、黄芩 10g、法半夏 10g、桂枝 10g、白芍 10g、煅龙骨 15g、煅牡蛎 15g、当归 10g、川芎 10g、茯苓 50g、酸枣仁 30g、炒栀子 10g、牡丹皮 10g、首乌藤 30g、合欢花 20g、墨旱莲 30g。7剂，每日 1 剂。二诊：乍热、乍汗、面乍赤，心烦明显减轻，耳鸣亦减。胆怯、易惊惕，多梦好转。双侧肩颈疼痛，纳可，二便自调，脉弦缓，苔薄白。上方加土鳖虫、红花，共服两周，疗效较佳。

王某，女，49 岁。十七年前做子宫切除术后，经常失眠，大便干结，约一周一行，渐至气短，喜叹息，小便白天较少，夜间量多。后头部胀痛，头昏，甚则眩晕，面乍赤，乍汗，心烦，阵发心悸，幻觉幻听，易惊惕，腰膝酸软，脉弦缓，舌苔中心白而略厚。证属少阳枢机不利，相火内郁，扰乱心神，治宜和解枢机，柔肝泻火，化痰安神。处方：柴胡 10g、黄芩 10g、法半夏 10g、太子参 10g、桂枝 10g、白芍 10g、煅龙骨 15g、煅牡蛎 15g、磁石 10g、当归 10g、川芎 10g、郁金 10g、石菖蒲 10g、远志 10g、生蒲黄 10g，7 剂，每日 1 剂。二诊：喜叹息、幻觉幻听好转，后头部胀痛消失，但头晕有所加重，睡眠差，脉弦缓，舌苔中心淡黄略厚。于上方去当归、川芎、生蒲黄，加胆南星、黄连、钩藤，幻觉幻听较重者加百合，再服药三周，效果尚称满意。

四、和解枢机，化痰解郁，重镇安神，以治"善恐"

"善恐"，方书多有记载，然在当前，中医内科学或在中医病症分类中，难觅其踪迹。笔者将以恐惧为主症者，姑且称为"善恐"症。恐伤肾，恐则气下，人所共知，临床亦确有其事，因与本文无关，故不作说明。其实恐惧所伤，不仅在肾。因人为有机整体，大恐之后，对脏腑之影响，常与身体强弱，禀赋差异，脏腑偏胜偏衰有关。如素来胆气怯懦者，其伤可能在胆，兹举例于下：

吴某，女，51岁。恐惧感明显一年，多方治疗乏效。患者一年前夏天迁居郊区新建房，环境荒野。一夜安然入睡后，突然狂风大作，暴雨倾盆，惊雷乍响。患者于睡梦中惊醒，恐惧莫名，虽有家人在侧，多加安慰，仍不能缓解其恐惧。其后一年仍有明显恐惧感，白天不敢独处一室，夜间常被恶梦惊醒。饮食尚可，二便正常，月经周期紊乱，脉弦，苔白薄。证属胆气虚怯，决断失职，兼有痰瘀。治宜和解枢机，化痰解郁，重镇安神。处方于下：柴胡10g，黄芩10g，法半夏10g，桂枝10g，白芍10g，煅龙骨15g，煅牡蛎15g，磁石10g，石菖蒲10g，远志10g，当归10g，川芎10g，牡丹皮10g，丹参30g，酸枣仁30g，土鳖虫10g，珍珠粉6g。用此方略事加减，共治疗四月有余，诸症不明显。白天可独处，夜间但凡有亲属在家，则无明显症状。应病者要求，将上方改作丸剂，以巩固疗效。

"善恐"症亦有缓慢形成者，因当今社会及家庭因素复杂，若询其起因，多涉病者隐私，不便动问，故不明诱因。如陶某，女，51岁，多年恐惧感明显，例如，邻居有丧事，因恐惧而避于女儿家，盘桓一月方回，伴见情绪紧张，焦虑，睡眠不安，易惊惕，饮食尚可，二便正常，苔白薄，脉弦缓。病机、治法与前例略同。处方：柴胡10g，黄芩10g，法半夏10g，桂枝10g，白芍10g，煅龙骨15g，煅牡蛎15g，磁石10g，酸枣仁30g，柏子仁10g，当归10g，川芎10g，丹参30g，茯苓30g，琥珀末6g（冲服）。以此方略事加减，断续治疗约10个月，共服药56剂，恐惧感偶有轻微发生，经家人安慰后则消失。应该说明的是，以上两例，舌苔均为白薄，舌质正常，若舌苔白厚（腻），或黄厚（腻），舌质红或绛，则以柴胡温胆汤为宜。

五、和解枢机，化痰活血，祛风通络，以治颈椎病

颈椎病据其临床表现不同，可分属颈项强痛、肩颈痛、头痛、眩晕等证。其病机、治法较为复杂，今就本方所能治者，说明于下。此类病证，从部位和经脉循行来看：足少阳之脉"上抵头角，下耳后，循颈"。足太阳之脉"其直者，从巅入络脑，还出别下项，循肩髆内"。其病多有此二脉所过处之酸麻胀痛，或头痛，眩晕等。或问：本方所治之病，虽较复杂，但据《伤寒论》第107条原文所载，以及方药组成分析，当与太阳无关？此问诚然有理，然则前已说明，笔者用方之际，常加入白芍，意在调和营卫，以通血脉。此处更申言之，加入白芍后，其方暗含柴胡桂枝汤意，是药加一味，而兼治二经。又或问曰：足阳明之脉，亦循颈，何不加入治阳明之药？答曰：若上述症状确与阳明有关，则笔者一般不用本方，而另谋治法。再从病情来看，此类病症，多发于中老年患者，且与职业相关，如长期伏案工作，静多动少之人，常有经脉不利，气血失和，虚实夹杂等潜伏因素。又因少动，以致脾运失职，而生湿痰。或兼内风上扰，或兼外风侵袭。如此则本方颇为相宜。

肖某，女，63岁。退休前为行政干部，退休后除家务外，很少运动。来诊时头昏，体位改变时加重，头痛，颈项强痛，伴睡眠不安，心烦，易惊惕，脉弦缓，苔白略厚。颈椎核磁共振发现：颈椎第2~7椎间盘向后突出，颈椎第6~7椎管狭窄。以此病情对照上述说明，较为符合；对照《伤寒论》第107条之论述，则心烦，易惊惕之主症已经出现。又因体位改变时，头昏加重，故不仅活动时十分谨慎，即令卧位时，亦不敢随意转侧身体。此与第107条之一身尽重，不可转侧，其理相似。治宜和解枢机，化痰活血，祛风通络。

处方：柴胡 10g，黄芩 10g，法半夏 10g，桂枝 10g，白芍 10g，煅龙骨 15g，煅牡蛎 15g，磁石 10g，茯苓 30g，陈皮 10g，白芥子 10g，当归 10g，川芎 10g，土鳖虫 10g，红花 10g，全蝎 10g，蜈蚣 2 条，7 剂。二诊时诸症减轻，于上方加水蛭 6g，再服 14 剂，诸症不明显。

随物质文明程度提高，社会环境改变，此病有"年轻化"趋势。如杜某，男，25 岁，学生。因学习紧张，休息、锻炼均少，以致头昏，失眠，视力疲劳，不欲睁眼，手足麻木，乏力，情绪紧张，易激动，纳差。头颈部核磁共振发现左侧卵圆中心小软化灶，颈椎上段轻度反弓，颈椎第 5～6 椎间盘轻度变性。眼科检查：屈光不正。证属枢机不利，经脉失和，风痰上扰，治宜和解枢机，化痰活血，祛风通络，重镇安神。处方：柴胡 10g，黄芩 10g，法半夏 10g，桂枝 10g，白芍 10g，煅龙骨 15g，煅牡蛎 15g，磁石 10g，石菖蒲 10g，远志 10g，郁金 10g，当归 10g，川芎 10g，酸枣仁 30g，茯苓 50g，首乌藤 30g，合欢花 20g，共服 21 剂，诸症明显好转。

六、和解枢机，化痰活血，重镇安神，以治眩晕

《伤寒论》第 107 条虽未涉及眩晕一证，然则柴胡加龙牡汤证，并未脱离少阳病范畴，不过有所变化而已。既在少阳病范畴之中，则枢机不利，胆火内郁，仍是其病机之要素。据第 263 条"少阳之为病，口苦，咽干，目眩也"，可知眩晕仍是少阳主症之一。但凡主症、病机与此相合之眩晕，本方不失为首选方剂。有汪某，女，27 岁。因心情抑郁、头昏而就诊于西医，经多种检查，如核磁共振、脑血流图等，均未发现明显器质性病变。医院给予抗忧郁西药治疗，继而出现头晕目眩，甚则如坐舟中，伴恶心，干呕，纳呆，心悸，自汗，心情抑郁加重，梦多，易惊醒，因而自停西药。月经周期正常，伴腹痛、腰酸。苔白略厚，脉缓。血压：100/80mmHg。此案眩

晕为少阳主证之一,而心情抑郁,似为第96条"默默""心烦"之互词。恶心,干呕,纳呆与该条"喜呕""不欲饮食"之病机略同,乃木邪犯胃所致。心悸,在第96条为或然症,在第264条为少阳病误治之变证。其文曰:"少阳中风,两耳无所闻,目赤,胸中满而烦,不可吐下,吐下则悸而惊。"梦多,易惊醒与第264条之"惊"、第107条之"胸满烦惊"相似。观此,则其病机为枢机不利,胆火内郁,风痰上扰,心神不安,兼有瘀血。处方:柴胡10g,黄芩10g,法半夏10g,桂枝10g,煅龙骨15g,煅牡蛎15g,磁石10g,炒白术10g,天麻10g,钩藤30g,石菖蒲10g,郁金10g,陈皮10g,茯苓30g,竹茹10g,生姜10g,当归10g,川芎10g。若咽痛者,去生姜加射干;纳呆者,加鸡内金、神曲。共服药21剂,效果尚佳。

七、和解枢机,柔肝和血,重镇安神,以治冠心病

冠心病属中医胸痹、心痛范畴,其病因病机,诸家多从瘀血、痰浊(热)、寒凝血瘀、痰瘀互结,气阴两虚、肝肾阴虚、阳气不足等进行广泛探讨,而涉及少阳者较少。笔者以为,或因少阳枢机不利,水道失调,以致痰湿内生,久则血脉瘀损,即为胸痹、心痛之原因。反之,或痰浊瘀血潜伏在先,亦可影响气机畅达,以致枢机不利,故此病与少阳有关联。况且手少阳之脉"入缺盆,布膻中,散落心包",足少阳之脉"下颈,合缺盆,以下胸中,贯膈"(《灵枢·经脉》),"足少阳……别者,入季胁之间,循胸里,属胆,散之,上肝,贯心"(《灵枢·经别》),可见少阳经脉与心有密切联系。上述情形在胸痹、心痛中固然较少,然其理论,对拓展医者临证思辨能力,必有裨益。有汪某,女,61岁。因心悸,胸闷,胸痛而住院治疗,诊断为冠心病。胸骨中段后方阵发隐痛,伴胸闷,心悸,失眠(依赖安眠药入睡),便秘,偶尔左下腹隐痛,胸脘有热

感，易惊惕，脉缓，苔白薄。证属枢机不利，相火上扰，心神不安，兼有瘀血。处方：柴胡 10g，黄芩 10g，法半夏 10g，桂枝 10g，白芍 10g，煅龙骨 15g，煅牡蛎 15g，磁石 10g，酸枣仁 30g，柏子仁 10g，女贞子 10g，墨旱莲 30g，土鳖虫 10g，红花 10g，郁金 10g，7 剂，每日 1 剂。复诊：睡眠有所改善，胸痛减轻而偶发。心悸，胸闷消失。患者为服药方便，更为节约经费，要求改汤作丸，以巩固疗效。

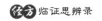

柴胡桂枝干姜汤

柴胡桂枝干姜汤，出自《伤寒论》第 147 条："伤寒五六日，已发汗而复下之，胸胁满微结，小便不利，渴而不呕，但头汗出，往来寒热，心烦者，此为未解也，柴胡桂枝干姜汤主之。"此论外感病，邪入少阳而兼水饮证。往来寒热，胸胁满，心烦，是表证已罢，而少阳证见。然其病应是胸胁满而不结，呕而不渴，小便自可。今胸胁满微结，小便不利，渴而不呕，乃兼水饮内停之象。少阳者，概言足少阳胆腑与经脉；手少阳三焦与经脉。足少阳枢机不利，可致手少阳三焦功能失常，而"三焦者，决渎之官，水道出焉"（《素问·灵兰秘典论》）。若其决渎失职，则有水饮内停之患，因而小便不利。胸胁满微结，是胆气不舒，与水饮合而为患。水停而气不化津则渴，非津伤之渴也。胃腑暂未受其影响，故不呕。阳郁而蒸腾水气于上，则头汗出。据万密斋《伤寒摘锦·六经传尽后论解》云："按经中所序六经之证，专主乎足，未及手之六经，遂使有伤寒传足不传手之说。殊不知手之三阳接足之三阳，足之三阴接手之三阴，上下周流，脉络通贯。风寒之中，未有不俱受病者。"此即伤寒有足经传手之例，其意可取。然而传经必有先后之分，而本条邪入少阳后，虽有手足少阳证候及病机联系，然无次第之别，似可称为"手足少阳同病"。笔者据此思路，结合临床实践，曾作《手足少阳同病刍议》一文，阐发足少阳枢机不利，兼手少阳三焦水湿（热）证候（另有专篇），乃从万氏之言化解而出。

柴胡桂枝干姜汤由柴胡半斤、桂枝三两、干姜二两、栝楼根四两、黄芩三两、煅牡蛎二两、炙甘草二两组成。其中小柴胡汤功效见《小柴胡汤》。方中桂枝、干姜，辛温宣散，温阳化饮；牡蛎、栝楼根，化饮散结；炙甘草调和诸药。

　　关于本方之具体运用，若必依第 147 条所述之证，固无不可，然则无论外感或杂病，其证如此典型者甚少，而不典型者居多，若必依原文，不加变化，则无异于置利剑于高阁。为拓展临床运用，笔者《拓展〈伤寒论〉方临床运用之途径》中提到"谨守病机，不拘证候"。据此而用本方，必有较大拓展空间。笔者以为，运用本方，必注意以下三点：第一，有足少阳见证，如口苦、咽干、目眩，或往来寒热等，不必悉具；或足少阳胆经脉所过之处有明显症状，如疼痛麻木之类。第二，有手少阳三焦之水饮证，如眩晕，小便不利之类；或其经脉所过之处有明显症状，如疼痛麻木等。第三，舌苔薄白或白厚，润泽或滑，必求舌质正常或偏淡。至于脉象，可弦、可缓、可沉、可滑、可濡等，未可一律也。兹将笔者之运用，概述于下。

一、和解枢机，温化水饮，以治头疾

（一）三叉神经痛

　　三叉神经，在西医解剖学属粗大的脑神经，为混合性神经，出颅后分为三支，第一支为眼神经，分布于泪腺、眼球、结膜、部分鼻腔黏膜及上睑、鼻背和额顶部皮肤。第二支为上颌神经，分布于眼睑裂与口裂之间的皮肤、上颌窦、鼻腔黏膜、上牙和牙龈。第三支为下颌神经，分支较多，主要分布于下颌牙齿、牙龈、颊和舌前三分之二的黏膜，以及耳颞部和口裂以下的面部皮肤。此病可发生于三支中的某一支，甚则二至三支，剧痛难忍，可因语言或刷牙等动作而触发，痛时逐渐延长，甚至强力镇痛剂难以控制。

　　中医学无三叉神经痛之名，据其临床表现不同，可见于头痛

（风）、偏头痛（风）、面痛、眉棱骨痛、颌痛等病证之中。王肯堂《证治准绳·杂病·诸痛门》云："医书多分头痛、头风为二门，然一病也。但有新久去留之分耳。浅而近者名头痛，其痛卒然而至，易于解散速安也。深而远者为头风，其痛作止不常，愈后遇触复发也。"据此，本病应为头风、偏头风。《素问·奇病论》云："帝曰：人有病头痛，以数岁不已，此安得之？名为何病？岐伯曰：当有所犯大寒，内至骨髓，髓者以脑为主，脑逆故令头痛，齿亦痛，病名曰厥逆（专指头痛，非《伤寒论》之厥逆，笔者注）。"《灵枢·厥病》曰："厥头痛，面若肿起而心烦……厥头痛，头脉痛，心悲善泣……厥头痛，贞贞（不移动，笔者注）头重而痛。"其中"面若肿起"，说明头痛涉及面部。"头脉痛"，似应指头部经脉，如手足三阳经、足厥阴经等（详后文）。以此两相对勘，可发现《厥病》之"厥头痛"与《素问·奇病论》之"厥逆"，有相似处。笔者因而设想"三叉神经痛"，应为"头风"之特殊类型，可否称为"厥头风"？必求正于同道。《素问·奇病论》之可贵者有二：一为大寒内伤且深，其病机似应较多。二为此类头痛，内联于脑，头痛齿亦痛等，似与"三叉神经痛"不谋而合，发人深省。然则《素问·奇病论》之"厥逆"，病因为寒邪，而从临床出发，不必拘于寒邪，总以观其脉证，知犯何逆，随证治之为妙。本文仅就柴胡桂枝干姜汤所能治之三叉神经痛而论。

徐某，男，38岁，农民。1993年9月8日初诊：因长期劳碌奔波，以致头痛约一年，尤其左侧头面部剧痛难忍，经某西医院确诊为三叉神经痛。初服"卡马西平"，可止痛数小时，其后止痛时间逐渐缩短，甚至不能止痛，有时一日之中持续疼痛约20小时，甚至牵引颈项肩背皆痛，心烦。来诊时患者双手护头，苦不堪言。视之面容憔悴，形体消瘦，左侧颞肌及面肌明显萎缩，饮食减少，恶寒，便溏，日行一次，脉弦，苔白薄润，舌质正常。病程一年，病重且深，与笔者假说之"厥头风"相似。考诸疼痛部位，主要涉及手足少阳经脉：手少阳三焦经脉"其支者，从耳后入耳中，出走耳前，过客主人前，交颊至目锐眦"。其病证有"目锐眦痛，颊痛，耳后肩臑（nào，音淖，指上臂）肘臂外皆痛"。足少阳之脉"起于目锐眦，上抵头角，下耳后""其支者，从耳后入耳中，出走耳前，至目锐眦后。其支者，别锐眦，下大迎，合手少阳，抵于顿（zhuō，音拙，指颧骨），下加颊车"。其病证有"头痛""颔痛""目锐眦痛"等（《灵枢·经脉》）。观此则本例疼痛部位，与手足少阳经脉在头面之循行部位相符。病机如何？答曰：据一侧头面剧痛，饮食减少，心烦，脉弦，显系足少阳枢机不利，胆郁气逆，冲击上部经脉之象。恶寒，便溏，舌苔白薄而润，舌质正常，应是三焦决渎失职，水饮内停之征。其属阴类，而随气机升降，无所不至，况胆郁气逆，促其上犯。是手足少阳同病，相互影响，其经脉皆失和畅，故有斯证。其治法应和解枢机，温化水饮。处方：柴胡10g，黄芩10g，法半夏10g，生晒参6g（另包），桂枝10g，白芍10g，葛根10g，鸡血藤10g，当归10g，川芎10g，羌活10g，细辛6g，干姜10g，玄参10g，生地黄10g，7剂，每日一剂。此方所需说明者于下：其一，柴胡桂枝干姜汤本无半夏、人参、白芍，本方用此三味，乃活法也。盖此例非外感而属内伤杂病，食少恶寒而便溏，是水饮明显，用半夏则化饮之力更强。病程一年，形容憔悴，食少而消瘦，焉得无虚，故用人参补虚。其二，手足少阳同病，火自火，水自水，各自为病，且"狼狈为奸"。方中桂、姜、辛、羌等味，不用则难以化饮疏风止痛，用之则虑其助长胆火，故加玄参、生地黄、白芍等以协和之，是于峻剂中，不失中庸之道也。

同年9月15日复诊：服上方2剂，则头不痛，7剂尽，仍头昏，左侧头面麻木，双肩酸痛，口渴喜饮，心悸，脉缓，舌苔白薄。是初见效果，然从口渴喜饮、心悸来看，知方中温燥药较多，虽预为设防，但已初见胆火偏亢之苗头，故于前方去羌活，将玄参加至15g，另加黄芪30g，以益气生阴，7剂。另用生附子研粉，温水调和如弹丸两枚，每夜敷于双足心，取引火归原之意。

同年9月24日三诊：一周来头面剧痛仅发生一次，自服复方乙酰水杨酸片较快缓解，一般为不痛或隐痛不适，部位仅在左太阳穴，右侧颈部酸痛，汗多，脉缓，苔白厚，知胆火不明显，水饮祛而未尽，乃于前方去生地黄、玄参、白芍，以免助饮，另加全蝎10g、蜈蚣2条，增强搜风通络之效，7剂。

从1993年10月至2003年9月，断续治疗，病情大减，精神饮食好转，体力逐渐恢复，左颞及面肌无明显萎缩，能从事正常劳作。其间1~2年，若头面略有不适，或微痛时，随即来诊，基本方如下：柴胡10g，黄芩10g，法半夏10g，生晒参6g（另包），桂枝10g，干姜10g，白芍10g，细辛6g，全蝎10g，蜈蚣2条，土鳖虫10g，红花10g，延胡索15~20g，白芷10g。用药1~2周，症状消失则止。2003年9月至2017年10月（此时已年逾花甲），不仅能轻度劳作，还能照料90余岁老父之生活起居。仍隔数年，当头面不适时，来诊1~2次，病情大体同上。所不同者舌苔多为白厚，舌质偏红，是枢机尚未痊复，水湿残存，而寒象不明显。因之改投柴胡温胆汤，其基本方如下：柴胡10g，黄芩10g，法半夏10g，陈皮10g，茯苓30g，枳实20g，白芥子10g，当归10g，川芎10g，土鳖虫10g，红花10g，细辛6g，延胡索15g，片姜黄10g，全蝎10g，蜈蚣2条。用药1~2周，舒适则止。

（二）头痛

头痛证所涉经脉较前者更广，除手足三阳经、足厥阴经外，尚有任督等脉。足之太阴、少阴二脉，手之三阴经脉，虽不上头，但若有阴寒气逆，或火邪上冲，或水饮上泛，或因气血盈亏等，仍可引起头痛。关于病因病机，如前所述，六淫外感、七情内伤、脏腑功能失调，均可导致。《灵枢·厥病》有："真头痛，头痛甚，脑尽痛，手足寒至节，死不治。"愚意揣度，此病约与颅内某重要部位大出血等有关，不属本文范畴。

石某，女，22岁。2011年3月18日初诊：左侧头及颈项痛三年，有轻缓之际，难有不痛之时。月经周期正常，经期头痛必然加重，伴腰腹痛，乳房胀痛，失眠，恶寒，腹泻，无恶心呕吐，脉沉弦，舌苔白厚，质淡。此例头痛，经期加重，伴乳房胀痛等，其病机已涉及手足少阳经脉，且枢机不利。恶寒，腹泻，结合舌脉分析，当属水饮。法宜和解温化，处方：柴胡10g，黄芩10g，法半夏10g，桂枝10g，干姜10g，煅牡蛎10g，泽泻10g，延胡索15g，郁金10g，炒川楝子10g，片姜黄10g，吴茱萸10g，蔓荆子10g，陈皮10g，茯苓30g。头痛重时加全蝎、蜈蚣。共服药28剂，诸症消失，改用柴胡温胆汤善后调理而愈。

（三）眩晕

眩晕之病因病机，有三大要点，其一，《素问·至真要大论》曰："诸风掉眩，皆属于肝。"此即无风不作眩说。其二，《灵枢·海论》曰："髓海有余，则轻劲多力，自过其度；髓海不足，则脑转耳鸣，胫酸眩冒。"此即无虚不作眩说。其三，《丹溪心法·卷二·痰》云："痰之为物，随气升降，无处不到。"该书《卷四·头眩》云："头眩……无痰则不作眩，痰因火动。又有湿痰者，有火痰者。"亦为著名论断。其实眩晕之病因病机甚多，此处略而不论。拙文之眩晕，与丹溪先生湿痰说略似。

蔡某，女，38岁。1997年4月9日初诊：诉眩晕或轻或重一年，伴两太阳穴痛，不欲饮食，胃脘嘈杂，心烦，喜叹息，月经正常，脉弦细，舌苔白薄，质淡。此例枢机不利，不解自明。初因忽略其舌苔白薄，质淡，为水饮之苗窍，而投小柴胡汤加味：柴胡10g，黄芩10g，法半夏10g，生晒参6g（另包），当归10g，川芎10g，郁金10g，制香附10g，合欢花10g，细辛5g，全蝎10g，蜈蚣2条。眩晕重时，加天麻、钩藤。胃脘嘈杂，则加黄连、吴茱萸，共服药28剂，虽属有效，而病情反复。同年11月26日第五诊：眩晕复发，头痛减轻，纳差，恶寒明显，脉沉缓，苔薄白润，舌质淡。此属少阳证状仍在，而水饮上逆明显，改投柴胡桂枝干姜汤：柴胡10g，黄芩10g，生晒参6g（另包），桂枝10g，干姜10g，制川乌、制草乌各8g，延胡索15g，土鳖虫10g，当归10g，川芎10g，钩藤30g，天麻10g，全蝎10g，蜈蚣2条。连续服药35剂，症状消失，并以上方20倍剂量改作丸剂，以巩固疗效。

二、和解枢机，温化水湿，以治头昏颈项强痛

《伤寒论》所载头项强痛，属风寒外感，太阳经输不利，予桂枝加葛根汤，或葛根汤。亦有颈项强者，属二阳并病，主用刺法。《金匮要略·痉湿暍病脉证治》有刚痉、柔痉，多与风寒外感有关。该篇第7条又曰："病者身热足寒，颈项强急，恶寒，时头热，面赤，目赤，独头动摇，卒口噤，背反张，痉病也。若发其汗，寒湿相得。"说明在某种条件下，颈项强可因寒湿而成。《伤寒论》第147条柴胡桂枝干姜汤证，原文虽无颈项强痛，但此方可治疗少阳兼水饮（包括寒湿）之颈项强痛。考手少阳之脉，"其支者，从膻中上出缺盆，上项"。足少阳之脉"循颈"（《灵枢·经脉》）。据此推测，则少阳枢机不利，兼寒湿上犯，可引起头昏，颈项强痛等病。

刘某，女，39 岁。2008 年 10 月 31 日初诊：此前患痛经，胃痛，用温经汤加减治疗而愈。此次来诊，诉头昏，颈项强痛，肩痛，恶寒，耳鸣，舌尖冷感，胸闷，心悸，鼻咽部白色黏液分泌较多，脉缓，苔薄白，舌质正常。此例有胸闷耳鸣等，乃少阳征象。恶寒，舌尖冷感，鼻咽黏液较多，头昏，心悸，脉缓，苔薄白，舌质正常，显然寒湿所致。处方：柴胡 10g，黄芩 10g，法半夏 10g，桂枝 10g，干姜 10g，泽泻 10g，煅牡蛎 10g，当归 10g，川芎 10g，刘寄奴 25g，徐长卿 25g，茯苓 30g，炙甘草 6g，老鹳草 15g。连续三诊，共服药 21 剂，诸症明显好转，第四诊予上方 20 倍剂量熬膏，以善其后。

朱某，女，61 岁。2008 年 4 月 9 日初诊：左侧头部冷痛、颈项强痛，背恶寒，腰膝酸软，胃脘痞塞，睡眠不安，手麻，夜尿 3 ~ 4 次，脉缓，苔白厚，舌质正常。证属少阳枢机不利，兼寒湿阻滞。处方：柴胡 10g，黄芩 10g，法半夏 10g，桂枝 10g，干姜 10g，煅牡蛎 10g，天花粉 10g，白芥子 10g，鹿角霜 10g，老鹳草 15g，当归 10g，川芎 10g，土鳖虫 10g，红花 10g，7 剂后诸症减轻。其后若尿频而有灼热感，则加土茯苓 60g。腰膝酸软严重时，加鸡血藤、全蝎。内痔复发时，加地榆、槐花。至同年 6 月初，共服药 56 剂，诸症不明显。

三、和解枢机，温化寒痰，益气解毒，以治乳痈

乳痈多发于产后，因妇女之气血运行，有赖脏腑功能正常，更赖肾气及冲任二脉之协调。未孕之时，气血以时而下，是为月经。受孕之后，气血下行，以养胎元；哺乳时，则气血上行，以化生乳汁，故月经暂停。而乳汁最宜通畅，一旦不通，便是聚而生热化脓之根由。或因外伤，或外受热毒，或素有积热等，均可发生。既然如此，何言和解枢机，温化寒痰？答曰：有初发时，清热解毒（或

抗生素）过度，又失疏散通络之法，以致硬结不消，久延不愈，正气日耗，则变生为阳中有阴，在素体虚弱者，甚致寒痰凝结难消。关于病机牵连，《丹溪心法·卷五》在乳痈条下云："乳房阳明所经，乳头厥阴所属。"其病既与阳明有关，则阳明余热未尽，而太阴寒痰凝聚；既与厥阴相关，而厥阴少阳俱属风木，郁则俱郁。郁结之中，难免生热，故纯属阴寒者较少，而寒热互见者较多。

　　王某，女，29岁，农民。2001年2月23日初诊：产后右乳红肿热痛，西医诊断为急性化脓性乳腺炎，曾"切排"三次，并用大量抗生素，历时半年未愈，改投中医。诊知右乳创口未愈，仍有少量脓液，其周围硬结而红，轻度压痛，形体消瘦，面色萎黄，纳少，四肢不温，脉缓，舌苔薄白，质淡。其病机与前述寒热互见者相似，治宜和解少阳，温化寒痰，清热解毒，兼以益气养血。处方：柴胡10g，黄芩10g，法半夏10g，桂枝10g，干姜10g，黄芪30g，生晒参10g（另包），炒白术10g，败酱草20g，薏苡仁30g，白英20g，半枝莲30g，白芥子10g，当归10g，14剂。同年11月1日复诊，称服药14剂后，创口无脓并愈合，精神饮食正常，体力有所恢复，惟右乳有小硬结未消，不痛，自以为治愈而停药。岂料8月底因劳累，右乳小硬结增大，且痛而化脓，因而做第四次"切排"，并用抗生素治疗。目前疮口虽小而愈合困难，疼痛，纳差，易疲劳，盗汗，脉结代，舌苔白厚而干，质淡。其证候当以气阴两虚为主，而余毒未尽。《伤寒论》第177条"伤寒，脉结代，心动悸，炙甘草汤主之"。叶天士《外感温热篇》云："舌淡红无色者，或干而色不荣者，当是胃津伤而气无化液也，当用炙甘草汤，不可用寒凉药。"处方于下：炙甘草10g，生晒参6g（另包），桂枝10g，麦冬10g，生地黄10g，火麻仁10g，阿胶10g（烊化），黄芪30g，忍冬藤30g，金刚藤30g，白蚤休10g，茯苓30g，7剂。同年11月9日三诊：右乳偶有胀痛，其余症状明显好转，脉数，苔白略厚而润泽。是气阴已复，而见少阳枢机不利，兼余毒未尽，而改投柴胡温胆汤加减：柴胡10g，黄芩10g，法半夏10g，陈皮10g，茯苓30g，枳实20g，当归10g，川芎10g，白蔹休10g，金刚藤30g，土贝母10g，土牛膝10g，土大黄20g，鹿角霜10g，忍冬藤30g，7剂。四诊：伤口愈合较好，局部偶有胀痛，脉缓，苔白略厚，以六君子汤加益气和血，解毒散结之品7剂，以善后调理，其后未发。

四、和解枢机，温化水饮，升清降浊，以治乳糜胸

"乳糜胸"，西医学认为是胸膜腔淋巴液回流障碍所致，原因甚多（从略）。中医学无此称谓，据乳糜液积于胸膜腔推论，当与痰饮相关。考《黄帝内经》有饮无痰，如《素问·六元正纪大论》曰："太阴所至，为积饮否（pǐ，音痞，意为不顺，不通）隔。"刘完素《素问玄机原病式》释："积饮，留饮积而不散也。"张仲景《金匮要略·痰饮咳嗽病脉证并治》第1条有痰饮之名，并有痰饮、悬饮、溢饮、支饮之别。其中与乳糜胸相似者，如该篇第2条"咳逆倚息，短气不得卧，其形如肿，谓之支饮"、第14条"支饮亦喘而不能卧，加短气，其脉平也"。本病从临床表现看，颇似支饮。何以与悬饮反不相似？答曰：《伤寒论》第152条所论之悬饮，有"心下痞硬满，引胁下痛，干呕短气，汗出不恶寒者，此表解里未和也，十枣汤主之"。《金匮要略·痰饮咳嗽病脉证并治》第21条："脉沉而弦者，悬饮内痛。"可见悬饮强调心下痞硬满，引胁下痛，或悬饮内痛。其表未解者，还当有发热恶寒等。支饮强调咳逆倚息不得卧，短气，并未强调胸胁疼痛等，是本病与悬饮不相似之理由。胸膜腔所积之乳糜液，按中医理论分析，应是人体精微物质停聚所致。盖精微物质，必流动不息，保持动态平衡，方能长养机体，化生气血津液

等。若因某种病态，使之停聚，则变为浊液，乃病态产物。揣度其治法，因病在胸膈，故宜和解枢机，以利三焦而通行水道；既是浊液停聚，其类属阴，故需温化水饮，升清降浊，以散其结聚。

何某，女，57岁，农民。2014年4月23日初诊：患者称因胸闷短气较重而于同年2月底至3月初住院治疗，彩超发现双则胸膜腔大量积液，经抽液化验，确诊为乳糜胸（始发原因未详）。出院后仍定期复查、胸膜腔穿刺抽液，至4月3日复查，双侧胸腔积液8.8cm。4月23日来诊时诉胸闷，短气，高枕平卧，咳嗽尚轻，无痰，偶尔胸部微痛，精神不振，饮食尚可，嗳气，二便正常，脉缓，舌苔中根部白而略厚，舌质正常。有糖尿病病史，去年曾做子宫切除术（病名不详）。其病因病机、治法，与前述大致相同。处方：柴胡10g，黄芩10g，法半夏10g，桂枝10g，干姜6g，天花粉10g，泽泻10g，煅牡蛎20g，蚕沙10g，生蒲黄10g，五灵脂10g，金钱草30g，海金沙10g，僵蚕10g，蝉衣10g，片姜黄10g。此方看似复杂，然则有理可循，方中显然有柴胡桂枝干姜汤，略而不论。煅牡蛎配泽泻，见于牡蛎泽泻散，意在化饮散结。又柴胡桂枝干姜汤，有牡蛎配天花粉，与前者功效略同。今将此三味合用，则化饮散结，而防伤阴。僵蚕、蝉衣、姜黄，为《寒温条辨》升降散之主要组成，以辟邪而升清降浊为务。生蒲黄、五灵脂（失笑散），不惟活血通络，犹可增强升清降浊之功。金钱草、海金沙利水作用甚佳。服药过程中有所加减，如欲增强活血利水功效，则加益母草30g。欲增强活血通络功效，则加当归、川芎、全蝎。胃脘不适时加黄连、吴茱萸，共服药77剂。于同年7月16日第七诊：称两天前彩超复查，提示左胸腔积液（中量），右侧肺门增大，未见积液。今日左胸腔穿刺，抽出乳糜液1200mL。自出院以来，每半月胸膜腔穿刺抽液一次，每次抽液1300~1500mL。近2个月来，改为一月胸膜腔穿刺一次，每次抽液 1200mL。气喘、胸闷、胸痛不明显，精神饮食好转，可以平卧，阵发干咳或呛咳，脉弦数，舌苔中根部白而略厚，质鲜红。病情虽有明显好转，但考虑罹患将近五个月，反复抽液，更见干咳呛咳，脉弦数，舌质鲜红，是饮邪化热之苗头，因而改投柴胡陷胸汤：柴胡 10g，黄芩 10g，法半夏 10g，全瓜蒌 10g，黄连 10g，枳实 20g，浙贝母 10g，桔梗 10g，百部 10g，前胡 10g，紫菀 10g，款冬花 10g，当归 10g，川芎 10g，蚕沙 10g，生蒲黄 10g，五灵脂 10g，金钱草 30g，海金沙 15g，全蝎 10g，红景天 20g。共服药 28 剂，其后未来门诊，不知其详。

五、和解枢机，温化水饮，以治饮水后腹痛

腹痛常见，而饮水后腹痛者，甚为罕见。《伤寒论》第 75 条："发汗后，饮水多必喘，以水灌之亦喘。"此"喘"属水饮犯肺。第 156 条："本以下之，故心下痞，与泻心汤，痞不解，其人渴而口燥，烦，小便不利者，五苓散主之。"《金匮要略·痰饮咳嗽病脉证并治》第 30 条："卒呕吐，心下痞，膈间有水，眩悸者，小半夏加茯苓汤主之。"以上"心下痞"属水饮犯胃；"眩悸"，乃水饮上犯所致。由是言之，饮水后，若不能游溢精气，反聚于中焦者，未尝不可腹痛。

冯某，女，35 岁。2004 年 9 月 24 日初诊：饮水后腹痛，或重或轻十年，西医诊断未明。经常发热恶寒（体温 38～39℃，自服西药可退，药名未详）。来诊时诉饮水后腹痛较重，胸闷气短，低热（37.5～38℃），全身酸痛，多汗，肛门疼痛，脉缓，苔薄白，舌质正常。有外痔、子宫肌瘤病史。分析其饮水后腹痛十年，绝非患者臆想，而是水饮内停，阻滞中阳，不通则痛。此次适逢发热恶寒，若单看发热恶寒，多汗，全身酸痛等，则酷似太阳中风证，然则斯

证并不如此频发。在杂病中见此现象，可视为往来寒热。若与饮水后腹痛联系来看，可断为少阳兼水饮证，因阳郁而蒸腾水气于外，则多汗而身体酸痛。处方：柴胡 10g，黄芩 10g，法半夏 10g，桂枝 10g，干姜 10g，茯苓 30g，炒白术 10g，炙甘草 6g，细辛 5g，五味子 10g，延胡索 15g，郁金 10g，片姜黄 10g。此方除有柴胡桂枝干姜汤外，还包含苓桂术甘汤、苓甘五味加姜辛半夏杏仁汤，温化水饮之力较强。服 7 剂尽而复诊：饮水后腹痛缓解，体温正常，不恶寒，身体酸痛消失，汗出不明显，便秘，脉弦缓，舌苔薄白，质正常。上方加当归、川芎、虎杖。再服 7 剂尽而三诊：体温仍正常，饮水后无腹痛、眩晕，微觉胸闷，大便日行一次，干结，脉弦缓，舌苔薄白，质正常。此时主证应以眩晕为主，是水饮之宿根未除，与《金匮要略·痰饮咳嗽病脉证并治》第 31 条"假令瘦人，脐下有悸，吐涎沫而癫眩，此水也，五苓散主之"同理。处方：桂枝 10g，猪苓 10g，茯苓 30g，泽泻 10g，炒白术 10g，钩藤 30g，天麻 10g，法半夏 10g，当归 10g，川芎 10g，7 剂而愈。

六、和解枢机，温化水饮，以治胆区痛

　　本节讨论之胆区痛，为慢性胆囊炎、胆囊结石，二者可单独存在，亦可相兼为病，属热实者居多，不在本文之列，故略而不论。胆为清净之腑，内藏精汁，因肝胆之疏泄，则盈虚有度，不积不泛，动态平衡，犹源头活水，而为人体造化功能之一。若因胆气郁结，枢机不利，疏泄反常，则胆腑何以清净？于是清净之腑，反成瘀滞之乡，因而胀痛，自在不言之中。况且甲木之火，郁而未发，则三焦相火因之不足，水火气机运行难畅，故多水饮内停之患，以致浊物沉淀凝结，以成沙石，非必煎炼，方有结石。又有初为热实之证，或延误失治，或寒凉太过等，久而不愈，逐渐转化为上述病情者。

江某，女，36 岁。2013 年 5 月 29 日初诊：胆区胀痛，恶心，呕吐，恶寒，四肢冷，厌油，饮食尚可，神疲，便秘，大便 3~5 日一行，经水愆期，伴腰腹痛，乳房胀痛，脉沉弱，苔白略厚，舌质正常。有慢性胆囊炎，胆囊结石病史多年。据胆区胀痛，以及痛经等分析，则木郁不达，枢机不利，显而易见。时值初夏，犹且恶寒肢冷，脉沉弱等，则兼水饮无疑。或问曰：何以便秘？答曰：胆火郁而未发，气机不畅，则大便难通。处方：柴胡 10g，黄芩 10g，法半夏 10g，桂枝 10g，干姜 10g，陈皮 10g，茯苓 30g，竹茹 10g，枳实 25g，金钱草 30g，海金沙 15g，鸡内金 10g，延胡索 15g，郁金 10g，炒川楝子 10g，片姜黄 10g，忍冬藤 30g，金刚藤 30g，虎杖 25g，7 剂。6 月 19 日复诊：胆区胀痛等明显减轻，精神好转，大便 2~3 日一行，溏便。可见方已对证，而便溏 2~3 日一行，仍是枢机不利，水饮残存之象。于前方加广木香、砂仁等，14 剂。

七、和解枢机，温化水饮，以治痛经

痛经之由，若论气机不利，则以肝郁气滞为首，而少阳枢机不利以致痛经何解？答曰：足少阳之脉"其支者……循胁里，出气街，绕毛际，入髀厌中"（《灵枢·经脉》），又"足少阳之正，绕髀，入毛际，合于厥阴"（《灵枢·经别》），足少阳之筋"其支者，结于尻"（《灵枢·经筋》）。尻，有谓脊骨末端者，有谓臀部者，此处近腰。由此可见肝胆同气，经脉互联，彼此影响，有时病则俱病。若少阳枢机不利，经脉失和，更兼水饮为患，以致小腹及腰骶痛者，自在情理之中。

黄某，女，37 岁。2004 年 12 月 17 日初诊：月经周期正常，经期小腹疼痛较重多年，伴腰痛，乳房胀痛，恶寒，纳少，尿频，无尿急尿痛，外阴瘙痒一年，带下正常，脉缓，舌苔薄白，质正常。

从经期腰痛，乳胀痛等，不难看出少阳枢机不利，因而肝气失和。恶寒纳少，苔薄白等，乃水饮所致。或问本案尿频，而《伤寒论》第 147 条明言"小便不利"何解？《难经·六十六难》曰："三焦者，原气之别使也，主通行三气。"其水饮内停者，固多小便不利，是三焦不畅也；而尿频无胀痛者，乃三焦驭摄失职也。《金匮要略·水气病脉证并治》第 4 条在讨论风水、皮水、黄汗、肺胀诸证及其治法后指出："然诸病此者，渴而下利，小便数者，皆不可发汗。"该篇第 14 条："肝水者……时时津液微生，小便续通。"说明水饮证，有时亦可出现尿频，仍当温化。外阴瘙痒而带下正常，乃外阴湿疹，可与前证分别治之。①内服方：柴胡 10g，黄芩 10g，法半夏 10g，桂枝 10g，干姜 10g，煅牡蛎 15g，泽泻 10g，当归 10g，川芎 10g，王不留行 20g，橘核 10g，浙贝母 15g，蛇床子 20g。共计三诊，服药 21 剂。②外用坐浴方：白头翁 30g，黄柏 15g，秦皮 15g，生大黄 30g，苦参 30g，蛇床子 30g，明矾 15g，14 剂。每日 1 剂，每剂分 2 次煎汤各半盆，每次坐浴 30 分钟，以治外阴湿疹。诸症消失，乳腺增生减轻。

柴胡温胆汤

柴胡温胆汤由小柴胡汤合温胆汤而成。其中"温胆汤"之名，首见于北周姚僧垣《集验方》，该书已佚。《外台秘要·卷第十七》病后不得眠证下，录有《集验》温胆汤，其方与今所常用之温胆汤，有一定差异，故略而不论。今临床常用者，多据宋代陈言《三因极一病证方论》卷九、卷十之温胆汤：由半夏（汤洗七次）、竹茹、枳实（麸炒、去瓤）各二两，陈皮三两，甘草（炙）一两，茯苓一两半。上为锉散，每服四大钱，水一盏半，加生姜五片、大枣一枚，煎服。此方基本为煮散法，而今主要作为汤剂使用。据卷十载本方"治心胆虚怯，触事易惊，或梦寐不祥，或异象惑，遂致心惊胆慑，气郁生涎，涎与气搏，变生诸症，或短气悸乏，或复自汗，四肢浮肿，饮食无味，心虚烦闷，坐卧不安"。

依上述方剂组成和主治诸症，结合笔者临床体会，而分析其病因病机，提出以下看法，谨供参考。①情志忧郁，烦劳太过，或因惊恐，郁久而虚，聚湿生痰，横逆胆腑，上扰心神，以致心胆虚怯。②养尊处优，喜静少动，饮食甘美，始初得意，久必痰湿内生，则困顿脾胃、侵犯肝胆、甚则上扰下犯，变证丛生。③病后正气未复，调护失当，或过早劳作，或滋补有误，以致痰湿内生。④湿热外感，其性缠绵，即令邪祛十分之八九，而根蒂尚在，若有不慎，则淹淹久羁，生湿化痰，久成内伤。以上均属杂病范畴。⑤在温病范畴中，有湿热之邪留连三焦气分，其轻者宜本方，重者宜蒿芩清胆汤。叶天士《外感温热篇》云："再论气病有不传血分，而邪留三焦，亦如《伤寒》中少阳病也。彼则和解表里之半，此则分消上下之势，随证变法，如近时杏朴苓等类，或如温胆汤之走泄。因其仍在气分，犹可望其战汗之门户，转疟之机括。"以上仅就湿热之邪留连三焦而论，若三焦湿热，而兼少阳枢机不利，或胆火郁发，并有发热者，则以柴胡蒿芩汤为佳，详见后文。

总上言之，本方所主证候，不论其来路如何，而其病机属湿（痰）热内阻，或影响胆胃，或上扰心窍、清阳，或使三焦不利。若属外感湿热，多呈湿热阻遏三焦之象，病在半表半里之间。

柴胡温胆汤，是小柴胡汤和温胆汤合并加减而成，故其功效，不仅是二者之叠加，而且使用更为灵活，适应证更广。笔者所用本方之基本组成为柴胡、黄芩、法半夏、陈皮、茯苓、竹茹、枳实。若呕恶者加生姜。因其少阳枢机不利，胆火内郁，更兼湿热阻滞，故去人参、甘草、大枣。兹将其具体使用分述于下。

一、枢机不利，痰热上扰清窍

手足少阳经脉皆上头，皆与耳目等清窍相关，若枢机不利，胆火上炎，或湿热熏蒸于上，则头、目、耳等清虚之地，无从清虚，故生诸疾。况且手少阳三焦，为水火气机游行出入之所，故少阳火郁，必致三焦水火运行失常，或三焦为湿热所阻，则胆火郁极而发，或二者相互为病，以致湿为热蒸，热为湿阻，即此类病证之所由生。有鄢某，男，57岁。暴聋，耳鸣40天，经西医五官科检查，诊断为右耳感音神经性耳聋，左耳听力下降。头部CT提示：右侧基底节区腔隙性脑梗死（7年前曾发生过1次）。右侧肢体活动较差，口黏而苦，舌质红，苔薄白滑腻，脉弦。一般暴聋多实证，此例起病突然，CT扫描结果可视为望诊之延伸，说明基底结区有瘀血，是实在其中；脉弦、舌苔薄白滑腻、质红乃少阳风火夹痰热上扰之象，亦为邪实之佐证。其病何以突发？考7年前曾患脑梗死一次，虽已临床治愈，但未引起重视，仍继续工作，是病后失调。且年近花甲，则少阳相火易动，三焦不和，痰湿内生，以致风火兼痰热上逆，血络受损，清窍壅滞，故为暴聋，而右侧肢体活动较差。考《灵枢·经脉》云："胆足少阳之脉……其支者，从耳后，入耳中，出走耳前。""三焦手少阳之脉……其支者，从耳后入耳中，出走耳前……是动则病，耳聋浑浑焞焞。"《素问·六元正纪大论》云："少阳所至，为喉痹，耳鸣呕涌。"以上均可说明手足少阳与耳既有生理联系，而病证之中，均有耳聋之论述。笔者综合其病机曰：枢机不利，三焦失和，胆火夹痰热上犯清空，血络瘀滞。治宜和解枢机，清热化痰，和血通络。处方：柴胡 10g，黄芩 10g，法半夏 10g，陈皮 10g，茯苓 30g，炙甘草 6g，胆南星 10g，石菖蒲 10g，远志 10g，郁金 10g，磁石 10g，全蝎 10g，蜈蚣 2 条，土鳖虫 10g。若脘腹胀满，加枳实、厚朴，共服药三周，除右耳偶然轻度耳鸣外，听力恢复，余症消失。

王某，女，66 岁。眩晕一月，行走时肢体震颤，耳有闭塞感，听力下降，眼睑困顿，饮食一般，二便尚可，苔白略厚，脉弦缓。关于眩晕一证，《黄帝内经》多从虚论，如《灵枢·海论》云："髓海有余，则轻劲多力，自过其度，髓海不足，则脑转耳鸣，胫酸眩冒，目无所见，懈怠安卧。"故后世医家多从虚证立论，此即无虚不作眩说。《黄帝内经》亦有从风论者，如《素问·至真要大论》云："诸风掉眩，皆属于肝。"刘河间大力提倡此说，认为眩晕因于风火上炎，此即无风不作眩说。朱丹溪以痰（热）上扰清窍立论，被称为无痰不作眩说。张景岳对后两种学说，颇多微词（见《景岳全书·眩运》）。笔者不欲评其是非，而意在申明以上三说，可并存不悖，则更加符合临床所需。由此可见，此例眩晕、耳鸣、当属少阳枢机不利，三焦失和，风痰上扰，兼瘀血阻滞。一人之病机，尚且涉及多方面，故学术思想不必相互抵触。处方于下：柴胡 10g，黄芩

10g，法半夏 10g，陈皮 10g，茯苓 30g，竹茹 10g，枳实 15g，僵蚕 10g，蝉蜕 10g，胆南星 10g，莱菔子 10g，钩藤 30g，全蝎 10g，金刚藤 30g，7 剂。服上方 3 剂，眩晕好转，耳鸣反复。卧定或起身活动之后，无明显眩晕。刚卧刚起时有一阵明显眩晕，继服第四剂，病情尚属稳定。因刚卧刚起时眩晕，类似"起则头眩"（《伤寒论》第 67 条），故改用小柴胡汤合苓桂术甘汤：柴胡 10g，黄芩 10g，法半夏 10g，太子参 10g，茯苓 30g，桂枝 10g，炒白术 10g，炙甘草 6g，全蝎 10g，蜈蚣 2 条，莱菔子 10g，钩藤 30g，土鳖虫 10g，收效尚佳。

二、枢机不利，痰热上犯心窍

《灵枢·经脉》曰："三焦手少阳之脉……入缺盆布膻中，散络心包。"又曰："心主手厥阴心包络之脉……下膈，历络三焦。"《灵枢·经别》曰："足少阳……别者入季胁之间，循胸里，属胆，散之，上肝贯心以上夹咽。"可见手足少阳之脉，与心包或心，有密切联系，若当少阳枢机不利，或三焦湿（痰）热上犯，扰乱心窍，而有心神不安等，当可言之成理。如张某，女，22 岁。患者精神失常五年，久治不愈，以致形体高度肥胖。目前精神沉寂，或少言寡语，或独坐而呓语呢喃，或哭笑无常，妄言、妄听、妄想。饮食倍增，若有所动，则行为怪异。有时语言清楚，有时语言错乱，词不达意。脉沉缓，舌苔白薄。一直服用精神科所开西药，而病情始终如故。上述病情显见风木疏泄失常，胆气不主决断；病久而形体肥胖，多食少动，则痰热内生，夹木火之气，上犯心窍，扰乱心神。治宜和解枢机，化痰降浊，兼以活血。处方：柴胡 10g，黄芩 10g，法半夏 10g，太子参 10g，煅龙骨 15g，煅牡蛎 15g，胆南星 10g，白芥子 10g，莱菔子 10g，生大黄 8～15g，郁金 10g，土鳖虫 10g，茯苓 30g，陈皮 10g。若痰多苔厚，加竹茹、枳实。若大便通调，去生大黄加桃仁。胃痛，加延胡索、炒川楝子等。断续治疗，历时三月余，共服药 64 剂，病情逐步好转，思维清晰，幻觉等症消失，语言表达恰当，能与母亲交流感受，并能短时看书，做少量家务。表情仍较沉静，偶有心烦。后以柴胡加龙牡汤加减，又断续治疗三月余，病情尚属稳定。治疗期间，虽仍服西药，但加用中药后，疗效明显。

　　李某，女，13 岁。心情抑郁、性格内向，失眠约半年。月经延期而至，半年共行经四次，每逢经期则上述病情必发或加重，有时彻夜不眠。双眼瞤跳，记忆力下降，注意力难以集中，纳差，脉缓，舌苔白厚腻。患者自月经初潮后，心情抑郁，性格内向，每逢经期发病或加重，显系肝胆气郁，枢机不利。失眠，记忆力减退，注意力不集中，舌苔白厚腻，纳差等，当属痰热内聚，上蒙心窍，扰乱心神。故拟和解枢机、清热化痰为法：柴胡 10g，黄芩 10g，法半夏 10g，陈皮 10g，茯苓 30g，竹茹 10g，枳实 15g，胆南星 10g，莱菔子 10g，天竺黄 10g，黄连 6g，泽泻 10g，煅牡蛎 15g，神曲 10g。服药 2 剂，适逢经水来潮，仍继续服药，共服一周，睡眠安好，学习注意力集中，神情自若，饮食尚佳。经期之后，加当归、川芎，兼活其血，以利枢机运转。共服药五周，症状不明显，偶尔睡眠及记忆力较差。仿柴胡四物汤意，随证加减，以善其后。

三、枢机不利，湿热下注

　　凡肝胆气郁，均可导致枢机不利，而枢机不利之临床表现，纷繁复杂，如妇科疾患多有此现象，则与内科病证同中有异。湿（痰）热之邪，有弥漫三焦者，有侧重某焦者，此言湿热下注，当是以下焦湿热为主，故须侧重化解下焦湿热。如徐某，女，44 岁。经期咽痛半年。近来经期小便灼热，妇科检查：外阴红肿破溃，阴道感染。

尿频尿急，腰胀，乳房胀痛，经后头昏。胃痛反酸，欲呕，脉弦缓，舌淡黄略厚，综观此证，肝胆气郁，枢机不利，显而易见。湿热之邪虽涉及中下二焦，但以下焦为主。咽为少阳之使，故咽痛不必另作他论。以柴胡温胆汤合平胃散，随证加减治之：柴胡10g，黄芩10g，法半夏10g，苍术10g，厚朴15g，陈皮10g，茯苓30g，炙甘草6g，射干10g，夏枯草30g，黄连10g，凤尾草30g，萆薢30g，砂仁10g，海螵蛸15g。7剂之后，外阴红肿减轻，破溃已愈，无尿频尿急，但小便仍有灼热感，胃痛反酸，脉弦缓，舌苔淡黄略厚。原方加吴茱萸、广木香。再服7剂。并用坐浴方：白头翁30g，黄柏15g，秦皮15g，生大黄30g，苦参30g，蛇床子30g，明矾15g，7剂。煎汤坐浴，每日2次，每次半小时。三诊时有关妇科及泌尿系统症状均已消失，惟存胃痛反酸，以小陷胸汤合左金丸、金铃子散，随证化裁，以善其后。

四、枢机不利，湿热阻滞胆腑

笔者曾在《论少阳腑证》中指出，大柴胡汤证即少阳腑证。该文是依《伤寒论》的具体内容，结合对三阳证中经证、腑证进行系统阐述而得出的结论，仅就少阳一经之病，而说明少阳腑证即热结胆腑证候，主之以大柴胡汤。然则胆腑病证甚多，绝非《伤寒论》所能尽其意。后来在临床实践中，继续师法仲景之学，又发表《手足少阳同病刍议》一文，从分析柴胡桂枝干姜汤原理入手，说明手足少阳同病，除柴胡桂枝干姜汤证外，还有足少阳枢机不利，胆火内郁，与三焦湿热相合之类病证，以柴胡蒿芩汤为主方。若就手足少阳同病而言，柴胡温胆汤证，当属其中另一证型。以上二方证，并非专指何病，而是专指证候。换言之，疾病可以不同，而欲认定以上二证，则必与二证之病机相合。此处谨以柴胡温胆汤证举例言之，如本篇前述目眩、耳鸣、忧郁、妇科湿热下注等，其病各不相同，而均可称为柴胡温胆汤证（或依各节标题而称其证候）。

本节所言枢机不利，湿热阻滞胆腑，是指少阳枢机不利，胆火郁而不发，更兼三焦湿热内阻，横逆不解，而侵犯胆腑之证。其辨证要点于下：①剑突右下方疼痛或压痛。②多无发热恶寒，若寒热明显者，则与柴胡蒿芩汤更为合拍。③恶心厌油。④舌质红，苔白厚，或薄黄，或黄厚。法宜和解枢机，清热化湿，疏导郁结，方以柴胡温胆汤为主。如陈某，男，42岁。于5天前突发剑突右下方绞痛，伴冷汗出。急诊住院治疗，诊断为胆囊炎。经用抗生素、解痉剂治疗四天，绞痛虽有缓解，但疼痛未愈，而出院改投中医。刻下剑突右下方疼痛，压痛明显，腹壁肌张力较强，大便干结，日行一次，恶心厌油，脉缓，舌苔黄厚腻。据脉证分析，当属枢机不利，湿热阻滞胆腑。书方于下：柴胡10g，黄芩10g，法半夏10g，陈皮10g，茯苓30g，枳实15g，郁金10g，延胡索20g，炒川楝子10g，生蒲黄10g，五灵脂10g，藿香10g，佩兰10g，滑石15g，金刚藤30g，生姜10g。疼痛不明显之后，去生蒲黄加金钱草。共服药两周，除上腹不适外，余症消失，后以小柴胡合二妙散加减，以巩固疗效。

夏某，女，60岁。有慢性胆囊炎病史多年，来诊时剑突右下方疼痛，口干口涩，纳差，大便日行一次，脉缓，舌苔白而略厚。剑突右下方乃胆腑位置，多年来反复疼痛，是必胆腑受病之征象，则枢机何以正常运转？更兼纳差，舌苔白厚，则湿热阻滞，显而易见，故处方于下：柴胡10g，黄芩10g，法半夏10g，陈皮10g，茯苓30g，竹茹10g，枳实15g，黄连10g，广木香10g，砂仁10g，藿香10g，佩兰10g，炒川楝子10g，延胡索15g。若疼痛严重，加片姜黄、金刚藤。共服药两周，诸症不明显。然此病反复多年，若不进行较长时间治疗，则难免复发。

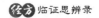

五、胰腺古无名，治从少阳又一法

笔者在《小柴胡汤》中有"胰腺古无名，治从少阳探归属"一节，从胰腺炎发病、经脉联系，并结合西医学之"通道"说加以分析，说明中医学对胰腺炎之辨治，应从少阳探归属，兹从略。本文所论胰腺炎，其辨治大体规律，与前者同，即均有胆火内郁，枢机不利。所不同者，本文所说胰腺炎有明显湿热阻滞。而湿热之邪，多由脾胃功能或三焦功能失调所致。因而前者之治法以小柴胡汤加减，而后者治法，则以柴胡温胆汤加减。如涂某，男，65岁。三个多月前患急性胰腺炎、胆囊炎，而住院治疗，当时症状消失。近两个月来因间断上腹疼痛，再次住院，诊断为慢性胰腺炎，其余诊断同上。因疗效不理想，而改用中医治疗。接诊时左上腹痛，牵引背部疼痛。食欲尚可，因餐后痛重，而自行控制饮食。大便正常，舌苔黄厚腻，质红。证属枢机不利，三焦湿热阻滞，处方于下：柴胡10g，黄芩10g，法半夏10g，陈皮10g，茯苓30g，竹茹10g，枳实25g，苍术10g，黄连10g，藿香10g，佩兰10g，土贝母10g，土牛膝15g，土茯苓30g。若腹胀甚，加莱菔子、金刚藤。大便秘结，加虎杖。历时两余月，共服药28剂，自觉症状不明显，B超复查：①胰腺周围渗出液明显吸收。②胆囊结石、胆囊炎。脉弦缓，舌苔白厚。其后仍以上方为主，随证加减，断续治疗5个月，病情较为稳定。

六、枢机不利，痰热阻于胸膈

少阳经脉循胸胁，少阳主症有胸胁苦满、胸满胁痛。而舌苔白厚、黄厚，质鲜红或绛等，则是兼痰热阻滞之征。此证固然属小柴胡汤证范畴，但以柴胡温胆汤更为相宜。如鄢某，女，29岁，2021年3月31日初诊。诉胸闷胸痛，气短，心烦焦躁，易惊惕，偶尔胃脘胀痛，口臭，二便自调，饮食一般，月经正常，末次月经3月29日，脉缓，舌苔白厚，舌质鲜红。诸症之中，胸闷胸痛、气短与少阳枢机不利相关。胃脘胀痛，当属木邪犯胃。而口臭，舌苔白厚，质鲜红，则表明湿（痰）热之邪内阻，非纯属少阳。同时患者有精神症状，如心烦焦躁，易惊惕，亦为湿（痰）热阻滞胸膈，上犯心神之象，与前述温胆汤，主治"触事易惊"等病机略同，故投柴胡温胆汤：柴胡10g，黄芩10g，法半夏10g，陈皮10g，茯苓30g，枳实25g，黄连10g，吴茱萸6g，海螵蛸15g，延胡索15g，片姜黄10g，藿香10g，佩兰10g，白芷10g，石菖蒲10g，远志10g，郁金10g，14剂。所需说明者，方中白芷辛温，用于此方，似属无据，然则病者再三强调口臭，故用藿香、佩兰、白芷，以芳香逐秽。此属权宜之法，因与芩、连为伍，则难显其温燥。5月5日复诊：胸闷，胸痛，气短减轻。心烦焦躁，易惊惕好转，胃不胀痛，口臭略减，仍用上方加降香，先后共服药56剂，则诸症不明显。

七、枢机不利，湿热阻滞上、下二焦

枢机不利，赅手足少阳病机变化而言，而手足少阳经脉与上焦之联系，前已阐明。其与下焦之联系，如手少阳之脉"循属三焦"，则包含下焦，涉及膀胱、胞宫等。足少阳之脉"出气街，绕毛际，横入髀厌中"（《灵枢·经脉》），亦近邻膀胱、胞宫。况且三焦湿（痰）热之邪，随气机升降，无处不到，危害甚广。上节鄢某案，其邪已牵连中上二焦，此处更以上、下二焦为例，则其邪阻滞上中下三焦之义都尽。如罗某，女，50岁，2021年1月15日初诊。活动后胸闷，气短，胸痛，约1分钟后自行缓解，睡眠不安。月经周期紊乱，经期腰痛，乳房胀痛，腹痛，便溏。月经淋沥不尽，此前因而作"诊刮"术两次，而疗效不佳。末次月经1月14日。脉缓，舌苔白厚，质绛。有冠心病、不稳定型心绞痛病史。析其机制，冠心病而胸闷，气短，胸痛，显属枢机不利，湿（痰）热瘀血互结，阻滞心脉所致。月经周期紊乱，虽与年近绝经期有关，而经期腰腹痛，经水淋沥不尽等，则为湿（痰）热阻于下焦。上下二焦俱已阻滞，则枢机何以畅达，故以和解枢机、清热化湿（痰）祛瘀为法。处方：柴胡 10g，黄芩 10g，法半夏 15g，陈皮 10g，茯苓 50g，枳实 20g，石菖蒲 10g，远志 10g，郁金 10g，当归 10g，川芎 10g，土鳖虫 10g，蒲黄炭 10g，五灵脂 10g，墨旱莲 30g，仙鹤草 20g，广木香 10g，砂仁 10g，三七粉 10g（另包，冲服），14 剂。1 月 29 日复诊：服药 7 剂后，月经已止，腰腹痛明显减轻，活动后胸痛少发而轻，仍便溏，日行三次。仍按上方加肉豆蔻、延胡索，14 剂。3 月 3 日第三诊：末次月经 2 月 20 日，经前腰胀，量少，约六日净，胸闷、胸痛等未发，睡眠差，便溏，脉缓，苔白略厚，原方加草果仁、酸枣仁，21 剂。3 月 24 日第四诊：末次月经 3 月 17 日，量少，约五日净，腰痛甚轻，余无不适，脉舌同前，仍予三诊之方 14 剂。

柴胡陷胸汤

《伤寒论》有小柴胡汤和小陷胸汤，而柴胡陷胸汤（以下简称"柴陷汤"）出于何时、何书，未曾详考，见明代童养学纂辑陶节庵《伤寒六书纂要辨疑·卷之一》在探讨大柴胡汤、小柴胡汤证时云："若按之心胸虽满闷不痛，尚为在表，未入乎腑，乃邪气填乎胸中，小柴胡加枳桔以治其闷，如未效，本方对小陷胸，一服如神。"此即柴陷汤意。俞根初遗著，经徐荣斋整理之《重订通俗伤寒论》大抵依据陶氏书定名为柴陷汤（谓俞氏经验方）：柴胡、姜半夏、川连、桔梗、黄芩、瓜蒌仁、枳实、生姜汁，属和解开降法。观其方，乃小柴胡汤去人参、大枣、炙甘草与小陷胸汤加枳实、桔梗而成，此虽与陶氏所言，小有差异，然则如此加减，对外感疾病，痰热阻于胃脘、胸膈者，似胜陶氏一筹。何秀山按："瓜蒌之膜瓤……善涤胸中垢腻，具开膈达膜之专功，故为少阳结胸之良方，历试辄验。"何廉臣按："小陷胸汤加枳实，善能疏气解结，本为宽胸开膈之良剂，俞氏用小柴胡中主药三味，以其尚有寒热也，减去参、枣、草之腻补；生姜用汁，辛润流利，亦其善于化裁处。"观此，则陶、俞二氏用此方是为外感病立法明矣。笔者用其方诚宗俞氏法，即小柴胡汤中去参、枣、草、姜；小陷胸汤加枳实常用，而桔梗一般不用，以此为规矩，临证加减以为方圆。所治病证则多为杂病，与陶、俞二氏不同，然基本理法则一。

小柴胡汤、小陷胸汤，为千古名方，亦当今临床之常用方，恕不赘言。笔者运用此方之临床判断标准如下：①发热，或恶寒发热，或往来寒热，或寒热起伏不定，或午后热甚，以其病有兼夹，故其寒热未可一言而终故也。②咳嗽、胸闷、胸痛、胁痛。③胃脘（或剑突偏右、偏左）痞结疼痛，或兼胸胁疼痛。④少阳或阳明经脉所过之处酸楚疼痛。⑤脉弦、缓、数等。⑥舌红或绛，苔白薄或白厚，或黄薄、黄厚。若属外感病，应具备第 1 条之某种热象，第 6 条之某种舌象，即可使用本方，若兼其他任何标准中的某一症状，则更为确切。若属杂病，则应具备第 2、3、4 条所述标准之一，同时与第 6 条之舌象相合，亦可使用本方。笔者临证多年，常用此方，仿佛如何秀山所言"历试辄验"。谨据笔者病案整理，思辨如下。

一、痰热阻肺，病兼少阳

小柴胡汤治在少阳，病位以胸胁为主，其有外感者，多有寒热现象，或见他症。小陷胸汤证，《伤寒论》记载过于简略，第 138 条曰："小结胸病，正在心下，按之则痛，脉浮滑者，小陷胸汤主之。"然依以方测证原理，以及后世运用经验，大抵属痰热阻滞中上二焦，故见证以胃脘（心下）、胸胁之痞结闷痛为主，或有咳嗽。小柴胡汤证见于《伤寒论》第 96 条等，兹从略。而柴陷汤所主之证，当属二者之综合。如张某，男，27 岁。夏令突遇寒潮，正在旅途，无所回避，次日恶寒发热，体温 39.2℃，自服感冒清之类药物，欲其速愈，而增量服之，汗出如注，惧而停药投医：体温虽降至 38℃ 左右，而恶寒依旧，汗出不畅，三日如斯。咳嗽更为严重，白黏痰少许，难以咯出，胸胁痛，舌质鲜红，苔白薄，脉数。笔者以为病如小结胸证，然此证一般无寒热现象，而患者寒热明显，当是病兼少阳。问曰：既兼少阳，何不见少阳证？答曰：大汗之后，胸胁痛立见，仍发热恶寒，是少阳病已成也。《伤寒论》第 37 条："太阳病，十日以去，脉浮细而嗜卧者，外已解也。设胸满胁痛者，与小柴胡汤。脉但浮者，与麻黄汤。"第 266 条："本太阳病不解，转入少阳者，胁下硬满，干呕不能食，往来寒热，尚未吐下，脉沉紧者，与小柴胡汤。"观此，当无疑虑。或曰：既兼少阳证，何以不见往来寒热？答曰：一则病有兼夹，寒热难以典型，前已述及。再则《伤寒论》小柴胡汤证，除往来寒热外，尚有"身热恶风"（第99条）、"潮热"（第229条）、"发热"（第379条），可见临证之中，知常达变，最为紧要。为透达六经辨证精神，不妨从另一个角度思考，即表病经大汗之后，即使表证残存，决不可再用汗法；病者无阳明燥热可征，而三阴证与患者风牛马不相及，得非少阳病乎？此即"排除诊断法"。辨证既明，故无掣肘之忧，径书方如下：柴胡25g，黄芩10g，法半夏10g，全瓜蒌10g，黄连10g，枳实20g，浙贝母10g，桔梗10g，鱼腥草30g，野菊花10g，百部15g，前胡10g。7剂。服2剂，则寒热已尽，咳嗽胸痛减轻，7剂之后，诸症豁然。

以上为外感证而使用本方，更有外感与杂病相兼者，其发病过程、彼此轻重，虽不相同，而原理则一。如袁某，男，41岁。素有咳嗽胸痛病史，时发时愈，于初夏来诊，诉发热、恶风、自汗数日，体温37.4～37.5℃（口腔），头昏，偶有头痛，左胸隐痛，周身乏力，口干，不欲饮，睡眠不安，心悸，小便黄，量略少，舌苔淡灰厚腻，脉弦。此例属痰热阻滞上焦，未曾根治，最易招致外邪，是外感引动宿疾，征象小结胸兼少阳证，先投柴胡蒿芩汤（小柴胡汤合蒿芩清胆汤），服药四周，低热始退，以湿性缠绵故也。其后左胸仍痛，心悸消失，自觉燥热（体温正常），汗出以上半身为明显，二日未曾大便，舌红而胖，苔薄白，仍属痰热未尽，少阳经气不利，故改投柴陷汤：柴胡10g，黄芩10g，法半夏10g，太子参10g，全瓜蒌10g，黄连6g，枳实20g，炒川楝子10g，虎杖10g，延胡索15g，郁金10g，片姜黄10g，土鳖虫10g，红花10g。再治三周，诸症消失。观其方，似无用土鳖虫、红花之理，然则痰热胸痛既久，络脉为之不利，必兼活血通络之品，其效始彰。加用虎杖者，一则助其

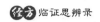

清热化痰之功，再则利于通便，因痰热未解者，不可妄用大黄之类下法。

二、痰热阻肺，久咳不愈

肺居胸中，少阳经脉循行于胸胁，若属痰热阻肺，少阳经脉为之郁滞者，除咳嗽而外，胸胁满痛，为必见之症，虽无寒热，此方亦为佳方。有孙某，女，41岁。咳嗽多年，发作两个月，经治不愈，症见咳嗽白黏痰，尚易咯出，咽喉及气管有明显刺激感，胸闷，脉缓，舌苔白薄，质红。先以清热宣肺化痰为治，用药两周，不惟咳嗽不减，而胸闷及咽喉、气管刺激感加重。揣其原因，乃对胸闷等症失察所致。盖少阳经行于胸胁，而咽喉不特为肺之门户，亦为足少阳胆之使，能不兼顾？由是，改投柴陷汤加减：柴胡10g，炒黄芩25g，法半夏10g，全瓜蒌15g，黄连10g，桑白皮20g，地骨皮15g，浙贝母10g，桔梗10g，山豆根10g，前胡15g，百部10g，僵蚕10g，蝉蜕10g，治疗两周，症状消失。犹需申言者，咽喉、气管刺激感，俗称咽痒，痒多兼风，故用僵蚕、蝉蜕二味。

三、痰热中阻，少阳经气不利

前言痰热阻肺，久咳不愈，是上焦痰热，兼少阳经气不利。然柴陷汤亦可治中焦痰热，兼少阳经气不利，如前所述，"小结胸病，正在心下"，此即胃脘。痰热阻于此处，故有痞结胀满，疼痛，或反酸，或呕恶之类。所云兼少阳经气不利者，是指沿少阳经脉所发生的某些症状，如酸麻疼痛之类，此亦为使用本方之前提条件，兹概要分析于后。王某，女，45岁。有胃病病史八年。胃镜诊断为慢性浅表萎缩性胃炎、十二指肠球部溃疡瘢痕、充血性糜烂性胃窦炎，反流性食管炎。目前胃脘痞胀隐痛，按之痛甚，胸骨后灼热感，纳少，反酸，口水多，喜唾。双肩背疼痛，颈部酸痛，脉沉弱，苔薄白，质红。此例胃脘痞痛，按之痛甚等，乃痰热结于胃脘所致，与小结胸证较为吻合。征之苔薄白，质红，亦为痰热之外象。或曰：口水多而喜唾，脉沉弱，似乎中阳不足，脾运失常，何言痰热？答曰：中阳虚者，舌质一般偏淡，或为正常舌质，而反红者，与中阳虚不牟甚矣，正所谓察苗窍者也。关于此类，《伤寒论》所述甚少，实为温病学家之突出贡献，故业《伤寒论》者，当与温病合参。须知大凡痰热（湿）内阻，则阴阳气机运行不畅，乃喜唾而脉沉弱之根由；理同湿（痰）胜伤阳者，而非正阳虚也。又胸骨后灼热（甚或疼痛），以部位而论，与前述食管炎相合；从经脉而论，胃与胆之经脉，皆从缺盆，下胸中贯膈，与食管相近，故有内在联系。然则少阳主胸胁，其关系应更为密切。由此可见，食管与胃，固然管腔相通，血肉相连，而在人体，因横膈而分为上、中二部；经脉之分野各有所别，故断曰痰热中阻，少阳经脉不利。书方如下：柴胡10g，黄芩10g，法半夏10g，全瓜蒌10g，黄连10g，吴茱萸5g，枳实20g，炒川楝子10g，延胡索10g，郁金10g，片姜黄10g，海螵蛸15g，广木香10g，砂仁10g，共治疗七周，少有加减，症状消失。笔者以为食管炎较之胃炎或溃疡，更为难治，若能在所用法中，兼顾少阳，似胜一筹。

汪某，女，43岁。有慢性胃炎、食管炎病史多年，胃痛，胸骨后灼热疼痛，断续来诊，多法调治历时两年，症状消失，病情稳定。两年后，因感冒咳嗽，而使用大量抗菌类药物，以致复发，见胃脘及胸骨后灼热疼痛，脘痞，反酸，嗳气，口秘，纳少，便溏，脉沉缓，舌绛，苔淡黄略厚。据其脉证，属痰热中阻，以小陷胸汤加味治之七日，罔效。因思胸骨后痛，乃足少阳所主部位，故改投柴陷汤：柴胡10g，黄芩10g，法半夏10g，全瓜蒌10g，黄连10g，吴茱

黄 6g, 海螵蛸 15g, 枳实 25g, 广木香 10g, 砂仁 10g, 延胡索 15g,
炒川楝子 10g, 郁金 10g。治疗三周, 症状消失。

四、痰热弥漫，三焦失和

前述为痰热阻滞，病涉上、中二焦，然亦有病涉三焦者（指温病学所言上中下三焦之部位）。盖痰热所生，若在杂病，多缘于太阴、阳明功能失调。既成之后，随气机升降及脏腑虚实，可影响上中下三焦。若痰热侵犯三焦者（指上中下三焦部位），法宜清化痰热，以畅达少阳之气。此与温病学所论湿热弥漫手少阳三焦，主以分消走泄法者，证候治法有所不同（详见《柴胡蒿芩汤》）。如王某，女，40 岁。感冒后咽喉不适二十余日。微咳痰少，胸闷，心悸，胃脘、肩、背及胸部隐痛，反酸。右下腹痛，经期为甚，伴双乳胀痛。脉弦缓，舌苔白厚腻，质红。有十二指肠球部溃疡及慢性胃炎病史十年，五年前有上消化道出血史。妇科 B 超提示"陶氏腔积液"，乃慢性炎症所致。观此病情，则痰热阻滞，三焦失和明矣。书方于下：柴胡 10g, 黄芩 10g, 法半夏 10g, 全瓜蒌 10g, 黄连 10g, 枳实 20g, 射干 10g, 山豆根 10g, 忍冬藤 30g, 广木香 10g, 砂仁 10g, 延胡索 10g, 郁金 10g, 金刚藤 30g。服药一周，不咳，他症亦有减轻，因而据病情之进退，以为方药之加减，于三个半月中，共服药 63 剂，诸症明显缓解。后因热象不显，而痰湿残存，故以温胆汤加减为主法，再服药 42 剂，症状基本消失，月经正常，经期反应不再。继以温胆汤加减，作丸剂以善其后。前言分消走泄，与清化痰热以畅达少阳之气，各有所宜，不得混同，而在一病之中，随病情变化，有相继而用者，更显灵通。

李某，女，38 岁。慢性浅表性胃炎、十二指肠炎病史十年。刻下咽干口燥，胸骨后有灼热感，甚则疼痛，中腹右侧疼痛，纳差。

经期右下腹痛疼痛，赤带，脉缓，舌苔白厚。曾做妇检，诊断为慢性盆腔炎。书方于下：柴胡 10g，黄芩 10g，法半夏 10g，太子参 10g，全瓜蒌 10g，黄连 8g，枳实 25g，郁金 10g，延胡索 20g，藿香 10g，佩兰 10g，炒川楝子 10g，海螵蛸 15g，金刚藤 30g，乌药 10g。服药 7 剂，诸症减轻，正值月经来潮，右下腹痛不明显，再服 7 剂，症状基本消失。

五、痰热相火，上犯清阳

痰热多因湿热胶结不解，或湿邪内伏，郁久化热而成，在痰湿体质者，尤为多见。相火寄于肝肾二部，分属心包络、膀胱、三焦、胆腑。在生理状态下，火寓水中，不可得见，所能见者，惟脏腑和顺，身体强壮，故为生生不息之造化。朱丹溪《格致余论·相火论》云："天非此火不能生物，人非此火不能有生。"相火虽曰"守位禀命"，亦必禀命于君火，而为之运动变化，故亦恒于动，动而合度。在病理状态下，或由阴虚，或因邪扰，则相火妄动，必然损害机体，故《格致余论·相火论》云："相火者，元气之贼。"彼也相火，此也相火，名称为一，而生理、病理，判若霄壤。本文所言相火，属于后者。又因文题所限，仅涉及胆与三焦之相火。

痰热与相火，似乎难以并存，实则有之。盖三焦（指手少阳三焦，为六腑之一）为水火气机运行之道路，若道路障碍，则易于水停热聚，蕴酿过久，焉无痰热之患！故痰热本身，即寓含相火妄动之意。又三焦属火，胆为甲木，而风木易于化火，亦成妄动之相火，反之亦然。痰热与相火，常互为因果，狼狈为奸，甚则上犯清阳。如刘某，男，49 岁。头昏十余年，伴高血压。在服降压药条件下，血压仍波动在 130～170/93～140mmHg 之间，阵发心悸。近两周来，头昏加重，右侧头痛，难以缓解，耳鸣，颈项强，脉弦，舌苔白薄腻，质红。断为痰热相火，上犯清阳，投方如下：银柴胡 10g，黄芩 10g，法半夏 10g，黄连 8g，枳实 20g，炒白术 10g，钩藤 30g，茺蔚子 20g，夏枯草 30g，土鳖虫 10g，红花 10g，胆南星 10g，丹参 30g。共服药 3 周，头痛、耳鸣消失，头昏、项强甚轻，血压稳定在 112/84mmHg 左右。必须说明的是，此类患者，在服中药时，不停降压药，则对西药难以控制的高血压患者，不仅有较好的协同作用，而且对缓解症状，具有独特优势。

六、痰热内阻，胆心同病

痰热内阻，危害多端，此处仅以胆心同病加以说明。本文前引何氏按语，谓柴陷汤"为少阳结胸之良方"，已指出本方所主病证要点，即少阳与胸膈部位为痰热阻滞。其中有痰热瘀血互结，阻于心脉者，如胸痹等；有痰热阻滞少阳者，如胆系之某种疾患。此二类病证，可单独发生，则可相机选用本方。亦有集二病于一身者，便是胆心同病，临床并不罕见，况且胆与心还有经脉联系。如《灵枢·经别》曰："足少阳……别者，入季胁之间，循胸里，属胆，散之，上肝，贯心，以上夹咽。"可见此类病情，既有胆、心功能失常之相互影响，复有经脉联系，故称胆心同病，当属有据。如沈某，男，48 岁，2018 年 11 月 1 日初诊。刻下心悸阵发，持续 0.5~3 小时自行缓解，伴胸闷，气短，甚则心前区痛，右肋缘胀痛，厌油，尿频，小腹坠胀，夜尿 2 次，大便尚调，脉促，舌苔白厚，质绛。既往史：①冠心病。②窦性心律，多源多发性"房早"，阵发性房性心动过速，偶发"室早"。③肝囊肿。④胆囊息肉，胆囊壁间小结石。患者心悸，胸闷，气短，心前区痛，乃胸痹。其舌苔白厚，质绛，显系痰热瘀血互结，阻滞心脉所致。胸痹虽常伴心悸症状，然心律未必失常。此例不惟心悸，且心律（脉律）失常，究其原因，无非热扰心神则脉数；痰瘀阻滞，血脉不利，故脉来数中一止，而见促象。痰热之邪，变动不居，若阻于膈下，肝胆郁结，故有右肋缘胀痛诸症。痰热下趋，则有尿频等。法宜和解枢机，清热化痰，活血祛瘀，兼以清利水道。处方：柴胡10g，黄芩10g，法半夏10g，全瓜蒌10g，黄连10g，枳实25g，吴茱萸6g，海螵蛸15g，石菖蒲10g，远志10g，郁金10g，当归10g，川芎10g，土鳖虫10g，苏木10g，生蒲黄10g，五灵脂10g，土茯苓50g，乌药10g，金钱草30g，海金沙15g，红景天20g。加减法：右肋缘胀痛、厌油不明显时，去柴胡、黄芩。心悸较重、脉促较多时，加苦参、蒲公英、仙鹤草。至12月13日为第五诊：已服上方39剂，心悸发作明显减少，近一周未发心悸，偶尔胸闷，其他症状不明显，脉弦缓，舌苔白薄，质绛，再予原方7剂。

七、痰热内阻，胃心同病

笔者在《小陷胸汤》中，已阐明小陷胸汤可分别治疗痰热所致之胃病、心病等，兹从略。今补充以下三点：其一，本篇所言，乃胃心同病之属痰热互结者，属于一方而同时治疗二病。其二，《灵枢·经别》曰："足阳明之正，上至脾，入于腹里，属胃，散之脾，上通于心。"《素问·平人气象论》曰："胃之大络，名曰虚里……在左乳下，其动应衣，脉宗气也。"说明胃与心不仅功能相关，而且有经脉联系。其三，既在《柴陷汤》中，讨论胃心同病，则病情自与少阳有某种联系。盖少阳主胸胁部位，而足少阳经脉病症有"口苦，善大息，心胁痛，不可转侧"（《灵枢·经脉》）。此处"心胁痛"，似应包括心下之胃脘痛，如《灵枢·四时气》曰"邪在胆，逆在胃"是也。有张某，女，55岁，2019年6月26日初诊。患者有冠心病，出血糜烂性胃炎伴胆汁反流病史。刻下胃胀隐痛，嗳气，反酸，胸骨后自剑突至咽喉有灼热感，甚则灼痛，头昏乏力，心悸，胸闷，气短，纳差，大便二日一行，或不成形，脉缓，偶见结代，舌苔白厚，质绛。从胃脘胀痛诸症，心悸、胸闷诸症，结合舌脉分析，则痰热阻滞，胃心同病，不难判断。或问曰：其病与少阳何关？答曰：出血糜烂性胃炎伴胆汁反流，乃胆胃不和所致。自胸骨后至咽喉灼热，甚则灼痛，乃食管受胃酸刺激使然。从病机联系来看，其部位在胸，为少阳所主，而咽为少阳之使，故咽喉灼痛。法宜和解枢机，清热化痰，活血化瘀。处方：柴胡10g，黄芩10g，法半夏10g，全瓜蒌10g，黄连10g，枳实25g，吴茱萸6g，海螵蛸10g，延胡索15g，郁金10g，炒川楝子10g，片姜黄10g，当归10g，川芎10g，土鳖虫10g，苏木10g，生蒲黄10g，五灵脂10g，苦参25g，红景天20g。加减法：便秘时加虎杖；乏力明显时加黄芪、太子参；胸骨后灼痛消失，则去柴胡、黄芩。至2020年10月23日为第五诊：已服上方加减87剂，胃痛，反酸明显减轻，胸骨后、咽喉无灼热疼痛，心悸未发，偶尔胸闷气短，大便日行一次，干结，睡眠不安，多梦，脉缓，舌苔白厚，质红。仍按首诊之方去柴胡、黄芩，加降香、酸枣仁，14剂；应患者所请，又按汤剂约20倍剂量，做成水泛丸一剂，以便续服。又于2021年1月15日、5月21日，分别来诊两次，病情尚属稳定，均要求丸剂续服。

赵某，女，70岁。有冠心病、慢性胃炎病史多年。刻下胃脘、心前区、左肩背疼痛难以入眠，伴阵发性心悸，胃脘痞胀，大便干结。脉缓，舌苔白厚腻，质红。处方如下：柴胡10g，黄芩10g，法半夏10g，全瓜蒌10g，黄连10g，枳实10g，吴茱萸6g，海螵蛸15g，延胡索20g，郁金10g，炒川楝子10g，片姜黄10g，莱菔子10g，土鳖虫10g，当归10g。痛甚则加红花、全蝎、蜈蚣，共服药2周，诸症大减，因经费困难而停药。

八、痰热内阻，颈心同病

笔者于临床实践中，注意到既有冠心病，复有颈椎病之中老年患者较多，而且二者常互相影响。如伏案工作过久，诱发颈椎病，而出现颈项强痛等，继而诱发冠心病，如胸闷胸痛之类。反之如因劳累等，率先诱发冠心病，则颈椎病多能随之而起。当二者俱病时，则症状明显加重，病者痛苦不堪。从症状来说，如颈项强痛、肩臂痛、胸胁痛等，常为二者共有之症。以此与经脉病症对照，则手少阴经脉有"心痛""胁痛""臑内后廉痛厥"。手厥阴心包经脉有"臂肘挛急""胸胁支满，心中憺憺大动""心痛"（《灵枢·经脉》）。说明胸痹反应在肢体之症状，与颈椎病反应在肢体之症状，有重叠现象。从经脉而论，在《柴陷汤》中，讨论此类病症，自必与少阳相关，兹罗列于下，以供参考：其一，手少阴经脉"从心系上夹咽，系目系"（说明经过颈部）。其二，手少阳经脉"上项，系耳后"，其病症有"耳后肩臑肘臂外皆痛"。其三，足少阳经脉"下耳后，循颈……至肩上"，其病症有"心胁痛"（《灵枢·经脉》）。总之，颈椎病与冠心病，不仅症状有所重叠，而且有上述经脉在颈部为邻，故须整体以观之。然则循行于颈项之经脉，尚有足太阳、足阳明等，因其不属本篇讨论范围，故略而不论。有胡某，男，49岁，2020年9月25日初诊。反复头痛头晕六年，加重半年。刻下仍头痛头晕，颈项强痛，以双侧风池穴疼痛为重，心悸，胸背窜痛，左眼胀痛，活动时肢体发麻，胃胀，嗳气，睡眠不安，易醒，盗汗，脉数，舌苔白厚，质绛。既住有冠心病，左冠脉前降支中段肌桥、颈椎病、脑梗死病史。此例判断为颈心同病不难，而结合脉舌分析，当属痰热瘀血互结，痹阻心脉及少阳经脉。法当和解枢机，清热化痰，活血祛瘀，兼顾其余。处方：柴胡10g，黄芩10g，法半夏10g，全瓜蒌 10g，黄连 10g，枳实 25g，吴茱萸 6g，海螵蛸 15g，延胡索 15g，当归 10g，川芎 10g，土鳖虫 10g，苏木 10g，生蒲黄 10g，五灵脂 10g，全蝎 10g，蜈蚣 2 条。加减法：心悸较重时，加苦参、蒲公英；颈项痛、肢麻较重时，加刘寄奴、徐长卿。至 12 月 30 日为第四诊：已服上方 42 剂，除夜间风池附近有隐痛，偶尔心悸，胃胀，睡眠略差外，其余症状不明显，脉缓，舌苔白厚，质红。仍予初诊之方加茯苓、降香、蔓荆子，14 剂。

至于本方治疗冠心病之类，所谓痰热内结，病在心胸者，亦不罕见，观前文所述，原理俱在，故从略。

柴胡四物汤

小柴胡汤及其相关内容，前已论述，今补充祁坤《外科大成》云："用小柴胡汤加味，肝胆经部位热毒瘰疬，以及一切疮疡，发热，潮热，兼小腹胁股结核，囊痈，便毒，或耳内耳下生疮。"可作为运用本方之参考。

四物汤出自唐代蔺道人《仙授理伤续断秘方》，其云："凡跌损，肠肚中污血……凡损，大小便不通，未可便服损药，盖损药用酒必热，宜服四物汤。""如伤重者，第一用大承气汤，或小承气汤，或四物汤，通大小便去瘀血也（四物汤由熟地黄、当归、白芍、川芎组成）。"可见四物汤独立成方之初，主要用于跌打损伤而内有瘀血者，其使用面较窄。若溯其源，《金匮要略·妇人妊娠病脉证并治》曰："妇人有漏下者，有半产后因续下血都不绝者，有妊娠下血者，假令妊娠腹中痛，为胞阻，胶艾汤主之（其方：川芎、阿胶、甘草各二两，艾叶、当归各三两，芍药四两，干地黄六两。煎时加清酒三升——汉代剂量）。"可见四物汤实从胶艾汤脱胎而来，然其运用更加灵活。《太平惠民和剂局方》虽然拓展了四物汤的证治范围，但仍以《金匮要略》为指归，以治妇产科疾病为主。危亦林《世医得效方》用本方除治妇科诸疾外，还治眼赤头风疾，血弱生风，四肢疼痹，行步艰难，风疮赤肿，大便下血等。《医宗金鉴·删补名医方论·卷一》四物汤云："治一切血虚血热、血燥诸证。"并引张璐语："四物为阴血受病之专剂，非调补真阴之的方。方书咸谓四物补阴，遂以治阴虚发热，火炎失血等证，蒙害至今。"又引柯琴语："经云：心生血，肝藏血。故凡生血者，则究之于心；调血者，当求之于肝也。是方乃肝经调血之专剂，非心经生血之主方也。"如

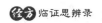

此认识本方功效，堪称精到。

柴胡四物汤见于刘完素《素问病机气宜保命集·妇人胎产论》，其云："如日久虚劳，微有寒热，脉沉而虚者，宜柴胡四物汤（川芎、熟地黄、当归、芍药、柴胡、人参、黄芩、甘草、半夏曲。上为粗末，同四物汤煎服）。"又云："治产后日久虚劳，虽日久而脉浮疾者，宜服三元汤（柴胡、黄芩、人参、半夏、炙甘草、芍药、熟地黄、当归、川芎。上为粗末，同小柴胡汤煎服）。"可见《素问病机气宜保命集》之柴胡四物汤及三元汤大同小异。所同者，均以柴胡四物汤为粗末备用。所异者，柴胡四物汤实为备用之粗末，与四物汤同煎；三元汤为上述备用粗末，与小柴胡汤同煎。愚意度之，或因血虚、血热，兼瘀为主之证，则以备用之粗末与四物汤同煎。或因寒热、发热，或兼外感为主之证，则以备用之粗末与小柴胡汤同煎。可见方名不同，用药有一定差异，然已备柴胡四物汤之雏形。自此以下，历代医籍记载本方者较多，如《证治准绳》《医体类要》《医宗金鉴》等，均大同小异。有俞根初著、徐荣斋整理《重订通俗伤寒论·六经方药》载有柴胡四物汤，乃"和解兼补法，俞氏经验方"。其方："柴胡八分，仙半夏一钱，归身一钱，生白芍二钱，条芩八分，清炙草六分，生地黄钱半，川芎七分。"其下有何秀山按语："少阳证初病在气，久必入络。其血在将结未结之间，而寒热如疟，胸胁串痛，至夜尤甚者，陷入于足厥阴之肝络也。若但据寒热现状，便投小柴胡原方，则人参姜枣温补助阳，反令血愈亏而热愈结。热结则表里闭固，内火益炽，立竭其阴而肝风内动矣……此为疏气和血，妊妇寒热之良方。"何氏从外感病传变观而探讨本方功效，可谓精确。然则本方早已被广泛运用于临床各科，若论其功效，除何氏所言外，还应对前述小柴胡汤、四物汤功效综合分析，方可得其全貌。又因人为有机整体，如小柴胡汤为少阳病主方，而手足少阳分属三焦与胆；脏腑俱在三焦纲络之内，故与脏腑关系十分密切。四物汤为理血之要方，故心主血脉，肺朝百脉，肝主藏血，冲脉为血海，任脉主胞胎等，无不与血有关，此即本方运用广泛之来由。

笔者常用之柴胡四物汤为俞氏《重订通俗伤寒论》所载之方，用现代常用剂量，兹将其临床运用，分述于下。

一、疏导肝胆，养血理血，以治头面疼痛

本方之治头面疼痛者，从经脉而言，《灵枢·经脉》云手少阳三焦经："其支者……系耳后，直上出耳上角，以屈下颊至𬼗（zhuō，又读若'骨'，即'颧'），其支者，从耳后入耳中，出走耳前，过客主人前，交颊至目锐眦。""是主气所生病者，汗出，目锐眦痛，颊痛。"《灵枢·经脉》云足少阳胆经："起于目锐眦，上抵头角，下耳后。""是主骨所生病者，头痛，颔痛，目锐眦痛。"又肝主藏血，而足厥阴肝经"上入颃颡，连目系，上出额与督会于巅。其支者，从目系下颊里，环唇"（《灵枢·经脉》）。该篇虽未言厥阴头痛症，然《伤寒论》第378条："干呕，吐涎沫，头痛者，吴茱萸汤主之。"此为寒浊之气上犯厥阴肝经所致，其证候性质，与柴胡四物汤证，自有区别，然可说明，邪犯肝经，可引起头痛。从病机而言，气机郁结，木火上炎，血虚生热生风，血热上扰，瘀血阻滞，皆可发生头面诸痛。本方所主，当与此有关。

李某，女，73岁。右侧面部疼痛，时轻时重半年，有时因哈欠、说话、进食、洗漱等而突发剧痛，难以忍受，西医神经科确诊为三叉神经痛，服"卡马西平"不能缓解，右侧腰膝疼痛，下肢浮肿，大便干结，1~2日一行，口干不欲饮，苔白薄，脉弦数。有肾结石病史。此例右侧面部大面积疼痛，与前述手足少阳经脉，在头、耳、

面部之循行路径及二经所述之相关病症，确有不谋而合者。《张氏医通·诸痛门》云："面痛……连口唇颊车发际皆痛，不能开口言语，饮食皆妨，在颏与颊上常如糊……手触之则痛。"与本例病情如出一辙。而其治法注重阳明风火，与本例用方虽有不同，是辨证论治之又一法门。本例患者年逾古稀，是必阴血渐少，相火内郁，郁甚而发，致风木亦从火化。血少自难上营头面，故经脉失养；风火上扰，少阳气逆，则经脉更加拘急疼痛。观大便干结，口干不欲饮，可为血虚生热之佐证。腰膝疼痛、浮肿等，乃阴血不足，相火偏亢，灼津为石，水道不利使然。叶天士《临证指南医案·头风》云："头风一证，有偏正之分，偏者主乎少阳，而风淫火郁为多。"与本例病机大致相合。治宜疏木泄火，养血凉血，祛风通络为法。处方：柴胡 10g，黄芩 10g，法半夏 10g，生地黄 10g，当归 10g，川芎 10g，赤芍 10g，白芍 10g，延胡索 15g，片姜黄 10g，全蝎 10g，蜈蚣 2 条，细辛 6g，白芷 10g，丹参 30g。服此方 7 剂，已停服卡马西平，患侧面部疼痛面积缩小，程度减轻，右侧腰部及右下肢仍痛，颈项、肩部拘强，以原方加老鹳草 15g，共服 14 剂，右侧面部疼痛减轻，仅右上唇及右齿龈部偶尔隐隐灼痛。腰痛、浮肿未见好转。因思腰痛浮肿，实为肾结石所致，又因病久入络，亦应加入活血通络之品。处方略予调整：柴胡 10g，黄芩 10g，法半夏 10g，生地黄 10g，当归 10g，川芎 10g，赤芍 10g，白芍 10g，延胡索 15g，片姜黄 10g，全蝎 10g，蜈蚣 2 条，白芷 10g，土鳖虫 10g，红花 10g，金钱草 30g，海金沙 15g，益母草 30g，泽泻 10g。此方略有加减，于 3 个月内，断续服药 56 剂，面部疼痛消失，偶尔鼻唇沟处短阵隐痛，饮食、语言、头面部动作自如，浮肿甚轻，腰痛。后因其他病情就医，知原来之病，尚属稳定。

周某，男，49 岁。头痛约一年。患者于一年前开始头痛，发作频率逐渐增加，近一月来病情加重，几乎每日均痛，甚则难以忍受。曾住院治疗，经 CT 扫描，未发现占位性病变，脑血流图提示：脑供血不足，西医诊为神经血管性头痛。刻下以右侧头痛为主，甚则右侧面部微肿，头顶胀痛，头昏，口苦、咽干、目眩，纳差，二便自调，脉弦，舌红坚敛，苔白薄。此例头痛以右侧为主，口苦、咽干、目眩、纳差、脉弦，显属少阳相火郁发，横逆犯胃，上犯清窍所致。况且肝为风木之脏，易从火化，故头顶胀闷，头昏。舌红坚敛者，言舌色较正常红而鲜艳，舌质较为紧实，乃风火相煽，阴血受扰，或脉络失和之象。舌苔白薄，符合"舌上白苔者，可与小柴胡汤"意（《伤寒论》第 230 条）。治宜疏木泄火，凉血活血，祛风通络。处方：柴胡 10g，黄芩 10g，法半夏 10g，生晒参 6g（另包），生地黄 10g，丹参 30g，当归 10g，牡丹皮 10g，川芎 10g，全蝎 10g，蜈蚣 2 条，土鳖虫 10g，延胡索 15g，郁金 10g。服药一周，头痛、头昏明显减轻，偶尔短阵轻微头痛，头顶仍胀，口苦，精神好转，饮食一般，脉弦，苔白薄。以原方去郁金加细辛、钩藤，再服 7 剂而安。或问：前言"风火相煽"，此用细辛何由？答曰：细辛辛温走窜，有较强的止痛作用，又能载药上行，直达巅顶；况且其与生地黄、白芍、丹参、牡丹皮、黄芩、钩藤等药相配，必无辛燥之弊。

二、条达风木，凉血活血，以治耳鸣脑鸣

耳鸣、脑鸣证，较为常见，有些病例，治疗十分棘手，有的甚至带病终身。今以柴胡四物汤所能治者，略呈管见。如柳某，女，49 岁。血压升高 10 个月，伴右侧头部牵掣感，右耳鸣、脑鸣，睡眠不安，易惊醒，月经愆期，经期乳房胀痛（有乳腺增生病史），脉弦，舌苔白薄。血压 160/94mmHg（服西药降压仍如此）。初以"诸风掉眩，皆属于肝"（《素问·至真要大论》），"木郁之发……大风

乃至……甚则耳鸣眩转，目不识人，善暴僵仆"（《素问·六元正纪大论》），而予思考，用桃红四物汤加重凉肝息风药，如丹参、牡丹皮、钩藤、茺蔚子之类，使血压接近正常（140/90mmHg），耳鸣略有好转，共服三周，血压正常（124/80mmHg，降压西药照服），精神好转，然耳鸣、脑鸣如故。因思"髓海不足，则脑转耳鸣"（《灵枢·海论》），而改用六味地黄汤加味。约于50日中服药28剂，耳鸣、脑鸣仍无好转，侧卧时可听到血管跳动之声，乳胀不适，睡眠不安，醒后不易入睡。此时笔者陷入沉思，前二法当属有效，何以耳鸣、脑鸣不减？因而联想前述手足少阳经与耳、脑之联系。又少阳与厥阴为表里，其脉亦入脑达巅，而恍然有悟。此病固属风，然据病位考虑，应属少阳风火上扰，血热络瘀所为，故更方如下：柴胡10g、黄芩10g、法半夏10g、生地黄10g、当归10g、川芎10g、白芍10g、钩藤30g、茺蔚子20g、土鳖虫10g、丹参30g、酸枣仁30g、茯苓50g、首乌藤30g。脑鸣、耳鸣严重时加全蝎、蜈蚣；乳腺胀重时加橘核。共服药35剂，而诸症消失。

三、和解枢机，凉血活血，以治胸胁痛

少阳主枢机，若枢机不利，胆火内郁，经脉失和者，可致胸胁疼痛，如手少阳三焦经"散络心包"，足少阳胆经，循行胸胁，"是动则病……心胁痛，不能转侧"（《灵枢·经脉》）。《素问·六元正纪大论》云："木郁之发……民病胃脘当心而痛。"又心主血脉，若因血热、血虚、血瘀者，亦可引起胸胁痛。如李某，男，56岁，2019年9月20日初诊。患者近数月来，因胸闷胸痛，于9月5日做"冠脉"CT检查，诊断为冠心病；原有胃溃疡病史。目前心悸、胸闷，气短，胸痛阵发，口苦，饮食睡眠尚可，二便正常，脉弦数，舌苔白薄，质绛。此例胸闷，胸痛，虽属冠心病之常见症，然则胸

胁亦为少阳所主部位，更兼口苦，脉弦，则枢机不利，难辞其咎。因而和解枢机，凉血活血化瘀，乃必然治法。处方：柴胡10g，黄芩10g，法半夏10g，生地黄10g，当归10g，川芎10g，土鳖虫10g，苏木10g，生蒲黄10g，五灵脂10g，降香10g，石菖蒲10g，远志10g，14剂。10月9日第二诊：心悸、胸闷、气短减轻，胸痛未发，胃脘不适，下肢皮肤散在湿疹，瘙痒，舌苔白而略厚，质绛。是病情虽减，而暗伏玄机，即原有胃病病史，现有胃脘不适，当须谨防其复发，故于原方中加入黄连、吴茱萸、海螵蛸，清肝胆之热，而预护胃腑；湿疹瘙痒，亦宜兼治，故加入白鲜皮、地肤子、土茯苓。11月6日第三诊：病情稳定，胸痛未发，胃脘不适感消失，湿疹减轻，仍予二诊之方14剂。

张某，女，55岁。心悸3个月，伴胸闷，气短，右胁下痛，腹胀，大便量少，排出不爽，夜间中指疼痛。心电图提示：房早，偶发二联律。脉沉数，偶见促象，舌苔白薄，舌质紫暗。中指乃手厥阴心包经循行之所，又有支脉循行至无名指，与手少阳三焦经相联。综观本证，属木郁化火，血热络瘀。处方：柴胡10g，黄芩10g，法半夏10g，生地黄10g，当归10g，川芎10g，赤芍10g，白芍10g，茯苓50g，酸枣仁30g，丹参30g，苦参20g，延胡索15g，郁金10g，炒川楝子10g。服药一周，心悸好转，右胁及右上腹隐痛，脉缓，偶见结代，苔薄白。因其胃脘不适，而略加和胃之品，再服两周，心悸不明显，早搏消失，右胁及右上腹痛消失。

四、和解枢机，养血活血凉血，以治皮肤病

本方能治某些皮肤病者，其要有二：其一，皮肤与腠理紧密相连，《金匮要略·脏腑经络先后病脉证》曰："腠者，是三焦通会元真之处，为血气所注；理者，是皮肤脏腑之纹理也。"可见少阳三焦

是否通畅，气血是否充沛，对皮肤腠理之健康状态至关重要。《金匮要略》此论，实可为《灵枢·本脏》"肾合膀胱三焦，三焦膀胱者，腠理毫毛其应"之注释。柴胡四物汤中之小柴胡汤，有疏利胆与三焦功能，为本方治疗皮肤病奠定了基础。其二，方中四物汤有调理阴血作用，《灵枢·阴阳二十五人》曰："足太阳之上……气血和则美色。"说明气血调和，则使人肌肤娇美，否则可使容颜损害。如徐某，女，34岁。眼眶色黑，面部蝴蝶斑，近年来逐渐加重，体力差，双腿酸软，易疲劳，月经周期正常，小腹坠胀，腰酸，贫血貌（血红蛋白72g/L），脉缓，苔白薄。证属枢机不利，三焦不畅，气血失养。处方：柴胡10g，黄芩10g，法半夏10g，生地黄10g，当归10g，川芎10g，白芍10g，黄芪30g，太子参10g，绿萼梅10g，月季花10g，玫瑰花10g，冬瓜子30g，白鲜皮10g。加减法：腰酸、疲劳感重者，加淫羊藿；胃脘不适者，加广木香、砂仁、白芷。连服两月有余，蝴蝶斑明显消退，精神好转。

吴某，女，11岁。面部痤疮密集，不痛不痒。食欲佳，大便干结，1~2日一行，身材与同龄女孩相当，偏胖，月经尚未初潮，其余自觉症状不明显，脉缓，舌苔白薄。以其食欲旺，大便干结，而认为相火偏亢，血分有热，试投下方：柴胡6g，黄芩6g，法半夏6g，生地黄8g，当归6g，川芎6g，白芍6g，丹参8g，牡丹皮6g，绿萼梅6g，月季花6g，玫瑰花6g，冬瓜子20g。连服三周，痤疮吸收尚佳，新发者少。再来就诊时诉月经已经初潮。经期腹痛，痤疮继续好转，饮食如故，二便正常。可见此例青春期提前而至，且痤疮发于初潮之前，或因体质因素决定，或因饮食结构不尽合理所致。《素问·上古天真论》曰："女子……二七而天癸至，任脉通，太冲脉盛，月事以时下。"患儿天癸提前而至，必然激发幼小身躯，使任脉、太冲脉相对过盛，故相火郁发，阴血亦受其累而生热，以致肤腠壅滞，而痤疮密集。于是对儿童痤疮，方有合理解释。因幼年初潮，月经难以规则，或行经期延长，十余日难尽，或提前半月，或退后一月而至，痛经轻微，痤疮继续吸收，或新发 1~2 枚。其后仍服上方，少有加减，约于 3 个月中，断续服药 42 剂（多在经期前后），不仅痤疮吸收较为理想，且月事基本正常。

张某，女，20 岁。面部扁平疣满布，微痒，二便自调，睡眠不安，羞于见人，神情苦闷。西药治疗不效，又不敢用激光疗法。其父乃笔者之友，尚存中药治疗，未尝不可一试之想，而前来求治。笔者此前未曾治过此病，绝无经验可言，聊作一试而已。观其满面疣体，似有微肿之势，想必外受热毒使然，因而书方如下：①内服方仿普济消毒饮：黄连 10g，黄芩 10g，牛蒡子 10g，玄参 10g，生甘草 6g，板蓝根 10g，升麻 10g，柴胡 10g，陈皮 10g，马勃 10g，绿萼梅 10g，月季花 10g，玫瑰花 10g，荆芥 10g，僵蚕 10g，蝉衣 10g，7剂。②外用方：白头翁 30g，苦参 30g，蛇床子 30g，黄柏 15g，秦皮 15g，生大黄 30g，明矾 15g，野菊花 10g，半枝莲 30g，白花蛇舌草 30g，7 剂。煎成浓汁，湿敷面部，一日两次，每次敷半小时。岂料一周之后，父女喜悦而来，扁平疣大部脱落，露出红色点状嫩肤，再以前二方相投，又治一周，除左额角尚存一枚未脱之外，余皆脱尽。检阅薛己《外科枢要》所云："疣属肝胆少阳经风热血燥，或怒动肝火，或肝客淫气所致。"方知得效之来由。后因疣体脱落，而皮肤红点密集，再用前法，恐药过病所而生弊端，故改用柴胡四物汤，疏导肝胆，凉血活血。①内服方：柴胡 10g，黄芩 15g，法半夏 10g，生地黄 10g，当归 10g，川芎 10g，赤芍 10g，白芍 10g，绿萼梅 10g，月季花 10g，玫瑰花 10g，薏苡仁 30g，马勃 10g，野菊花 10g，每日 1 剂。②外用方同前。约调治一月，扁平疣尽脱，皮肤红点基本消失，而停止治疗。可见柴胡四物汤，亦有促进皮肤康复作用。

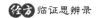

五、和解枢机，调理冲任，而治经期诸症

　　小柴胡汤和解枢机，为少阳病之主方，少阳赅手足少阳而言，手少阳三焦，与任脉关系密切，李时珍《奇经八脉考》云："三焦……与任脉通。"又云："三焦即命门之用，与任脉通。"足少阳胆与足厥阴肝为表里，而任脉既隶于阳明，又隶于肝肾。四物汤为调治血脉之要方，而血脉与冲任二脉有千丝万缕之联系，故柴胡四物汤亦可谓调治冲任之方。有王某，女，33 岁。自月经初潮以来，周期基本正常，然而每逢经期必然头昏、头痛，腰腹痛，呕吐，目胀，治疗未断，而愈发愈重。近数年因经期痛苦不堪，难以坚持工作，需卧床休息数日。近一年以来，精神不振，乏力，纳差，易疲劳，消瘦，体重下降 10 千克左右，口干，皮肤及双目干涩，头发干枯，小便频数，有不适感，脉弦缓，舌苔白薄。观此例经期症状较多而重，若单从脏腑虚实而论，似难统御全部病情，若从冲任失调与脏腑相关着眼，则眉目较为清楚。《灵枢·逆顺肥瘦》曰：冲脉"其上者，出于颃颡，渗诸阳，灌诸精……其下者，并于少阴之经，渗三阴。"又曰："夫冲脉者，五脏六腑之海也，五脏六腑皆禀焉。"《素问·痿论》曰："冲脉者，经脉之海也，主渗灌溪谷。"同时冲脉起于胞宫，从这一广泛的生理联系来看，此患者纷繁复杂之症状，则可从冲脉失调加以理解。又任脉亦起于胞宫，主胞胎之事。《素问·评热病论》曰："月事不来者，胞脉闭也。胞脉者，属心而络于胞中。"高士宗《黄帝素问直解》注云："胞脉主冲任之血。"张景岳《类经》注云："胞络者，子宫之络脉也。"综合分析，从冲任二脉之生理功能，则可理解胞宫受邪，下则痛经，上则头痛诸症，要在冲任脉络不通，阴血不主渗灌，必然累及多个脏腑。调治冲任方法甚多，而柴胡四物汤所能调治者，在于枢机不利，血脉瘀损。疏

方于下：柴胡 10g，黄芩 15g，法半夏 10g，生地黄 10g，当归 10g，川芎 10g，白芍 10g，玄参 15g，郁金 10g，黄连 10g，砂仁 10g，片姜黄 10g，全蝎 10g。如呕恶较重者，加陈皮、茯苓；头痛较重者，加鸡血藤、白芷或独活之类；伴痤疮者，加绿萼梅、月季花、玫瑰花之类。调治半年，竟然诸症暂安。

刘某，女，33 岁。月经周期正常，经期头痛而昏，晨起颜面、双手及龈肿，经前腹胀，乳房胀痛，经期腰痛，心烦易怒，或五心烦热，或周身燥热感，脉缓，舌苔白薄。此例病情显然较前者为轻，然而冲任二脉失调，阴血渗灌失职，依稀可见，故治法同前，处方：柴胡 10g，黄芩 15g，法半夏 10g，生地黄 10g，当归 10g，川芎 10g，赤芍 10g，白芍 10g，黄芪 30g，茯苓 30g，泽泻 10g，猪苓 10g，冬瓜子 30g，郁金 10g，延胡索 10g，丹参 10g。据病情进退，而略有加减，经治月余，而诸症获安。

六、和解枢机，调理冲任，以治绝经期诸症

《素问·上古天真论》曰："女子……七七任脉虚，太冲脉衰少，天癸竭，地道不通，故形坏而无子。"此论仍是对人体正常现象之描述，并非病态。盖人有自然属性，必有生、长、壮、老、已之自然规律。女子半百之年，任脉虚，形坏而无子，与自然规律相符，何病之有？其有病者，或因机体自我调节能力减弱，或因生活环境等因素，一时难以适应由盛转虚之过程，方表现出多种症状。治宜静养，结合药饵调治，多能适应渐衰过程，在新的条件下，建立新的阴阳平衡，以臻健康长寿，此即天人和谐观。此期症状，因人而异，较为复杂，兹就本方所能调治者，加以说明。当此之时，阴气自少，相火偏旺，则阴血必受其害，此即本方所能调治之范围。有丁某，女，54 岁。因子宫肌瘤而做子宫切除，迄今 4 年。来诊时诉

面部乍赤，上半身乍热汗出，欲去衣被，然后乍寒，欲加衣被，一日之中，反复发作，双目胀痛，恶心，颈部疼痛，苦不堪言，脉弦数，苔白薄。分析此证，其面乍赤，乍热乍汗，乃相火冲击之象；其身乍寒等，相火暂伏之时也。又目胀、恶心，为少阳、厥阴之征象，故宜和解枢机，清泄相火，凉血镇肝。处方：柴胡 10g，黄芩 15g，法半夏 10g，生地黄 10g，当归 10g，川芎 10g，赤芍 10g，白芍 10g，煅龙骨 15g，煅牡蛎 15g，墨旱莲 30g，女贞子 10g，丹参 30g，牡丹皮 10g，桂枝 10g，代赭石 10g。若腰痛者，加杜仲、续断；乍热乍汗严重者，墨旱莲加至 50g。经治一月，诸症明显缓解，乃至消失。后以上方略事加减，制成丸剂，以巩固疗效。或问，既言相火偏旺，何以方中反有桂枝？曰：于清泄相火凉血方中，加桂枝一味，仍不能改变全方之凉性，且有攻伐木邪之意，李时珍于桂、牡桂条下云：桂"能抑肝风而扶脾土"，又说"传云：木得桂而枯是也"（《本草纲目·木部》）。何况此为权宜之计，待木邪横逆平伏之后，必去此药（丸剂中未用）。

吴某，女，52岁。子宫切除术后一年，乍热乍汗乍寒，头闷而重，面部及下肢发麻，心悸，精神不振，不欲睁眼。脉缓，苔白薄。血压 180/100mmHg，心电图提示 ST 段改变。此例乍热乍汗，头闷而重，心悸等，仍为冲任不足，相火冲击所致。精神不振，不欲睁眼，乃枢机不利，木气失于条达之征。面部及下肢发麻，是病兼血瘀，络脉不利使然。治宜和解枢机，清泄相火，调理冲任，凉血活血。处方：柴胡 10g，黄芩 15g，法半夏 10g，生地黄 10g，当归 10g，川芎 10g，赤芍 10g，白芍 10g，丹参 30g，钩藤 30g，茺蔚子 20g，墨旱莲 30g，女贞子 10g，土鳖虫 10g，红花 10g。以此方加减，共治疗四周，诸症明显好转。或问：以上二例均为子宫切除术后，其病虽类似经绝期证候，然则，子宫已经切除，何以再论调治冲任？曰：

冲任二脉诚然均起于胞宫，今胞宫虽无，但冲脉为五脏六腑之海、气血之海，既隶于阳明，又隶于肝；任脉与督脉下交于会阴，上交于唇内之龈交。唐容川云："任脉在腹，总统诸阴。"又云："任脉主阴主血。"与心、肝、肾联系十分密切，是以胞宫虽已切除，而冲任二脉与脏腑、经脉、气血之广泛联系仍在。

七、和解枢机，调理气血，以治便秘

便秘原因甚多，其有枢机不利，郁而生热，风木不主疏而成者，原理与"阳微结"略似，《伤寒论》第148条："伤寒五六日，头汗出，微恶寒，手足冷，心下满，口不欲食，大便硬，脉细者，此为阳微结……此为半在里，半在外也……可与小柴胡汤。设不了了者，得屎而解。"此条乃外感病过程中，阳邪微结，以致大便硬，自不同于阳明病燥屎阻滞，又不同于阴寒便秘，故云"半在里，半在外也""可与小柴胡汤治疗"，当属和解枢机，使"上焦得通，津液得下，胃气因和，身濈然汗出而解"（《伤寒论》第230条）。内科杂病中之便秘，其发病过程和伴见症状，与《伤寒论》第148条虽有不同，而原理尚可互通。将在病案举例中加以说明。又有阴血不足，而肠腑结涩者，则四物汤为较合适之方。更有枢机不利，兼阴血不足而便秘者，则以柴胡四物汤为较佳选择。有唐某，女，46岁。反复便秘有年，初用麻仁丸有效，久则不效，近来又发便秘，腹不胀，腰酸胀，颈项及头部酸痛，经期乳胀等，当属少阳经脉郁滞之象；经量少，腰酸，脉细，乃阴血不足所致，故以和解枢机，调理气血为治。处方：柴胡10g，法半夏10g，黄芩10g，生地黄10g，当归10g，川芎10g，赤芍10g，白芍10g，橘核10g，虎杖25g，土鳖虫10g，丹参30g，火麻仁10g。服药一周，大便日行一次，量略少。再一周获愈。

　　李某，女，44 岁。便秘数年，大便数日一次，需用开塞露，而排出初硬后溏之便，偶有肠鸣，腹胀，面部痤疮，夜尿 2~3 次，脉沉缓，苔白略厚。初诊以其大便初硬后溏，苔白略厚，而虑其湿浊阻滞，故以柴胡平胃散加减与服，一周之后，其病如故，而舌苔转为薄白。知湿浊已化，而枢机不利，阴血失和，故改用柴胡四物汤加减：柴胡 10g，黄芩 10g，法半夏 10g，生地黄 10g，当归 10g，川芎 10g，赤芍 10g，白芍 10g，虎杖 20~30g，枳实 30g，莱菔子 10g，厚朴 20g。其间因患者有胆囊息肉病史，而加用制三棱、制莪术、金钱草。因伴有痤疮，而加绿萼梅之类。再服药五周，临床症状消失。

柴胡蒿芩汤

笔者运用小柴胡汤合蒿芩清胆汤，治疗病关少阳之发热类疾患，其来久矣。曾有《手足少阳同病刍议》（详见《经典思辨拾零》），对手足少阳同病之理论源流、发病因素、辨证要点、治法、方药等，进行了较详讨论，是对此前十余年读书心得、结合临床实践之初步总结。几乎同时，应《名医名方录》（第四辑）约稿（中医古籍出版社，1994 年 12 月），遂将前文按所给格式，缩写成《柴胡蒿芩汤》，于是此方得以正式命名。光阴似箭，倏忽又二十余年，临床医案积累颇多，本不足挂齿，然笔者聊存敝帚自珍之想，而简析于下，期盼批评指正。

柴胡蒿芩汤来源有二：其一，小柴胡汤功效主治，详见《小柴胡汤》。其二，蒿芩清胆汤，见于《重订通俗伤寒论》（俞根初原著，徐荣斋整理），其方由青蒿、竹茹、仙半夏、赤茯苓、黄芩、枳壳、陈皮、碧玉散组成。方下有"秀按"，即何秀山之按语："足少阳胆与手少阳三焦，合为一经。其气化一寄于胆中，以化水谷，一发于三焦，以行腠理。若受湿遏热郁，则三焦之气机不畅，胆中之相火乃炽，故以蒿、芩、竹茹为君，以清泄胆火。胆火炽，必犯胃而液郁为痰。故臣以枳壳、二陈，和胃化痰。然必下焦之气机通畅，斯胆中之相火清和，故又佐以碧玉，引相火下泄，使以赤苓，俾湿热下出，均从膀胱而去。此为和解胆经之良方，凡胸痞作呕，寒热如疟者，投无不效。"

何氏此按，其说尚属合理，夫以手足少阳，同气相求，其病必然相互影响。然可商榷者有二：其一，湿热郁遏三焦之证，自以手少阳三焦为主，而足少阳胆火次之，斯胆火无非助热酿湿而已，故温病学者引用此方治疗暑湿、湿温、伏暑之弥漫三焦证候，屡建奇功。足少阳病之小柴胡汤证，必以胆火内郁，枢机不利为主，而手少阳三焦次之。至于服小柴胡后，可收"上焦得通，津液得下，胃气因和，身濈然汗出而解"之功者（《伤寒论》第230条），是因胆火得清、枢机得和之效，而非小柴胡汤直接疏利三焦。叶天士《外感温热篇》则将二者比较而言："再论气病有不传血分，而邪留三焦，亦如伤寒中少阳病也。彼则和解表里之半，此则分消上下之势，随证变法，如近时杏朴苓等类，或如温胆汤之走泄。"此言义理环周，点睛之笔也。蒿芩清胆汤，实由温胆汤加减而成，则清热祛湿，走泄三焦之意明矣，故其主旨不在胆火。笔者于临床中发现某些病证，确有手足少阳证候相对均衡者，故先有手足少阳同病之刍议，后有"柴胡蒿芩汤"之方名。其二，蒿芩清胆汤，仅八味以成方，而何氏分列三君三臣，实属费解。

笔者所用之柴胡蒿芩汤，即小柴胡汤合蒿芩清胆汤，组成如下：柴胡 15～25g，黄芩 10g，法半夏 10g，陈皮 10g，茯苓 30g，枳实 20～25g，竹茹 10g，青蒿 20～25g，碧玉散 10g，芦根 15g。此为基本方，有和解枢机，清热祛湿，分消三焦之功。以上为成人剂量，若小儿或年老体弱者，酌减之。方中柴胡剂量偏大，一则或因病者发热较高，或发热难退，再则小柴胡汤原方为柴胡半斤，据李时珍《本草纲目·一卷》"古之一两，用今之一钱"折算，当在25g左右。服后得畅汗热退，则需酌情减量。青蒿用量亦大，《重庆堂随笔》云："青蒿，专解湿热而气芳香，故为湿热疫疠要药。"《本草新编》云："青蒿……尤能泄暑热之火，泄火而不耗气血……但必须多用，因其体既轻，而性兼补阴，少用转不得力。"因此重用青蒿，亦必汗出热退而酌减其量。枳实行气破滞，前人谓有推墙倒壁之功，未免夸张。其用量大小，必据胸脘或腹部之痞胀程度而定，以不超过25g为宜。

兹将笔者运用此方治疗多种发热性疾患，撮要如下。

一、湿温

邓某，女，24岁，2016年7月22日初诊。患者于7月18日开始，每夜恶寒发热，体温多在38.5~39℃，两太阳穴痛，不烦不躁，黎明后热势较低（37~37.5℃），退热时有汗。21日深夜体温一度升至40℃，头昏头痛严重，神识近乎朦胧，幸而黎明前汗出热减，故未住院治疗。伴见胃脘胀痛，身体重痛，大便日行一次，尿微黄，末次月经7月9日，脉数，舌苔白如积粉，边尖色绛。此舌象十分典型，故首先从舌象分析，如叶天士《外感温热篇》云："若舌白如粉而滑，四边色紫绛者，温疫病初入膜原，未归胃腑，急急透解，莫待传陷而入为险恶之病。"其言虽源自吴又可《温疫论》，然此舌象，非温疫病所独有，凡湿热类疾患，亦有所见。换言之，湿热类疾患之气分阶段，有邪犯三焦者，亦有邪犯膜原者，以其均在脏腑之外，躯壳之内，总属半表半里，故无论温疫、温病均有此舌象。其次，从症状而分析：如头痛身痛，可归入上焦症；胃痛为邪犯中焦；尿微黄为邪犯下焦。是以膜原之与三焦，既有区别，复有密切联系。其三，从热型分析：恶寒发热，多为身热不扬，已具备湿温证之特征。又夜间发热，黎明热减，似疟非疟，湿热证多有此象；小柴胡汤证亦有此象，如《伤寒论》第97条之"往来寒热，休作有时"，而患者每夜寒热，得非休作有时！总之，患者之热型，属手足少阳同病（注：第96条但言"往来寒热"，而第97条复申"休作有时"，是寒热发无定时之意，故小柴胡汤证，有两种热型）。法宜和解少阳，清热祛湿，分消三焦，透达膜原。处方：柴胡15g，黄芩10g，法半夏10g，厚朴20g，槟榔20g，草果仁10g，藿香10g，佩兰10g，青蒿25g，碧玉散10g，茯苓30g，黄连10g，海螵蛸15g，芦根

15g，3 剂。7 月 24 日复诊：服药第 1 天夜间（未用西药退热栓），
最高体温为 38.6℃，黎明汗出热退。次日至第三天上午，体温正常，
脘腹隐痛，二便正常，纳可，脉缓，苔白如粉变薄，知湿热之邪大
势虽去，而尚有残留，故处方如下：①仍予原方 1 剂，意为必使退
热时间保持在 3 天以上，然后再服下方。②原方加减：柴胡 15g，黄
芩 10g，法半夏 10g，青蒿 15g，芦根 15g，槟榔 20g，草果仁 10g，
藿香 10g，佩兰 10g，黄连 10g，吴茱萸 6g，海螵蛸 15g，服 7 剂后诸
症消失。

二、手足少阳同病

　　吴某，女，38 岁，2010 年 6 月 30 日初诊。低热 20 余天。起病
迄今均为低热，体温 37.5℃ 左右，曾住院一周，经多项检查，不能
明确诊断；用抗生素等药，不能退热，因而出院，改投中医。刻下
仍下午先恶寒，后发热，夜半汗出热退，口渴不明显，胸闷、胸痛，
牵引肩背部，胃脘痞塞，不欲食，大便日行一次，成形便，脉数，
苔白厚。此例寒热休作有时，如前所述，为手足少阳同病之热型；
胸闷胸痛，牵引肩背，为足少阳症状。其湿热弥漫三焦者，亦有胸
脘痞闷之类，然则一般不痛，亦不牵引肩背。合而观之，可视为手
足少阳同病之症。至于脘痞，不欲食，亦为手足少阳共有之症。舌
苔白厚，表明内有湿热。治宜和解少阳，清热利湿，走泄三焦。拟
柴胡蒿芩汤加减：柴胡 15g，黄芩 10g，法半夏 10g，陈皮 10g，茯苓
30g，竹茹 10g，枳实 20g，青蒿 20g，碧玉散 10g，芦根 15g，藿香
10g，佩兰 10g，白薇 10g，莱菔子 10g，全瓜蒌 10g，黄连 10g，7
剂。方中有法半夏、全瓜蒌、黄连、枳实，可视为小陷胸加枳实汤。
笔者于《小陷胸汤》指出，此方可疗湿（痰）热阻痹中上二焦之
证，疗效甚佳，今因脘痞胸痛等，而加入之，仍不失三焦分消走泄

之旨。7月14日复诊：服药至第6天热退，迄今体温正常，胸闷胸痛减轻，咽痛声嘶，纳差，脉缓，舌苔白而略厚。是湿热未尽，不便更方，恐炉烟虽熄，死灰复燃。故予原方去白薇，加射干、马勃，14剂而痊愈。

三、伏暑晚发

陶某，男，17岁，2018年3月22日初诊。发热约半年。目前为低热，体温波动在36.6~37.4℃。午后先恶寒，后发热，伴两太阳穴痛，口苦，夜半热退，头痛亦轻，精神不振，纳差，腹胀，嗳气，消瘦，大便日行一次，溏便，脉濡数，舌苔中根部白厚，质绛。

患者于2017年10月初突发胃痛，呕吐，恶寒，高热，体温39℃，而住院治疗，诊断：①急性胃炎。②低T_3综合征。出院时胃痛、呕吐消失，而体温由高热转为低热，至今不退。

此病起于急性胃炎，对其后之低热不退，西医查无结果，则谓之不明原因低热。中医学对此应如何理解？笔者以为患者高热之后，继以低热，未曾间断，应进行统一思考，不可割裂看待。夫病起于去年深秋，高热数日后，低热至今，寒热似疟，腹胀便溏，舌苔白厚，质绛等，显然湿热内伏之象。据此系统回顾性判断，应是"伏暑晚发"，故发病迅速，始即里症明显。又因湿热胶结难解，故低热久延不愈。幸而湿热羁留气分，尚未逆传心营，故无险恶之变。刻下恶寒发热，休作有时，如前所述，为手足少阳同病之症；两太阳穴痛而口苦，足少阳证也；其余征象，俱显湿热内伏之机。治宜和解枢机，清热祛湿，分消三焦。拟柴胡蒿芩汤加减：柴胡15g，黄芩10g，法半夏10g，陈皮10g，茯苓30g，枳实20g，青蒿25g，碧玉散10g，芦根15g，藿香10g，佩兰10g，土茯苓30g，土大黄15g，7剂。4月11日复诊：服7剂后，自觉精神好转，而自行照方续服，共服 20 剂。体温已正常一周，纳差，余无不适，舌苔白厚，脉缓。因湿热有所化解，故于原方加太子参、炒白术、焦三仙，14 剂。5月 16 日第三诊：体温仍然正常，饮食好转，体重有所增加，二便正常，偶尔肤痒，脉缓，舌苔中部白而略厚，仍用二诊之方，加白鲜皮、地肤子，14 剂。

赵某，男，30 岁，2013 年 5 月 29 日初诊。午后低热 5 个月。目前每日于 14～15 时开始，先恶寒，后发热（37.2～37.4℃），约在 20 时以后微汗热退，胃胀隐痛，反酸，饮食一般，腰股酸痛，溏便日行一次，脉弦数，舌苔白厚，质绛而胖。患者低热与胃痛偕行，检索此前之病历，或治低热，或治胃痛，疗效不佳。笔者以为，低热之与胃痛，仍应统一思考。又因病发于去年冬季，即见湿热内伏之象，故为"伏暑晚发"之属。所幸伏邪不重，冬令触寒亦轻，故病轻而缠绵，羁留气分难解。分析其病情，恶寒低热，均在午后，入夜热退，可视为"往来寒热，休作有时"，乃手足少阳同病之热型。脉弦数，舌苔白厚，质绛而胖，则湿热征象已明。胃胀隐痛，湿热中阻之象；便溏而腰股酸痛，湿热下趋之征，故属伏暑晚发，手足少阳同病。法宜和解少阳，清热祛湿，分消三焦。处方：柴胡 20g，黄芩 10g，法半夏 10g，陈皮 10g，茯苓 30g，竹茹 10g，枳实 20g，黄连 10g，吴茱萸 6g，海螵蛸 15g，青蒿 25g，碧玉散 10g，荷叶 20g，丝瓜络 10g，藿香 10g，佩兰 10g，芦根 15g，7 剂。6 月 5 日复诊：午后体温 37.1～37.2℃，持续 1 小时后体温正常，大便微溏，其余症状不明显。因胃痛反酸消失，则苦重之品不必再用，故去黄连、吴茱萸，而加白薇、白蔻仁，14 剂。6 月 19 日第三诊：体温正常多日，偶尔胃胀，便溏，脉缓，舌苔白而略厚。仍按首方将柴胡、青蒿减为常用量。另加广木香、肉豆蔻，14 剂，调理而愈。

四、泌尿系感染

汪某，女，46 岁，2002 年 11 月 6 日初诊。低热半月。发病时低热，体温 38℃左右，尿频尿急尿痛，即时住院治疗，诊断为泌尿系感染急性发作，经抗生素治疗，数日内尿路刺激症状消失，而低热至今不退。目前恶寒发热，一日几度发，体温波动在 37.5～38.5℃，黎明则汗出热减，伴心悸，轻微咳嗽，纳差，神疲倦怠，二便正常，脉数，舌苔白而略厚，质绛。患者恶寒发热，一日几度发，则与往来寒热同类。黎明汗出热减，结合脉舌分析，乃湿热阻遏三焦之象。细析之，心悸，微咳，属上焦症；纳差，神疲倦怠，属中焦症。近日热淋症状消失，乃大量抗生素强行抑制之结果，而下焦湿热之根蒂未除，否则何以主症消失，而寒热如故？何以脉舌仍显湿热？治宜和解枢机，清热祛湿，分消三焦。处方：柴胡 20g，黄芩 10g，法半夏 10g，陈皮 10g，茯苓 30g，竹茹 10g，枳实 15g，青蒿 25g，碧玉散 10g，芦根 15g，藿香 10g，佩兰 10g，凤尾草 30g，7 剂。11 月 13 日复诊：恶寒发热略轻，体温波动在 36.8～37.8℃，黎明汗出热减，偶尔心悸，胸部隐痛，纳差，不咳，精神好转，脉数，舌苔淡黄略厚，质绛。上方初试而小效，舌苔转为淡黄，知湿热分消不易，而芳香之品可去，故于上方去藿香、佩兰，加萆薢、土茯苓、半枝莲，7 剂。11 月 20 日第三诊：一周来体温正常，诸症不明显，仍予二诊之方 7 剂，以巩固疗效。

五、鼻腔及右副鼻窦息肉感染

胡某，男，64 岁，2018 年 6 月 29 日初诊。发热月余。初为低热，体温在 37.5℃左右，伴鼻塞，少许稠涕，门诊用抗生素治疗，其热不退。近十日来，不仅体温升高，且常伴鼻衄，而入五官科住院治疗，发现鼻腔红肿，右侧为甚，有出血点。经 CT 扫描发现：右鼻腔后部及右副鼻窦息肉较大。体温多在午后升高，最高 39.2℃，升温前恶寒明显，夜半开始汗出热减，黎明至上午，体温多在 37.5℃左右，昨天右鼻孔衄血较多，经大量抗生素治疗，而发热依旧。病区提出转入感染科，或其他医院，退热后再行手术治疗。病者因而要求出院，改投中医。笔者接诊时，除前述者外，见神疲乏力，食欲不振，右胸隐痛，大便溏，日行一次，小便正常，脉数，舌苔白厚腻，质绛而胖。患者恶寒发热，休作有时，胸痛，乃足少阳证状。其余症状，结合脉舌分析，为湿热弥漫三焦所致。治宜和解枢机，清热祛湿，分消三焦，处方：柴胡 25g，黄芩 10g，法半夏 10g，陈皮 10g，茯苓 30g，枳实 20g，青蒿 25g，碧玉散 10g，土大黄 20g，土贝母 10g，土牛膝 10g，白英 20g，7 剂。其后患者以微信相告，服药至第四天，体温首次降至正常，7 剂服完，仍未发热。因而再次住进五官科，已行手术治疗，过程顺利。

四逆散

四逆散，出自《伤寒论》第318条："少阴病，四逆，其人或咳，或悸，或小便不利，或腹中痛，或泄利下重者，四逆散主之。"本条虽以"少阴病"冠首，然其主证仅"四逆"二字，既无沉微之脉，复无下利清谷等证，则知本证非少阴病阳衰阴盛之四肢厥冷。观第323条"少阴病，脉沉者，急温之，宜四逆汤"，第281条"少阴之为病，脉微细，但欲寐也"，以及诸四逆汤证多有"下利清谷"（如第91、316条等），可证明上述观点。

关于本条之主证，注家多谓"四逆"即是，余皆为或然证。柯韵伯《伤寒来苏集》提出："条中无主证，四逆下必有阙文，今以'泄利下重'四字移至'四逆'下，则本方乃有纲目。"此论颇有见地，因为泄利下重者，其证概分两类，其一为热利。如第371条"热利下重者，白头翁汤主之"，是湿热之邪，侵犯肠道，损伤脉络，妨碍肝气调达所致。其二为肝气郁结，木邪克土所致，本条即是。笔者以为，以上论述，是就《伤寒论》具体内容而言，即本条见于少阴病篇，是承第314~317条诸阴寒下利证之后，续以第318条之气郁下利，以资鉴别。若从临床实践而言，自《伤寒论》之后，历代医家对四逆散证多有发挥，临床妙用层出不穷。合古今以观之，当可发现，"四逆""泄利下重"者，未必便可用本方，而使用本方者，主证未必与本条相同。笔者曾提出"谨守病机，不拘证候"之用方途径，可赅此类问题。

四逆散由柴胡、枳实、芍药、炙甘草组成。原方为四味药剂量相同，研为散剂备用。有疏肝解郁、调和肝脾（胃）之效。又因人为有机整体，脏腑功能相关，其肝气郁结者，影响甚广，故方后有：

若咳者，加干姜、五味子，以散寒而宣降肺气；若悸者，加桂枝以通心阳而安心神；若小便不利者，加茯苓以淡渗利水；若腹中痛者，加炮附子以温阳散寒止痛；若泄利下重者，加薤白以通阳散寒，行气导滞。以上属举例性质，临床之际，贵在举一反三。兹将笔者医案略加归类整理，以陈管见。

一、肝气郁结，颈部瘰疬

瘰疬多发于颈部、腋下、腹股沟、腘等部位，从其经脉联系来讲，多与厥阴、少阳经脉相关。如足厥阴肝经"上腘内廉，循阴股，入毛中，过阴器"，又"循喉咙之后"，又"其支者，从目系下颊里，环唇内"。手厥阴心包经"其支者，循胸出胁，下腋三寸"。足少阳胆经"加颊车，下颈，合缺盆"（《灵枢·经脉》）。但凡经脉脏腑，其气贵在畅通，否则多成郁结，或郁而化热之病。从病机而言，或因气、血、痰、瘀等，在一定条件下均可结于上述部位。如因热而结者，可由外在之热邪，侵袭人体后，随脏腑功能偏胜不同，或聚热成实，或郁滞气血，或结为瘰疬等。其中结于颈部者，较为常见。亦有阳旺之躯，始初难觉，积渐成热，壅滞气血，肝胆气机难以舒展，而结为本病。又如，痰湿之体，痰湿与肝气相互搏结，亦可形成本病。

因热而结者，如沈某，女，31岁。左下龋齿，齿龈肿痛数日，以致左颔下、颈部瘰疬，疼痛，低热，腋下体温37.2℃，胃胀，大便2日一行，脉缓，舌苔根部白厚。病起于龋齿，龈肿疼痛，低热，知为阳明热邪上壅，继而病及颔下、颈部。或问：阳明热邪，与厥阴、少阴经脉何干？曰：足阳明经脉"循喉咙，入缺盆"。《灵枢·经脉》云手阳明经脉："其支者，从缺盆上颈，贯颊，入下齿中，还出夹口，交人中。""是动则病，齿痛颈肿。"可见阳明经与厥阴、少阳经脉，在颈部互有联络，则因齿痛而结为颈部瘰疬，可影响肝胆经脉。法宜疏肝解郁，清热解毒，化湿通络，书方于下：柴胡10g，郁金10g，枳实25g，白芍10g，当归10g，川芎10g，忍冬藤30g，砂仁10g，青蒿20g，炒黄芩15g，法半夏10g。服药一周，上述诸症消失。后因痛经等证而继续调治，仍以四逆散为主方，所加之药，则为理气活血，通络止痛之品，疗效亦显。

因痰气而结者，如殷某，女，56岁，右侧颈部瘰疬（淋巴结肿大）最大一枚约4cm×3cm，其旁另有小瘰疬二枚，无明显压痛，周边光滑，可以移动，伴腰痛，左下肢发麻，脉弦缓，苔薄白。曾做淋巴结穿刺，病理报告："镜下见各种分化程度的淋巴细胞散在分布，考虑为炎性病变可能性大。"揣其病情，瘰疬肿硬不痛，皮肤不红不热，当是痰与郁气结于肝经部位，而腰痛、肢麻，似亦与痰气郁结相关，故宜疏肝解郁，化痰散结。处方：柴胡10g，郁金10g，枳实15g，赤芍10g，白芍10g，制香附10g，王不留行20g，壁虎10g，金刚藤30g，浙贝母10g，桔梗10g，当归10g，川芎10g，白英20g，龙葵15g。服药一周，颈部瘰疬略有缩小，质地变软，因素有转氨酶升高（原因未明），而加用田基黄、垂盆草等，共服药四周，则瘰疬之大者，显著缩小，小者消失。

二、肝郁血瘀，胸胁疼痛

肝经循行于胸胁部位，一旦邪气侵扰，或气机不畅，常有胸胁疼痛之患。杨某，男，42岁。右胁隐痛15天。素喜饮酒，病起于醉酒，醒来后右胁及背部隐痛不休，偶尔反酸，食纳尚可，二便自调，脉弦缓，苔薄白。观此例，堪称酒家，其肝经受损，已暗伏体内，惟以正值壮年，体质尚佳，而暂未出现症状。当豪饮而醉时，是新伤而触动暗损，以致肝郁气滞，胃气失和，经脉不利之症显露。法宜疏肝解郁，理气止痛，兼以和胃。处方：柴胡 10g，郁金 10g，枳实 20g，白芍 10g，炙甘草 6g，当归 10g，川芎 10g，片姜黄 10g，炒川楝子 10g，延胡索 15g，吴茱萸 6g，海螵蛸 15g。服药一周，右胁及背部疼痛明显减轻。因舌苔转为白而略厚，故加陈皮、法半夏，再服一周。其后断续来诊三次，仍以上方予服，疼痛消失。

杨某，男，81岁。头昏，行走不稳，心悸，胸闷，背部及两胁疼痛，失眠多梦。排尿困难，而又难以自行控制，常有漏尿现象，或尿后余沥不尽。肢软乏力，足痛，饮食尚可，大便正常，脉弦，舌红，苔薄白而润。未做相关理化检查。分析其病情于下：其一，患者耄耋之年，而见头昏，行走不稳，心悸，胸闷，失眠多梦，漏尿或尿后余沥，酷似肝肾不足、心血失养之象。然两胁及背部疼痛，足痛，则非虚损所能圆满解释，而脉弦，舌红，亦非虚象。笔者于矛盾中，思及是否为肝郁血瘀，经脉失和所致。其二，肝经从颃颡，上出额，与督脉会于巅，因血瘀经脉不利，清阳之气难以上达，应是头晕行走不稳之由来。肝经行于胁，过阴器，抵少腹，故气滞血瘀者，可出现胁痛。其漏尿、余沥，貌似尿失禁，而排解困难，亦非虚象。考足厥阴经"是动则病，腰痛不能俯仰"（《灵枢·经脉》），对本例腰痛可做合理解释。其三，失眠多梦，肢软乏力，是年迈之体，又遭病痛折磨，昼夜不安，咎在肝郁血瘀，经脉失和。治宜疏肝解郁，活血通络。处方：柴胡 10g，郁金 10g，枳实 20g，白芍 10g，生地黄 10g，当归 10g，川芎 10g，土鳖虫 10g，红花 10g，鸡血藤 30g，丹参 30g，石菖蒲 10g，远志 10g，刘寄奴 20g，徐长卿 20g。头晕重者，加钩藤、天麻。尿频、漏尿明显者，加土茯苓、乌药。共治疗四周，精神好转，头晕、胁痛明显减轻，步履较稳，漏尿亦有好转。

三、肝郁气滞，乳房结核

乳房结核包括"乳癖"，相当于乳腺纤维瘤、乳腺增生、乳腺囊肿之类。清代高锦庭《疡科心得集·辨乳癖乳痰乳岩论》谓："乳中结核，形如丸卵，不疼痛，不发寒热，皮色不变，其核随喜怒为消长，此名乳癖。"此病平时虽不疼痛，但值经期，或郁闷恼怒时，胀痛仍为常见症状。其病因病机，多属情怀抑郁，心烦易怒，工作紧张等，以致肝郁气滞，与痰相搏，结于乳房。治以疏肝解郁为主，结合他法。

黄某，女，49岁，乳腺囊肿，切除术后一年，又发现小囊肿二枚，胀痛，月经正常，经期胀痛加重，饮食尚可，二便自调，脉弦，苔薄白。证属肝气郁结，痰瘀相搏，治宜疏肝解郁，化痰活血通络。处方：柴胡10g，郁金10g，枳实15g，白芍10g，昆布10g，海藻10g，煅牡蛎10g，橘核10g，制三棱10g，制莪术10g，石上柏20g，半枝莲30g。服药一周，乳腺胀痛消失，而颈项微有胀痛，原方加刘寄奴25g，徐长卿25g，再服一周，颈项痛亦不明显，自扪其乳腺小囊肿处，未能明显触及。

孙某，女，20岁。双侧乳腺增生，胀痛。月经延期而至，经期小腹痛，经色暗红，脉缓，苔薄白，质红。其证肝气郁结，痰瘀兼热，阻滞冲任，治宜疏肝解郁，化痰活血，清热通络。处方：柴胡10g，郁金10g，枳实15g，白芍10g，炙甘草6g，当归10g，川芎10g，延胡索15g，橘核10g，王不留行10g，黄药子10g，夏枯草20g，煅牡蛎15g，制香附10g，7剂。药后乳房胀痛消失，月经应期而至，约五日净，量中等，色正红，无腰腹痛，脉缓，舌质红，是郁热未清，故加白英、龙葵、全蝎，清热而兼通其经。

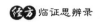

四、肝胃不和，湿阻中焦

肝属木，性喜调达，职司疏泄。脾属土，主运化水谷精微，而奉养周身。在正常状态下，因肝木之疏泄条达，气机舒展，则脾土得以运化不休，必无贼邪之患。若肝气郁结，即成病气，最易克害脾土，因之运化失常，水湿停聚，为肝脾不和之病。

纪某，男，81岁。便溏3个月，餐后不久必大便一次，有时因小便而排除大便，污及内衣，每日便溏五次，偶尔带出少许血丝，胃脘灼热，饮食尚可，腹中隐痛，大便时肛门有坠胀感，脉弦，舌质淡红，舌尖瘀斑，苔白略厚。患者年事已高，便溏多时，大便有难以控制之状，肛门坠胀，似属中气下陷。然则中气虚陷之人，胃脘不应有灼热感，其舌不至暗红而有瘀斑，其脉不应有弦象。揆其机制，当是肝气郁结，克害中土，运化失司，水液浸渍于肠道；老年更兼久病，病久入络，血络瘀损所致。又检索此前所用之方，多为补益脾肾之方，而疗效不尽如人意，故进行如上分析。法宜疏肝解郁，健脾通阳利水，兼活血通络。处方：柴胡10g，郁金10g，枳实15g，白芍10g，猪苓10g，茯苓30g，泽泻10g，炒白术10g，桂枝10g，地榆炭10g，槐花10g，丹参30g，干姜10g，黄连10g，7剂。药后大便日行4～5次，第一次为成形便，其后为溏便，小便时不带出大便，腹痛减轻，脉弦，舌质同前，舌苔中心白而略厚。原方加乌药10g，黄柏6g，共服两周，精神好转，大便日行2～3次，多为成形便，不带血丝，胃脘灼热感消失。以此方对照《伤寒论》第159条"理中者，理中焦，此利在下焦，赤石脂禹余粮汤主之，复不止者，当利其小便"，则知四逆散与五苓散合方之意义。

张某，女，65岁，头昏，下肢沉重，胃脘痞塞，睡眠不安，肋缘下隐痛，嗳气，二便正常，脉缓，苔白略厚，证属肝脾不和，湿邪内阻，清阳不升。法宜疏肝化湿。处方：柴胡 10g，郁金 10g，枳实 25g，白芍 10g，法半夏 10g，陈皮 10g，茯苓 30g，石菖蒲 10g，远志 10g，钩藤 30g，天麻 10g，炒白术 10g，服药两周，诸症明显好转。

五、肝郁气滞，痛经闭经

痛经、闭经证，原因甚多，其中有因肝郁，影响冲任二脉而成者。《灵枢·五音五味》曰："冲脉任脉皆起于胞中，上循背里，为经络之海。"《灵枢·逆顺肥瘦》曰："夫冲脉者，五脏六腑之海也，五脏六腑皆禀焉。"说明冲脉主营运气血；任脉亦主营运阴血，而主胞胎。肝主藏血，若阴血充沛，疏泄正常，不仅肝木滋荣，而且使冲任二脉与之共荣。反之，肝气郁滞，多能影响阴血运行，则冲任之脉亦受其损害，而出现痛经、闭经等证。叶天士《临证指南医案》云："血海者，即冲脉也……女子系胞。"又说："凡经水之至，必由冲脉而始下。"《素问·评热病论》曰："月事不来者，胞脉闭也。胞脉者，属心而络于胞中，今气上迫肺，心气不得下通，故月事不来也。"以上文字均可说明，肝郁、冲任受损，可出现痛经、闭经等。

吴某，女，30 岁。痛经病史半年。月经周期正常，经期腰腹痛，左股外侧痛，经量少，色暗。乳房胀痛，自称可扪及包块，面部痤疮，心烦。饮食尚可，二便正常，脉缓，舌苔薄白。证属肝气郁滞，冲任瘀损，法宜疏肝解郁，活血通络，软坚消核：柴胡 10g，郁金 10g，枳实 15g，白芍 10g，当归 10g，川芎 10g，石上柏 20g，制三棱 10g，制莪术 10g，延胡索 15g，片姜黄 10g，炒川楝子 10g，制鳖甲

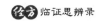
10g，土鳖虫 10g，乌药 10g，橘核 10g，青皮 10g，王不留行 20g，玫瑰花 10g，绿萼梅 10g，月季花 10g。股外侧痛甚者，加白芷。尿频者加土茯苓、金刚藤。嘱凡遇经期，则提前 1~2 日服用上方，经净则停服，如此共服药四个月经周期，诸症释然。

王某，女，28 岁。产后一年，月经未行，其间曾用黄体酮两次，均可行经，自虑服用黄体酮，非长久之计，故而停用，迄今半年仍然闭经。既往行经时伴小腹、乳房胀痛。经期诱发荨麻疹，瘙痒，又易鼻衄，唇口干燥，大便 2~3 日一行，苔白厚，脉缓。证属肝失条达，冲任瘀闭。复因经期诱发荨麻疹、鼻衄，唇口干燥，大便秘结，而舌苔白厚，知内有湿热兼风，扰于肌肤，则发风疹，伤及阳络则鼻衄。湿热阻滞，津液输布失调，则有唇口干燥、便秘等。治宜疏肝解郁，化湿通络。处方：柴胡 10g，郁金 10g，枳实 20g，白芍 10g，法半夏 10g，陈皮 10g，茯苓 30g，竹茹 10g，制香附 10g，淫羊藿 30g，仙茅 15g，益母草 10g，鸡冠花 10g，月季花 10g，莱菔子 10g。上述病情，似不必用淫羊藿、仙茅。笔者据其病起于产后，是否暗伏肾虚之机，遂试用之。服药一周，复诊时称月经已行，量少，小腹及乳房胀，舌苔转为薄白，舌质红，荨麻疹虽有发生，但较前明显好转，原方加土贝母、白鲜皮，以兼治荨麻疹。第三诊时称经量多，故去淫羊藿、仙茅、益母草，加阿胶、艾叶炭。前后共服药 35 剂，月经应期而至，经量中等，荨麻疹未发，亦无鼻衄。

六、肝郁气滞，石淋内阻

石淋多为下焦积热，或肾阴虚而生内热，或肝郁化热，煎熬津液，而为结石。当其隐伏之时，可无症状。或因劳累，或因饮酒、过食辛辣，或因外邪而触发，则出现症状。或问：此证当以清热利水通淋为主，何须疏肝解郁？答曰：其一，前述肝郁化热，煎熬津液，是以疏肝解郁，有利于清热。其二，此证多有尿频、尿急、尿痛，小腹胀痛等，其部位属肝经，是以疏肝解郁，有利于缓解症状。

刘某，男，24岁。左侧腰部剧烈疼痛一天，B超探查，提示左肾结石并积水，左侧输尿管上段结石，右肾结石。阵发左侧腰部剧痛，小腹拘急而痛，甚则恶心，不欲饮食，脉弦缓，苔白厚。因工作紧张，不能住院治疗，要求一面上班，一面服中药。初诊时考虑发病突然，以清热利水通淋为主，以四妙散加金钱草之类予服，一周后复诊，诉仍阵发左侧腰痛，一般不重，偶尔短阵剧痛，余症同前。因而改投四逆散加味：柴胡10g，郁金10g，枳实20g，白芍20g，炙甘草6g，金钱草30g，海金沙15g，鸡内金10g，王不留行20g，瞿麦10g，萹蓄10g，冬葵子10g，延胡索15g，片姜黄10g。又服药一周而三诊，疼痛消失，惟觉乏力，原方加黄芪30g，再投14剂，病情稳定。

胡某，女，50岁。右肾结石两年余，刻下腰部隐痛，尿频、尿急、尿痛，大便干结，饮食尚可，脉缓，苔白略厚。证属肝郁气滞，结石内阻，水道不利，治宜疏肝解郁，化气行水。处方：柴胡10g，郁金10g，枳实15g，白芍15g，桂枝10g，猪苓10g，茯苓30g，泽泻10g，炒白术10g，金钱草30g，海金沙15g，凤尾草30g，萆薢30g，金刚藤30g，便秘者加虎杖。服药两周后，B超复查，提示右输尿管中下段结石（右肾结石未能发现）。或为右肾结石移行至输尿管中下段。前述症状明显减轻，又予上方7剂，再未复诊，不知结石情况如何。

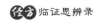

七、肝郁气滞，直肠癌术后下腹疼痛

景某，男，67岁。直肠癌手术切除并造瘘术后半年，已做化疗六次，经CT复查发现：①肝左叶低密度影。②肝右叶肝内胆管结石。于2009年8月21日来诊，见形体消瘦，精神不振，乏力，声音嘶哑，左下腹痛，造瘘口红肿疼痛，大便日行一次，尚能成行，量少，饮食一般，脉缓，苔薄白。此例癌肿，当是毒邪与气血结聚直肠，手术切除后，转移至肝。初为实证，当手术切除后，已是机体受到较大创伤，又经化疗，再度损伤。若病情就此止步，则补益调养，兼用解毒之法，应在情理之中。然则半年后复查，肿瘤竟转移至肝左叶，又发现右叶肝内胆管结石。西医据当时身体状况，暂缓肝左叶切除术，并建议转中医治疗，待条件符合后再议。讨论至此，上述病情虚象固然明显，但肿瘤转移至肝左叶，仍是大实在中，若贸然进补，则于肝脏之肿瘤奈何？左下腹痛及造瘘口红肿疼痛奈何？沉思良久，觉补之无益，攻之恐难以耐受，是必取法冲和：疏肝解郁，以和畅肝胆之气，促进生机向旺；解毒消癥而避峻烈之品，使攻而毋伤。投四逆散加味：柴胡10g、郁金10g、枳实20g、白芍10g、炙甘草6g、当归10g、川芎10g、壁虎10g、白英20g、龙葵15g、石上柏20g、半枝莲30g、白花蛇舌草30g、延胡索15g。腹痛重者加片姜黄；造瘘口红肿甚者，加黄药子。以此方治疗至同年11月，腹痛消失，造瘘口红肿好转，精神、饮食均可。然后西医学认为符合手术条件，而行肝左叶切除术。出院后于2010年初再来我校门诊，见形体消瘦，精神不振，纳呆，恶心，手术口隐痛，白细胞降低，面色苍白，舌苔白厚腻，脉缓。证属湿阻中焦为主，治宜化湿和胃降逆，以温胆汤为主方，加黄芪、当归、壁虎、白花蛇舌草之类，每日 1 剂。3 个月后，除病情好转之外，舌苔转为薄白。是湿邪已尽，故改用香砂六君子汤加黄芪、当归、红景天，其余解毒消癥之品均参照前用之药。近期做全面复查：未发现肿瘤转移灶，血象正常，肿瘤全套标志物指标正常。

八、肝郁气滞，膀胱癌术后小便淋沥

全某，男，52 岁。膀胱癌，行"利普刀"部分切除术后一月，间或尿频，夜尿一次，尿后余沥不尽，小腹疼痛，饮食尚可，大便正常，脉缓，苔白厚。来诊前做膀胱电纤镜复查，并取样做病理切片，报告为所取组织为慢性炎症改变。证属肝气郁结，湿毒未净。法宜疏肝解郁，清热化湿解毒，兼以化气摄纳之品：柴胡 10g，郁金 10g，枳实 15g，白芍 10g，炙甘草 6g，苍术 15g，黄柏 10g，土牛膝 15g，土贝母 10g，土茯苓 30g，土大黄 20g，桑寄生 20g，桑螵蛸 20g，乌药 10g，石上柏 20g，壁虎 10g。共服药两周，诸症已不明显，改服用丸剂以善其后：柴胡 200g，郁金 200g，土贝母 200g，土大黄 300g，土牛膝 200g，土茯苓 300g，苍术 200g，莱菔子 200g，桑寄生 200g，桑螵蛸 200g，乌药 200g，壁虎 200g，石上柏 200g，白英 200g。1 剂，水蜜丸，每日 3 次，每次 10g。

九、肝郁气滞，胞宫癥瘕

妇科癥瘕，多由气机郁结，气与血搏，以致气滞血瘀，结为有形之物，有结于胞宫者，有结于冲、任脉或肝经所过之处者。其治法多以疏肝解郁，活血消癥为主。《景岳全书·妇人规下·血癥》云："瘀血留滞作癥，唯妇人有之。其证则或由经期，或由产后，凡内伤生冷，或外受风寒，或恚怒伤肝，气逆而血留；或忧思伤脾，气虚而血滞；或积劳积弱，气弱而不行，总由血动之时，余血未净，而一有所逆，则留滞，日积而渐以成癥矣。然血必由气，气行则血行，故凡欲治血，或攻或补，皆当以调气为先。"癥之有形，可以触及者，固然为癥，而在当今条件下，被相关仪器测得，而切诊不可得者，亦应以癥视之。

金某，女，56岁。经期错乱，经来腹痛较重，量多，5~6天方净，饮食尚可，二便正常，脉缓，舌苔白厚。有子宫腺肌症病史多年。曾有甲状腺功能减退症病史，经治疗后，相关症状消失，化验指标正常。患者年逾半百，尚未绝经，或因资禀素旺所致。刻下经来腹痛较重，量多，似属痛经，实为癥在胞宫。此癥以弥漫于胞宫为主，故B超发现宫体增大（子宫腺肌症），其纵径9.83cm，前后径5.11cm。证属肝郁气滞，与瘀血结于胞宫，治宜疏肝解郁、活血消癥。处方：柴胡10g，郁金10g，枳实20g，白芍10g，苍术10g，黄芩炭25g，太子参10g，茯苓30g，炒白术10g，法半夏10g，阿胶10g（烊化），艾叶炭10g，制三棱10g，制莪术10g，白英20g。腹痛较重者，加炮甲珠、龙葵、山慈菇；经量多者，加三七粉；舌苔转为薄白，经量正常者，去苍术、太子参。于5个月内间断服药70剂，月经周期正常，痛经消失，B超复查：宫体大小为5.7cm×4.7cm×4.6cm，内膜厚0.6cm。宫后壁见2.7cm×3.0cm低回声结节，再予原方7剂，以巩固疗效。

冀某，女，41岁。自月经初潮以来即有痛经病史。刻下经期正常，经来腰痛剧烈，量中等，腹胀，大便日行3~4次，便溏，自觉乍寒乍热。膝关节以下冷痛，饮食略少，脉弦缓，舌苔薄白（发现子宫肌瘤6年，瘤体大小2.6cm×3.2cm）。证属肝郁气滞，气血结聚于胞宫，法宜疏肝解郁、活血消癥、温通经脉。处方：柴胡10g，郁金 10g，枳实 20g，白芍 10g，炙甘草 6g，桂枝 6g，当归 10g，川芎 10g，延胡索 15g，炒川楝子 10g，片姜黄 10g，制三棱 10g，制莪术 10g，石上柏 20g。大便秘结者加虎杖；小腹胀痛者，加乌药、制鳖甲；腹胀者，加厚朴；膝关节冷痛者，加老鹳草；恶寒者加吴茱萸、生姜。断续服药 49 剂，诸症不明显。

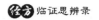

泻心汤类方临证思辨

半夏泻心汤

半夏泻心汤，见于《伤寒论》第149条："伤寒五六日，呕而发热者，柴胡汤证具，而以他药下之，柴胡证仍在者，复与柴胡汤。此虽已下之，不为逆，必蒸蒸而振，却发热汗出而解。若心下满而硬痛者，此为结胸也，大陷胸汤主之。但满而不痛者，此为痞，柴胡不中与之，宜半夏泻心汤。"

本条论述少阳病误下后的三种变化，半夏泻心汤证乃其中之一，兹据原文解释如下。

"伤寒五六日，呕而发热者"，据第101条"伤寒中风，有柴胡证，但见一证便是，不必悉具"，知病传少阳。少阳病法当和解，以小柴胡汤为主方，而禁用汗吐下法。若妄用攻下，则变证多端，本条仅论述如下三种变化。

其一，"柴胡证仍在者"，即误下后，仍为呕而发热，是病情未因之而变，故仍与小柴胡汤以和之。然而毕竟曾经误下，正气难免受损，故服小柴胡汤后，正气得药力之助，奋力抗邪，邪正相争激烈，故发生战汗，即"蒸蒸而振，却发热汗出而解"。

其二，"心下满而硬痛者"，是少阳病误下后，引邪深入，邪热内陷，若其人素有水饮停蓄，则邪热与水饮相结，而成胸膈心下硬痛之大结胸证，此即"病发于阳，而反下之，热入因作结胸"也（第131条）。治之以大陷胸汤，泻热破结逐水。

其三，误下后脾胃损伤而生寒，外邪内入而化热。寒热错杂于中焦，以致脾胃不和，升降失司，气机壅滞，而成心下痞，治宜半夏泻心汤。

本条半夏泻心汤叙证简略，还需结合《金匮要略·呕吐哕下利病脉证治》第10条："呕而肠鸣，心下痞者，半夏泻心汤主之。"参酌《伤寒论》中生姜泻心汤证、甘草泻心汤证均有肠鸣下利。于是半夏泻心汤之主症为心下痞，呕逆，肠鸣，下利。

半夏泻心汤欲用于临床，还有以下问题，需要说明。

其一，心下痞，是否必然按之柔软？若按第154条："心下痞，按之濡，其脉关上浮者，大黄黄连泻心汤主之。"显然是心下虽痞，但按之柔软。第155条"心下痞，而复恶寒汗出者，附子泻心汤主之"。此二条属于一组方证，故为心下柔软。第149条半夏泻心汤证，只说"但满而不痛者，此为痞"，未及按之是否柔软。笔者以为半夏泻心汤证、生姜泻心汤证（第157条）、甘草泻心汤证（第158条），可视为同一组方证，而后二者分别为"心下痞硬""心下痞硬而满"。由此推论，半夏泻心汤证，若其尚轻者，或为痞而柔软；若较重者，亦可心下痞硬。然则此类方证即令心下痞硬，多表现为胃脘部位肌张力略高，或觉饱满，不可与大结胸之腹壁板硬相提并论。

其二，心下痞是否疼痛？据许慎《说文解字》云："痞，痛也。"许慎（公元58～147）略早于张仲景，按理而论，仲景应知"痞"为痛，然仲景却说："但满而不痛者，此为痞。"何以理解？笔者以为，许氏从文字学角度训"痞"为"痛"，后世多所遵从。

而仲景作《伤寒杂病论》，乃撰用《素问》《九卷》等古典医著。在古典医著中，多有论痞而不及痛者，如《素问·六元正纪大论》有"痞坚腹满""痞逆寒厥拘急"。《素问·五常政大论》有"备化之纪……其色黄，其养肉，其病痞"，其义均为痞塞不通。"痞"既为不通，则疼痛似乎隐然其间。夫痞塞轻者，尚可不痛，其重者，焉能不痛，所谓不通则痛是也。何况半夏泻心汤证，是在与大结胸病比较鉴别中提出，而大结胸病，心下硬，疼痛剧烈，相比之下，半夏泻心汤证，或有不痛者，即令疼痛，是痛不足言也，故曰不痛。半夏泻心汤，临床多用以治疗各种胃病，痛者有之，不痛者亦有之，不必拘泥。又《难经·五十六难》曰："脾之积，名曰痞气，在胃脘，覆大如盘，久不愈。"应属有形之痞块，不在此类。

其三，笔者在教学过程中，学生常提出，半夏泻心汤证既为寒热错杂，则何症属寒？何症属热？此为难解之题，笔者以为心下痞，呕逆，肠鸣，下利四症，对照临床，属寒属热均有，若必断为寒热错杂，还须合舌脉及其伴见症，从中分析其趋向性和寒热属性方可确认。如心下痞、呕逆属上，在上者属阳；胃脘嘈杂、灼热、嗳气、反酸、口哕等属热。如《素问·至真要大论》曰："诸逆上冲，皆属于火。""诸呕吐酸，暴注下迫，皆属于热。"肠鸣，下利，或兼神疲乏力、纳食不佳、肢体倦惰等，属下属寒。其脉多为缓象。舌苔白薄或白厚润泽或滑，舌质正常或偏淡，亦为寒象。若舌质绛，则应虑其湿（痰）热中阻（详见《小陷胸汤》）。

半夏泻心汤由半夏半升，黄芩、干姜、人参、炙甘草各三两，黄连一两，大枣十二枚组成。方中半夏和胃化痰（湿），降逆止呕。干姜辛温散寒，姜夏为伍，温中散寒止呕。黄芩、黄连苦寒，泄热通降。如此寒温相反相成，辛开苦降，恰合脾胃升降之特性，以复其升降之常。人参、大枣甘温，益气补虚，培土和中。诸药共奏寒温并用，攻补兼施，消痞除满之功。

一、痞而不痛

邹某，男，49 岁，2013 年 10 月 24 日初诊。胃胀病史约 10 年，复发 14 个月。目前胃胀而嘈杂，餐后胃胀加重，嗳气，因而不敢饱食，二便正常，脉弦，舌苔白薄，质正常。胃镜提示慢性浅表性胃炎。此例胃胀，影响受纳，即心下痞之互词，观"但满而不痛者，此为痞"可知。盖脘腹之"满"，多与"胀"偕行。舌苔白薄，乃中焦有寒。嗳气，胃脘嘈杂，其表现为似酸非酸，似热非热，似饥非饥，与《金匮要略·黄疸病脉证并治》第 7 条所言"心中如啖蒜齑状"相似，属热（实为胃酸偏多）。综而观之，乃寒热错杂于中焦。舌质正常，乃其关键，说明寒热相对均衡。治宜辛开苦降，和中降逆消痞。处方：法半夏 10g，干姜 10g，黄连 10g，黄芩 10g，延胡索 15g，郁金 10g，枳实 25g，厚朴 25g，当归 10g，川芎 10g，代赭石 10g，旋覆花 10g，太子参 10g。胃脘嘈杂严重时，去太子参，加吴茱萸、海螵蛸。嗳气频繁时，代赭石加至 15g，另加降香。干噫食臭时，干姜减为 6g，另加生姜 6g。先后 7 诊，共服药 46 剂，症状不明显。

李某，男，49 岁，2016 年 7 月 8 日初诊。患者因胃脘痞胀于今年 5 月 11 日做胃镜检查：慢性浅表性胃炎；乙状结肠镜之病理报告：乙状结肠管状腺瘤。刻下胃脘痞胀不痛，饮食一般，大便日行 2~3 次，或不成形，里急后重，无脓血，脉缓，舌苔白厚，质正常。证属寒热错杂，肝胃不和。治宜辛开苦降，疏肝和胃，兼以解毒散结。处方：法半夏 10g，干姜 10g，黄连 10g，黄芩 10g，枳实 25g，吴茱萸 6g，延胡索 15g，郁金 10g，炒川楝子 10g，片姜黄 10g，当归 10g，川芎 10g，半枝莲 30g，白花蛇舌草 30g，白英 20g。若大便不成形，或痞胀较重时，选加广木香、砂仁、肉豆蔻、莱菔子。若睡眠不安时加酸枣仁。偶尔反酸时加煅瓦楞子。先后五诊，共服药 42 剂，至 8 月 26 日为第六诊：胃脘痞胀消失，大便日行 2 次，多为成形便，便前偶尔左下腹隐痛，便后则止，里急后重消失。再予上方 14 剂。

二、痛而不痞

毛某，女，40 岁，2009 年 5 月 15 日初诊。胃痛复发约十日。胃脘痛而不胀，多在空腹时发生隐痛，偶尔加重，不反酸，咽喉异物感，纳可，二便自调，月经正常，脉缓，舌苔白薄，质正常。此例寒热征象似不明显，然则空腹时胃脘隐痛，必胃酸增多；咽喉异物感，多因胃中酸气上逆所致，此为属热。胃痛而舌苔白薄，质正常，属寒。法宜辛开苦降，和胃止痛。处方：法半夏 10g，干姜 10g，黄连 10g，黄芩 10g，吴茱萸 6g，海螵蛸 15g，延胡索 15g，郁金 10g，炒川楝子 10g，片姜黄 10g，当归 10g，川芎 10g，7 剂。5 月 22 日复诊：胃不痛，偶有不适感，无嗳气反酸，咽喉不适，脉缓，舌苔白薄，质正常。处方：①汤剂：按原方加甘松 10g，10 剂。②丸剂：按原方约 20 倍剂量，加甘松 200g，1 剂，做成水蜜丸，待汤剂服完后，续服丸剂，每日 3 次，每次 10g。

孙某，男，56 岁，2004 年 12 月 3 日初诊。胆囊切除术后三年，目前胃脘疼痛，牵引右胁，嗳气，反胃，大腹胀，齿龈痛，口臭，口干，嗽白痰，大便日行 2 次，不成形，脉弦缓，舌苔白薄，质正常。有高血压病史。证属寒热错杂，肝郁犯胃。处方：法半夏 10g，干姜 10g，黄连 10g，黄芩 10g，吴茱萸 6g，柴胡 10g，郁金 10g，枳实 25g，广木香 10g，砂仁 10g，延胡索 15g，片姜黄 10g，炒川楝子 10g，旋覆花 10g（包煎），代赭石 10g，7 剂。12 月 10 日复诊：胃及右胁不痛，其余症状明显减轻，嗽白痰，脉弦缓，舌苔白薄，质正常。原方加地龙 10g，7 剂。

三、既痞且痛

祝某，女，49 岁，2016 年 7 月 20 日初诊。有胃病病史，2015 年 4 月 6 日胃镜提示：胃窦多发隆起（性质待定）；糜烂性胃炎。幽门螺杆菌阳性。子宫切除术后两年。目前胃脘痞胀，偶尔疼痛，反酸，纳差，二便自调，脉缓，舌苔白而略厚，质正常。证属中焦寒热错杂，法宜辛开苦降，理气止痛，兼以活血。处方：法半夏 10g，干姜 10g，黄连 10g，黄芩 10g，枳实 25g，吴茱萸 6g，海螵蛸 15g，延胡索 15g，郁金 10g，炒川楝子 10g，片姜黄 10g，当归 10g，川芎 10g，土鳖虫 10g，苏木 10g，7 剂。8 月 13 日复诊：胃脘胀痛好转。自此至同年 11 月 9 日，又来诊 8 次，仍按上方加减：胃痛较重时，选加甘松、降香、九香虫。尿频，夜尿多时，选加土茯苓、乌药、桑螵蛸、荔枝核、黄柏、肉桂。腰痛时加续断、徐长卿。便溏时加广木香、砂仁。共服药 112 剂。同年 11 月 23 日第十诊：胃脘偶尔微胀，腰痛消失，大便微溏，夜尿 1~2 次，无不适感，脉缓，舌苔白而略厚，质正常。患者要求服丸剂以巩固疗效。处方：法半夏 200g，干姜 200g，黄连 200g，黄芩 200g，枳实 400g，吴茱萸 150g，海螵蛸 200g，延胡索 400g，郁金 200g，炒川楝子 200g，九香虫 200g，土茯苓 500g，乌药 200g，桑螵蛸 200g，桑寄生 200g，荔枝核 200g，黄柏 200g，肉桂 100g，广木香 200g，砂仁 200g，肉豆蔻 200g，1 剂，水泛丸，每日 3 次，每次 10g。2017 年 4 月 14 日第十一诊：偶尔胃脘微胀，便溏，腰痛，余无不适，仍要求再用丸剂善后，遂续予上述丸剂。

胡某，男，34 岁，2007 年 1 月 10 日初诊。有慢性浅表性胃炎，肠易激综合征病史。胃脘及腹部胀痛复发月余，餐后为甚，嗳气，无明显反酸，矢气，自觉口中异味，纳差，大便多为日行2~3次，或日行一次，时而便秘，时而腹泻，时而初硬后溏，便前及便时腹痛加重，肛门坠胀，脉缓，舌苔白厚，质正常。证属寒热错杂，肝气郁结。如前所述，寒热错杂之证，虽以胃脘胀痛为主，但因气机痞塞，则兼腹部胀痛者有之。而大便不爽，肛门坠胀，则是兼肝气郁结之象，故宜兼用疏肝行气之法。处方：法半夏10g，干姜10g，黄连10g，黄芩10g，吴茱萸6g，海螵蛸15g，枳实25g，藿香10g，佩兰10g，莱菔子10g，延胡索15g，郁金10g，片姜黄10g，当归10g，川芎10g，鸡内金10g。若遇便秘时，暂加火麻仁。共服药21剂。至1月31日为第四诊：餐后脘腹微胀，嗳气，1小时后自行缓解，小便正常，大便1~2日一行，成形软便，脉缓，舌苔白薄润，质正常。以黄连理中汤加味30剂，以善其后。处方：太子参10g，干姜10g，炒白术10g，炙甘草6g，茯苓30g，广木香10g，砂仁10g，陈皮10g，法半夏10g，黄连10g，海螵蛸15g，延胡索15g，枳实20g，莱菔子10g。

四、不痞不痛

黄某，女，49岁，2008年5月23日初诊。今年4月因胃脘不适而做胃镜，提示：十二指肠球炎，Barrett食管。目前胃脘及胸骨后不适较重，不胀不痛，反酸，嗳气，脉缓，舌苔白薄而润，质正常。此例胃脘虽不胀不痛，但不适感明显，仍是胃病，属寒热错杂所致，故宜辛开苦降，和胃降逆，处方：法半夏10g，干姜10g，黄连10g，黄芩10g，吴茱萸6g，海螵蛸15g，柴胡10g，郁金10g，枳实20g，延胡索15g，片姜黄10g，炒川楝子10g，当归10g，白芍10g，旋覆花10g（包煎），代赭石10g。自此至6月17日，共来诊4次，服药

28 剂，症状不明显。所需说明者，食管之症状，主要表现在胸骨后，较胃脘症状难治。虑及少阳主胸，若单纯治胃，则难以为功，故方中加柴胡一味，则小柴胡汤意隐寓其中，属胆胃同治之法。

邓某，男，41 岁，2002 年 10 月 11 日初诊。胃及十二指肠溃疡病史 8 年，目前胃脘不适，多在空腹时发生，反酸，嘈杂，不胀不痛，纳差，二便正常，脉缓，舌苔白薄而润，质正常。证属寒热错杂，胃失和降，治法与前例略同。处方：法半夏 10g，干姜 10g，黄连 10g，黄芩 10g，吴茱萸 6g，海螵蛸 15g，枳实 20g，九香虫 10g，甘松 10g，当归 10g，神曲 10g，7 剂。10 月 18 日复诊：自觉症状不明显，脉缓，舌苔白厚腻，质正常。再予原方加藿香、佩兰，7 剂。

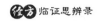

生姜泻心汤

《伤寒论》第157条："伤寒汗出，解之后，胃中不和，心下痞硬，干噫食臭，胁下有水气，腹中雷鸣，下利者，生姜泻心汤主之。"伤寒发汗，原属正治之法。汗解之后，表证虽去，而胃中不和，说明汗不如法，损伤脾胃，或其人平素脾胃虚弱，易致外邪内陷，寒热之邪错杂于中焦，令胃中不和，升降失职，清浊相混，气机痞塞，故心下痞。从"胁下有水气"，知兼水饮内停，而上下奔迫，故腹中雷鸣，下利；从干噫食臭，则知兼饮食停滞，浊气上逆。本证心下痞硬，不同于大结胸病之心下硬满而痛，详见《半夏泻心汤》。

本证与半夏泻心汤证同中有异，如脾胃受损，寒热错杂，中焦升降失职，气机痞塞，是病机之所同；心下痞，呕吐，肠鸣，下利，是症状之所同。本证兼水饮、食滞，而彼证不兼，是病机之所异；本证心下痞硬，干噫食臭，腹中雷鸣下利，则与彼证之症状小有差异。

《伤寒论》从外感热病立论，故将诸多兼变证之成因，归咎于误治（如误用汗吐下法等），而临床所见，成因甚多。如痞证既可由误治而成，亦可成于饮食不节（洁），劳逸不均，素来脾胃不足、失于调摄、情志抑郁等，不必拘泥。

本证治法：和胃降逆，化饮消痞。主方为生姜泻心汤：生姜四两，炙甘草三两，人参三两，干姜一两，黄芩三两，半夏半升，黄连一两，大枣十二枚。本方实由半夏泻心汤减干姜二两，加生姜四两而成。其组方原则仍为辛开苦降，阴阳并调。惟因本证兼有食滞，又兼水饮内停，故重用生姜，协同少量干姜，意在增强温胃而宣散水饮、降逆止呕之功。其余配伍，可与半夏泻心汤互参。

一、胃痛，干噫食臭

刘某，女，34 岁，2000 年 11 月 29 日初诊。胃痛病史 10 年，发作 2 周。目前胃脘疼痛，自觉其处恶寒，两胁胀，嗳气，干噫食臭，肠鸣，大便干结，日行一次，舌苔白薄而润，质正常。此例胃脘痛，干噫食臭，肠鸣，则病证之主体与生姜泻心汤证相符。惟需说明以下两点：其一，胃脘恶寒，乃病者之主观感受，实由寒热错杂，气机痞塞，正阳难通所致，故不可仅此而判定寒热。再以笔者对胃病之观察，知胃酸多者，表现不一，有胃中嘈杂而感觉胃脘内外皆冷者，有胃中灼热而其表层恶寒者，有但觉胃中嘈杂者。若能于辨证方中选加制酸之品，如左金丸，海螵蛸、煅瓦楞子、鹿角霜之类，随胃酸趋于正常，则上述表现可随之减轻，乃至消失。其二，生姜泻心汤证，多为腹中雷鸣下利，而此例虽有肠鸣，但不下利，而大便干结，乃常中之变也。此即中焦所兼食滞较重，而水饮次之者，可因升降失职，燥湿不调，则虽有肠鸣，而不见下利。要在把握胃脘痞塞、疼痛，干噫食臭，肠鸣之主症。治宜辛开苦降，和胃降逆，宣散消痞。方以生姜泻心汤加减：法半夏 10g，干姜 6g，生姜 6g，黄连 10g，黄芩 10g，吴茱萸 6g，海螵蛸 15g，广木香 10g，枳实 25g，延胡索 15g，郁金 10g，炒川楝子 10g，片姜黄 10g，九香虫 10g，7 剂。

2001 年 6 月 27 日患者因其他病证来诊，得知服上方 7 剂，胃痛等症未发。

二、胃胀干噫食臭，颈痹

乐某，女，57 岁，2005 年 11 月 16 日初诊。诉胃胀，腹胀，反胃，干噫食臭，纳呆，便秘，4～5 日一行；左侧面部及颈部不适，伴见头昏，脑鸣，耳鸣，听力下降，记忆力减退，双目干涩，手麻，轻微手颤，登楼时膝关节痛，脉缓，苔白薄而润，质正常。颈椎 X 线提示：颈椎椎管狭窄，椎间隙变窄。颈部彩超提示：颈动脉狭窄 65%。未做胃镜。此例为两病相兼，其一为胃病，如胃胀、干噫食臭，纳呆等。其二为颈痹，如左侧面及颈部不适，脑鸣，耳鸣，头昏，手麻等。粗看似乎二者各自为病，无所关联，然则人为有机整体，集二病于一身，则必相互影响。若以胃病而论，胃胀即心下痞之互词；干噫食臭等，即饮食停滞之表象，则已见生姜泻心汤证之主要病机及主症。至于有腹胀便秘，而无肠鸣下利者，乃中焦气机痞塞，所兼食滞较重，而水气尚轻（理同例一），乃常中之变也。若以颈痹而言，左侧面及颈部不适、脑鸣、耳鸣等，原因虽多，而此例属气滞血瘀。盖以左侧面及颈部不适，与脑鸣等症密切相关，有此轻则彼轻，此重则彼重之势，知为气滞血瘀，经络痹阻。

《灵枢·玉版》曰："人之所受气者，谷也。谷之所注者，胃也。胃者，水谷气血之海也。海之所行云气者，天下也。胃之所出气血者，经隧也。经隧者，五脏六腑之大络也。"由此可见，胃受水谷，从而化生气血，内养脏腑，外营经络经隧，以生生不息。一旦胃有病损，更兼经络经隧瘀滞，势必狼狈为奸。是以欲治颈痹之瘀滞，必昌其胃气，何况其人原有胃病！此即笔者选取治胃为主，兼疗瘀滞之理由。方用生姜泻心汤加减：法半夏 10g，干姜 6g，生姜 6g，黄连 10g，黄芩 10g，陈皮 10g，茯苓 30g，当归 10g，川芎 10g，土鳖虫 10g，红花 10g，天麻 10g，钩藤 30g，虎杖 25g，鸡内金 10g。加减法：脘腹胀较重时，加枳实。干噫食臭消失时，去生姜，干姜增量。先后四诊，共服药 28 剂。2006 年 1 月 11 日第五诊：偶有胃脘不适感，颈项酸胀，微觉活动受限，其余症状消失，脉舌同前，予柴胡桂枝汤加减 7 剂，以善其后。

大黄黄连泻心汤

大黄黄连泻心汤，在《伤寒论》和《金匮要略》中，各有一条，论述不同病证。

《伤寒论》第154条："心下痞，按之濡，其脉关上浮者，大黄黄连泻心汤主之。"本条为太阳病变证，由太阳表证变化而来，其表现为心下（胃脘）有痞塞感，若切诊其处，一般为柔软不痛。又据以方测证原则，知为无形邪热聚于心下，气机痞塞所致；关脉以候中焦，关脉浮主热，是脉症俱热，宜大黄黄连泻心汤泄热消痞。本条叙症简略，仅挈其纲领，若欲准确判断其为邪热致痞（热痞），还需与口渴、心烦、小便黄、舌红、苔黄等互参，方不至有误。犹须说明者，本条既为太阳病变证，则有表证罢与未罢之别，若表证已罢，自必本方主之。若热痞已成，而表证未罢者，则应先解其表，后治其里，正如第164条所论："伤寒大下后，复发汗，心下痞，恶寒者，表未解也。不可攻痞，当先解表，表解乃可攻痞。解表宜桂枝汤，攻痞宜大黄黄连泻心汤。"

本条与小结胸病（第138条），据原文所述病位，均在心下，宜加鉴别。彼为无形热邪与有形之痰（湿）互结，故心下按之则痛；其脉浮滑亦主痰（湿）热。本条为无形邪热聚于心下，尚未与有形之邪相结，故曰"心下痞，按之濡"。

关于心下痞，是否必然按之柔软不痛，笔者在《半夏泻心汤》中，已有阐述，兹从略。由此而联想大黄黄连泻心汤证，就其典型病证而言，应是心下痞，按之柔软。而热邪有强弱，结聚有轻重，临床之际，仍需审情度势，不可死于句下，故可与该篇互参。

大黄黄连泻心汤，据赵刻本《伤寒论》，由大黄二两、黄连一两组成。据林亿校正《伤寒论》时所加之按语："臣亿等看详大黄黄连泻心汤，诸本皆二味，又后附子泻心汤，用大黄、黄连、黄芩、附子，恐是前方中亦有黄芩，后但加附子也，故后云附子泻心汤，本云加附子也。"林亿校注正确，本方应有黄芩一两，实为三味。本方之服法犹有深义，即三味药均用"沸汤二升，渍之须臾，绞去滓，分温再服"。是取其气之清扬，以清泄邪热；不欲其味之厚重，而通泻胃肠。

《金匮要略·惊悸吐衄下血胸满瘀血病脉证治》第17条曰："心气不足，吐血，衄血，泻心汤主之（小注：'亦治霍乱'）……泻心汤方：大黄二两，黄连、黄芩各一两。上三味，以水三升，煮取一升，顿服之。"此煎服法不同于《伤寒论》，彼为沸汤浸渍，去滓，分两次服，故用量相对较小。此为水煎，顿服（若服后出血未止，可酌情再服，似为言外之意），故用量相对较大，旨在泄火而宁络止血，自异于泄热消痞。吐血衄血，均是血络损伤，血逆于上之病，《素问·至真要大论》曰："诸逆上冲，皆属于火。"以此与三黄泻心汤对勘，则出血因于火旺谛也。既云火旺，何言"心气不足"？答曰：心为君火，为人生之正火，以促进脏腑功能，而精神充沛。火之为病者，邪火也，为害多途，而损伤正气，所谓壮火食气是也，故本条"心气不足"，指此而言。《千金方·卷十三·心脏》载："泻心汤：治心气不定，吐血衄血方。"其方名、药味、煎服法，均与《金匮要略》同。其中"定"字，或为传抄之误，或别有所本，虽难定论，然其病以火旺为主，正虚从之，当无异议。

唐容川《血证论·二卷》于吐血治疗大法中，首推泻火止血法，方用仲景泻心汤。又《七卷·方解上》，首列仲景泻心汤："大黄（酒炒）二钱，黄连三钱，黄芩四钱。"此为清代剂量。

中医古文献之"吐血"，包含二义，其一，吐（tǔ）血，即呼吸道出血，经咳吐（tǔ）而出，如吐（tǔ）痰之吐（tǔ）。其二，吐（tù）血，即上消化道出血，经呕吐（tù）而出。

一、咳血

李某，女，50岁，2010年5月28日初诊。有支气管扩张病史多年，复发月余。目前咳嗽白稠痰或黄稠痰，多为痰中带血，或为咯血，血色鲜红，间有小瘀块，胸闷，头晕，肢软乏力，失眠，尿频尿急，脉濡数，舌苔白略厚，质绛。此例有"支扩"病史，咳血当为宿疾，或因劳累，或因感受热邪而发。其咳嗽稠痰，或黄或白，血色鲜红，胸闷，脉数按之无力，舌质绛，俱属于火，火灼肺络，故有斯症。血失于外，则奉生者必少，故头昏乏力。肺为水之上源，上源既为火邪所伤，则水道难以清利，故尿频尿急。法宜苦寒泄火，宣肺化痰，宁络止血。处方：①汤剂：大黄炭10g，黄芩炭25g，黄连10g，枳实20g，浙贝母20g，桔梗10g，紫菀10g，款冬花10g，百部10g，前胡10g，花蕊石10g，白英20g，败酱草20g，野菊花10g，丹参30g，7剂，水煎，日三服。②云南白药4g×7瓶（不用保险子），每日4g，分3次冲服。7月2日复诊：偶尔咳嗽，黄痰，未咯血，痰中不带血，有时头晕，尿频尿急不明显，脉弦缓，舌苔中根部白厚，质绛。是火邪减退，肺络暂安，而痰热仍存，法宜清热宁络，宣肺化痰。应病者要求，作丸予服，处方：大黄炭300g，黄连200g，黄芩炭400g，法半夏200g，全瓜蒌200g，浙贝母200g，桔梗200g，百部200g，前胡200g，紫菀200g，款冬花200g，冬瓜子300g，芦根200g，薏苡仁200g，败酱草300g，红景天300g，田三七200g，花蕊石150g，钩藤300g，丹参300g，1剂，水蜜丸，每日3次，每次10g。

二、胃痛

邓某，男，37岁，2009年1月9日初诊。素有胃病病史，未做胃镜检查。此次胃脘胀痛复发数日，偶尔反酸，黑便四天，日行两次，不成形，面色萎黄，脉弦数，舌苔白，厚薄不均，质绛。胃痛反酸，原因虽多，而脉弦数，舌质绛，说明热聚中焦；苔白而厚薄不均，面色萎黄，知以热邪为主，兼有痰湿，且初露阴血不足之苗头。大便色黑，乃热伤胃络，血溢于下。夫离经之血，便是瘀血，况且经肠道排出，需时略久，故变为黑色。若出血量大，便次多者，可为咖啡色稀便，兼有小瘀块，是轻重不同，而性质则一。治宜苦寒清热，宁络止血，兼养阴血，方用大黄黄连泻心汤加味。处方：①汤剂：大黄炭10g，黄连10g，黄芩炭10g，吴茱萸6g，海螵蛸15g，延胡索15g，郁金10g，片姜黄10g，炒川楝子10g，红景天15g，当归10g，丹参30g，7剂。②云南白药4g×7瓶，每日一瓶（不用保险子），分三次冲服。医嘱：若有不适，请随时住院治疗。4月29日复诊：服上方3剂，大便已转为黄色软便，7剂尽则胃亦不痛。因忙于工作，未坚持治疗，近日胃脘胀痛又发，偶尔反酸，大便日行一次，成形，便色略深，脉弦，舌苔中根部白厚，质红而胖，仍予前方略事加减7剂（未用云南白药）。其后于9月30日、10月14日各来诊一次，除胃脘不适外，余无异常，均按原方去大黄炭、黄芩炭、云南白药，加法半夏、全瓜蒌（小陷胸汤意），以调理之。

厚朴生姜半夏甘草人参汤

厚朴生姜半夏甘草人参汤，出自《伤寒论》第66条："发汗后，腹胀满者，厚朴生姜半夏甘草人参汤主之。"本条论述太阳病发汗后之变证。太阳病法当汗解，汗后以脉症皆平为佳。今发汗后，表证虽除，而其人腹胀满，结合所用之方分析，当是发汗太过，或体弱之人率用汗法，损伤脾阳，寒湿内生，气机阻滞所致。腹胀满虽为主症，但一般按之不痛，或有轻时，是脾虚不重，而以气机壅滞为主。治宜行气除满，运脾宽中，厚朴生姜半夏甘草人参汤主之。

关于腹满，仲师论述甚多，兹举其例，以资鉴别，如《金匮要略·腹满寒疝宿食病脉证治》第2条："病者腹满，按之不痛者为虚，痛者为实。"第3条："腹满时减，复如故，此为寒，当与温药。"《伤寒论》第255条："腹满不减，减不足言，当下之，宜大承汤。"太阴病亦有腹满，常与吐利、时腹自痛伴行，属脾虚寒湿。本条腹满属气滞脾虚。

厚朴生姜半夏甘草人参汤由厚朴半斤，生姜半斤，半夏半升（洗），炙甘草二两，人参一两组成。厚朴苦温，行气宽中。生姜、半夏辛温，行气散结，降逆和胃，化痰除湿。人参、炙甘草甘温，补脾益气而助运化。其中朴、姜二味，用量均为半斤，半夏半升，是行气化湿除满之力较强；用甘草二两、人参一两，说明补脾之力次之，适于邪多虚少之证。

田某，男，56岁，1993年9月1日初诊。今年4月，体检发现右上肺3型肺结核，经住院系统抗结核治疗4个月，病灶吸收好转出院，目前仍坚持抗结核治疗。近一月来腹胀满逐渐加重，影响睡眠，纳少，偶尔胃脘隐痛，移时自行消失，二便正常，脉弦缓，舌苔白厚腻，质正常。肝肾功能正常。此例腹胀起于长期抗结核治疗中，当属药物副作用，影响脾胃受纳及运化功能，以致湿邪内阻，气滞于腹，法当化湿行气除满，兼以补脾消导。处方：厚朴 25g，生姜 10g，炙甘草 6g，生晒参 6g（另包），法半夏 10g，陈皮 10g，茯苓 30g，竹茹 10g，枳实 15g，藿香 10g，佩兰 10g，芦根 15g，滑石 15g，鸡内金 10g。据舌苔厚薄，此方略有加减，共服药 28 剂而愈。

苓桂类方临证思辨

茯苓桂枝白术甘草汤

《伤寒论》第67条："伤寒若吐，若下后，心下逆满，气上冲胸，起则头眩，脉沉紧，发汗则动经，身为振振摇者，茯苓桂枝白术甘草汤主之。"本条"茯苓桂枝白术甘草汤主之"，应接在"脉沉紧"之后，此为倒装文法。

伤寒表证，应发汗解表，若反用吐、下之法，则可损伤脾胃阳气。脾阳虚弱，运化失职，以致水饮停聚于心下，故心下逆满；逆而上犯，则气上冲胸；上蒙清阳，则头眩。原文用"起则头眩"而表述之，颇有临床意义，即部分患者，无论何种体位，均有头眩。又有部分患者，头眩与体位变化相关，如坐与起、坐与卧、蹲与起，或头颈位置突然发生改变时，则引起或加重头眩，笔者以为均属"起则头眩"。以上病机诠释，是从浊阴不降而言，若从清阳不升而论，则处处潜伏此理。盖中焦脾胃，乃气机升降之枢纽，故升清寓乎降浊，降浊概乎升清，其具体运用，还需审情度势，可有所侧重。病者脉沉主水，如《金匮要略·水气病脉证并治》第10条："脉得诸沉，当责有水。"脉紧主寒，总之宜苓桂术甘汤，温阳化饮。

"发汗则动经，身为振振摇者"，是不可因脉沉紧，误作伤寒看，而施汗法。若误汗则阳气更虚，由脾及肾，以致肾阳亦虚。于是阳气既不能温煦身体，复不能温化水饮，而浸渍全身，故身体振颤动摇，当与第82条真武汤证互参。

《金匮要略·痰饮咳嗽病脉证并治》第16条："心下有痰饮，胸胁支满，目眩，苓桂术甘汤主之。"本条属杂病范畴，其症状、病机与《伤寒论》第67条大体相同，故不必作解。谨说明以下两点：其一，《伤寒论》六经病证，由外感六淫而发，常因误治失治等而使病情发生变化。此时当察六经病证罢与未罢。若六经病证（包括传经）未罢，而增添其他征象，可作外感病兼证看待。若六经病证已罢，而出现新的脉症，则应与杂病齐观。反之杂病若兼新感，亦应参酌六经辨证。其二，湿、水、痰、饮异名同类，其名当辨，治法有同有异。

苓桂术甘汤由茯苓四两，桂枝三两，白术、炙甘草各二两组成。方中茯苓淡渗利水，白术健脾利水，桂枝温阳、平冲降逆，炙甘草健脾益气、调和诸药。

一、眩晕

干某，女，41岁，2002年11月2日初诊。眩晕反复发作8年，此次发作4天。4天前于行走中突发眩晕，视物模糊，站立不稳，而跌倒于地，神志清楚，恶心，呕吐物少许，路人扶至安全处，休息约1小时而自行缓解。两天前在家再发一次，为防跌倒，即时就沙发躺下，移时缓解。缓解期仍有头昏，面色苍白，嗽白痰，或恶心，纳少，恶寒，四肢不温，睡眠不安，月经周期正常，量多，痛经，脉沉缓，舌苔薄白，质偏淡。血压130/76mmHg。患者发作时，轻则头昏，重则晕眩，乃至跌倒，脉沉缓，苔薄白等，显系中阳不足，痰饮内停，上犯清阳之症。清阳实四肢，今清阳不足，故恶寒而四肢不温；浊阴归六腑，胃气不降，故纳少，恶心呕吐。法宜温化痰饮，处方：茯苓30g，桂枝10g，炒白术10g，炙甘草10g，黄芪30g，枳实15g，桔梗10g，煅牡蛎15g，泽泻10g，当归10g，川芎10g，龙眼肉10g，鸡内金10g，神曲10g，7剂。此为苓桂术甘汤加味，以温化痰饮为主。因其嗽白痰，故加枳实、桔梗，兼以行气祛痰。痰饮由水湿凝聚而成，故加牡蛎、泽泻，于温化中兼以利水散结，是取法于牡蛎泽泻散。月经量多，面色苍白，是兼气血虚损之象，故加黄芪、当归、川芎、龙眼肉，兼补气血。饮食少进，故加鸡内金、神曲，以助运化。11月14日复诊：眩晕未发，头昏明显好转，嗽痰减少，饮食增加，偶尔恶心、反酸，脉弦缓，苔白薄。仍予原方加鹿角霜，7剂。

　　柳某，女，28岁，2003年11月26日初诊。近因劳累而头晕眼花，行走尚稳，咽喉不适，干咳，恶寒，手足冷，饮食尚可，大便干结，日行一次，面色苍白，脉缓弱，舌苔白薄，质正常。此例因劳而发，劳伤脾阳，运化失职，聚湿为痰为饮，痰饮上逆，故有头晕等症。正当年轻力壮之时，且为初发，故其病较前例为轻。惟大便干结，似乎费解。笔者以为，大便虽干结，但日行一次，或为阳虚气郁所致，并非另有热象。法宜温化痰饮，处方：茯苓30g，桂枝10g，炒白术10g，炙甘草6g，黄芪30g，天麻10g，钩藤30g，枳实15g，桔梗10g，当归10g，川芎10g，龙眼肉10g，火麻仁10g，14剂。12月19日复诊：无明显自觉症状，脉缓，苔白薄。原方去火麻仁，再予7剂，以巩固疗效。

二、颈项强痛

　　吴某，女，56岁，2002年9月27日初诊。背恶寒，颈项强痛，午后腹胀,便溏,日行一次,右足大趾内侧至足背痛,睡眠不安,上半身有汗,以头面部为多,脉缓弱,苔白薄。《金匮要略·痰饮咳嗽病脉证并治》第8条:"夫心下有留饮,其人背寒冷如手大。"可见背恶寒是痰饮重要症状之一。项与背均为督脉、足太阳经脉循行之地,而督脉统督诸阳;太阳又称巨阳,为诸阳主气,故阳旺则经脉旺,阳虚则经脉不利。今痰饮内停,阳气既虚,则难以通达,经脉失于温养,故除背恶寒外,还可出现项背强痛。痰饮变动不居,上扰心神,则睡眠不安;中犯脾胃,则腹胀便溏;下渍筋骨则足痛。痰饮证一般无汗,而病者上半身有汗,以头面为多。分析其原因:九月之武汉,酷热之余威未尽,常人于活动时多有汗出,而痰饮患者遇此天气,亦难免汗出,又因气机不畅,故仅头面汗多。《伤寒论》第147条柴胡桂枝干姜汤证,为少阳病兼水饮证,于诸症中有"但头汗出",是水道不畅,阳郁不能宣达,而反蒸腾于上所致;此例之汗,乃天气热蒸使然。法宜温化痰饮,处方:茯苓30g,桂枝10g,炒白术10g,炙甘草6g,黄芪30g,枳实25g,桔梗10g,鹿角霜10g,白芥子10g,莱菔子10g,当归10g,川芎10g,白芍10g,补骨脂10g,7剂。方中鹿角霜、白芥子、莱菔子、补骨脂,协同主方温化痰饮。当归、川芎、白芍活血通络。2003年1月17日复诊:服上方后诸症明显缓解,而中断治疗。目前又现背恶寒,睡眠不安,大便干结,为防旧病复发,故来就医。再予原方加虎杖,7剂。

三、咳喘

王某,男,52岁,1997年6月4日初诊。咳喘半年。初为胸闷气短,咽痒咳嗽,少许白痰,渐至气喘,胸闷加重,声嘶,白泡沫痰增多,喉中痰鸣,以夜间为甚,可高枕平卧,自觉足冷,饮食尚可,二便自调,脉缓弱,舌苔白薄,质正常。此例咳喘,痰鸣,与诸虚寒症相伴，则属痰饮，类同《金匮要略·痰饮咳嗽病脉证并治》第 10 条："胸中有留饮，其人短气而渴，四肢历节痛，脉沉者，有留饮。"痰饮留而不去，谓之留饮，并非于痰饮之外，另有留饮。关于治法，该篇第 17 条指出："夫短气有微饮，当从小便去之，苓桂术甘汤主之，肾气丸亦主之。"示人据病情轻重，以为方药之进退。痰饮尚轻者，责之脾阳不足，故以苓桂术甘汤主之。痰饮较重者，咎在肾阳虚弱，故以肾气丸主之。此例咳喘，痰鸣，可高枕平卧，说明其病较轻；饮食、二便正常，舌质正常，说明阳虚不重；自觉足冷，而扪之尚温，则非肾阳虚衰之逆冷。治宜温中化饮，处方：茯苓 30g，桂枝 10g，炒白术 10g，炙甘草 6g，黄芪 30g，枳实 15g，桔梗 10g，厚朴 20g，杏仁 10g，海蛤粉 10g，地龙 10g，莱菔子 10g，鹿角霜 10g，7 剂。7 月 2 日复诊：因服药有效，而自行服用至 20 剂，目前喉中痰鸣消失，有时微喘，胸闷减轻，脉舌同前，故再与原方 7 剂。

四、胃痛

张某，女，50 岁，2003 年 11 月 21 日初诊。十二指肠球部溃疡病史 20 余年。刻下胃胀而痛，夜间为重，胃胀时若能嗳气则舒，若欲嗳气而不能时，则胃胀更甚，进食后恶心呕吐，饮水后肠鸣，恶寒以背部为重，背痛，脉缓弱，苔薄白。考胃脘胀痛，虽可出现于多种方证之中，然其与呕恶，背恶寒，肠鸣等相伴者，则属痰饮中阻所致，故以温化痰饮为法。处方：茯苓 30g，桂枝 10g，炒白术 10g，炙甘草 6g，黄芪 30g，枳实 25g，全瓜蒌 10g，薤白 10g，法半夏 10g，延胡索 15g，郁金 10g，片姜黄 10g，吴茱萸 6g，生姜 10g，7 剂。此方实为苓桂术甘汤与栝楼薤白半夏汤合并加减而成，或问：后者为治胸痹心痛之方，何以用于治胃病？答曰：《金匮要略》之胸痹心痛病，由胸阳不足，痰浊阻痹而成，主症为胸背痛，或心痛彻背。斯证从病机而论，与苓桂术甘汤证大类略同。从症状而言，胃痛有仅在胃脘者，亦有痛在背部者。盖胃为空腔器官，前邻腹壁，后近脊背（足太阳膀胱经之"胃俞"穴，当第12胸椎棘突下，旁开1.5寸）。据此推循，则胃痛、背痛，其理则一。此乃胃痛与胸痹心痛，在症状方面有相似处。基于以上两点，故将二方合用，或能提高疗效。况且古籍之胸痹心痛，并非专指冠心病，未必不包含某些胃痛。11月28日复诊：恶寒不明显，胃痛背痛已止，胃胀减轻，恶心呕吐未发，仍有嗳气，肠鸣，脉舌同前。再予原方加旋覆花、代赭石，7剂。病情初效，谨此说明依据病机，结合主症，而复用经方之可取。

五、腹痛，便溏

郑某，女，39岁，1994年8月17日初诊。患者于7月31日开始发生腹痛，呕吐四天，曾住院治疗而愈。近日脐周胀痛，午后为重，有燥热感（体温正常），饮食尚可，食后脐腹胀痛加重，嗳气，肠鸣辘辘，口渴欲饮，饮后肠鸣加重，大便日行1~2次，溏便，脉缓，舌苔薄白而腻，质红而胖。痰饮为病，有影响中上二焦者，如前述《金匮要略·痰饮咳嗽病脉证并治》第16、17条即是；亦有影响下焦者，如第2条："其人素盛今瘦，水走肠间，沥沥有声，谓之痰饮。"患者发病未久，故难见其消瘦，而水走肠间，沥沥有声，更兼脐周胀痛，便溏等，则属痰饮无疑。口渴欲饮，乃痰饮阻滞，气不化津使然。身有燥热感，体温不高，结合舌红而胖分析，或因盛夏烦扰，或为痰饮化热之端倪。法宜温化痰饮，兼清郁热。处方：茯苓30g，桂枝10g，炒白术10g，炙甘草6g，生姜12g，枳实20g，法半夏10g，陈皮10g，竹茹10g，黄连10g，鸡内金10g，延胡索

20g，7 剂。方中加生姜者，非因呕恶，实因肠鸣显著而加，是仿茯苓甘草汤法，用之以宣散水气。又加入黄连、竹茹者，是因已见某种化热迹象。8 月 24 日复诊：脐周疼痛甚轻，肠鸣消失，饮食如常，二便自调，脉缓，舌苔薄白，质正常。仍予原方去鸡内金、竹茹，加黄芪、当归，7 剂。

陈某，女，43 岁，2008 年 1 月 2 日初诊。肠鸣、便溏两年，体重由 59 千克，渐减至目前不足 50 千克（要求增加体重），纳少，嗳气，大便日行 1~2 次，溏便，便前左下腹隐痛，便后痛止，腰胀，易疲劳，面色萎黄，脉弦细，舌苔薄白。前引《金匮要略》"其人素盛今瘦"之文，而对照患者，如出一辙。再结合舌脉分析，毫无热象，是属痰饮无误，治宜温化痰饮。处方：茯苓 30g，桂枝 10g，炒白术 10g，炙甘草 6g，黄芪 30g，枳壳 20g，桔梗 10g，当归 10g，川芎 10g，神曲 10g，鸡内金 10g，旋覆花 10g，代赭石 10g，7 剂。加减法：便溏较多时，加广木香、砂仁。因素有鼻渊，遇寒则发，有鼻塞清涕时，加苍耳子、辛夷。胃胀反酸时，加黄连、干姜。至 3 月 19 日为第五诊：已服上方 28 剂，肠鸣消失，大便日行一次，偶尔腹胀反酸，饮食增加，精神、面色好转，不时鼻塞清涕，脉缓，舌苔白薄。是脾阳初复，而痰饮未尽，鼻渊亦需兼顾，遂予前法，做成膏剂以善其后。处方：茯苓 300g，桂枝 200g，炒白术 200g，炙甘草 100g，枳实 300g，黄芪 300g，干姜 200g，黄连 200g，太子参 200g，焦三仙各 200g，当归 200g，川芎 200g，辛夷 300g，藁本 200g，金刚藤 300g，1 剂共熬，加等量蜂蜜收膏，每日 3 次，每次 1 匙。

六、关节痛

刘某，女，35 岁，1998 年 5 月 15 日初诊。关节痛 1 年。目前肩、肘、膝、踝关节、足掌痛而不肿，十指小关节痛而微肿，痛处均无发红发热，恶寒，饮食一般，二便正常，脉沉弱，舌苔白薄而润，质偏淡。痰饮而引起骨节痛者有之，如《金匮要略·痰饮咳嗽病脉证并治》第 2 条："饮水流行，归于四肢，当汗出而不汗出，身体疼重，谓之溢饮。"第 10 条："四肢历节痛。"或谓前者为溢饮，后者为留饮，何以混入痰饮中？诚然，该篇有"四饮"之论，即痰饮、悬饮、溢饮、支饮。需知"四饮"均归属于痰饮咳嗽病篇，故笔者以为，"四饮"中之"痰饮"，可称为"狭义痰饮"。其余三饮，包括伏饮、留饮、微饮之类，则可称为"广义痰饮"。由是观之，上述"身体疼重""四肢历节痛"，仍为"广义痰饮"之症状。对照患者恶寒，关节虽痛，但无发红发热，以及舌脉表现，谓之"广义痰饮"或寒饮侵犯关节，似无不妥。法当温化痰饮，祛寒止痛，兼以活血通络。处方：茯苓 30g，桂枝 10g，炒白术 10g，炙甘草 6g，制川乌、制草乌各 8g（先煎），金刚藤 30g，忍冬藤 30g，全蝎 10g，蜈蚣 2 条，当归 10g，川芎 10g，蜂房 10g，老鹳草 15g，7 剂。5 月 27 日复诊：诸关节痛均有减轻，指关节仍有微肿，仍恶寒，饮食尚可，二便正常，脉舌同前。原方加石上柏、制乳香、制没药，7 剂。

五苓散

五苓散在《伤寒论》和《金匮要略》中多有论述，兹择其代表性原文，讨论如下，其余原文，将结合具体病例加以分析。

《伤寒论》第71条："太阳病，发汗后，大汗出，胃中干，烦躁不得眠，欲得饮水者，少少与饮之，令胃气和则愈。若脉浮，小便不利，微热消渴者，五苓散主之。"本条宜分两段读，即从"太阳病……令胃气和则愈"为第一段，说明太阳病固宜汗解，然以遍身絷絷微汗为佳。今"发汗后，大汗出"，是发汗太过，损伤津液，致胃中津伤有热。此虽属胃热，但不见身热，汗自出，不恶寒，反恶热，亦无烦渴，知胃热尚微，津伤不重。仅有"烦躁不得眠"，乃胃不和，则卧不安；"欲得饮水"，是发汗之后，温解之余，津液一时难以周济，因而索水自救。法宜少量频饮，缓缓滋溉，令胃气和则愈。

从"若脉浮……五苓散主之"为第二段，讨论太阳病发汗太过之另一转归，即汗不如法，则不惟表证不解，且引邪深入。夫太阳之在表者，依经脉以行营卫也，其表不解，则有脉浮、微热等；在里者，膀胱也。膀胱者，州都之官，津液藏焉，气化则能出矣。外邪既入，必影响膀胱气化功能，令邪与水结，而成蓄水证，故小便不利；水停而气不化津，则有消渴。此渴缘于气化失司，而非津伤。是必化气行水，方能水精四布，五经并行，则小便通利，消渴乃止。更兼多饮暖水，令其汗出，则表证自除。

五苓散由猪苓十八铢，泽泻一两六铢，白术十八铢，茯苓十八铢，桂枝半两组成。本方猪苓、泽泻渗湿利水，茯苓、白术健脾利水，桂枝通阳化气，兼以解表，共奏化气行水、通达内外之功。本方表里同治，而以治里为主。对外感病传里而言，若有表证未解，必多饮暖水，令其汗出。若蓄水证已成，而无表证者，亦可用之，则不必多饮暖水。有杂病而膀胱气化失职，小便不利者，自无表证可言，仍可用之。以上为散剂用量，故其量小。若改为汤剂，则可据现代常用量而用之。

尤须说明者，五苓散之功效，合外感、内伤言之，重在化气行水，以复津液输布之常态，而利小便者，仅其一也。常态如何？《素问·经脉别论》曰："饮入于胃，游溢精气，上输于脾，脾气散精，上归于肺，通调水道，下输膀胱，水精四布，五经并行，合于四时五脏阴阳，揆度以为常也。"说明津液之输布过程，关联多脏腑功能，若脏腑功能安和，则津液输布有度，当其滋养全身之后，其浊者排出体外，反此为病。水之内蓄，为害较广，如上逆犯胃者，可出现水入则吐（第74条）、心下痞（第156条）等，用本方化气行水，则呕吐自止，痞满自消，如此举一反三可也。

一、周身浮肿

任某，女，68岁，2004年4月2日初诊。周身浮肿4个月，经治不愈。目前周身浮肿，下肢按之没指，无尿频尿急，尿量与病前略同，无心悸胸闷胸痛，头不昏，腰以下恶寒，腰痛，精神饮食尚可，大便正常，脉弦，舌苔淡黄而厚，质正常。曾做血、尿常规，肝、肾、甲状腺功能检查，未发现异常，左肾有小囊肿一枚，西医未明确诊断。

从中医学理论分析，此例与溢饮大致相同。《金匮要略·痰饮咳嗽病脉证并治》第2条："饮水流行，归于四肢，当汗出而不汗出，身体疼重，谓之溢饮。"患者有身肿腰痛同此。又因水性趋下，阳气难通，故腰以下恶寒。进而以排除诊断法，而探其原委。因其人饮食尚可，大便正常，则其咎不在脾胃。既不咳喘，亦无胸闷胸痛胁痛，则与肺失宣肃、肝气郁滞无关。精神尚可，亦无心悸等，则与少阴阳虚难有纠葛。惟以膀胱功能失职，不能化气行水，以致当出者不出，故停聚为肿。或问曰：尿量与病前略同，何谓当出者不出？答曰：水之"停"与"出"，乃相对概念，尿量虽略同病前，然病前不肿，知其出入处于动态平衡，故内无水停。今身肿明显，知其入而"停"者偏多，而"出"者偏少。又或问曰：《金匮要略·痰饮咳嗽病脉证并治》第 23 条"病溢饮者，当发其汗，大青龙汤主之，小青龙汤亦主之"，可用否？答曰：此虽为溢饮治法，然则综《伤寒论》《金匮要略》而观之，此例无大青龙汤、小青龙汤所主之征象，故不得强发其汗，而宜通阳化气行水。处方：猪苓 15g，茯苓 30g，泽泻 20g，苍术 10g，桂枝 10g，金钱草 30g，海金沙 15g，马鞭草 20g，益母草 30g，黄柏 10g，王不留行 20g，当归 10g，川芎 10g，土鳖虫 10g，7 剂。对此方谨说明以下三点：其一，五苓散原为白术，今改作苍术者，因其健脾除湿外，尚有止痛之效。其二，因患者浮肿 4 个月，且舌苔淡黄，质正常，知水停过久，已露化热之苗头，故加黄柏清热。其三，行水之方，本无用王不留行、土鳖虫之理，然则水肿日久，虑其血行不利，又因肾有小囊肿，故试图兼治。4 月 9 日复诊：周身浮肿减轻，尿量增加，腰以下仍恶寒，腰痛，脉弦数，舌苔白薄，质正常，仍按原方将马鞭草加至 25g，另加红花 10g，7 剂。4 月 16 日第三诊：浮肿甚轻，腰以下恶寒及腰痛不明显，脉弦，舌象同前，仍予二诊之方 7 剂。

二、饮水后身热汗出恶风寒

张某，女，39 岁，2009 年 10 月 16 日初诊。诉近半月来口渴，饮水多，饮后自觉发热（体温正常），自汗出，有时盗汗，恶风寒，背冷，颈项强，饮食一般，二便自调，月经周期正常，经期腰部酸痛，脉缓，舌苔白厚润。经化验检查未发现糖尿病，甲状腺功能正常。此例口渴，自觉发热，恶风寒等，与《伤寒论》第71条"若脉浮，小便不利，微热消渴者，五苓散主之"似是而非。因该条之"微热"，乃太阳表证未解，而有发热（体温升高），恶寒等，又见小便不利，故宜五苓散，化气行水，兼以解表，此为五苓散功效之一。患者并无表证过程，虽觉发热，而体温正常，则难言其表证；无小便不利，则难言其蓄水证。分析其病，以口渴为主，故饮水多。而发热（体温正常）、恶风寒、汗出等，出现在饮水之后，移时复渴复饮，必另有隐情。盖以十月之武汉，温暖如春，若是常人，饮温水较多，而自觉身热，汗出，仅在一时，乃情理中事，不应往复不止。因思第73条："伤寒汗出而渴者，五苓散主之；不渴者，茯苓甘草汤主之。"并未涉及小便利与不利，说明五苓散可治疗汗出而渴者。揆其原理，乃膀胱气化失司，津液输布失常，即水精四布之后，因毛窍疏豁，卫气不固，而外溢为汗者多，加之小便正常，故从总体来看，是水液丢失较多，故令口渴。《灵枢·本脏》曰："三焦膀胱者，腠理毫毛其应。"说明膀胱为津液之腑，不仅有经脉循行于体表，且其功能，外应腠理毫毛。由此论点出发，则患者诸症，均能合理解释，又为五苓散治疗"汗出而渴"提供了理论依据。郑重说明：本方用于汗出而渴，必须无热象，亦无津伤者，方可用之。

治法：化气行水，以复津液运行之常。处方：猪苓10g，茯苓30g，泽泻10g，桂枝10g，炒白术10g，北沙参10g，枳实20g，藿香10g，佩兰10g，丝瓜络10g，荷叶10g，浮小麦30g，刘寄奴25g，徐长卿25g，7剂。至11月6日为第四诊：已服药21剂。口渴好转，饮水后无发热感，汗出不明显，盗汗消失，无恶风寒，但觉背寒，脉缓，舌苔白而略厚。仍按前方而有所变化，处方：猪苓10g，茯苓

30g，泽泻 10g，桂枝 10g，炒白术 10g，炙甘草 6g，黄芪 30g，枳实 15g，桔梗 10g，当归 10g，川芎 10g，法半夏 10g，陈皮 10g。此为基本方，方中加入炙甘草，是与苓桂术甘汤合方；加入其余药物，意在健脾化湿、活血。肠鸣时加鹿角霜；关节痛或腰痛时，选加老鹳草、威灵仙，或刘寄奴、徐长卿，或杜仲、续断。至 2011 年 2 月初，共计九诊。又服药 42 剂，诸症消失。

三、饮水后心下痞

吴某，男，40 岁，2010 年 6 月 9 日初诊。胃脘痞胀，嗳气频繁。询知进食后胃脘痞胀并不明显，微有嗳气。而饮水后，痞胀显然加重，嗳气频繁，因而控制饮水，汗出较多，口中乏味，纳差，恶心，溏便日行一次，脉数，舌苔中根部白而略厚，质偏淡。有胃病病史多年，未做胃镜检查。此例心下痞胀出现在饮水之后，显然与水饮侵犯中焦有关，因做如下分析。

中焦脾胃功能失调之水饮，有茯苓甘草汤证，详见《伤寒论》第 73、356 条；有苓桂术甘汤证，详见《伤寒论》第 67 条，《金匮要略·痰饮咳嗽病脉证并治》第 16、17 条。以上诸条与此例相比较，难以合拍，故略而不论。

思及《伤寒论》第 156 条："本以下之，故心下痞，与泻心汤。痞不解，其人渴而口燥，烦，小便不利者，五苓散主之。"本条前半段论述心下痞与泻心汤之治疗。论中有五泻心汤证，若病证在此范畴内，而分别使用五泻心汤，其痞当愈。本条后半段，是说用泻心汤后，其痞不解，又见口渴，心烦，小便不利，则属膀胱气化失职，水饮内停。而水饮随气机升降，所犯较广，若上逆于心下者，则主症为心下痞，刘渡舟教授称之"水痞"（《刘渡舟伤寒论讲稿》）。治宜五苓散化气行水，自必饮消痞解。以此与本案对照，则较为相合，如患者饮水后心下痞加重，是水饮上逆，聚于心下（水痞）；患者虽未言口渴、心烦，然则因心下痞胀而控制饮水，其后复饮，痞复加重，焉能无渴无烦。其汗出，便溏，说明水饮并非停留一处，而属水液输布失常，如不当便溏而溏，不当汗出而汗出是也。至于小便利否，当酌情而论，若水蓄于下者，自必小便不利，今以水饮上逆为主，且涣散于外，则未可限定之。大论有五苓散证多条，其中数条未及小便利否，值得深思。

据以上分析，此例之治法，宜化气行水，以复津液运行之常。方用五苓散加减：猪苓10g，茯苓30g，泽泻10g，桂枝10g，炒白术10g，生姜10g，黄连10g，吴茱萸6g，枳实25g，延胡索10g，郁金10g，炒川楝子10g，旋覆花10g（包煎），代赭石10g，肉豆蔻10g，14剂。6月30日复诊：服药至第7剂，饮水后胃脘痞胀明显减轻，恶心消失，饮食有所增加，大便微溏，又予原方14剂。其后据病情变化，而有所加减，如恶心消失，汗多恶风，则去生姜，另加黄芪、防风、当归、川芎。便溏较重时，加广木香、砂仁。大便成形则去肉豆蔻。至2011年8月12日断续至第七诊，先后共服药98剂，诸症消失。

四、"水痞"与"水逆"之辨

前已论及饮水后心下痞（水痞），此处补述饮水后呕吐（水逆）。有但痞而不呕吐者；有但呕吐而不痞者；有二证先后见于一人者，证本一源，而病情歧异。

毛某，女，28岁，2014年7月18日初诊。患者原本健康无病，身高约166cm，体重约63千克。病起于2012年，因其盲目跟风减肥，节食近乎苛刻，其母不仅赞同，且严加监督。当年底至2013年初之春节期间，完全禁食半月（可饮限量之牛奶，不禁饮水），以致骨瘦如柴，厌食，肝肾功能异常，月经数月不行，方知不妙，于是投医，经治疗、调养，基本治愈，体态基本复常。后因情绪剧烈波动，而饥饱不均，症状明显，而投治于笔者。

刻下饮水后脘痞腹胀明显，而进食后脘痞腹胀反而不重，口渴多饮，尿量偏少（尿常规、肾功能正常），形体消瘦，午后下肢浮肿，头昏，乏力，大便数日一行，溏便不爽，月经正常，量少，脉缓，舌苔白薄。此例口渴多饮，尿量偏少，饮水后脘腹痞胀（水痞），当属膀胱气化不利，水饮内停，逆于胃脘，其原理已述于前。治宜化气行水，处方：茯苓30g，猪苓10g，泽泻10g，炒白术10g，桂枝10g，生姜10g，枳实25g，当归10g，川芎10g，黄连10g，吴茱萸6g，海螵蛸15g，虎杖15g，莱菔子15g，7剂。服药一周，浮肿消失，恶心及饮水后脘腹胀好转，大便三日一行，便溏不爽，脉缓，舌苔白厚，仍予原方，略事加减，再服两周。至8月8日为第四诊：尿量增加至基本正常，浮肿不明显，饮水后脘腹痞胀甚轻，口渴亦减，恶心呕吐偶发，大便干结，三日一行，脉缓，舌苔白而略厚。笔者以为病减过半，似应调理太阴阳明功能，故改拟平胃散合温胆汤化裁，处方：苍术10g，厚朴25g，陈皮10g，茯苓30g，竹茹10g，枳实25g，生姜10g，法半夏10g，莱菔子10g，当归10g，川芎10g，虎杖25g，7剂。8月15日第五诊：服此方7剂，则饮水后反胃较多，甚则呕吐，进食减少，夜尿频多，白天尿少，情绪低落，脉缓，舌苔白厚。是更方之后，事与愿违，令笔者深刻反省，悟出膀胱气化失常，水饮内停，虽上逆于中焦，然其根源在下，《伤寒论》第74条"渴欲饮水，水入则吐者，名曰水逆，五苓散主之"是也。其病未减至十分之八九，而贸然调理中焦，故生反复，此为先病"水痞"，后病"水逆"。是以再与首诊之方，据症略有加减，至10月10日为第十诊：其间基本每日服药一剂，症状完全消失，体态恢复正常，要求服丸剂以巩固疗效，遂予苓桂术甘汤加味，作丸一剂。2015 年 5 月 29 日因事前来，知已结婚，妊娠三月。

陈某，女，34 岁，2020 年 7 月 3 日初诊。慢性浅表性胃炎伴胆汁反流病史数年，复发约一月。目前胃脘胀痛，口渴饮水，饮后呕吐明显，每日吐 1~2 次，偶尔进食后呕吐，脉缓，舌苔白薄，质绛。此例口渴，饮水后呕吐较多，当属"水逆"；胃脘胀痛，食后或有呕吐，舌苔白薄，质绛，当属湿热之象。"水逆"属阴邪上逆，而湿热属阳中有阴，阴中有阳。何以集二者于一身？或因水饮郁久，郁而生热，以致湿热中阻已成，而下焦水饮未罢；或为痰热中阻在先，以致水液输布功能紊乱，水停下焦，逆而上犯。此非临床常见现象，故舍常法，而另辟蹊径，予五苓散合小陷胸汤化裁治之，以观消息。处方：猪苓 10g，茯苓 30g，泽泻 10g，桂枝 10g，炒白术 10g，生姜 10g，法半夏 10g，全瓜蒌 10g，黄连 10g，枳实 25g，吴茱萸 6g，海螵蛸 15g，延胡索 15g，郁金 10g，炒川楝子 10g，片姜黄 10g，当归 10g，川芎 10g，7 剂。7 月 10 日复诊：胃无胀痛，饮水或进食后均不呕吐，睡眠欠佳，饮食尚可，大便三日一行，脉缓，苔白薄，质绛。初见疗效，不便更方，再予原方加虎杖、酸枣仁，7 剂。

五、恶寒汗多小便不利

徐某，女，42 岁，1997 年 7 月 2 日初诊。恶寒自汗 16 年，病情逐渐加重。刻下正值夏季，因恶寒而厚衣，汗多，衣衫常湿，伴周身关节冷痛，口渴饮水，纳食尚可，尿量少而不畅，大便自调，颜面看似虚浮，而无水肿征象，月经正常，脉缓弱，舌苔白薄而润，质正常。此非重病，亦曾治疗，而经久不愈，不得不令人深思。从患者恶寒，汗多，关节痛，小便不利来看，似乎与"风水"略同。《金匮要略·水气病脉证并治》有"风水"数条，其与此例相似者，如《金匮要略·水气病脉证并治》第1条"风水，其脉自浮，外证骨节疼痛，恶风"，本条指出风水之主要脉证。既为水病，则小便不利，身肿，应在情理之中，然则治风水以汗法为主，而此例汗多，则不相宜。《金匮要略·水气病脉证治》第22条："风水，脉浮身重，汗出恶风者，防己黄芪汤主之。腹痛者加芍药。"本条提示，风水在表，卫阳不固，故汗出恶风；肌肉为水气所困，故有身重。防己黄芪汤亦见于《金匮要略·痉湿暍病脉证治》第22条："风湿，脉浮，身重，汗出，恶风者，防己黄芪汤主之。"风水、风湿在表，而卫阳不固者，属性大体相同，因其汗出恶风，又无小便不利，故均舍汗法及利水法，而取益气固表除湿法。患者汗出恶风与上二条同。上二条并未明言小便不利，而患者小便不利，则是其所异，故上法亦不可取。《金匮要略·水气病脉证并治》第23条："风水恶风，一身悉肿，脉浮不渴，续自汗出，无大热，越婢汤主之。"本条为风邪与水气相搏于表，则一身悉肿，脉浮不渴，为常见症状。"续自汗出"，从文意来看，说明其始无汗，或因风夹寒邪袭表，与水气相搏，肺卫之气被郁使然。随病情进展，继而有汗者，乃郁久生热，则外寒虽去，风邪犹存。热蒸于内，风泄于外，故恶风汗出。其内热之征象，可从脉证舌苔等，全面观察。观"无大热者"，与麻杏甘石汤证句法相同，可为内有郁热之旁证。又越婢汤实由麻杏甘石汤去杏仁，加重麻黄用量，另加大枣、生姜而成。其方麻黄、生姜配石膏，旨在清泄郁热，宣散水气，而非发汗解表，况且麻黄犹有利水功效。

　　患者恶寒，汗多，周身关节冷痛，尿量少而不畅等，酷似越婢汤证，然则四诊合参，并无内热，故不可取其方。揆其机制，当是水液输布功能反乎常态所致。盖膀胱为水腑，职司气化，内通水道；外合腠理毫毛，而固密于表。今其外不能固密，故恶寒、汗多，汗多则尿量必少、口渴饮水；内则水精难以四布，而渍于筋骨之间，是以关节冷痛。其颜面虚浮，按之无水肿征象，或与久病兼气虚有关。于是拟五苓散化气行水为治，处方：猪苓10g，茯苓30g，泽泻10g，桂枝10g，炒白术10g，黄芪30g，北沙参10g，萆薢30g，防风10g，煅牡蛎10g，7剂。7月9日复诊：恶寒、汗出、口渴、关节冷痛均有减轻，尿量有所增加，尿不畅缓解，脉舌同前。仍予原方去萆薢，加当归、川芎、白芍，7剂。7月16日第三诊：恶寒、汗出甚轻，口不渴，尿量正常，尿不畅消失，关节冷痛不明显，脉舌同前。此为膀胱气化功能初复，而卫气尚未固密，故以桂枝加龙牡汤为主，以善其后。处方：桂枝10g，白芍10g，生姜10g，大枣10g，炙甘草6g，煅龙骨10g，煅牡蛎10g，防风10g，炒白术10g，当归10g，川芎10g，鹿角霜10g，茯苓30g，7剂。

六、腹泻

孙某，女，54岁，2010年11月12日初诊。腹泻2年，消瘦1年。目前腹泻2~4次/日，严重时10余次/日，肠鸣，泻前腹痛，腹泻多则尿量少，头昏，纳可，脉缓弱，舌苔白而略厚，质淡。《金匮要略·痰饮咳嗽病脉证并治》第2条云："其人素盛今瘦，水走肠间，沥沥有声，谓之痰饮。"与患者有相似处，然则该条并未明言下利及小便不利，知有所区别。盖以痰饮为病，固有下利之可能，然非必有；亦有小便不利之可能，亦非必然；兼而有之者，应属特例，未可贸然断定。又考诸该篇第15条："病痰饮者，当以温药和之。"乃概言痰饮治法，并非专指何方，则酌情选方之意，隐然笔下矣。因思《伤寒论》第159条："伤寒服汤药，下利不止，心下痞硬。服泻心汤已，复以他药下之，利不止，医以理中与之，利益甚。理中者，理中焦，此利在下焦，赤石脂禹余粮汤主之。复不止者，当利其小便。"本条以悬拟之笔，讨论下利之若干治法，从而列举泻心汤、理中汤、赤石脂禹余粮汤之宜忌。后文则曰"复不止者，当利其小便"，说明有水气渍于肠道之下利，必以利小便为治，即后世所谓急开支河法。

患者下利两年，所经治法甚多，而下利不止，又见小便不利，知水停下焦，不能由气化从小便而出，反浸渍于肠道，故有是证。于是化气行水以分利之，必然之法也。处方：猪苓 10g，茯苓 30g，泽泻 10g，炒白术 10g，桂枝 10g，炙甘草 6g，藿香 10g，佩兰 10g，广木香 10g，砂仁 10g，肉豆蔻 10g，7 剂。11 月 19 日复诊：大便日行两次，初成形后溏，尿量正常，仍以此方略有加减，断续治疗至年底而愈。

周某，男，58 岁，2006 年 10 月 18 日初诊。近来腹泻稀水便，量多，日行 6~7 次，泻前腹痛，泻后缓解，使用多种药物乏效，双腘窝疼痛，活动受限，视物模糊，胸闷，脉弦，舌苔淡黄而厚，质绛。有糖尿病病史 14 年，早已用胰岛素治疗，血糖控制不佳。此为糖尿病性腹泻，治愈诚难。据暴注下迫，结合脉弦，舌苔淡黄而厚，质绛分析，当前以湿热下注，肠道受损为主，其余症状，皆属兼症。论其治法，则苦寒清热化湿，坚阴止利，原属"正治"之法。奈何查阅病历资料，证明此类治法用而无效，故必求诸变法，即在正治法基础上，结合分利法，以试探之。处方：苍术 15g，黄柏 10g，川牛膝 10g，黄连 10g，广木香 10g，砂仁 10g，陈皮 10g，法半夏 10g，茯苓 30g，泽泻 10g，猪苓 10g，桂枝 10g，肉豆蔻 10g，赤石脂 10g，7 剂。本方"正治"与"反治"合用，其中三妙散、香连丸、二陈汤等配伍，是针对湿热下注而设，属"热者寒之"，是逆于病因病机而用药，谓之"逆者正治"；五苓散为利水之剂，属"通因通用"之类，是从其下趋之病势而用药，谓之"从者反治"（《素问·至真要大论》)。赤石脂性温，对湿热下注之腹泻，本不当用，然则方中既有连、柏，则无碍清热；又与五苓散相配，是于分利之中，略加固涩。譬如治水，主以疏浚，兼以封堵。11 月 10 日第二诊：服 7 剂尽，腹泻消失，目前大便溏，1~2 日一行，偶尔排出不爽、腹中隐痛，双腘窝疼痛，胸闷，脉弦缓，舌苔薄白，质红。此为初见疗效，而湿热残存，气机不利。因舌苔已变薄，故仍用原方去陈皮、法半夏，加刘寄奴、徐长卿，7 剂。

猪苓汤

《伤寒论》第 223 条："若脉浮发热，渴欲饮水，小便不利者，猪苓汤主之。"本条承第 221、222 条而来，相继论述阳明病误下后，邪热未清，而形成栀子豉汤证（第 221 条）、白虎加人参汤证（第 222 条）、猪苓汤证（第 223 条）。

阳明病无形燥热亢盛，本当辛寒清热，禁用下法，以上三条列举误下后之变证。其中第 223 条为误下后阴伤，余热未清，热邪与水饮互结于下焦，形成阴伤水热互结证。既有余热未清，则多有发热，脉浮或脉数。水热内蓄，气不化津；误下伤阴，则渴欲饮水。水热之邪有碍膀胱气化功能，故小便不利。治宜清热育阴利水，猪苓汤主之。本证与白虎加人参汤证均有发热、渴欲饮水。然彼证渴欲饮水，口干舌燥，或大汗出等，纯属热盛津伤证；此则以发热、渴欲饮水、小便不利为主，是重在水停。本证与五苓散证均为水停证，然彼证为太阳寒水不化，或兼表证未解；本证属热而阴伤水停。

猪苓汤由猪苓、茯苓、泽泻、阿胶、滑石各一两组成；方中猪苓、茯苓、泽泻甘淡清热利水；阿胶甘平，育阴润燥；滑石甘寒，清热祛湿，通窍而利小便，共奏清热育阴利水之功。

猪苓汤证还见于《伤寒论》少阴病篇第 319 条："少阴病，下利六七日，咳而呕渴，心烦不得眠者，猪苓汤主之。"少阴病下利，多属虚寒，而本条之下利，伴见咳而呕渴，心烦不得眠，则知本条下利非少阴虚寒，而是少阴阴虚有热，水热互结之证。结合第 223 条理解，本证仍当有小便不利。水热之邪，偏渗于大肠，则下利而小便短赤；上犯于肺，肺失宣降则咳；上犯于胃，胃失和降则呕；水停下焦，膀胱气化不利，津不上承则渴；阴虚有热，扰乱心神则心烦不得眠。本条所述症状与第 223 条症状不同，发病过程不同，然则形成阴伤水热互结之后，则病机无异，故均以猪苓汤治疗。

本条之心烦不得眠与黄连阿胶汤证相似，须加鉴别。黄连阿胶汤证为阴虚内热，心火上亢，然不兼水停，其心烦不得眠，为阴虚火旺，心肾不交所致；而本证则以水气不利为主，并见阴虚有热，故主症为小便不利，伴见心烦不得眠、下利、咳而呕渴等。

本条之下利、小便不利、咳、呕等，与第 316 条真武汤证似是而非，亦须鉴别。真武汤证为少阴阳虚寒盛，不能制水而水气泛滥，必伴见畏寒肢冷、舌淡胖、苔白滑、脉沉等；本证阴虚有热，水热互结，必伴见心烦不得眠、舌红苔少、脉细数等。

一、糖尿病，浮肿，头昏

汤某，男，76 岁，2016 年 9 月 7 日初诊。糖尿病病史 23 年，一直采用降血糖等药物治疗，血糖控制不稳定。近数年来下肢渐肿，目前双下肢凹陷性浮肿，按之没指，尿频尿急，量少不畅，夜尿两次，多饮多食不明显，肢软乏力，精神不振，头昏，脉弦缓，舌绛少苔。糖尿病属中医学消渴范畴，缠绵难愈，变化繁多。按方书所论，多为热盛津伤所致，概分上、中、下三消。当前因物质生活丰富，生活节奏改变，其有典型三消症状者渐少，而不典型者渐多。罹患此病，则人体水谷精微不能为机体所用，反而流窜全身，久必聚湿（水）生热酿毒，难以排出体外。如此则反果为因，湿（水）热危害脏腑，故消损者益见消损；积而成毒者逐渐增多。观此例肢软乏力、精神不振、舌绛少苔等，是阴伤有热，机体消损之结果；尿频、尿急、尿量少，是湿（水）热毒邪伤害肾与膀胱，水道不利之表现，因而继发水肿。上述病机恰与猪苓汤之所治相合，故据此立法处方：猪苓 10g，茯苓 30g，泽泻 10g，阿胶 10g（烊化），滑石

10g，黄芪 30g，麦冬 10g，生晒参 6g（另包），五味子 10g，金钱草 30g，海金沙 15g，益母草 30g，芦根 15g，白茅根 10g，7 剂。9 月 21 日复诊：尿量增加，浮肿减轻，尿频，尚通畅，精神好转，头昏减轻，大便日行一次，溏便，脉舌同前。仍予原方去五味子，以免收涩。加当归、川芎、土鳖虫，意在活血通络，以助津液之运行。

二、遗精

钱某，男，26 岁，2000 年 8 月 2 日初诊。近两个多月来遗精频繁，多为 2~3 日一次，精神差，尿频色黄，夜尿 3~4 次，饮食尚可，脉弦，舌绛少苔。青年遗精，即令有时次数略多，其后并无症状者，则属正常。此例遗精多为 2~3 日一次，历时两月有余，显然偏多。伴见尿频色黄，夜尿 3~4 次，则属下焦有热，水道不清；舌绛少苔，乃热伤阴液之外候。阴伤水热互结，扰乱精室，是遗精频多之来由；气随精耗，则精神差。治宜清热利水育阴，拟猪苓汤加味：猪苓 10g，茯苓 30g，泽泻 10g，阿胶 10g（烊化），滑石 10g，黄芪 30g，生地黄 10g，北沙参 15g，枸杞子 10g，凤尾草 30g，草薢 30g，金刚藤 30g，忍冬藤 30g，7 剂。8 月 23 日复诊：自服药至今已 21 天，仅遗精一次，仍尿频，夜尿 2~3 次，脉舌同前。是病情好转，而阴伤水热互结残存，再予前方加丹参、牡丹皮，以增强清热养阴作用，7 剂。

三、咳嗽

桂某，女，82 岁，2012 年 8 月 15 日初诊。患者有咳喘病史多年，未曾明确诊断，未做系统治疗。目前咳嗽频繁，白黏痰量少，难以咯出，咳引胸痛，不喘，口苦，恶心，下肢轻度浮肿，心烦，睡眠不安，二便尚调，舌质绛少苔，脉缓。咳嗽白痰有寒有热，本案白黏痰量少，难以咯出；咳引胸痛，结合舌象等分析，属津伤水（痰）热互结无疑。盖肺主治节而输布津液，下输膀胱，令水精四布，五经并行。如此正常运行之水液，方为津液。若其停聚者，则为水为痰，水（痰）愈积，则津液愈伤，故有水（痰）热与津伤并存之证。前言二便尚调，不过言其大概而已（因未做出量统计），然而下肢既肿，则说明水液入多出少，当与小便不利齐观，乃水（痰）热内停，膀胱气化失职所致。水热上逆犯肺，故咳嗽有痰，咳引胸痛。水（痰）热上扰心神，则口苦心烦而睡眠不安；上犯于胃则有恶心。以此反观第319条，何其相似！治宜清热育阴利水，宣肺化痰，拟猪苓汤加味。处方：猪苓10g，茯苓30g，泽泻10g，阿胶10g（烊化），滑石10g，金钱草30g，海金沙15g，浙贝母15g，桔梗10g，紫菀10g，款冬花10g，百部10g，前胡10g，白英20g，败酱草20g。加减法：浮肿较重时，猪苓加量。浮肿减轻而口干时，加南北沙参。至9月26日，共计三诊，共给药28剂，咳嗽明显减轻，白痰少而易出，浮肿消退，余症亦不明显。

四、咳喘，腹泻

桂某，男，40岁，2000年10月25日初诊。有支气管哮喘之家族及个人病史。诉自幼咳喘，经常发作，目前咳嗽白稀痰，不易咯出，活动后气喘，咳喘甚则欲呕，口渴喜饮。腹泻约八年，目前腹胀，腹泻一日两次，便前腹痛，便后缓解，脉弦，舌质鲜红少苔。此例素有咳喘，口渴喜饮，舌质鲜红少苔，是久咳阴伤化热之象。或曰既是阴伤化热，则何以咳白稀痰？答曰：稠厚者为痰，稀薄者为水为饮，虽属阴类，然亦必依脉症及体质状况而辨其寒热。前者从总体病情已辨为阴伤有热，则此稀痰亦应属热。是以不得谓白稀痰必然属寒，白稠痰必然属热。水热之邪浸渍于肠道，则有腹胀痛而泄泻。治宜清热育阴利水，拟猪苓汤加味：猪苓 10g，茯苓 30g，泽泻 10g，滑石 10g，阿胶 10g（烊化），黄连 10g，黄芩 10g，广木香 10g，砂仁 10g，金刚藤 30g，北沙参 10g，麦冬 10g，五味子 10g，白蚤休 10g。加减法：头昏时加钩藤、茺蔚子、地龙。连续三诊，共服药 21 剂。11 月 15 日第四诊：不咳，一般活动时不喘，大便日行两次，稀便，头昏，脉弦，舌质鲜红少苔。笔者以为肺部症状消失，而腹泻未愈，似可调理中焦，于是改用香砂六君子汤加味，又先后三诊，又连续服药 21 剂。在此过程中，病情虽未加重，而疗效不显。12 月 20 日第七诊：咳嗽白稀痰量少，动则气喘，睡眠不安，溏便日行两次，脉弦，舌鲜红少苔。反恭自省，失之于对舌质鲜红少苔之警惕性。盖以患者咳喘在先（宿疾），腹泻在后（新病不重），且与肺疾息息相关，以肺与大肠为表里故也。当舌鲜红少苔未解之时，说明阴伤水热互结之根蒂犹在，若治有不慎，可使宿疾复发，教训深刻。因而复与首诊之方 14 剂，除溏便日行两次外，诸症不显。此非治愈，而属显效，故欲提高对本病之疗效，仍属长期临床课题。

理中四逆类方临证思辨

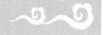

理中汤

理中汤为治太阴虚寒证之主方，而《伤寒论》太阴病篇，因篇幅过小，并未出现理中汤。该篇第273条曰："太阴之为病，腹满而吐，食不下，自利益甚，时腹自痛。若下之，必胸下结硬。"本条为太阴病提纲证，可概括太阴病之主要病情。此证或为外感寒湿之邪侵犯中焦；或始病三阳，因误治失治，以致脾阳虚弱而成。脾为阴土，以阳气用事，今脾阳不足，运化失司，则胃土必受其牵连，以致中焦升降逆乱，清阳不升，故必下利；浊阴不降，故有腹满而吐，食不下。法当温补脾阳，以复升降之职，理中汤应为主治之方。此证切不可因腹满、腹痛而误下之。误下则阴寒更甚，或结于胸下，而成寒湿结聚之症。第277条曰："自利不渴者，属太阴，以其脏有寒故也。当温之，宜服四逆辈。"是在第273条基础上，强调"自利不渴者"，则属太阴虚寒下利无疑，"以其脏有寒故也"。若论治法，则理中汤主之，顺乎自然，而本条却曰"当温之，宜服四逆辈"。此语示人据病情轻重，以为方药之进退。盖脾为太阴湿土，肾主少阴真阳，故肾之与脾，火土相生，其轻者宜理中汤，直趋中州，温脾阳而胜寒湿。其重者多有子盗母气之忧，以致脾肾两虚，故曰"宜服四逆辈"，示人于理中、四逆类方中，斟酌取舍。

理中丸（汤），见于《伤寒论·辨霍乱病脉证并治》第386条："霍乱，头痛发热，身疼痛，热多欲饮水者，五苓散主之；寒多不用水者，理中丸主之。"本条霍乱，指突发剧烈吐泻之病，初起多为表里同病，多有发热恶寒，头痛身痛等。其治疗应据表里轻重缓急、寒热多少而定。如"热多欲饮水者"，谓急性吐利，兼见发热，渴欲饮水，头痛身痛，小便不利，脉浮等。乃表证明显，而吐利正甚。是卫外不固，气化失司，升降紊乱，清浊不分，水液运行失常、偏渗肠道所致。治宜五苓散（多饮暖水，令其汗出）外散风寒，内则通阳化气，分利水湿，令其表里双解。若"寒多不用水者"，谓剧烈吐泻，伴见恶寒，口淡不渴，腹中冷痛，喜温暖，脉缓弱，发热少或不发热，头痛身痛较轻，是病证偏里，表证甚微。治宜理中丸（汤），以温中散寒，健脾祛湿，令中阳得复，吐利停止，则轻微之表证，多能自愈。若里和而表未解者，可参酌第387条："吐利止而身痛不休者，当消息和解其外，宜桂枝汤小和之。"

理中丸（汤）由人参、干姜、炙甘草、白术各三两组成。"上四味，捣筛，蜜和为丸，如鸡子黄许大。以沸汤数合，和一丸，研碎，温服之，日三四，夜二服。腹中未热，益至三四丸，然不及汤。汤法：以四物依两数切，用水八升，煮取三升，去滓，温服一升，日三服。若脐上筑者，肾气动也，去术，加桂四两；吐多者，去术，加生姜三两；下多者，还用术；悸者，加茯苓二两；渴欲得水者，加术，足前成四两半；腹中痛者，加人参，足前成四两半；寒者，加干姜，足前成四两半；腹满者，去术，加附子一枚。服汤后如食顷，饮热粥一升许，微自温，勿发揭衣被。"

《金匮要略·胸痹心痛短气病脉证治》第5条："胸痹心中痞，

留气结在胸，胸满，胁下逆抢心，枳实薤白桂枝汤主之；人参汤亦主之。"此条人参汤即理中汤，说明本方还可治疗中焦寒气上逆之胸痹心痛。

方中干姜温中散寒，守而不走，以复脾阳。人参、炙甘草，益气健脾，白术健脾燥湿。既为霍乱"寒多不用水"之主方，亦为太阴虚寒证之主方，还可治疗寒气上逆之胸痹心痛。

一、胃痛

徐某，女，59岁，2011年6月29日初诊。有慢性胃炎病史多年，刻下胃脘胀痛，不反酸，嗳气，纳差，大便干结，1~2日一行，脉缓，舌苔薄白，先以半夏泻心汤加减治疗两周。

7月29日第三诊：病情减不足言，因知审证不确，亟宜更彰。盖半夏泻心汤证，以其寒热错杂于中焦，虽有胃脘胀痛之类，然则多为肠鸣腹泻。临床所见，其症状不典型者，亦可不泻，或大便正常，或溏便。此例胃脘胀痛，脉缓，苔白薄，则脾家有寒，应属无误。而大便干结，1~2日一行，更兼嗳气，则属胃热所致。是寒者自寒，热者自热，并非寒热混杂难分。治宜温中散寒，兼清胃热，改用连理汤加味：太子参10g，干姜10g，炒白术10g，炙甘草6g，茯苓30g，黄连10g，吴茱萸6g，海螵蛸15g，延胡索15g，郁金10g，炒川楝子10g，片姜黄10g，九香虫10g，当归10g，白芍15g，旋覆花10g，代赭石10g，火麻仁10g。加减法：大便干结难解时，加虎杖；胃脘胀痛明显时加甘松。至10月28日为第八诊：已服此方70剂，症状消失，胃镜复查报告：未见明显异常。患者要求服丸剂以巩固疗效，遂予此方作丸一剂。

连理汤，即理中汤加黄连，则由温中散寒，而变为辛开为主，兼以苦降之法，用途较原方更广，除上述病例外，兹就本方之运用，择要于下：其一，《丹溪心法·卷二》云："因伤于酒，每晨起必泻者，宜理中汤加干葛，或吞酒煮黄连丸。"从"每晨起必泻"来看，当属伤酒之久泻，是脾阳不足，而胃有积热。若是理中汤但加葛根，属温复中阳，兼清热升津止利之法；若从理中汤吞服黄连丸来看，则黄连丸古方较多，有单味黄连以成方者，有组方复杂者，不论何方，总以黄连为主。如此看来，应属温中为主，略兼苦寒清热之法；若是理中汤加葛根、黄连，则微示葛根芩连汤意，可据胃热轻重而为之取舍。其二，《证治要诀类方·卷一》载连理汤：即理中汤加茯苓、黄连。上为末，每服二钱，沸汤点服，不拘时候。如中暑作渴，小便赤涩，每服半钱，温热水调服。主治脾胃虚寒，内蕴湿热，泻利烦渴，吞酸腹胀，小便赤涩者。

二、手术创口窦道

陈某，男，79岁，2019年6月25日初诊。患者出示2018年3月18日某医院之出院小结，诊断：胃食管交界处高-中分化腺癌（已切除）、肺部感染、肺气肿、慢性支气管炎。其手术为胸腹联合切口，手术顺利，上有引流管（早已抽出）。因引流管部位感染，并形成窦道，长期服药、外科换药未愈。

来诊时胃脘灼热，胃胀，反酸，嗳气，饮食一般，左胁第八肋间可见窦道外口，直径约2cm，周边红肿疼痛，有脓性分泌物，大便2~3日一行，成形便，咳嗽，少许白痰，睡眠尚可，脉弦缓，舌苔淡黄而薄。此例窦道周边红肿疼痛，有黏稠脓性分泌物，结合舌象分析，当属湿热毒邪聚集，腐蒸气血而成。法宜清热解毒，排脓祛瘀。因其部位属足少阳经脉循行之所，故需和解少阳；胃脘灼热等，乃湿热中阻，胃失和降，故需清化中焦湿热。嘱坚持外科换药，并拟柴胡陷胸汤加减：柴胡10g，黄芩10g，法半夏10g，全瓜蒌

10g、黄连 10g、枳实 25g、吴茱萸 6g、海螵蛸 15g、延胡索 15g、郁金 10g、炒川楝子 10g、片姜黄 10g、当归 10g、川芎 10g、黄芪 30g、红景天 20g、土茯苓 30g、土大黄 20g、土贝母 10g、土牛膝 10g，14剂。此为柴胡陷胸汤合四土汤加减，有和解少阳、清热化湿、解毒排脓之功，此为针对少阳部位之窦道化脓而设；又与左金丸、金铃子散相合，兼疗湿热中阻之胃痛；黄芪、当归之类，乃因患者年高病重，加之手术创伤，更兼窦道年余未愈，故需兼以补托。7月9日复诊：胃脘及其左下方胀闷疼痛减轻，窦道脓性分泌物减少，反酸嗳气，舌苔淡黄，厚薄不均，脉缓。是湿热毒邪初见转机，仍予原方7剂，加重黄芪用量，另加太子参，以增强补托之力。

7月23日第三诊：胃不胀不痛，无反酸嗳气，乏力，纳差，睡眠不安，窦道外口清稀脓性分泌物甚少，周边微有红肿，疼痛减轻，大便1~2日一行，成形软便，舌苔白而厚薄不均，脉缓。此时窦道明显好转，脓液清稀且少，舌苔由黄变白，说明湿热毒邪明显减轻。又因老弱之体，不宜久攻，故改为温中补托为主，兼以清热解毒排脓，处方：黄芪 30g、生晒参 6g（另包）、炒白术 10g、炙甘草 6g、茯苓 30g、干姜 10g、黄连 10g、吴茱萸 6g、海螵蛸 15g、当归 10g、川芎 10g、红景天 20g、忍冬藤 30g、蒲公英 30g、焦三仙各 10g、鸡内金 10g、广木香 10g、砂仁 10g。此为主方，每日 1 剂，酌情略有加减。至 8 月 6 日来诊时，提供某医院 X 线报告：窦道最宽处 0.8cm，长度约 3.5cm，与原 X 线比较，有明显好转。9 月 21 日来诊时，窦道完全愈合。此后之治疗，以善后调理为主，兼防癌症复发。2020 年 10 月，知患者近况尚佳。

真武汤

《伤寒论》第82条："太阳病发汗，汗出不解，其人仍发热，心下悸，头眩，身𥆧动，振振欲擗地者，真武汤主之。"太阳病本当汗解，若汗不如法，则可损伤少阴阳气，而成阳虚水泛证。

少阴分属心肾二脏，心为君火而主血脉；肾为水脏，真阴真阳寄寓其中。在生理状态下，君火下蛰于肾，协肾阳以蒸腾化气，则肾水上达，以调济君火，于是肾水不寒、君火不亢，名为水火既济。若少阴阳虚，自必心肾俱虚，既失于温煦身体，又不能化气行水，则水气内停，并泛溢周身。

原文"汗出不解"者，非太阳表证不解，乃太阳病发生变化，即病由太阳内陷少阴，属表里相传。"其人仍发热"者，非太阳表证之发热，乃少阴虚阳外越所致。阳气既虚，则水气无所节制，其上凌于心，则心下悸；上蒙清阳，则头晕目眩。《素问·生气通天论》曰："阳气者，精则养神，柔则养筋。"阳虚不能温养，更加水气浸渍肌肉筋骨，故身体振颤动摇，易于跌倒。

第316条曰："少阴病，二三日不已，至四五日，腹痛，小便不利，四肢沉重疼痛，自下利者，此为有水气。其人或咳，或小便利，或下利，或呕者，真武汤主之。"本条病起于少阴，且病程较长。原文断言："此为有水气。"则病机为阳虚水泛，不解自明。主症之中，腹痛，下利，乃水气浸渍胃肠。小便不利，乃少阴阳虚，不能助膀胱以化气行水。四肢沉重疼痛，由水气浸渍肌肉筋骨而成，理同第82条"身𥆧动，振振欲擗地"。水气为病，变动不居，于主症中已有所体现，又于或然症中加以补述。如水气上逆犯肺则咳；阳虚统摄无权，则小便利。此与前文"小便不利"，似相抵触，实则相反相成，彼此补充。如阳虚而侧重气化失职者，则小便不利；侧重于统摄无权者，则小便利。此二者可于真武汤证之群体病例中，分别出现，故不得以小利与不利而限定之。水气犯胃则呕，下趋肠道则下利更甚。

本证阳虚为本，水气为标，除前述者外，还可参酌下列情形：如恶寒肢冷，舌苔白（或厚，或薄，或腻，或滑），舌质淡（兼有瘀血者，舌质紫暗）。脉多沉或沉微，然则随病情久暂、阳虚程度、水气趋势、病机兼夹不同，而有不同变化，如阳虚过甚，心火式微者，可见数脉。第285条有"少阴病，脉细沉数，病为在里，不可发汗"之文，又如风湿性心脏病心力衰竭等，多呈阳虚水泛之势，真武汤正合其治，其中脉数者，并不罕见。

真武汤由茯苓三两，芍药三两，白术二两，生姜三两，炮附子一枚组成。本方炮附子温复心肾之阳，化寒水之气，使水有所主；白术甘苦温，燥湿健脾，使水有所制；生姜辛温，宣散水气，使水有所散。茯苓淡渗，佐白术以健脾，于制水之中，有利水之用。芍药敛阴和营，以制姜附之辛燥，是于温阳利水中，固护其阴液，谨防伤阴之弊。

笔者据以上论述，本着谨守病机、不拘证候之理，临床所治疾病，或在原文之外，而理法尽在其中，兹分述于下。

一、骶髋疼痛

潘某，女，62岁，2002年2月18日初诊。左侧骶髂、髋关节痛，逐渐加重月余。目前除疼痛外，左下肢发麻，乏力，行走不稳，背恶寒，纳差，大便干结，脉缓，舌苔薄白而润，质淡。考骶髂和髋关节部位，与以下经脉循行有关，其一，足少阴经脉："上股内后廉，贯脊属肾。"其二，《灵枢·经脉》云足太阳经脉："其支者，从腰中下夹脊，贯臀。"其三，督脉循脊柱上行至巅。其中足少阴，内寓真阳；足太阳亦称巨阳，有赖肾阳之促进；督脉统督诸阳，亦赖肾阳之充裕。是以肾阳健旺，则全身煦和；若另一方阳气虚损，常可累及肾阳。患者骶、髋痛而肢麻，乏力，行走不稳，恶寒，纳差，结合舌脉分析，属肾阳虚，寒湿内盛，浸渍肌肉筋骨所致。至于大便干结，当属冷秘之类，不可看作热象。法当温阳化气，散寒化湿，以真武汤为主。处方：制附片 10g（先煎），干姜 10g，炒白术 10g，炙甘草 10g，白芍 10g，茯苓 30g，老鹳草 15g，刘寄奴 25g，徐长卿 25g，当归 10g，川芎 10g，7 剂。3 月 29 日复诊：骶髂髋部疼痛明显减轻，乏力好转，左足趾发麻，双膝酸软，行走尚稳，纳可，大便自调，脉沉缓，舌苔薄白，质淡。是肾阳向旺，而寒湿未尽，络脉失和之象，故予原方加全蝎、蜈蚣，7 剂。

二、咳喘

李某，男，71 岁，1997 年 10 月 18 日初诊。慢性咳喘约 30 年。目前咳嗽白黏痰，不易咯出，气喘，胸闷，活动时尤甚，尿不畅，无尿急尿痛，下肢轻度浮肿，脉弦，舌苔白薄而润，质正常。此例咳喘属肺；尿不畅（小便不利），下肢浮肿属肾，是肺肾俱病。脉弦主痰饮，苔白属寒。综而观之，其为高龄久病，少阴阳虚，痰饮犯肺之证。夫肺司呼吸，主布散精微，而通调水道。今肺疾日久，精微难布，则聚为痰饮。法当温阳化饮为主。处方：制附片 10g（先煎），干姜 10g，茯苓 30g，炒白术 10g，白芍 10g，麻黄 10g，杏仁 10g，泽泻 10g，金刚藤 30g，野菊花 10g，黄芩 25g，金银花 30g，莱蒇子 10g，7 剂。所必说明者：其一，本方加麻黄，意在增强温阳化饮作用，且有宣肺平喘之功，因其不与桂枝为伍，故无发汗伤阳之忧。其二，方中加入野菊花、黄芩等，为肺寒伏热之用。此方略有加减，共服 21 剂，咳嗽不明显，平地行走、登二楼不喘，至三楼则微喘。

三、心悸

熊某，女，51 岁，2006 年 5 月 26 日初诊。心悸反复发作数年，此次发作数日。刻下心悸，甚则心前区筑筑然不安，胸闷气短，头昏，睡眠差，指关节微痛，下肢浮肿，面部皮肤紧绷感，饮食一般，二便尚调，四末微凉，脉促，舌苔薄白而润，质偏淡。有胃病病史（未做胃镜检查）。据心悸、胸闷气短、浮肿、四末微凉等分析，应是心肾阳虚，水饮泛滥之证。惟病者脉促，宜慎重辨别。一般认为脉促主阳盛，此说源于《伤寒论·辨脉法》，其云："脉来数，时一止复来者，名曰促。脉阳盛则促。"其实大论共有促脉五条，本条仅其一也，不得以偏概全。综五条脉促而观之，其主病有寒热虚实之别，笔者于《桂枝去芍药汤（附：促脉小议）》中阐述较详，兹从略。此例证属阳虚水泛证，促脉亦主阴寒，当从第 349 条"伤寒脉促，手足厥逆，可灸之"之例。法宜温阳化气行水，处方：制附片 10g（先煎），生姜 10g，茯苓 30g，白芍 10g，炒白术 10g，当归 10g，川芎 10g，泽泻 10g，益母草 30g，黄连 10g，吴茱萸 6g，海螵蛸 15g，延胡索 15g，7 剂。6 月 2 日复诊：心悸好转，胸不闷，气短与浮肿减轻，睡眠改善，仍有头昏，胃脘不适，嗳气，脉结代，舌象同前。症状好转，而脉变为结代，当作何解？曰：因少阴阳气来复，水饮初退，血脉流行向好，故脉由数中一止，转为缓中一止，亦病减之兆。其后之治疗，仍依原方加减：如嗳气明显时，加旋覆花、代赭石。胃痛时去生姜，加干姜。脉结代难复者，加土鳖虫、红花。尿频尿急时，加凤尾草、金刚藤。胸闷气短较重时，加黄芪生脉饮。至 8 月 11 日总计来诊七次，共服药 56 剂，浮肿消失，日常活动则症状不明显，登三楼则心悸气短，脉结代次数减少。

四、风湿性心脏病，心力衰竭

刘某，女，58 岁，2001 年 6 月 1 日初诊。风湿性心脏病病史 20 余年，二尖瓣重度狭窄，常发心力衰竭，于 1992 年做二尖瓣球囊扩张术，术后症状明显好转，其后逐渐加重。至 1996 年再发心衰，长期服用地高辛、利尿剂等，不能控制病情。刻下心悸，气喘，胸闷，不能平卧，恶寒，乏力，水肿，胃脘及右胁胀痛，面唇发绀，脉结代，苔白薄，质紫暗。辨析诸症，显属心肾阳虚，水饮泛滥。其脉结代属阴；面部及唇舌俱紫等，乃心肾阳虚，既不能蒸化水液，复难鼓动血脉正常运行所致，真武汤正合其治。或问：心悸而脉结代，得非炙甘草汤证乎？答曰：该证为心阴心阳两虚证，一般无水肿，多无发绀征象，笔者于《病毒性心肌炎频发室性早搏初论》中，阐述较详，可以互参。法当温阳利水，益气活血。处方：制附片 10g（先煎），炒白术 10g，茯苓 30g，白芍 10g，干姜 10g，黄芪 30g，生晒参 6g（另包），麦冬 10g，五味子 10g，当归 10g，川芎 10g，土鳖虫 10g，红花 10g，泽泻 10g，益母草 30g，7 剂。加减法：胃脘不适，腹胀甚时，去红花，加丹参；水肿消退较慢时，加桂枝、猪苓，或金钱草、海金沙。至 7 月 6 日共计五诊，服药 35 剂，活动较多则心悸气短，浮肿不明显，脉仍结代。以上治法，可改善心功能，而心瓣膜之病损，则不能逆转。

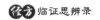

五、下肢肿胀

谢某，女，25 岁，1999 年 6 月 2 日初诊。腓肠肌痉挛经常发作一年，双下肢肿胀一月半。刻下不时腓肠肌痉挛疼痛，自行按摩数分钟后缓解，双下肢肿胀，左侧为重，按之虽有凹陷，但旋按旋起，类似黏液性水肿，恶寒，精神差，易疲劳，易患感冒，月经周期正常，经期腰痛，脉缓弱，舌苔白薄，质淡。曾到某医院门诊做相关检查：①甲状腺功能 T_3：2.8pmol/L（参考值 4～11pmol/L）；T_4：13.2pmol/L（参考值 8～20pmol/L）；TSH：2.5vp/mL（参考值 0.3～4.4vp/mL）。②肝功能正常。③尿常规正常。未见其诊断意见。笔者对西医学所知甚少，以上检查项目，仅 T_3 低于正常，又有类似于黏液样水肿，因而查阅相关资料，是否可称为"低 T_3 综合征"，必就正于同道。

从中医学角度分析，患者腓肠肌痉挛疼痛在前，下肢肿胀在后，则水饮浸渍而停蓄，征兆已见。又有恶寒，神疲，腰痛等，当属阳虚水泛无疑。治宜温阳利水，兼以益气。处方：制附片 10g（先煎），炒白术 10g，茯苓 30g，白芍 30g，干姜 10g，黄芪 30g，红参 6g（另包），薏苡仁 30g，泽泻 10g，木瓜 10g，川牛膝 15g，金钱草 30g，海金沙 15g，炙甘草 6g，淫羊藿 30g，14 剂。7 月 7 日复诊：下肢浮肿已消，腓肠肌痉挛未发，精神好转，恶寒减轻，舌苔白薄，脉缓。已初见成效，因腓肠肌痉挛未发，故于原方去白芍、炙甘草。加蛇床子、当归。7 月 21 日第三诊：因活动不慎，发生右肘关节脱臼伴撕裂性骨折，疼痛（骨科已做处理），诱发腓肠肌痉挛，然较前为少，伴见头痛、喷嚏、咳嗽白痰少许，下肢不肿，脉细缓，苔薄白。是肘关节脱臼骨折后，合并外感风寒咳嗽，并诱发腓肠肌痉挛。

虚人而患外感咳嗽，宜从桂枝汤法而斟酌取舍。处方：桂枝 10g，白芍 30g，炙甘草 6g，厚朴 15g，杏仁 10g，百部 15g，前胡 10g，黄芪 30g，煅牡蛎 30g，当归 10g，川芎 10g，延胡索 15g。服药两周，诸症明显减轻。

六、化学物质中毒后遗症

蒋某，女，31 岁，2006 年 5 月 5 日初诊。去年 7 月突发四肢无力，渐至语言不利，行动不便，曾住院治疗，诊断：酚嗪中毒、三甲茶苯酊酮中毒、汞中毒。刻下肢体颤抖，活动受限，不能行走，生活不能自理，语言迟钝，吐词欠清，神志清楚，恶寒，四肢逆冷，饮食尚可，二便正常，月经约 60 日一行，目前经水未行两月有余，脉缓弱，舌苔白薄，质紫暗。中医古籍虽无现代化学物质中毒之记载，但有辨证论治原理，故可按其临床表现，加以辨析。患者肢体颤抖，不能任地，为重要主症之一，类同第 82 条"身𥆧动，振振欲擗地"；虽无主观之"四肢沉重疼痛"（第 316 条），然而客观有之，盖以家人扶持站立尚难，若扶持力度略大，便有疼痛，故其类亦同。该条断曰："此为有水气。"是否如此？尚须征之其余，如恶寒，四肢逆冷，脉缓弱，舌苔白薄等，乃阳虚有寒之象。合而观之，则阳虚水泛，浸渍肌肉，应无疑虑。语言迟钝，为重要主症之二，乃寒饮上犯，经脉不利所致。观手少阴之脉"其支者，从心系上夹咽"、足少阴之脉"其直者……循喉咙，夹舌本"、足太阴之脉"上膈夹咽，连舌本，散舌下"（《灵枢·经脉》）。是知寒饮循经脉上犯，可影响喉舌，而致语言障碍。至于月经延期未至，乃寒饮下趋，侵犯胞宫及冲任诸脉。治宜温阳化饮为主，处方：制附片 10g（先煎），茯苓 30g，白芍 10g，干姜 10g，炒白术 10g，黄芪 30g，当归 10g，川芎 10g，金钱草 30g，海金沙 15g，土鳖虫 10g，丹参 30g，钩藤 30g，僵蚕 10g，土茯苓 50g。加减法：肢体颤抖较重时，加地龙；减轻而活动不灵活时，去地龙，加王不留行、鸡血藤。盛夏炎热时去干姜，加生姜。月经未行加淫羊藿。至 8 月 4 日为第五诊：此前已服上方 49 剂，肢体颤抖明显减轻，四肢逆冷消失，语言欠流畅而表意无误，可于室内独自缓行，可自用碗筷进食，脉缓，苔白薄。再予原方 14 剂。

其他方临证思辨

葛根黄芩黄连汤

《伤寒论》第34条："太阳病，桂枝证，医反下之，利遂不止，脉促者，表未解也；喘而汗出者，葛根黄芩黄连汤主之。"本条宜分两段读，即从"太阳病"至"表未解也"为第一段，说明下利而兼表证。从"喘而汗出者"以下为第二段，说明表证误下，病邪入里化热以致下利。

第一段"太阳病，桂枝证"，即太阳中风证，本当调和营卫，解肌祛风，而误用下法，引邪深入，热趋大肠，令其传导太过，"利遂不止"，是表未解而里证已重。既有表证，则应有发热、恶寒、自汗、头痛等。此时必究下利之性质如何，方可确定病因病机属性。"脉促"说明里热已盛，邪正相争激烈，影响气血运行，故脉来数，时一止。《素问·至真要大论》曰："诸呕吐酸，暴注下迫，皆属于热。"《伤寒论·辨脉法》曰："脉来数，时一止，名曰促。脉阳盛则促。"成无己《注解伤寒论》注本条云："促为阳盛，虽下利而脉促者，知表未解也。"可见此时病因病机是里热下利已重，而兼表证未解。法宜清热止利，兼以解表。葛根芩连汤虽为清热坚阴止利之

方，然有一定的透表作用，可酌情用之 [详见《桂枝去芍药汤
（附：促脉小议）》]。

第二段"喘而汗出者，葛根黄芩黄连汤主之"，是表证误下后，
表证已罢，病邪入里化热，不惟侵犯肠道，以致下利不止，而且热
邪上迫于肺，肺失清肃则喘；热势蒸腾，迫液外泄则汗出。此时脉
象如何？笔者以为，其脉仍促。否则病情加重，反不见促脉，于理
难通。此外还可伴见尿黄，口渴，舌红，苔黄等。法宜清热止利，
葛根黄芩黄连汤主之。以上谨就原文加以诠释，若征之临床，里热
下利而见促脉者有之，然则为数甚少。无论表解未解，但见此脉者，
说明病重，不可等闲视之，必以苦寒清热，坚阴止利为先着，兼顾
其余。由是言之，此类病情，切不可待脉促而后用此法。

《伤寒论》中葛根用法如下：其一，以风寒表证为主者，葛根用
量为四两。其中又分于下两种情形：①用于太阳病经输不利，如第
14 条："太阳病，项背强几几，反汗出恶风者，桂枝加葛根汤主
之。"第 31 条："太阳病，项背强几几，无汗恶风，葛根汤主之。"
前者为太阳中风而见项背强，后者为太阳伤寒而见项背强。各自主
方固有不同，而辛温发散是其所同。二者均宜加葛根升津液，舒筋
脉，以治项背强。然则葛根微凉，故仅用其常量（四两）。②用于太
阳病，风寒之邪不得外解，而内迫胃肠之下利或呕吐，葛根用量亦
为四两。如第 32 条："太阳与阳明合病者，必自下利，葛根汤主
之。"第 33 条："太阳与阳明合病，不下利但呕者，葛根加半夏汤主
之。"以上两条所指之"阳明"，无非言其呕吐属胃，下利属肠，因
风寒之邪不解，内迫胃肠所致，实非阳明热证。因邪未化热，故用
葛根升津止利；或协同半夏和胃止呕，亦取常量。其二，用于肠热
下利，即第 34 条所指之证。因外邪已入里化热，宜苦寒清热，坚阴
止利，兼升津止利，或兼透表之法，故用葛根半斤。葛根芩连汤为

临床常用方，兹从略。

本方用于杂病，多不发热，应用范围甚广，如因热邪所致之腹痛下利，痢疾；因热邪上扰，阳明经脉受伤之多种痛证，如头痛、三叉神经痛、齿龈肿痛等；热邪伤胃之胃脘灼痛；热邪犯肺之咳喘等。

一、肺热咳喘下利

葛根芩连汤以治热利为主，人所共知。而本方亦可治肺热咳喘，原文有"喘而汗出"四字，已肇热邪上逆犯肺之端，故热邪犯肺之咳喘，或肺移热于肠之咳喘下利，可酌情用之。

何某，男，82岁，2016年4月20日初诊。咳喘多年，复发月余，腹泻20天。目前咳嗽白稠痰量多，尚易咯出，气喘不能平卧，背部汗出，微恶风，不发热，腹泻稀水便，日行6~7次，肛门窘迫，里急后重，兼有少许黏液丝，下肢浮肿，饮食欠佳，脉弦数，舌苔淡黄而厚，质绛。此例龙钟多病，似乎虚象，而致虚之由，在于邪实。考其发病过程，咳喘在前，腹泻在后。而白稠痰量多，背部汗出，舌苔黄厚，质绛，知痰热犯肺。痰阻气道，热邪蒸迫，是必气喘汗出。肺为水之上源，其通调水道，下输膀胱功能受累，则水精难以四布，五经难以并行，故下肢浮肿。因老年汗出，毛孔疏松，故微恶风，然非主症。肺移热于大肠，其传导太过，故有下利诸症。治宜清热宣肺化痰，苦寒坚阴止利。处方：葛根15g，黄连10g，黄芩10g，炙甘草6g，广木香10g，砂仁10g，肉豆蔻10g，浙贝母10g，桔梗10g，百部10g，前胡10g，紫菀10g，款冬花10g，紫苏子10g，白英20g，败酱草20g，鱼腥草30g，葶苈子10g，7剂。4月29日复诊：咳嗽白痰好转，气喘、浮肿减轻，可高枕平卧，汗出恶风消失，溏便日行4~5次，无黏液丝，里急后重略轻，脉弦数，舌苔淡黄而厚，质绛。是病情减轻，而病机未变。因其浮肿未消，必增强化气行水功效，以复水精四布之常，故于原方加入五苓散（常用量）。至 6 月 24 日为第六诊：二诊之方已共服 35 剂，咳嗽甚轻，少许白痰，仅活动后微喘，可平卧，精神饮食好转，溏便日行 3~4 次，或不成形便，无里急后重，浮肿明显减经，脉弦缓，舌苔薄白，质绛。此时肺热及其移于肠之热，已去十分之六七，在老年体弱者，不可继进苦寒，故改为化气行水，宣肺化痰，祛湿止利之法。基本方：桂枝 10g，猪苓 10g，茯苓 30g，泽泻 10g，炒白术 10g，麻黄 10g，浙贝母 10g，桔梗 10g，黄连 10g，广木香 10g，砂仁 10g，肉豆蔻 10g，草果仁 10g，焦三仙各 10g，鸡内金 10g，赤石脂 10g。至 8 月 9 日为第九诊：已服此方 21 剂，咳喘不明显，浮肿消失，大便日行 2~3 次，微溏，脉弦缓，苔白薄。再予上方 7 剂，其后未来门诊。

二、前额痛

左某，女，21 岁，2005 年 4 月 22 日初诊。前额痛三日，周身燥热感，体温正常，口鼻干燥，多梦，睡眠不安，溏便，日行 1~3 次，脉弦缓，舌苔白厚，质绛。前额属足阳明经脉循行之地，《灵枢·经脉》曰：足阳明经脉"循发际，至额颅"是也。周身躁热，口鼻干燥，睡眠不安，亦为阳明热象，如《素问·热论》曰："伤寒……二日阳明受之……故身热目疼而鼻干，不得卧也。"大便溏泻，乃热邪兼湿，侵犯肠道。从总体来看，属热重湿轻之证。法宜苦寒清热，兼以化湿，活血理气，处方：葛根 10g，黄连 10g，黄芩 10g，炙甘草 6g，延胡索 15g，郁金 10g，广木香 10g，砂仁 10g，藿香 10g，佩兰 10g，片姜黄 10g，当归 10g，川芎 10g，7 剂。4 月 29 日复诊：头痛已愈，大便正常，躁热感消失，食欲不佳，易疲劳，脉缓，舌苔薄白，质红。此为热邪大势已去，而湿邪残留。在年轻体壮者，祛邪务尽，慎用补脾健运之法。理同叶天士《外感温热篇》所论："面色苍者（指内热或阴虚内热者——笔者注），须要顾其津液，清凉到十分之六七，往往热减身寒者，不可就云虚寒而投补剂，恐炉烟虽熄，灰中有火也。"因而仍用前方加鸡内金、神曲，7剂而愈。

三、眉棱骨痛，阴吹

　　郑某，女，34岁，2004年12月29日初诊。眉棱骨痛数日，劳累后加重，伴口干苦，口臭，胃脘胀痛，矢气则不痛，不反酸。月经周期正常，量少，伴腰腿痛。平时白带较多，近来转为黄带，阴吹。脉缓，舌苔白厚，质绛。以上诸症属热盛兼湿，当无疑问。眉棱骨为足阳明经脉循行之地。又其经脉"入上齿中，还出夹口还唇"（《灵枢·经脉》）。是故阳明热盛兼湿，熏蒸于中上二焦，则有眉棱骨痛，口干苦而臭，胃脘胀痛等。湿热浊气下注，故有黄带，阴吹。考冲任二脉均起于胞宫而过阴器，而冲脉会足阳明于气街；任脉之"中脘"为胃之募穴而会于足阳明、"上脘"亦会于足阳明，此为湿热下注与阴部之经脉联系。关于阴吹，《金匮要略·妇人杂病脉证并治》曰："胃气下泄，阴吹而正喧，此谷气之实也，膏发煎导之。"笔者曾用此方治疗阴吹，其效不佳，然属个案，姑且不论。而阴吹因"胃气下泄""此谷气之实也"，则阳明湿热浊气下注，似乎隐约其间。是以拟定苦寒清热燥湿，兼活血通络止痛为法。处方：葛根10g，黄芩10g，黄连10g，炙甘草6g，苍术15g，黄柏10g，当归10g，川芎10g，延胡索15g，郁金10g，片姜黄10g，全蝎10g，蜈蚣2条，凤尾草30g，7剂。2005年1月5日复诊：眉棱骨痛、胃脘胀痛、口干苦而臭及阴吹消失。仍有黄带，脉缓，苔白略厚，质绛。是湿热未尽，仍予上方内服7剂。外用下方坐浴：白头翁30g，黄柏 15g，秦皮 15g，生大黄 30g，苦参 30g，蛇床子 30g，明矾 15g，7 剂，每日 1 剂，煎汤坐浴 30 分钟，每日 2 次。后因其他病证来诊，知前病已愈。

四、三叉神经痛

章某，女，64 岁，2009 年 5 月 15 日初诊。左侧眼眶、鼻梁、下颌、下唇灼痛，心烦约半月，某医院诊断为三叉神经痛，服止痛西药（不详），疗效不理想，而改投中医。刻下除前述症状外，左足跟及足外侧痛，右髋关节痛，尚可忍受，双目干涩，大便干结，纳少，脉弦数，舌苔灰黄厚腻，质绛。此例多处灼痛，心烦，目干，便结等，显然属热。舌苔灰黄厚腻，质绛，乃兼湿象。其疼痛部位，多与足阳经脉循行相符。如《灵枢·经脉》曰："胃足阳明之脉，起于鼻，之交頞中，旁纳太阳之脉，下循鼻外……夹口还唇，下交承浆，却循颐后下廉，出大迎，循颊车，上耳前……至额颅……其支者……以下髀关。"由此可见，此例以热盛为主，兼有湿邪，熏蒸足阳明经脉，故有诸痛。治宜苦寒清热，兼以化湿通络。处方：葛根 10g，黄连 10g，黄芩 10g，炙甘草 6g，法半夏 10g，陈皮 10g，茯苓 30g，刘寄奴 25g，徐长卿 25g，延胡索 15g，片姜黄 10g，全蝎 10g，蜈蚣 2 条，7 剂。5 月 20 日复诊：左则头面部诸灼痛明显减轻，二便正常，左眼睑微肿，头昏，纳差，脉缓，舌苔白厚，质红。是湿热之邪未尽，故于原方去炙甘草，加藿香、佩兰、钩藤、天麻，3 剂（因前方尚有二剂未服）。

2011 年 11 月 4 日第三诊：经上述治疗后，三叉神经痛未发，近三日左颧及下颌痛，尚能耐受，头昏，口渴，饮水较多，目赤，后半夜自觉躁热（体温正常），汗出，纳差，二便正常，脉数，舌苔白厚，质红。此乃前次治不彻底，时隔两年余而复发。其口渴饮水，燥热汗出等，仍为热邪兼湿，不过程度较轻，部位略有差异而已。仍用前方加土鳖虫、红花、丹参，共服 14 剂，诸症消失。

五、齿龈肿痛

吴某，男，67 岁，2015 年 8 月 21 日来诊。右侧上下臼齿痛，齿龈红肿四天，彻夜难眠，心悸胸闷气短，胃不痛，脉弦数，舌苔中根部白而略厚，质鲜红。有冠心病、慢性浅表性胃炎病史。凡齿龈急性肿痛，风热上扰者恒多，所谓风火牙痛是也。足阳明经脉入上齿中，手阳明经脉入下齿中。从部位结合病象，当属阳明风热上扰。此为宿疾而兼新病，本当急则治其标，然而宿疾中之冠心病、慢性胃炎，极易因疼痛不眠而诱发，发则更甚于前，或有不测之变。故宜标本同治，以清热解毒、疏风止痛为主，兼顾宿疾为法。处方：葛根 10g，黄连 10g，黄芩 10g，炙甘草 6g，金刚藤 30g，忍冬藤 30g，白英 30g，败酱草 20g，白芷 10g，细辛 6g，全蝎 10g，蜈蚣 2 条，吴茱萸 6g，海螵蛸 15g，延胡索 15g，郁金 10g，片姜黄 10g，当归 10g，川芎 10g，生蒲黄 10g，五灵脂 10g，7 剂。方中从葛根至败酱草八味，清热泻火，解毒消肿；从白芷至蜈蚣四味，功在疏风通络止痛，均是以治新病为主。从吴茱萸至片姜黄五味，既防胃痛复发，又增止痛之效。从当归至五灵脂四味，活血化瘀止痛，以兼治冠心病。用药虽杂，而条理尚属清晰。8 月 28 日复诊：右侧齿龈肿痛明显减轻，仅进食时微痛，夜间可以入眠，心悸胸闷气短亦有减轻，因而转用小陷胸汤加味，以治宿疾为主，兼治新病。

六、颞颌关节痛

查某，女，49 岁，2016 年 6 月 17 日初诊。左颞颌关节痛，张口时痛重，伴有关节响声，只能半张其口，左耳内痛、耳鸣，大便秘结，依赖通便药排便，无腹胀，月经周期紊乱，已延期一周未行，脉缓，舌苔白厚，质绛。足阳明经穴"下关"，位于颞颌关节前下方；足少阳经穴"上关"，位于颞颌关节前上方。足少阳经脉"其支者，从耳后，入耳中，出走耳前"。可见颞颌关节痛，耳痛耳鸣，苔白质绛，是阳明少阳二经之风热兼湿上扰所致；而大便秘结，经期紊乱，是其邪下犯而成。治宜清泄少阳阳明，活血通络。处方：柴胡 10g，黄芩 10g，法半夏 10g，葛根 10g，黄连 10g，炙甘草 6g，当归 10g，川芎 10g，土鳖虫 10g，苏木 10g，刘寄奴 25g，徐长卿 25g，全蝎 10g，蜈蚣 2 条，忍冬藤 30g，金刚藤 25g，虎杖 25g，7 剂。此为小柴胡汤与葛根芩连汤合方，其中虎杖除清热解毒外，通便尤佳，优点在于仅通其便，而不致腹痛腹泻。6 月 29 日复诊：左颞颌关节不痛，关节活动基本正常，左耳不痛，但有耳鸣及闭胀感，便秘消失，月经于 23 日来潮，脉舌同前。病未痊愈，不便更方，而加辛夷、藁本、苍耳子、鹅不食草，辛以通窍，7 剂。

七、胃脘及咽喉灼痛

潘某，女，37 岁，2005 年 6 月 22 日初诊。嗳气频繁，胃脘灼热，以旋覆代赭汤加减，先后二诊，共服药 14 剂。

7 月 6 日第三诊：自述病情本已明显缓解，日前因事大怒，以致嗳气加重，胃脘及咽喉灼痛，头昏，目赤而胀，心烦，睡眠不安，大便干结，二日一行，脉弦缓，舌绛少苔。其病原为胃气上逆，而大怒之后，肝阳暴张，冲逆胃腑，以致肝胃火盛。如胃脘灼热而痛，嗳气，大便干结，乃胃火亢盛所致。咽喉灼痛，头昏，目赤而胀，乃肝火上逆使然。火热上扰心神，则心烦而睡眠不安。《灵枢·经脉》曰："肝足厥阴之脉……夹胃，属肝络胆……循喉咙之后，上入颃颡，连目系，上出额，与督脉会于巅。"观此则以上诸症之脏腑经脉联系，自可了然。舌绛少苔，已示阴伤苗头。治宜清泄肝胃，柔肝降逆，处方：葛根10g、黄连10g、黄芩10g、炙甘草6g、旋覆花10g、代赭石10g、牡丹皮10g、炒栀子10g、当归10g、川芎10g、丹参30g、青葙子10g、酸枣仁30g、合欢花20g，7剂。其后略事加减与服，至8月5日第七诊：共服此方28剂，上述症状多已消失，惟存睡眠不安，精神不振，脉缓，舌苔白薄，质正常。是肝胃之热已减，而尚存此症，当属顺象，不便贸然进补。盖以大怒之后，神疲眠差，乃正气待复之佳兆，故以平肝和胃为法以善其后。

八、面部痤疮

邱某，女，27岁，2013年7月5日初诊。面部痤疮，以鼻、唇部为多，色红，少数有白色脓点，部分结痂，微痛微痒，自觉患处皮肤干燥，腹胀，饮食正常，月经周期正常，经期小腹痛甚，有小血块，伴呕吐、腹泻、乳胀，脉弦缓，舌苔白而略厚，质鲜红。痤疮因热者居多，其有小脓点者，热盛化毒也。考其部位，鼻与唇主要有手足阳明经脉分布。面部主要有足阳明、足少阳经脉分布。因知痤疮为阳明燥热、少阳风火，循经脉上扰所致；经期腹痛吐泻等，亦为此二经邪热，乘血室暂虚而下犯。盖冲任二脉，均起于胞宫，而冲脉与足阳明经脉会于气街；任脉附于阳明而隶于肝，故有斯症。法宜清泄阳明少阳邪热为主，兼顾其余。处方：葛根10g、黄连10g、黄芩10g、生甘草6g、柴胡10g、法半夏10g、广木香10g、陈皮10g、茯苓30g、绿萼梅10g、月季花10g、玫瑰花10g、冬瓜子30g、白鲜皮10g、地肤子10g、佩兰10g，7剂。7月12日二诊：面部痤疮平复，鼻唇周围痤疮明显好转，部分平复，又生少许湿疹，纳差，大便日行1~2次，成形，脉数，舌苔中根部淡黄而厚。此时病情明显好转，而舌苔转为淡黄而厚，说明热邪兼湿明显，笔者有自拟"四土汤"，具清热祛湿、解毒通络之功，故与前方合并加减：葛根 10g，黄连 10g，黄芩 10g，炙甘草 6g，柴胡 10g，法半夏 10g，土茯苓 30g，土大黄 20g，土贝母 10g，土牛膝 10g，当归 10g，川芎 10g，全蝎 10g，蜈蚣 2 条，白鲜皮 10g，地肤子 10g，焦三仙各 10g，7 剂。7 月 24 日三诊：痤疮大多平复，残留少许痕迹，湿疹已愈，为巩固疗效，仍予二诊之方 7 剂。

九、鼻衄

李某，男，83 岁，2014 年 12 月 12 日初诊。患者从今年 9 月至今，共衄血三次，量多。第三次鼻衄从 11 月初开始，因量多难止，而住院治疗。11 月 27 日好转出院，诊断为"鼻出血"。鼻咽镜提示：左鼻腔可见出血点。目前鼻通气尚佳，有清涕喷嚏，并带少许血丝，眉棱骨痛，头晕，心悸，心烦，肢软乏力，腹胀，纳差，大便干结，日行一次，尿不畅，脉弦数，苔白厚，质绛。有高血压、糖尿病病史。此例高龄体弱多病，鼻涕带血，眉棱骨痛，心烦，腹胀，大便干结，脉弦数，舌苔白厚，质绛等，乃阳明少阳邪热循经上犯所致。鼻腔有出血点，又有少许血丝，鼻腔黏膜受其刺激，故有清涕喷嚏；此时即令兼有外感风寒，亦非主症，以其鼻息尚通故也。治宜清泄阳明少阳邪热为主，处方：葛根 10g，黄芩炭 25g，黄连 10g，炙甘草 6g，柴胡 10g，法半夏 10g，苍耳子 10g，藁本 10g，白英 20g，败酱草 20g，半枝莲 30g，白花蛇舌草 30g，枳实 25g，虎杖 25g，莱菔子 15g，紫草 10g，大蓟炭 10g，小蓟炭 10g，7 剂。12 月 19 日复诊：清涕喷嚏明显减少，无血丝，左下肢沉重乏力，活动后自行缓解，大便干结及尿不畅减轻，饮食尚可，脉弦缓，舌苔根部淡黄而厚。仍与前方略事加减 7 剂。其后于 2015 年 1 月 16 日、2 月 15 日各来诊一次，病情稳定，用方同前。

小陷胸汤

《伤寒论》第 138 条："小结胸病，正在心下，按之则痛，脉浮滑者，小陷胸汤主之。"本条属太阳病变证，多由外邪入里化热，与痰饮结于心下而成。在内伤杂病中，或因中焦素有痰饮，积渐化热而成。其症心下（胃脘）不适，乃胃气因湿（痰）热阻滞使然。医者若切诊心下，觉其饱满，肌张力略强，而患者有痛感，是为拒按。脉浮主热、滑主湿（痰）。治宜清热化湿（痰）散结，小陷胸汤主之。其方由黄连一两，半夏半升，栝楼实大者一枚组成。其中黄连苦寒，以清泄内热。半夏辛温，化痰散结。栝楼实甘寒滑润，清热涤痰散结。共为辛开苦降之方。

以上仅就原文加以说明，若从深入理解其微妙，并结合临床运用而言，笔者不揣冒昧，略陈管见。从字面来看，"小结胸病，正在心下"，其病位应是心下之胃脘，似与胸膈无关。若真与胸膈无关，则何以"结胸"名证？"陷胸"名方？欲释疑解惑，可从如下两点，加以阐述。其一，按赵刻本《伤寒论》，小结胸病紧承大结胸病之后，有比较辨别之意。大结胸病有"膈内拒痛""心下因硬"，甚者"从心下至少腹硬满而痛"，说明水热结实于胸膈之病，可波及膈下，而出现腹部症状。小结胸病虽曰正在心下，按之则痛，然则亦可波及膈上，而见胸膈症状，如胸闷、胸痛之类，而原文未及者，显然寓于"结胸"二字之中。大陷胸汤以大黄、芒硝、甘遂峻逐胸膈（腹部）之水热结实。小陷胸汤以半夏、黄连、栝楼实清化心下（胸膈）之湿（痰）热。二者所治，病情不同，而病位无异，是方意寓于"陷胸"二字之中。如此理解，则本条以"结胸"名证，"陷胸"名方，始可顺理成章。其二，胸腔之与腹腔，仅由较薄之横膈区分，十二经脉，俱从横膈上下，而络属脏腑，更兼痰热变动不居，故其病症常可相互影响。

笔者从上述认识出发，运用小陷胸汤治疗湿（痰）热中阻之多种胃病，如多种慢性胃炎、胃或十二指肠球部溃疡等；痰热阻肺之多种肺系疾患，如急慢性支气管炎、肺炎、慢性阻塞性肺疾病等；痰热瘀血互结之多种心脏病，如心律失常、冠心病、肺心病、扩张型心肌病等，取得满意疗效，谨分述于下。

一、胃脘病患

（一）食管炎，慢性非萎缩性胃炎伴糜烂

姚某，女，58 岁，2016 年 3 月 16 日初诊。胃脘痞塞，时有隐痛，胸骨后闷胀不适，反酸，嗳气，纳差，睡眠不安，背冷，二便正常，脉缓，舌苔白厚，质鲜红。胃脘痞塞，隐痛，反酸，嗳气，无论属寒属热，皆可有之。而此例舌苔白厚，质鲜红，显然湿（痰）热之征。《素问·至真要大论》曰："诸呕吐酸，暴注下迫，皆属于热……诸逆上冲，皆属于火。"此论与上述舌象相符。笔者于《自拟"四土汤"临证思辨录》中，分析湿（痰）热证之舌质绛或鲜红，在杂病范畴中，属湿（痰）热损伤血络，随所伤部位不同，则出现不同病证，所述较详，可以互参。食管主要位于胸部，因痰热中阻，胃气上逆，嗳气反酸，对食管产生刺激，故胸骨后胀闷。胃不和则卧不安。背冷似乎难解，然而痰热中阻，则阳气难通，而督脉统督诸阳，故部分患者可出现背冷现象。换言之，内有痰热，外现假寒。治宜清热化痰，理气止痛，拟小陷胸汤加味：法半夏 10g、全瓜蒌 10g、黄连 10g、枳实 25g、吴茱萸 6g、海螵蛸 15g、延胡索 15g、郁金 10g、炒川楝子 10g、片姜黄 10g、莱菔子 15g、当归 10g、川芎

10g，7剂。其后1~2周来诊一次，原方略有加减，如反酸较重时，加煅瓦楞子。胃脘胀痛明显时，加厚朴、甘松。至5月11日为第五诊：已服上方49剂，症状不明显，饮食增加，精神好转，二便正常，脉缓，舌苔白而略厚，质偏红。拟丸剂以巩固疗效。处方：法半夏200g，全瓜蒌200g，黄连200g，枳实400g，吴茱萸150g，海螵蛸250g，延胡索300g，郁金200g，炒川楝子200g，片姜黄200g，莱菔子200g，当归200g，川芎200g，甘松200g，厚朴300g，1剂，水泛丸，每日3次，每次10g。

（二）十二指肠球部溃疡

张某，男，46岁，2015年3月6日初诊。胃脘胀痛，反酸，嗳气，饮食尚可，大便1~2日一行，干结，脉缓，舌苔白厚，质绛。胃镜提示：十二指肠球部溃疡A期。症状结合舌象分析，属湿（痰）热中阻，拟小陷胸汤加味：法半夏10g，全瓜蒌10g，黄连10g，枳实25g，海螵蛸15g，吴茱萸6g，延胡索15g，郁金10g，炒川楝子10g，片姜黄10g，当归10g，川芎10g，莱菔子10g。胃痛重时，加九香虫。便秘较重时，加虎杖。鼻塞清涕时，加苍耳子、辛夷、藁本。至6月26日为第六诊：已服上方77剂，诸症消失，惟有鼻塞清涕，拟丸剂以善其后。处方：法半夏200g，全瓜蒌200g，黄连200g，枳实300g，海螵蛸200g，吴茱萸150g，延胡索300g，郁金200g，炒川楝子200g，片姜黄200g，当归200g，川芎200g，莱菔子200g，苍耳子200g，辛夷200g，忍冬藤200g，僵蚕200g，蝉衣200g，红景天200g。1剂，水蜜丸，每日3次，每次10g。

（三）慢性萎缩性胃炎，十二指肠球部溃疡

王某，男，44岁，2015年1月14日初诊。胃痛，嗳气，反酸不明显，饮食尚可，大便日行一次，成形，偶为黑便（目前为黄便），小便正常，脉缓，舌苔白而略厚，质绛。2014 年 10 月 15 日胃镜提示：慢性萎缩性胃炎，十二指肠球部溃疡合并出血（经治疗已止血）。证属湿（痰）热中阻，胃之血络损伤。治宜清热宁络，化痰散结。处方：法半夏 10g，全瓜蒌 10g，黄连 10g，枳实 20g，吴茱萸 6g，海螵蛸 15g，延胡索 15g，郁金 10g，炒川楝子 10g，片姜黄 10g，九香虫 10g，半枝莲 30g，白花蛇舌草 30g，广木香 10g，砂仁 10g，7 剂。2015 年 1 月 28 日复诊：胃痛消失，胃胀，偶尔嗳气，时有头昏，黑大便三日（未做化验），日一次，或不成形，脉舌同前，原方加三七粉 10g，14 剂。3 月 18 日第三诊：二诊之方服至第三天，大便日行一次，为黄色成形便，仍无胃脘胀痛，饮食正常，偶尔头昏。素有荨麻疹病史，近来复发，皮肤瘙痒，脉舌同前。胃病初步稳定，而荨麻疹复发，是痰热兼风所致，仍以原方加白鲜皮、地肤子、蝉衣、僵蚕，14 剂。其后未来门诊。

二、肺部疾患

（一）慢性支气管炎，肺气肿，双肺结节

贺某，男，73 岁，2017 年 8 月 2 日初诊。反复咳嗽两年，加重月余，白黏痰，不易咯出，胸闷，头痛，易疲劳，饮食尚可，二便正常，脉弦缓，舌苔白厚，质绛。2017 年 7 月 25 日胸部 CT 提示：双肺慢性支气管炎、弥漫性肺气肿、右上肺前叶段及左下肺后段结节病灶，考虑为慢性炎性增殖灶。心包积液。既往史：2013 年因胆石症而行胆囊切除术。

咳嗽两年，白痰，胸闷，头痛等，结合脉、舌分析，属痰热阻肺，清阳不升，浊阴不降，兼风邪上扰。法宜清热宣肺化痰，和血通络祛风。处方：法半夏 10g，全瓜蒌 10g，黄连 10g，枳实 20g，浙

贝母 20g，桔梗 10g，百部 10g，前胡 10g，紫菀 10g，款冬花 10g，白英 20g，败酱草 20g，柴胡 10g，黄芩 10g，蔓荆子 10g，当归 10g，川芎 10g，土鳖虫 10g，苏木 10g，钩藤 30g，7 剂。8 月 11 日复诊：咳嗽减轻，白痰减少，头不痛，鼻干，余症同前。原方略事加减，服药至 11 月 15 日为第七诊：共服上方 77 剂，已不咳嗽，头部仍有沉重感，或有下肢沉重感，舌苔白厚，质绛。复查胸部 CT：左下肺结节影；心包积液消失；其余未见异常。病情明显好转，而祛邪务尽，仍以上方加减，至 12 月 27 日为第十诊，又服上方 56 剂，症状不明显。

（二）慢性阻塞性肺疾病，右胸膜腔积液

邓某，男，78 岁，2014 年 2 月 12 日初诊。患者因胸闷、胸痛、咳嗽，于同年 1 月初住院治疗，1 月 23 日好转出院，出院诊断：右侧胸腔积液、结核性胸膜炎可能性大；慢性阻塞性肺疾病；心功能不全；肾功能异常；轻度贫血。1 月 27 日化验报告：尿素氮 9.4mmol/L，尿酸 639.7μmol/L。有冠心病病史。

来诊时咳嗽，少许白泡沫痰，胸闷、胸痛，活动则微喘，饮食尚可，下肢轻度浮肿，精神不振，夜尿三次，大便干结，依赖通便药排便，脉弦数，舌苔黄厚，质绛而胖。患者病情复杂，据检查所见，结合目前病情分析，当以咳嗽、悬饮为主，兼胸痹、水肿等病。《伤寒论》第 152 条："太阳中风，下利呕逆，表解者，乃可攻之。其人漐漐汗出，发作有时，头痛，心下痞硬满，引胁下痛，干呕短气，汗出不恶寒者，此表解里未和也，十枣汤主之。"以此对照患者，虽属悬饮，但不典型，兼症亦多，故不可用十枣汤峻逐之，此其一也。耄耋之年，龙钟之体，集几种重病于一身，亦不可峻逐水饮，此其二也。综合分析其胸闷、胸痛、咳喘、水肿、脉象、舌象，

应是悬饮日久,积渐化热,以致痰热互结,阻碍肺气,肺失清肃,难以通调水道,以致膀胱与肾之气化功能失职;痰热瘀血互结,痹阻心脉。凡此种种,根源俱在"痰热"之中。法宜清热解毒、化痰散结、活血利水,拟小陷胸汤加味:法半夏10g、全瓜蒌10g、黄连10g、枳实20g、浙贝母15g、桔梗10g、百部10g、前胡10g、紫菀10g、款冬花10g、白英20g、败酱草20g、半枝莲30g、白花蛇舌草30g、当归10g、川芎10g、土鳖虫10g、金钱草30g、海金沙15g、益母草30g,7剂。2月28日复诊:胸闷胸痛消失,不咳,嗽少许白泡沫痰,下肢浮肿减轻,大便干结,脉缓,舌苔淡黄而厚,质绛而胖。初见疗效,不便更方,又予上方14剂。4月18日第三诊:夜间有胸闷感,不咳,嗽少许黄痰,不喘,精神好转,下肢浮肿消失,大便干结,可下床活动,脉缓,舌苔淡黄略厚,质绛而胖(4月14日复查胸部CT:胸腔积液消失,未见明显液性暗区。复查肝肾功能:未见异常)。是痰热之大势已去,而余孽尚在,又于原方加火麻仁15g,21剂。

同年10月17日第四诊:知前述病情未发,仅因冠心病胸闷气短而来,按胸痹治疗,略而不论。

周某,男,61岁,2013年11月13日初诊。患者于10月底因咳喘加重,而住院治疗,11月6日出院,诊断为慢性阻塞性肺疾病、高血压2级、低钾血症。目前咳嗽黄稠痰,胸闷,心悸,气喘,活动则加重,恶寒,指甲青紫,唇绀,脉弦数,舌苔中部白而略厚,质绛。此例属痰热阻肺,辨识不难。所需说明者,恶寒,指甲青紫,唇绀,似属阴寒,然则实由肺气为痰热所壅,不得正常吐故纳新,浊气难以呼出,清气难以受纳所致。而气血运行,彼此促进,相互影响,今气道壅阻,血液岂能畅行,故瘀血随之。此类病情确有因寒饮(痰)阻滞而成者,然不得为黄痰,舌质可青紫,不得为绛。

是以属寒属热之辨，有时仅在微妙之间。法宜清热化痰散结，兼以和血通络。处方：法半夏 10g，全瓜蒌 10g，黄连 10g，枳实 20g，浙贝母 20g，桔梗 10g，百部 10g，前胡 10g，紫菀 10g，款冬花 10g，白英 20g，败酱草 20g，半枝莲 30g，白花蛇舌草 30g，地龙 20g，紫苏子 10g，制三棱 10g，制莪术 10g，土鳖虫 10g。自此时至 12 月 18 日先后四诊，共服上方（略有加减）35 剂，咳嗽甚少，白痰少许，易咯出，活动较多时微喘，指甲青紫明显减轻，唇绀不明显，脉弦数，舌苔中根部白厚，质绛，仍予前方 14 剂。

（三）间质性肺炎

杜某，女，69 岁，2017 年 7 月 19 日初诊。反复咳嗽一年，曾于同年 5 月 27 日住院治疗，出院诊断：间质性肺炎，高胆固醇血症，好转出院；有冠心病病史。刻下以干咳为主，少许白痰或黄痰，难以咯出，气喘，胸闷，头昏，活动后心悸，精神差，食欲不振，二便正常，脉弦数，舌苔白，厚薄不均，质绛。甲泼尼龙已减为 24mg/d。证属痰热阻肺，兼有阴伤，法宜清热化痰散结。处方：法半夏 10g，全瓜蒌 10g，黄连 10g，枳实 20g，浙贝母 20g，桔梗 10g，紫苏子 10g，北沙参 15g，麦冬 10g，生石斛 10g，地龙 20g，半枝莲 30g，白花蛇舌草 30g。加减法：气喘明显时，加麻黄、杏仁。颈部及腰痛时，加刘寄奴、徐长卿。痰多时加紫菀、款冬花。舌苔白而略厚（均匀）时，去麦冬、生石斛，加蒲公英、紫花地丁。需要说明的是，舌苔白质绛，属痰热或湿热，叶天士早有定论。而舌苔白，厚薄不均，是痰（湿）热之中，潜伏阴伤之苗头，为痰（湿）热与阴伤并存之象，必予兼顾，故方中有北沙参、麦冬、生石斛，否则痰热阻肺之证，不可轻易用之。治疗过程中，必须随时观察舌象变化，如白苔转为均匀时，则应减少或去养阴药，而以清热化痰为主。

若舌象转为质绛苔少时，说明痰热尚轻，而阴伤为主，则应及时更方。此类疾患，病程长，难以痊愈，医者务须耐心，精诚处治，因而反复更方，在所难免。而改变处方，非必病情加重而变，而是在减轻过程中，症、脉、舌有所变化而为之。兹将治疗过程中的几次明显变化，依次扼要说明如下。

从初诊至 9 月 20 日为第六诊：已服上方 63 剂，不咳，嗽少许黄痰，胸闷、气喘不明显，头昏消失，精神好转，饮食增加，二便正常，肩胛沉重感，迎风流泪，脉缓，舌绛少苔。甲泼尼龙已递减为 12mg/d。前方当属有效，而舌象转为绛而少苔，是阴伤之象显露，而痰热未尽；肩胛沉重，迎风流泪，未尝不兼少阳相火上扰，故宜改弦易辙，取和解枢机、清热养阴化痰为法。处方：柴胡 10g，黄芩 10g，法半夏 10g，生地黄 10g，当归 10g，川芎 10g，白芍 10g，百合 10g，生石斛 10g，浙贝母 20g，桔梗 10g，百部 10g，前胡 10g，紫菀 10g，款冬花 10g，白薇 10g，白英 20g，败酱草 20g，木贼草 10g。口干时加北沙参、麦冬。痰稠时加半枝莲、白花蛇舌草。偶尔胸痛时，加生蒲黄、五灵脂。

至 2017 年 12 月 8 日为第十一诊：共服六诊之方 63 剂，甲泼尼龙已递减至 8mg/d。不咳，嗽少许黄痰，上三楼则胸闷气短，偶尔胸痛，休息片刻则止，双肩胛酸痛，胃脘不适，偶尔恶心反胃，脉缓，舌苔白，厚薄不均。CT 复查报告：肺部炎症较前好转、吸收。病情减轻，舌苔复现厚薄不均，说明阴伤好转，而痰热又现，宜去滋阴之品。偶发胸痛，是兼胸痹之象，故宜加入活血通痹之药。处方如下：柴胡 10g，黄芩 10g，法半夏 10g，全瓜蒌 10g，黄连 10g，吴茱萸 6g，海螵蛸 15g，枳实 25g，陈皮 10g，茯苓 30g，延胡索 15g，浙贝母 20g，桔梗 10g，百部 10g，前胡 10g，白英 20g，败酱草 20g，丹参 30g，生蒲黄 10g，五灵脂 10g。黄痰较多时，加半枝莲、白花蛇舌草。腰痛时加杜仲、续断。胸痛明显时，加地龙。服此方至 2018 年 3 月 21 日为第十六诊：共服此方 77 剂，甲泼尼龙已减至 4mg/d。偶尔咳嗽，少许白痰，活动较多则胸闷气短。

以上慢性阻塞性肺疾病、慢性间质性肺炎，均为难治之病。笔者以为，此类慢性咳喘有可见之痰，固然为痰，亦有不可见之痰，如结于肺系络脉或经隧之痰，可称为肺络之顽痰或老痰，虽在微末之间，而化解最难。治疗之中，固须化痰，而活血通络、软坚散结之品，必不可少。

三、心脏疾患

（一）阵发性心房纤维颤动

李某，男，52 岁，2016 年 3 月 4 日初诊。阵发心悸约两月，刻下每日发作 1~2 次，持续 2~4 小时，活动后胸闷气短，左腋下隐痛，颈项强痛，饮食一般，二便正常，脉结代，舌苔白厚，质绛而胖。心电图提示：心房纤维颤动。有高血压、高脂血症、2 型糖尿病病史。

在分析病案之前，有必要对脉结代加以阐述，免生误解。夫脉来缓中一止，旋止旋还，止无定数，谓之结脉；缓中一止，略久方至，止有定数，谓之代脉。此二脉可见于多种心律失常患者，其中有慢速心房颤动者，脉来缓中一止，于止无定数中，或见几次止有定数者，故常结代并称。《伤寒论》第 177 条曰："伤寒，脉结代，心动悸，炙甘草汤主之。"第 178 条指出，脉结代属"阴"。

从整体证候中，如何认识此"阴"脉？笔者以为可从以下两方面加以讨论，其一，以寒热而论阴阳，则寒证属阴，热证属阳。诸多虚寒证，如少阴阳虚，阴寒内盛，或寒饮凌心之类，君火无所主持，而见脉结代者，乃寒证见"阴"脉，则四逆、真武类方，可酌情选用。热证而有脉搏停跳者，多为促脉，不在此类。而热邪与有形之邪（痰饮、瘀血等）互结，阻滞血脉者，仍可见结代之脉，是热证而见"阴"脉，故须舍脉从证。其二，以虚实而论阴阳，则实证属阳，虚证属阴。实证而脉来中止者，仍以促脉为多。然则临床所见，实证亦有结代之脉，是阳证而见阴脉，亦须舍脉从证。虚证而脉结代者，是阴证而见阴脉，炙甘草汤证即为实例，乃心阴心阳两虚所致。否则但见"脉结代，心动悸"，不问病因病机如何，而率用炙甘草汤，非仲景意也。叶天士《外感温热篇》云："舌淡红无色者，或干而色不荣者，当是胃津伤而气无化液也，当用炙甘草汤，不可用寒凉药。"此论虽非针对心动悸，脉结代而发，然则可作为使用炙甘草之重要补充。更有吴鞠通《温病条辨》所载加减复脉诸方，乃创造性化裁炙甘草汤，可酌情用于阴伤有热之心动悸，脉结代。以上仅就大要言之，更须参酌各家学说，方无遗珠之憾。此例有高血压、糖尿病、高脂血症病史，又见舌苔白厚，质绛等，显然为痰热阻滞。其人心悸，胸闷，气短，左胁下隐痛，乃痰热阻于心胸之证据。颈项强痛，为痰热上犯，经脉不利。至于脉结代，仍为痰热阻滞，血脉不畅，是实（阳）证而见阴脉，故须舍脉从证。法宜清热化痰散结，活血通络，拟小陷胸汤加味：法半夏10g，全瓜蒌10g，黄连10g，枳实20g，石菖蒲10g，远志10g，郁金10g，当归10g，川芎10g，土鳖虫10g，红花10g，苦参25g，煅牡蛎25g，泽泻10g，忍冬藤30g。加减法：头昏时，加钩藤。腹胀便溏时，加广木香、砂仁、肉豆蔻。心悸重时，加野菊花。至7月1日为第八诊：已服药91剂，心房颤动偶发，近两周仅发一次，约15分钟自行缓解，又给前方14剂。治疗约4个月，已初见疗效，其后未来门诊。

（二）冠心病

田某，男，55 岁，2014 年 6 月 19 日初诊。心悸，胸闷而有压迫感，气短，偶尔胸痛，多梦，偶尔左侧面部发麻，汗多，下肢轻度浮肿，大便日行 2 次，不成形，小便尚可，脉弦缓，舌苔白厚，质绛。CT 提示：冠状动脉粥样硬化、冠脉左前降支中段肌桥。笔者于《经方为主治疗冠心病临证撮要》中，曾论述冠心病属中医学"胸痹""心痛"范畴，以邪实为主，其中舌苔白（黄）厚，质绛者，属痰热瘀血互结，阻痹心脉，不予重复。仅说明以下两点：其一，下肢轻度浮肿，为血脉不利所致，所谓"血不利则为水"是也（《金匮要略·水气病脉证并治》）。左侧面部发麻，亦为血脉不利。其二，痰热上扰，心神不安则多梦；痰热郁蒸于外则汗多。治宜清热化痰，活血通络。患者远道而来，要求给予丸剂，以便服用。处方：法半夏 300g，全瓜蒌 200g，黄连 200g，枳实 300g，石菖蒲 200g，远志 200g，郁金 200g，当归 200g，川芎 200g，土鳖虫 200g，红花 200g，生蒲黄 200g，五灵脂 200g，山楂 200g，决明子 200g，酸枣仁 300g，红景天 200g，黄芪 300g。1 剂，水泛丸，每日 3 次，每次 10g。患者从此时至 2017 年 4 月 19 日，共计来诊 13 次，每次均给丸药方 1 剂。第十三诊谓：天气骤变时，则有胸闷、心悸，余无不适。其间有加法，如头痛时加延胡索、蔓荆子、全蝎、蜈蚣。心悸明显时加苦参；咳嗽时加浙贝母、桔梗、白英、败酱草；尿频尿急时加土茯苓、萆薢、乌药；腹胀时加莱菔子；便溏时加广木香、砂仁。

张某，女，68 岁，2014 年 8 月 22 日初诊。冠心病病史 9 年，并于 2012 年上支架 4 个。刻下仍有心绞痛，不定时发作，伴心悸，气短，腰痛（有腰椎间盘突出症病史），双下肢不适，睡眠欠佳，早醒，饮食尚可，二便自调，脉弦缓，舌苔白而略厚，质绛。此例为冠脉支架术后，仍发心绞痛，证属痰热瘀血互结，阻滞心脉。拟小陷胸汤加味：法半夏10g、全瓜蒌10g、黄连10g、枳实20g、石菖蒲10g、远志10g、郁金10g、当归10g、川芎10g、土鳖虫10g、苏木10g、生蒲黄10g、五灵脂10g、酸枣仁30g，7剂。8月29日复诊：服药三剂后心绞痛未发，心悸减轻，气短，偶有腰痛，睡眠好转，脉舌同前。自此至2015年1月30日为第七诊，已服药77剂。心绞痛未发，心悸不明显，气短减轻，腰部不适，有时双股酸胀，脉弦缓，舌苔白厚，质绛，再与前方14剂。加减法如下：头痛时加蔓荆子。精神较差时加红景天。胃脘胀痛时加吴茱萸、海螵蛸、延胡索、片姜黄。咳嗽时加浙贝母、桔梗。

2015年3月4日第八诊：心绞痛一直未发，偶尔胸闷气短，睡眠欠佳，胃脘不适，腰痛，脉缓，舌苔白而略厚，质绛。予丸剂如下：法半夏200g、全瓜蒌200g、黄连200g、枳实300g、吴茱萸100g、延胡索300g、片姜黄200g、当归200g、川芎200g、土鳖虫200g、红花200g、生蒲黄200g、五灵脂200g、苦参200g、酸枣仁500g、鸡血藤300g、合欢花200g，1剂，水蜜丸，每日3次，每次10g。10月9日为第九诊：病情稳定，再予丸药方1剂。

（三）扩张型心肌病

扩张型心肌病，为心脏扩大，重量增加，心肌外观呈灰白色而松弛。单侧或双侧心室扩大，心室收缩功能减退，可伴（或不伴）心力衰竭，有的患者出现心律失常。死亡可出现于疾病的任何阶段。其病因和发病机制与病毒感染、免疫功能异常、遗传因素等有关。中医学虽无扩张型心肌病之名，但根据患者心悸，胸闷，气短，甚或胸痛等症状，似可称为胸痹或心痹。而笔者以为，如此称呼，则易与冠心病（胸痹、心痛）、风湿性心脏病（心痹）混淆。因思《灵枢》有"心大"之论述，似可借指此类疾病（详下文）。

魏某，男，50岁，2012年6月9日初诊。患者曾因胸闷，气短，胸痛而住院治疗，出院诊断：①扩张型心肌病、心功能2级。②高血压。③肺部感染。④冠状动脉粥样硬化。刻下心悸，气短，胸痛，活动后加重，汗多，脉弦，舌苔淡黄而厚，质绛。同年5月8日心脏彩超结果，择要于下：升主动脉增宽（3.6cm）。肺动脉增宽（2.7cm）。全心扩大，左心扩大为主。左室舒张末期内径/左室收缩末期内径：6.0cm/4.8cm。射血分数：38%。左室后壁后心包腔内可见前后径0.7cm的液性暗区。

为方便讨论此病，笔者暂将冠状动脉称为"心脉"，《灵枢·邪客》有："故宗气积于胸中，出于喉咙，以贯心脉而行呼吸焉。"此处"心脉"所指较广，并非专指冠状动脉，然则"冠脉"在心，因而借用之。将分布于心肌之细密络脉，称为心肌络脉。从患者症状结合舌脉分析，当属痰热瘀血互结，既阻痹心脉（有冠心病病史），又阻痹心肌络脉。其阻痹心脉者，是痰热瘀血损害心脉，并与心脉内壁结为一体，以致心脉狭窄，血流不畅。其阻痹心肌络脉者，亦为痰热瘀血与心肌络脉结为一体，故心脏以扩张为主。此痰极难化解，应属顽痰或老痰。《灵枢·本脏》对脏腑大小等有所论述，如"心小则安，邪弗能伤，易伤以忧。心大则忧不能伤，易伤于邪……心端正则和利难伤"。该篇据察外揣内思想而作，并非剖视心脏，然则前人已知心脏有大小、高下、坚脆等区别。因而借用"心大"一词而指代此类疾病，或直接以"大心病"而名之，未知可否，愿同道赐教。至于治法，仍应观其脉证，知犯何逆，随证治之，方不失中医学之优势。

治法：清热化痰，活血通络，软坚散结。处方：法半夏10g，全瓜蒌 10g，黄连 10g，枳实 20g，石菖蒲 10g，远志 10g，郁金 10g，当归 10g，川芎 10g，土鳖虫 10g，红花 10g，制三棱 10g，制莪术 10g，石上柏 20g，半枝莲 30g，白花蛇舌草 30g。加减法：舌苔增厚时加白芥子；头昏时加钩藤、茺蔚子、地龙；胸痛明显时加生蒲黄、五灵脂；咳嗽时加浙贝母、桔梗。至 11 月 20 日为第十四诊：已服前方 161 剂。目前睡眠不安，其余症状不明显，又予原方加酸枣仁，14 剂。2012 年 12 月 20 日复查心脏彩超择要于下：升主动脉增宽（2.6cm）。左房扩大（3.6cm），左室稍大。左室舒张末期内径/左室收缩末期内径：5.2cm/3.7cm。射血分数：55%。

蓝某，男，48 岁，2016 年 5 月 18 日初诊。患者有高血压病史多年，又发现脂肪肝。自觉症状不明显，于体检时发现扩张型心肌病，脉缓，舌苔白而略厚，质绛。2016 年 4 月 5 日心脏彩超结果择要如下：全心扩大，左房 50mm，左室 67mm。右房 46mm，右室 46mm。二尖瓣环：8cm/s。射血分数：26%。患者虽无明显自觉症状，但舌象表明内有痰热。而痰热久羁，则瘀血随之，积于心肌络脉之中，以成斯病。治法：清热化痰，活血通络，软坚散结。处方：法半夏 10g，全瓜蒌 10g，黄连 10g，枳实 20g，石菖蒲 10g，远志 10g，郁金 10g，当归 10g，川芎 10g，土鳖虫 10g，红花 10g，半枝莲 30g，白花蛇舌草 30g，制三棱 10g，制莪术 10g，制鳖甲 10g，制香附 10g。加减法：脉结代时，加红景天、黄芪、桂枝。头昏时加天麻、钩藤、地龙。心悸时加苦参。至 10 月 26 日为第八诊：已服上方 120 剂，自觉症状不明显，舌苔白而略厚，质绛。再予上方 14 剂，并以上方约 20 倍剂量作丸，以备不时之需。此后至 2017 年 9 月 28 日为第十四诊：又服上方加减 120 剂、制丸两次。患者于此次来诊前复查心脏彩超，择要如下：左房扩大（39mm），左室扩大（55mm）。右房室不扩大。射血分数：55%。

（四）肥厚型心肌病

肥厚型心肌病的病因不完全清楚，目前认为遗传因素是主要病因。其病以心肌肥厚为主，心脏重量增加。其肥厚可见于室间隔和游离壁，以前者为甚，常呈不对称性肥厚，即心室壁各处肥厚程度不等，部位以左心室为常见，右心室少见。根据心肌肥厚部位不同而分4型，其中以室间隔与左心室前侧壁均肥厚（3型）最常见，约占52%。根据左心室流出道梗阻与否，又可将本病分为梗阻性和非梗阻性。中医学无肥厚型心肌病之名，然则如前所述，是否仍可称为"心大"或"大心病"。

郭某，男，51岁，2016年2月27日初诊。心悸，胸闷，气短，活动后加重，胃脘灼热隐痛，反酸，脉缓，舌苔白厚，质绛。2015年某医院已诊断为肥厚型心肌病，同年11月29日心脏彩超显示：①室间隔明显增厚，最厚处1.9cm，左室前壁1.6cm，侧壁1.5cm，后壁1.1cm，下壁1.1cm，室间隔与左室后壁厚度比为1.7cm。舒张晚期室间隔至二尖瓣前叶垂直距离（LOVT）变小，M型二尖瓣活动曲线见二尖瓣收缩期向前运动，收缩期显示左室流出道内射流速度增快：2.0米/秒，压差：16mmHg。②左房扩大，左室不大。右房、右室不大。③升主动脉增宽。其余未见异常者从略。

据症分析：如前所述，舌苔白厚，质绛，说明痰热内阻，病久入络，故易与瘀血互结。痰热瘀血结于心肌络脉，肌理致密，以致心肌肥厚，心脏增大，故见心悸，胸闷，气短。又兼痰热瘀血犯胃，则胃脘灼热，反酸。治宜清热化痰，活血通络，软坚散结。处方：法半夏10g，全瓜蒌10g，黄连10g，枳实25g，吴茱萸6g，海螵蛸15g，延胡索15g，石菖蒲10g，远志10g，郁金10g，当归10g，川芎10g，土鳖虫10g，苏木10g，制三棱10g，制莪术10g，半枝莲30g，白花蛇舌草 30g，生蒲黄 10g，五灵脂 10g。加减法：胃不痛时去延胡索，加鹿角霜、制鳖甲、制香附；心悸胸闷较重时加地龙、石上柏；血脂偏高时加决明子；咳嗽时加浙贝母、桔梗。至 2019 年 6 月 4 日为第四十六诊：已服上方 637 剂（患者不能来门诊时，自行按病历抓药者，无法计算。总之，先后四年有余，未服药时间较少），此时除偶反酸外，自觉症状不明显。因而以上方约 20 倍剂量作丸予服。

2018 年 9 月 18 日心脏彩超提示：①室间隔增厚，后间隔明显，厚约 1.5cm，左室前壁 1.3cm，侧壁 1.3cm，后壁 1.2cm，下壁 1.2cm，静息状态下舒张晚期室间隔至二尖瓣前叶垂直距离（LOVT）不窄，M 型二尖瓣活动曲线未见二尖瓣收缩期向前运动，收缩期左室流出道血流速度不快。②左房扩大，左室不大；右房、右室不大。其余未见异常者从略。

2021 年 3 月 20 日、2021 年 9 月 7 日、2022 年 2 月 26 日又各来门诊一次，自觉症状不明显，心脏彩超数据与 2018 年 9 月 18 日相比，有部分好转，又各予上述丸剂一剂。

此例至目前为止，从临床表现到彩超检测结果，堪称明显好转，然则绝不能因此而沾沾自喜。笔者在学习中医文献过程中，发现顽痰、老痰等，内容较多，为吾侪提供了丰厚研究资源。

白虎类方

一、白虎加桂枝汤

《金匮要略·疟病脉证并治》第 3 条："师曰：阴气孤绝，阳气独发，则热而少气烦冤，手足热而欲呕，名曰瘅疟（同《素问·疟论》——笔者注）。若但热不寒者，邪气内藏于心，外舍于分肉之间，令人消铄脱肉。"第 4 条："温疟者，其脉如平，身无寒但热，骨节疼烦，时呕，白虎加桂枝汤主之。"其方由知母六两，炙甘草二两，生石膏一斤，粳米二合，桂枝三两组成。

据《素问·疟论》曰："故先热而后寒也，亦以时作，名曰温疟。"此与《金匮要略》所论"温疟"小有差异，与之互参，不可对立视之。夫温疟之发，临床所见，有恶寒者，亦有不恶寒者，总以内热盛为关键。须知温疟与瘅疟俱属热疟，惟病有深浅轻重之分，其轻浅者为温疟，深重者为瘅疟。是以仲景所言温疟"身无寒但热"，则语气委婉；《素问》瘅疟之"但热不寒"，则语气果断，以示微妙差异。又"其脉如平"，并非"弦数者多热"（《金匮要略·疟病脉证并治》），说明脉象不典型。字里行间，如此示意，宜多玩味。疟病热伤胃气，故时时作呕。热伤营卫，故骨节疼烦。有谓骨节疼烦为兼表症者，可备一说。治宜辛寒清热，兼行营卫，以白虎加桂枝汤为主方。

白虎加桂枝汤之临床运用，除治温疟外，还可用于阳明或气分壮热，口渴引饮，多汗，尿黄，或兼身体关节疼痛，或不发热而关节红肿热痛等。

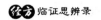

类风湿关节炎

陈某，女，31 岁，1998 年 9 月 26 日初诊。有类风湿关节炎病史十一年，复发月余。刻下周身关节痛，双腕关节红肿热痛明显，功能障碍，咽痛，汗多，汗后恶风，纳少，二便尚调，脉濡数，舌苔白而略厚，质鲜红。类风湿因子阳性、血沉 32mm/h。此例显属气分热盛兼湿，流注于筋骨之间，乃风湿热痹之属。治宜辛寒清热，化湿通络，兼和卫气，拟白虎加桂枝汤化裁。处方：生石膏 30g，知母 10g，山药 10g，炙甘草 6g，苍术 20g，桂枝 10g，野菊花 10g，黄柏 10g，金刚藤 30g，忍冬藤 30g，老鹳草 15g，威灵仙 15g，全蝎 10g，蜈蚣 2 条，7 剂。此方乃白虎加桂枝汤与二妙散合方加减而成，白虎加桂枝汤中未用粳米而以山药代替者，因患者要求药房代煎，而药房不备粳米，故以山药代之。又因白虎加桂枝汤，无除湿作用，故与二妙散合方，以增强清热祛湿之效。其余药物，均围绕清热祛风除湿，通络止痛而设。9 月 23 日复诊：服药至第五天，周身关节痛减轻，腕关节肿胀明显好转，不红而有微热，汗出正常，腰痛，二便正常，脉缓，舌苔薄白，质绛。此时已无用白虎汤之脉症，故于原方去生石膏、山药、炙甘草；加赤芍、白芍、片姜黄、刘寄奴、徐长卿，7 剂。如此加减，则与桂枝芍药知母汤有某些相似，仍为清热祛风、除湿通络之意。其后之治疗，因病情逐步缓解，而湿热之邪难尽，故以四妙散加味。类风湿关节炎为难以痊愈之病，故后续之治疗，更为重要。

二、白虎加苍术汤

白虎加苍术汤实由白虎汤加苍术而成。宋代朱肱《南阳活人书·卷第六》曰："湿热相搏，则发湿温，病苦两胫逆冷，腹满，又胸多汗，头目痛苦，妄言，其脉阳濡而弱，阴小而急，治在太阴，不可发汗……白虎加苍术汤主之。"又《南阳活人书·卷第十八》载白虎加苍术汤："知母六两，甘草（炙）二两，石膏一斤，苍术三两，粳米三两。"王孟英《温热经纬》转载此方，并引叶天士语作为注解："知母气味苦寒，入足阳明；甘草气味甘平，入足太阴；石膏气味辛寒，入手太阴、足阳明；苍术气味苦辛温，入足太阴；粳米气味甘平，入手足太阴。此治暑湿相搏而为湿温病者，以苦寒、辛寒之药清其暑；以辛温雄烈之药燥其湿；而以甘平之药缓其中，则贼邪、正邪皆却。"笔者谨按：叶氏所言"贼邪"，指外受之湿热；"正邪"，指内生之湿热，观《薛生白湿热病篇》第1条之注文"太阴内伤，湿饮停聚，客邪再至，内外相引，故病湿热"可知。此方治热重于湿之湿温，亦可治疗某些杂病之热重于湿者。

（一）痒疹

万某，女，43岁，2004年9月3日初诊。全身多发小红疹半月，瘙痒难耐，汗多，恶热，不恶风寒，口渴，饮水多，脉缓，舌苔白薄，质鲜红。此例虽属皮肤病，但汗多恶热，口渴饮多，则已显阳明热盛之症。舌苔白薄，质鲜红，乃兼湿热之象。湿热兼风，扰攘于皮腠，故红疹多发而瘙痒。治宜清热为主，兼以化湿祛风。处方：生石膏30g，知母10g，炙甘草6g，山药10g，苍术15g，荆芥10g，防风10g，刺蒺藜10g，当归10g，川芎10g，桑白皮10g，白鲜皮10g，僵蚕10g，7剂。剂尽则愈。

（二）骨性关节炎

别某，女，64岁，2010年5月14日初诊。双膝关节疼痛三个半月，天气变化时加重。刻下双膝红肿热痛，步履艰难，多汗，失眠，纳可，脉数，舌苔黄厚腻，质红。曾因连续低热一月（37.5～

37.8℃），血沉升高，某医院给予强的松治疗，除体温正常已20天外，余症同前。X线提示：双膝关节骨刺形成。此例膝关节红肿热痛，多汗，脉数，苔黄属热、厚腻属湿，治宜清热除湿，祛风通络。处方：生石膏30g，知母10g，炙甘草6g，薏苡仁30g，苍术20g，黄柏10g，川牛膝10g，槟榔20g，刘寄奴25g，徐长卿25g，老鹳草15g，威灵仙15g，全蝎10g，蜈蚣2条，7剂。5月21日复诊：双膝红肿明显减退，扪之有微热，疼痛减轻，汗出正常，脉数，舌苔白厚，质红。强的松已减为5mg/d。双膝红肿不明显，汗出正常，则无用白虎汤之依据。舌苔由黄厚腻变为白厚，质红，知湿热尚存，故后续之治，以四妙散加味为主。

此案与白虎加桂枝汤下之陈某案，大同小异，如关节红肿热痛、汗多，是其所同。而彼案恶风，此案不恶风，是其所异。其恶风者，说明兼风明显，故加桂枝。不恶风者，以湿热内盛为主，故加苍术。

三、白虎汤，竹叶石膏汤

白虎汤，出自《伤寒论》第176条："伤寒脉浮而滑，此以表有热，里有寒，白虎汤主之。"本条文字有传写之误，早已被林亿校出，林氏据第168条"热结在里，表里俱热"之意，而校勘本条，无疑是正确的。其后又说"必表里字差"，意为原文应是"里有热，表有寒"，此说虽属可取，但不如"表里俱热"明快。若考虑到原文字句，则应校勘为"表有热，里有热"，如此则非"表里字差"，而是"寒"字有误。所谓"表有热"者，非太阳表证之发热，而是阳明热盛，充斥于外之热，可称为阳明外证，即身热，汗自出，不恶寒，反恶热。脉浮滑主里热炽盛。此外，舌苔黄燥，烦渴，甚则谵语等，即所谓之"里有热"。

白虎汤由知母六两，生石膏一斤，炙甘草二两，粳米六合组成。

方中生石膏辛寒清热，知母辛苦寒滑润，清热犹能益阴，二者相配，清泄阳明独胜之热。甘草、粳米，益胃和中，以防寒凉太过，损伤脾胃。

竹叶石膏汤，出自《伤寒论》第397条："伤寒解后，虚羸少气，气逆欲吐者，竹叶石膏汤主之。"本条为外感热病缓解之后，余热未尽，而津气两伤之证。因余热未尽，故发热，汗出，口渴；余热犯胃，故气逆欲吐。津气两伤，则身体虚弱消瘦，少气不足以息。法宜清热和胃，益气生津，竹叶石膏汤主之。其方由竹叶二把，生石膏一斤，半夏半升，麦冬一升，人参二两，炙甘草二两，粳米半升组成。本方实为白虎加人参汤加减变化而成，其中竹叶、石膏清热除烦；人参、甘草益气生津；麦冬、粳米滋养胃阴；半夏降逆止呕，犹防人参、麦冬之壅滞。

（一）暑温夹湿

刘某，男，77岁，2021年6月22日初诊。诉精神不振，汗出甚多，时时心烦，周身燥热（体温正常），恶热，口干，饮水不多，失眠，白天嗜睡而难以熟睡，头闷，脉缓，舌苔中根部白厚，质红。患者平时体弱而有胃病病史，来诊时虽不发热，而有心悸，燥热，恶热，心烦，多汗，少寐，口干，舌红，则为阳明有热。时值夏至，则感受暑热可知。暑多兼湿，暑湿上扰心神，故见失眠而精神不振，口干而饮水不多，舌苔白厚等。湿热中阻，最易犯胃，何况原有胃病，所当兼顾。法宜清热和胃除烦，祛湿通络安神。拟白虎汤、温胆汤化裁：生石膏10g，知母10g，薏苡仁30g，法半夏10g，黄连10g，吴茱萸6g，海螵蛸15g，陈皮10g，茯苓30g，苍术10g，当归10g，川芎10g，酸枣仁50g，柏子仁20g，麻黄根10g，荷叶10g，炒白术10g，炒栀子10g，淡豆豉10g，14剂。7月10日复诊：失眠及精神好转，白天嗜睡不明显，仍心烦，多汗，燥热，乏力，胃胀，脉缓，舌苔中根部白而略厚。是湿邪有所透解，而余热伤气之象未复，故据原方结合竹叶石膏汤意，处方如下：生石膏 10g，知母 10g，薏苡仁 30g，炙甘草 6g，生晒参 6g（另包），黄连 10g，吴茱萸 6g，海螵蛸 15g，淡竹叶 10g，丝瓜络 10g，炒栀子 10g，淡豆豉 10g，荷叶 20g，麻黄根 10g，14 剂。8 月 14 日第三诊：乏力好转，白天精神尚佳，汗出明显减少，口干，胃胀亦轻，脉缓，舌苔白而略厚。是湿邪虽轻，而余热未尽。守二诊之方去法半夏、陈皮，生石膏加至 20g，以善其后。

（二）胃脘嘈杂似饥

周某，男，72 岁，2012 年 10 月 2 日初诊。胃脘嘈杂易饥，少气，进食或饮水后呕吐，脘腹不适，咽痒干咳，纳差，大便 4~5 日/次，脉缓，舌绛少苔。有胆囊息肉、结肠炎、胃病病史（未做胃镜）。从嘈杂易饥而纳少来看，当是胃酸过多，以致嘈杂似饥。年老体弱，更兼纳少，故少气明显。或问：此例是否与"食谷欲呕者，属阳明也，吴茱萸汤主之"（第243条）；或"水入则吐者，名曰水逆，五苓散主之"相似，答曰：前者为阳明寒呕，后者为膀胱气化失职，水饮内停，其病机与阴寒相关，则不应有绛而少苔之舌。再结合咽痒，干咳，纳差，少气，便秘分析，此例应属阳明燥热，津气两伤，肺胃气逆。法宜清热和胃，益气生津，拟竹叶石膏汤加减。处方：淡竹叶 10g，生石膏 10g，生晒参 6g（另包），生姜 6g，法半夏 10g，大米 1 匙，陈皮 10g，北沙参 10g，麦冬 10g，海螵蛸 15g，黄连 10g，吴茱萸 6g，丹参 30g，3 剂。10 月 9 日复诊：上述症状明显缓解，有时心烦，口味不佳，苔白略少，质绛。此例首诊之所以仅给药 3 剂，是有试探之意。盖老年体弱患者，恐其寒凉太过，而生变证，故谨慎为之。前方既已初效，但尚未痊愈，病机未变，故仍予前方加灯心草，以清心除烦，7 剂。10 月 23 日第三诊：少气不明显，偶尔恶心，不呕吐，口味不佳，大便 4~5 日一行，脉缓，舌绛少苔。此为燥热已微，而津伤未复，仿麦门冬汤及大半夏汤意，拟方如下：法半夏 10g，生晒参 6g（另包），蜂蜜 1 匙（冲服），北沙参 10g，麦冬 10g，海螵蛸 15g，煅瓦楞子 15g，山药 10g，黄连 10g，吴茱萸 6g，丹参 30g，乌梅 3g，7 剂。

以上两例，生石膏用量明显偏少，其原因是：一则虽有阳明燥热，但体温正常。二则年老体弱，则寒凉沉重之品，宜加谨慎。

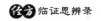

白头翁汤

　　《伤寒论》第 371 条："热利下重者，白头翁汤主之。"本条叙症过简，特做以下分析：其一，古文"利"通"痢"，故"下利"可指腹泻，亦可指痢疾，需据大论精神加以剖析，方可了然。其二，本条"热利"，指因热邪或湿热之邪而致痢疾，故有肛门窘迫，里急后重（下重）。若是热性腹泻，则多为暴注下迫，无里急后重。其三，既为热性痢疾，则多有发热，口渴，腹痛，阵发加重，泻下稀便而脓血混杂，舌红，苔黄（始初可为白苔），脉数等。是热邪或湿热之邪下趋，损伤肠道络脉，腐蒸气血所致。治宜苦寒清热，坚阴止利，方用白头翁汤。其四，本条见于厥阴病篇，如上所述，其证与厥阴何关？夫足厥阴肝为风木之脏，将军之官，性喜条达，而主疏泄，不能自生湿热。而湿热之源，或为外感湿热，或为太阴阳明功能失常，而内生湿热；或为内外合邪，既伤肠道络脉，复阻气机运行，以致肝气郁滞。而肝经过少腹绕阴器，故此证之里急后重尤为明显，此与厥阴气郁相关者，一也。又肝主藏血，今肠道络脉损伤，虽脓血杂下，而以血液为多，此与厥阴相关者，二也。若能究心于此，自可有的放矢。

　　葛根芩连汤，虽为治疗热性腹泻之方，然而亦可治热痢，其用于治热痢时，脉症大致与白头翁汤证相同，惟里急后重尚轻，脓血之中，脓多血少，以此区别于白头翁汤证，不至有误。以上二证，多有发热，初起亦多伴恶寒。即令恶寒属表，然因里热已重且急，故不必刻意解表，只以清热止痢为主。

　　白头翁汤由白头翁二两，黄柏三两，黄连三两，秦皮三两组成。白头翁性味苦寒，归大肠与肝经，功能清热解毒止痢，兼入血分，凉血止血。黄连、黄柏苦寒厚重，清热燥湿，坚阴止痢。秦皮苦寒偏涩，归大肠经，主热痢下重。兹将笔者临床所见及其运用，撮要如下。

一、治疗急性细菌性痢疾

自改革开放以来，人民卫生条件大幅提高，西医学所称之急性菌痢发病甚少，即令有少数病例，均送往专业医院治疗，因此笔者近三十余年之医案中，未见记录。1964 年 5 月至 8 月，我校附属医院成立急性菌痢临床科研小组，恩师洪子云教授出任组长，笔者以实习生身份侍诊于恩师，共治疗 100 例。工作结束时，写有科研报告，笔者曾得一份，由于搬家，不慎遗失，愧疚良深。幸有洪华章先生（恩师之孙）撰写并出版《荆楚名中医·洪子云卷》（湖北长江出版传媒集团/湖北科学技术出版社，2016 年 10 月）时，将家藏《中医治疗急性细菌性痢疾疗效观察》之科研报告，择要其中，兹转录如下：诊断标准根据 1959 年全国传染病学术会议拟定标准（急性中毒性菌痢除外），治疗方案由恩师制定（除西医支持疗法外，不用任何抗菌西药），其辨证分型治疗方案（白头翁汤在其中）如下：

（一）湿热型

湿热并重：当归、白芍、黄连、黄芩、大白（槟榔）、厚朴、枳壳、广木香。

湿重于热：苍术、厚朴、白蔻仁、陈皮、黄连、神曲、白云苓（茯苓）、广木香。

热重于湿：白头翁、黄连、黄柏、秦皮、金银花炭。

（二）湿热兼表型

方药如下：葛根、黄芩、黄连、金银花、连翘、山楂、厚朴、

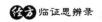

广木香。

（三）湿热夹滞型

方药如下：藿香、紫苏叶、法半夏、竹茹、枳壳、黄连、山楂、神曲、大腹皮、白云苓（茯苓）。

（四）湿热甚动风型

方药如下：金银花、连翘、黄芩、黄连、钩藤、茯神、鲜荷叶、广木香。

治疗一周后疗效标准如下：治愈：临床症状消失；每天大便两次以下，外观正常；大便镜检正常；大便培养连续三次以上为阴性；乙状结肠镜检查只有轻度充血或水肿，无其他异常情况发现。缓解、未愈标准从略。治疗结果：100 例中，治愈 87 例，缓解 3 例，未愈 10 例，总有效率为 90%。笔者补充说明如下，一周内缓解、未愈者，仍继续治疗。因时间超过一周，不作为治愈统计。

二、治疗其他疾病

本方原为治"热痢"之方，其病因病机为热邪或湿热之邪损伤肠络。中医学所称之"热痢"，只从临床表现加以判断，故其中有部分病例，并非细菌性痢疾。无论是否为菌痢，但得病因病机相同，本方用之恒验，此其一也。又有肠热下血者，不必因无"热痢"表现，便轻易舍弃选用本方之思考。盖以本方除清热燥湿，坚阴止利外，尚有清热宁络止血之功，此其二也。还有湿热之邪既损于胃，又伤于肠，以致中下二焦俱病，如胃脘胀痛、腹泻之类，将本方进行合理加味，则可一方而二任也。

（一）慢性溃疡性结肠炎

慢性溃疡性结肠炎，有腹痛腹泻，脓血便，或有里急后重等，按中医病名,一般可称久利(痢)或休息利(痢)。但于如此称呼,则与普通肠炎无所区分。笔者于《自拟"四土汤"临证思辨录》中,在讨论"克罗恩病"(又称溃疡性结肠炎等)时提出,可否将此类疾病,按中医古典文献,称为"脐腹伏梁"或"大腹伏梁"?再次求教于同道。

方某,男,20岁,2009年3月27日初诊。腹泻便血一年,经某医院诊断为慢性溃疡性结肠炎。刻下大便日行2次,溏便或腹泻,带血量多,有少许黏液丝,左下腹隐痛,无明显里急后重,纳可,脉弦数,苔薄白,质绛。此例从舌象来看,应为湿热内阻。而便次不多,下血量多,黏液丝少许,无明显里急后重,则难称"久痢"。按通常说法,应为便溏、便血。是湿热之邪损伤肠道络脉所致,法当清热解毒燥湿,凉血宁络止血。处方:白头翁30g,黄柏10g,黄连10g,秦皮10g,枳实15g,广木香10g,砂仁10g,丹参30g,牡丹皮10g,赤芍10g,地榆炭10g,槐花10g,墨旱莲30g,白芍10g,土茯苓30g,土大黄20g,土贝母10g,土牛膝10g,三七粉10g(冲服)。至4月22日为第四诊:已服上方21剂。大便日行1~2次,微溏,偶尔带血少许,偶尔左下腹隐痛,精神略差,饮食尚可,再予原方7剂。因病情减轻而中断治疗,后于同年10月14日第五诊:大便日行一次,溏便或成形便,出血量多,黏液丝少许,左下腹偶尔隐痛,精神饮食尚可,脉缓,舌苔白薄,质绛。是病情反复,而病机未变,仍予原方略有加减又7剂。至10月28日为第七诊:此前累计服药42剂。大便日行1~2次,多为成形便,偶尔带血少许,左下腹不痛。再投原方14剂。

(二)慢性胃炎,慢性肠炎

李某,女,54岁,2019年10月2日初诊。刻下胃脘胀痛,牵引背痛，嗳气，反酸，大便日行一次，带血较多，其色暗红、鲜红均有，兼有黏液，里急后重尚轻，肛门不肿不痛，脉缓，舌苔白厚，质绛。此例胃痛、背痛，并非两个独立症状，而是均由胃病引起。盖"胃俞"穴，位于背部第十二胸椎棘突下，旁开一寸五分，临近于胃，故少数胃病患者，表现为胃脘不痛而背痛，或胃脘痛与背痛同时出现。嗳气反酸，属热者居多；舌苔白厚，质绛，亦属湿热，故其胃痛属湿热中阻。大便带血，兼有黏液，里急后重尚轻，属湿热下趋肠道，损伤络脉。综观此例，胃痛与便血虽异，而病机属湿热则同。其用方可从两方面思考：其一，可选用小陷胸汤加味，宜于胃痛为主，便血次之者。其二，可选用白头翁汤加味，宜于以便血里急后重为主，胃痛次之者。两相权衡，笔者选择其二，即清热燥湿，疏肝理气止痛，宁络活血止血。处方：白头翁 20g，黄连 10g，黄柏 10g，秦皮 10g，吴茱萸 6g，海螵蛸 15g，延胡索 15g，郁金 10g，炒川楝子 10g，片姜黄 10g，枳实 25g，当归 10g，川芎 10g，丹参 30g，广木香 10g，砂仁 10g，14 剂。10 月 30 日复诊：胃痛、背痛、左下腹痛好转，嗳气反酸减轻，大便日行一次，黏液减少，无下血，微有里急后重感，饮食尚佳，脉缓，舌苔白厚，质绛，是病症减轻，而病机未变，仍以上方加肉豆蔻，14 剂。

（三）白头翁外用方

笔者于《拓展〈伤寒论〉方临床运用之途径》中，曾论及使用白头翁汤治疗湿热带下问题，说明白头翁汤内服，对湿热带下疗效甚佳。其后在临床实践中，发现本方加减，作为外用方（坐浴），对湿热带下、阴痒，包括霉菌性、滴虫性、细菌性阴道炎而出现的白、黄、赤、青带，有较好疗效，已被收入《名医名方录》（第四辑）中。二十余年来，又发现此方药液外敷（或浸泡），治疗皮肤湿疹，疗效亦佳，综合说明如下。

　　白头翁外用方药物组成：白头翁 30g，秦皮 15g，黄柏 15g，生大黄 30g，苦参 30g，蛇床子 30g，明矾 15g。

　　用法：①带下阴痒：上方放入大容器中，加水约 2000mL，文火煎 40 分钟，将药液滤出，待药液温度适宜，则坐浴约 30 分钟，每剂药每天煎用两次。②湿疹：煎法同上，视湿疹面积大小而定用水量，若面积小者，可加水 1000mL，煎至 200~500mL。患处宜于浸泡者，则浸泡。不宜浸泡者，则用药液涂搽，一日数次。

　　因拙著对上述问题均有散在记录，故病案分析从略。

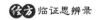

麻黄连轺赤小豆汤

《伤寒论》第262条："伤寒瘀热在里，身必发黄，麻黄连轺赤小豆汤主之。"本条为湿热兼表发黄，因原文简略，概要说明如下。"伤寒瘀热在里"，与第236条茵陈蒿汤证之"此为瘀热在里"，同中有异。所同者为湿热在里，熏蒸肝胆，胆汁外溢，以致身黄、目黄、尿黄，黄如橘子色，小便不利。所异者，茵陈蒿汤证，尚有"但头汗出，身无汗，剂颈而还""渴饮水浆""腹微满"（第260条）。本条麻黄连轺赤小豆汤证，因其方中有麻黄、杏仁、生姜，故属湿热发黄而兼风寒外感，如发热、恶寒、无汗、头痛等；方中无大黄，知腹满不明显，阳明腑气尚通。

其方：麻黄二两，连轺二两，杏仁四十个，赤小豆一升，大枣十二枚，生梓白皮一升，生姜二两，炙甘草二两。其中麻黄、杏仁、生姜辛温发散，以解在外之风寒而利肺气，有利于通调水道，下输膀胱，以祛其湿。连轺即连翘根，苦寒清热，利湿退黄作用较强，而多数药房不备，可用连翘代替，退黄作用略逊于连轺。生梓白皮苦寒清热利湿，多数药房不备，可用桑白皮代替。赤小豆甘酸性平，擅利湿之功。炙甘草、大枣和中健脾，资汗源而助运化。全方具有发散风寒、清热利湿退黄之效。

湿热发黄而兼风寒表证者有之，大凡在表之风寒易散，而清热利湿退黄较难，故当发热恶寒无汗解除之后，不可继用原方，以防辛温助热伤津之变。1970年前后，笔者于我校附属医院传染病房工作共约两年，所治急性传染性黄疸型肝炎较多（当时无检测甲、乙、丙、丁、戊型肝炎之方法），其中有用本方者，坚持表解后及时更方，未见不良反应。总体印象是宜于本方者较少，惜其病案年久难觅，故不能病案举例，亦无法统计。

本方除治疗黄疸外，笔者多用于治疗内有湿热，外有风寒之皮肤疾患。盖黄疸患者多有肤痒，从中医学理论分析，或因湿热交蒸，或内有湿热而外有风寒，腠理不畅，以致肤痒。观第236条："阳明病，发热汗出者，此为热越，不能发黄也；但头汗出，身无汗，剂颈而还。"知黄疸患者，腠理亦不畅达。由是联想，非黄疸而内湿热外风寒之皮肤瘙痒，似可借用此法，当不悖情理。

一、荨麻疹

邹某，女，36岁，2015年5月27日初诊。荨麻疹病史十余年，发作一周。周身皮肤散在荨麻疹（瘾疹），胸腹部较多，时隐时现，皮肤划痕反应明显，搔抓后皮肤大片红色，恶风寒，无汗，头痛，下肢轻度水肿，有麻木感，月经周期正常，饮食尚可，二便正常，脉缓，舌苔白厚而润，质绛。其证显然外有风寒，内有湿热伤络，治宜祛风散寒，清热除湿，活血通络。处方：麻黄10g、连翘10g、赤小豆10g、生姜10g、桂枝10g、赤芍10g、白芍10g、当归10g、川芎10g、桑白皮10g、丹参30g、白鲜皮10g、地肤子10g，7剂。此方实为麻黄连翘赤小豆汤合桂枝麻黄各半汤加减而成。其原因是若按麻黄连翘赤小豆汤原方，则为麻黄、杏仁、生姜相配，则有较强发汗之力，而对湿热伤络者，不尽相宜，因而改成麻黄、生姜；桂枝、芍药（其量倍于桂枝）相配，则有微汗和表之意。况且芍药倍于桂枝，和营通络作用堪佳。其余配伍，一目了然。6月17日复诊：荨麻疹及头痛未发，皮肤划痕反应明显减轻，下肢浮肿消退，恶风寒，下肢仍有麻木感，末次月经6月9日，伴轻微腰痛，脉缓，舌苔白略厚，质绛。原方加荆芥、防风、刺蒺藜，7剂。

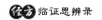

二、药物过敏性皮炎

王某，女，72 岁，2016 年 10 月 12 日初诊。10 天前因肺部感染而用抗菌药（药名不详）治疗，以致感染未愈而周身密集红疹，瘙痒难忍，院方改用地塞米松、葡萄糖酸钙治疗，肢体皮疹消失，其痒未止。刻下一切西药皆停，症见咳嗽，白痰难出，咽喉不适，胸闷，胸痛，腰痛，微恶寒，眼睑及鼻头仍有红疹，瘙痒难忍，食欲不振，二便正常，脉数，舌苔白厚腻，质绛。此时病情当以肺家痰热为主，外兼风寒未罢。治宜清热宣肺化痰为主，兼祛风寒，以观消息。处方：麻黄 10g，射干 10g，马勃 10g，法半夏 10g，全瓜蒌 10g，黄连 10g，枳实 20g，浙贝母 20g，桔梗 10g，百部 10g，前胡 10g，紫菀 10g，款冬花 10g，白英 20g，败酱草 20g，鱼腥草 30g，荆芥 10g，防风 10g，炒黄芩 20g，苍术 15g，黄柏 10g，7 剂。

10 月 19 日复诊：咳嗽、咽喉不适、胸闷、身痛等已愈。仍有肤痒，眼睑、鼻头红疹未消，瘙痒难忍，恶风头痛，口淡纳差，脉缓，舌苔白而略厚，质绛。是肺家痰热已解，而湿热毒邪浸淫肌肤，风寒袭表未除。此时外散风寒，内清湿毒，当无后顾之忧。拟麻黄连翘赤小豆汤合四土汤为法，处方：麻黄 10g，连翘 10g，赤小豆 10g，生姜 10g，桑白皮 10g，土茯苓 30g，土大黄 20g，土贝母 10g，土牛膝 10g，白鲜皮 10g，地肤子 10g，当归 10g，川芎 10g，生地黄 10g，荆芥 10g，防风 10g，木贼草 10g，谷精草 10g，密蒙花 10g，14 剂。肤痒已止，眼睑及鼻头红疹、恶风头痛消失，微痒，精神好转，饮食及二便正常，舌苔转为薄白，质正常，拟柴胡四物汤以善其后。

三、皮肤干痒

邓某，女，22 岁，2005 年 6 月 1 日初诊。皮肤干燥而痒半年，咽痛三天。目前仍皮肤干痒，咽痛，遇风寒则喷嚏，偶尔恶心，不咳，嗽少许白痰，脉缓，苔白略厚，质绛。年轻女性，适逢夏日，皮肤不应干燥。结合遇风寒则喷嚏分析，当属风寒在表，表郁无汗所致。是风寒固闭则无汗，无汗则肤干，肤干则痒。《伤寒论》第23条："以其不能得小汗出，身必痒，宜桂枝麻黄各半汤。"该条纯属风寒在表，汗出不彻，其内不兼湿热，尚可身痒。此案皮肤干燥，应是无汗之互词，更兼内有湿热熏蒸，则身痒便属情理中事。安知内有湿热？从咽痛、恶心、嗽白痰、苔白厚、质绛可知。治宜外散风寒，内清湿热。处方：麻黄10g，连翘10g，赤小豆10g，杏仁10g，生姜10g，桑白皮10g，白鲜皮10g，地肤子10g，荆芥10g，防风10g，刺蒺藜10g，炒黄芩10g，山豆根10g，7剂。6月10日复诊：汗出正常，皮肤不干不痒，嗽少许白痰，偶尔恶心，拟温胆汤加减以善其后。

四、面部胸部红疹

韩某，女，49岁，2003年7月18日初诊。面部及胸部小红疹密集而痒，微恶风寒，汗出甚少，饮食尚可，二便正常，脉缓，苔白厚，质鲜红。患者盛夏来诊，微恶风而汗出甚少，则汗出不彻，表不宣达可知；红疹及舌象显示内有湿热。处方：麻黄10g，连翘10g，赤小豆10g，生姜10g，桑白皮10g，白鲜皮10g，地肤子10g，刺蒺藜10g，黄芩10g，法半夏10g，陈皮10g，土茯苓30g，土牛膝10g，土贝母10g，丹参30g，7剂。7月29日复诊：面部及胸部红疹明显消退，肤痒明显减轻，不恶风寒，汗出正常，口干口苦，脉舌同前。原方加柴胡，7剂，以善其后。

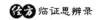

吴茱萸汤

吴茱萸汤在《伤寒论》中凡三见，其一，阳明病篇第 243 条："食谷欲呕者，属阳明也，吴茱萸汤主之。得汤反剧者，属上焦也。"阳明病篇虽以燥热实证为大宗，然亦有论及寒证者，如阳明"中寒"（第 190 条）、"胃中虚冷"（第 226 条）之类。本条"食谷欲呕者，属阳明也"，乃胃寒呕逆，所呕之物无明显酸腐气，伴见恶寒或四末欠温，脉缓弱，舌苔白薄，质淡等，则与本方温胃止呕。若服本方后，其呕反剧者，应是辨证不确，多为热呕反用温药所致。"属上焦也"当活看，因上焦与胃，以横膈而相邻，若是上焦有热，气机上逆而呕，则胃腑何以安和；若是胃热加重而呕甚，则上焦亦受牵连，故不必拘于"上焦"二字。有注家据吴茱萸汤兼具暖肝降逆作用，而提出本方所治之呕，由肝寒犯胃所致，可与前说并行不悖。又后世医家提出食入即吐者属热，朝食暮吐者属寒，固有一定参考价值，然不得以此印定眼目，总以全部脉症为凭。

吴茱萸汤由吴茱萸一升、人参三两、生姜六两、大枣十二枚组成。其中吴茱萸辛苦大热，气味俱厚，主入肝经，兼入胃脾二经，能振奋厥阴阳气，温降阳明寒浊，故为君药。人参、大枣补虚温中。生姜辛温，走而不守，散寒化饮，和胃降逆止呕。共奏暖肝温胃、通阳泄浊、降逆止呕之功。

其二，少阴病篇第 309 条："少阴病，吐利，手足逆冷，烦躁欲死者，吴茱萸汤主之。"本条虽以"少阴病"三字冠首，而主之以吴茱萸汤，说明其吐利，手足厥冷，非少阴真阳大虚，虚阳外越之候。以方测证，当是中阳不足，寒邪内侵，以致清阳下陷、浊阴上逆；或肝寒犯胃，中焦升降失常所致。"烦躁欲死"，尤宜玩味，是形容病者烦躁虽甚，而神识清楚，因吐利频作，扰攘不宁，难以忍受之状，乃邪正剧烈相争所致。若是吐利厥逆烦躁，神志不清，不能自知者，又当别论。是以舍四逆类方之回阳救逆，而取吴茱萸汤之暖肝温胃，化浊降逆。本方固可治疗寒证之呕吐下利，然其以降逆止呕为特长，以此推测，本条吐利之中，应以呕吐为主。

本条与第296条"少阴病，吐利躁烦，四逆者，死"，文字近似，而证候迥异。该条吐利，四逆，由少阴真阳大衰，阴寒内盛所致。躁烦即病者躁扰不宁，而神志不清，不能自知，乃残阳外越之危候，原文虽曰"死"，然则用大剂通脉四逆汤、白通汤之类，亦有力挽狂澜之时。

其三，厥阴病篇第378条："干呕，吐涎沫，头痛者，吴茱萸汤主之。"关于呕吐，前人论述颇多，有同有异，《东垣试效方》提出："呕者……有声有物。""吐者……有物无声。"本条"干呕，吐涎沫"，是谓或为呕，或为干呕，或为吐，或呕、吐兼而有之，不必强为划分，总由阴寒犯胃使然。以方测证，本条属肝寒犯胃，胃失和降，故干呕或吐。亦有饮邪内聚，随肝寒气逆犯胃者，多为吐涎沫。足厥阴肝经"从目系，上出额，与督脉会于巅"（《灵枢·经脉》），阴寒之邪循经上犯则头痛，虽以巅顶痛者为典型，然则三阳经脉及督脉俱循行于头，当浊阴上犯之后，头痛部位难以一言而终，总以阴寒上逆，头痛，呕吐为要领。

以上三条吴茱萸汤证，一为阳明寒呕；一为少阴吐利、厥逆、烦躁欲死；一为厥阴头痛、干呕、吐涎沫，症状有所区别，而病机基本一致，故治法相同。笔者曾于《拓展〈伤寒论〉方临床运用之途径》中，报道用本方治疗严重痛经一例，故同类病情从略，兹将未曾报道者，摘要如下。

一、头痛

屈某，女，19岁，1997年3月28日初诊。头痛四年，经常发作。近来每日头痛，发作时痛在头顶，然后逐渐加重，重则满头皆痛，不呕吐，不恶寒，脉弦细，舌苔白薄，质正常。患者十四岁月经初潮，其后每两月行经一次，伴小腹及腰痛，身体发育正常。从月经状况来看，虽可归于正常范围，但与同龄少女相比，则显迟滞，是暗伏冲任不足之机。冲任二脉均起于胞宫，其功能寄附于肝肾与胃。其头痛始发于巅，则与足厥阴肝经关系密切。脉弦细主肝血及冲任不足，舌苔白薄，类属寒象。治宜暖肝降浊，调理冲任。处方：吴茱萸 10g，生姜 10g，太子参 10g，柴胡 10g，黄芩 10g，乌药 10g，炒川楝子 10g，荔枝核 10g，延胡索 15g，郁金 10g，全蝎 10g，蜈蚣 2 条，红花 10g，当归 10g，川芎 10g，7 剂。4 月 4 日复诊：头痛明显减轻，微觉头昏，脉缓，舌苔白薄。于原方略事加减，再予 7 剂。

二、头痛，眩晕

黄某，女，50 岁，2010 年 10 月 15 日初诊。头痛眩晕数日，头痛以颠顶为重，伴眩晕，甚则呕吐、恶寒，四肢不温，饮食一般，二便尚调，脉缓，舌苔白而略厚。某医院曾做头部 CT 提示：双侧脑室扩大。观其脉症俱属虚寒，显系肝气夹浊阴之邪，上犯清阳之地，则头痛眩晕；中犯胃腑则呕吐。阴寒阻滞，阳气难以布达，则恶寒而四肢不温。治宜暖肝温胃，散寒降浊，活血通络，拟吴茱萸汤加味。处方：吴茱萸 10g，生晒参 6g（另包），生姜 10g，大枣 10g，当归 10g，川芎 10g，蔓荆子 10g，延胡索 15g，片姜黄 10g，土鳖虫 10g，红花 10g，全蝎 10g，蜈蚣 2 条，7 剂。10 月 29 日复诊：头顶痛转为右侧头痛，程度明显减轻，眩晕好转，再予原方加天麻、钩藤、细辛，7 剂。

乌梅丸

乌梅丸为治蛔厥之方，出自《伤寒论》第 338 条："伤寒，脉微而厥，至七八日肤冷，其人躁无暂安时者，此为脏厥，非蛔厥也。蛔厥者，其人当吐蛔，令病者静，而复时烦者，此为脏寒，蛔上入其膈，故烦，须臾复止，得食而呕，又烦者，蛔闻食臭出，其人常自吐蛔。蛔厥者，乌梅丸主之。又主久利。"本条提出脏厥与蛔厥之鉴别，首言脏厥，见脉微肢厥，乃阳衰阴盛之候。因真阳不足，不能鼓动血脉，故脉微；阳虚不能达于四肢，故手足厥冷。若迁延时日，阳气更衰，不惟肢厥，且周身肌肤皆冷，病者躁扰不安，无有宁时，则为真阳欲绝，脏气衰败，残阳欲脱之象，故曰"此为脏厥，非蛔厥也"。

蛔厥证应是先有蛔虫，更兼上热下寒，即胸胃有热，肠道有寒，以致蛔虫不安其位，内扰上窜，故见呕吐或吐蛔，心烦，多伴见剧烈腹痛。蛔虫亦有暂安之时，则前述症状缓解，病者较为安静，故曰"须臾复止"。又当病者进食后，蛔虫因争食而窜动，则前症复发，故称"又烦"，此即"静而复时烦"之意。症状严重时，气机受阻，木失条达，阳气难达四末，故手足逆冷。蛔厥证就其根源而言，乃蛔虫寄生于肠道，上窜于胃；就其属性而言，属寒热错杂；就其病机牵连而论，除胃（脾）肠外，还与厥阴气机郁结有关，况且貌似脏厥证，故列入厥阴病篇，而为诸厥之辨。治宜辛开苦降，寒热并用，以乌梅丸为主方。本方又主久利。

上文"蛔上入其膈"，当活看。因蛔虫躁动之甚者，确有穿透肠壁、胃壁、乃至膈肌者，亦有窜入胆道者，出现诸多危重征象，然则为数极少，属外科急腹症范畴，原文并未涉及此类病情。原文提到"吐蛔"，是蛔虫上扰，通过胃与食管而吐出，可视为蛔上入其膈之所指。目前我国城乡卫生条件明显改观，蛔虫病显著减少，更兼可以早期诊断、治疗，故罕见本方治蛔厥之报道。

乌梅丸由乌梅三百枚（醋渍），细辛六两，干姜十两，黄连十六两，当归四两，炮附子六两，蜀椒四两，桂枝六两，人参六两，黄柏六两组成，以蜜为丸。

本方以乌梅为君，用量最大，并用醋浸泡，其味更酸，功能泄肝木之火，为安蛔之要药。配人参培土以御木侮；当归养血柔肝，以固厥阴之本。黄连、黄柏清上热而下虫。细辛、蜀椒、干姜、附子、桂枝，温下寒而伏蛔。以蜜为丸者，意在扶正祛邪，和胃安中。本方寒热并用，除治疗蛔厥外，还能治疗寒热错杂之久利。无论治蛔厥或久利，当症状明显时，均可改丸作汤。

一、回盲瓣口炎

南某，男，31岁，2006年2月22日初诊。腹痛、腹泻反复发作五年，已做结肠纤维镜检，诊断为回盲瓣口炎，复发一周。腹泻重时大便日行四至五次，刻下日行三次，多为稀便，便前腹痛（右下腹明显），便后痛减，饮食尚佳，进食生冷，则症状加重，近来双目胀痛，视物模糊，能坚持工作，脉缓，舌苔白薄。因患者泻前腹痛，泻后缓解等，颇似肝脾不和之痛泻，故以痛泻要方加味，治疗两周。3月10日第三诊：病情基本同前，故须再做辨析，另谋治法。因思腹痛腹泻五年不止，而于进食生冷后必发且重，脉缓，舌苔薄白，应属寒象。泻前右下腹疼明显，属肝经循行部位，则与肝郁气滞有关；双目胀痛，视物模糊，乃郁而生热，循经上扰所致。观《灵枢·经脉》：肝足厥阴之脉，"过阴器，抵小腹""其支者连目系"之论，则所辨当属有据。如此寒热错杂于一身，又与足厥阴相关，故投乌梅丸加减，以观其变化。处方：乌梅10g，干姜10g，细辛 5g，桂枝 10g，制附片 10g（先煎），太子参 10g，黄连 10g，黄柏 10g，夏枯草 20g，柴胡 10g，郁金 10g，当归 10g，川芎 10g，木贼草 10g，7 剂。3 月 17 日第四诊：又服上方 14 剂。成形软便，日行 2 次，腹痛明显减轻，目不痛，仍视物模糊，脉缓，舌苔白薄。加减法：腹胀时加广木香、砂仁。视物模糊加密蒙花、谷精草，又服 14 剂。3 月 29 日第六诊：腹痛消失，大便日行 1～2 次，均为成形便，视物模糊减轻，又与上方约 20 倍剂量，作丸缓服。

二、功能性腹泻

袁某，女，61 岁，2006 年 3 月 1 日初诊。断续腹泻六年，曾住院治疗，诊断：①功能性腹泻。②药物性结肠炎？。患者好转出院。目前大便一般为日行一次，溏便，若受凉则腹泻二至三次，腹胀，纳差，恶寒，活动后上半身汗出，脉缓弱，舌苔薄白，质正常。来诊时病情虽处于好转状态，但仍有便溏、恶寒等，结合脉舌分析属寒；春寒未罢之时，活动后上半身汗出属热，故宜寒温并用，拟乌梅丸加减。处方：乌梅 10g，黄柏 10g，黄连 10g，桂枝 10g，制附片 10g（先煎），细辛 5g，广木香 10g，砂仁 10g，肉豆蔻 10g，当归 10g，川芎 10g，鸡内金 10g，神曲 10g，7 剂。3 月 24 日二诊：腹胀，大便日行一次，基本成形，饮食尚佳，恶寒，汗出，睡眠不安，头昏，脉舌同前。此时无明显便溏，则大辛大热、大苦大寒之方不宜久服。而腹胀，恶寒，汗出等，当属久利之后，营卫失调，脾胃功能尚未恢复，故以桂枝加厚朴杏子汤为主，另加煅龙骨、煅牡蛎、广木香、砂仁之类，调理而愈。

三、饥而不欲食，静而复时烦

彭某，女，38 岁，1994 年 9 月 9 日初诊。今年入夏以来饮食减退，知饥而不欲食，每餐进食约半两，少有进食一两之时，偶尔恶心，精神不振，肢软乏力，懒于语言及行动。阵发周身皮肤燥热感，伴心烦不安；燥热感退去，则心烦亦止，一日几度发。月经正常，脉细弱，舌苔白薄，质淡。患者饥而不欲食，恶心，则饥非正常索食之饥，乃客热烦扰，胃脘嘈杂所致；燥热、心烦，亦为热象。进食甚少，肢软乏力等，显系脾家虚寒，运化无力。如此寒热互见，更兼邪正相争，故静而复时烦。此为寒热错杂证，并非蛔厥，笔者投以乌梅丸者，缘于突出主证，参以病机。处方：乌梅10g，干姜10g，细辛6g，川椒10g，当归10g，黄连10g，黄柏10g，生晒参6g（另包），黄芪30g，炒白术10g，鸡内金10g，生谷芽10g，生麦芽10g，7剂。9月16日复诊：饥饿感减轻，饮食有所增加，皮肤燥热感、静而复时烦消失，精神差，四肢乏力，嗜睡，脉细弱，舌苔薄白，质淡。以上两大主症，一减轻、一消失，说明寒热错杂好转。嗜睡，乃燥热心烦消失后，因精神疲乏之安睡，当属顺象，以脉舌同前故也。以其初见转机，仍以原方继进。因患者不喜川椒之麻味，故去之而加制附片、山楂炭，7剂。9月23日第三诊：仅在进餐前有饥饿感，伴胃脘隐痛，进餐后明显缓解，精神好转，予理中汤加味以善其后。

四、肠易激综合征

熊某，女，39岁，2005年7月13日初诊。经常腹泻，或因劳累，或饮食不慎，或食荤腥而发作。刻下腹泻4~5次/日，便中带血较多，并有黏液，里急后重较轻，睡眠不安，脉缓，舌苔白薄，质淡。某医院先后诊断为肠易激综合征、慢性结肠炎三年。此例属中医学休息痢范畴，然则休息痢之复发，多伴外感症状，里急后重明显。此例下利便脓血，里急后重虽轻，但仍然属热；脉缓，苔白薄，质淡属寒。治宜辛开苦降，寒温并用。处方：乌梅 10g，黄连 10g，黄柏 10g，细辛 6g，干姜炭 10g，制附片 10g（先煎），太子参 10g，广木香 10g，砂仁 10g，当归 10g，白芍 10g，川芎 10g，茯苓 30g，7 剂。另用云南白药 4g×7 瓶，每日 1 瓶（去保险子），分三次用药汤冲服。7 月 20 日复诊：大便 1~2 次/日，成形便或溏便，便血已止，黏液少许，脉缓，舌苔白薄，质淡。仍予原方加肉豆蔻 7 剂，停服云南白药。7 月 27 日第三诊：大便成形，日一次，无赤白黏液，脉舌同前。投方于下：①汤剂同二诊之方 10 剂。②丸剂：乌梅 200g，黄连 200g，黄柏 200g，细辛 100g，干姜炭 200g，制附片 200g，太子参 200g，广木香 200g，砂仁 200g，当归 200g，白芍 200g，川芎 200g，茯苓 300g，肉豆蔻 200g，白头翁 200g，1 剂，水泛丸，每日 3 次，每次 10g。待汤剂服完后，继之以丸。

五、慢性乙状结肠炎

邹某，女，65 岁，2006 年 11 月 10 日初诊。腹泻反复 20 余年，发作月余。刻下肠鸣腹泻，日行三次，里急后重，无腹痛，无脓血，饮食一般，头昏，脉缓，舌苔薄白，质鲜红。肠镜提示：慢性乙状结肠炎。有混合痔、慢性胆囊炎病史。此例长期腹泻，头昏，而无腹痛及脓血便，则属虚属寒。里急后重，舌质鲜红属热。治宜辛开苦降，寒温并用，处方：乌梅 10g，干姜炭 10g，细辛 5g，桂枝 10g，黄连 10g，黄柏 10g，太子参 10g，炒白术 10g，茯苓 30g，白芍 10g，广木香 10g，砂仁 10g，枳壳 15g，当归 10g，川芎 10g，7 剂。11 月 17 日复诊：大便日行 2 次，或成形或不成形，里急后重减轻，肠鸣减少，头昏减轻，脉舌同前，仍予前方 7 剂。11 月 22 日第三诊：诸症明显好转，以黄连理中汤加减以善其后。

温经汤

温经汤，出自《金匮要略·妇人杂病脉证并治》第9条："问曰：妇人年五十所，病下利数十日不止，暮即发热，少腹里急，腹满，手掌烦热，唇口干燥，何也？师曰：此病属带下。何以故？曾经半产，瘀血在少腹不去。何以知之？其证唇口干燥，故知之。当以温经汤主之。"《医宗金鉴·订正仲景全书·金匮要略》对本条有按语云："所病下利之'利'字，当是'血'字，文义相属，必是传写之误。"结合临床来看，此说可从。温经汤由吴茱萸三两，当归、川芎、芍药、人参、桂枝、阿胶、牡丹皮、生姜、甘草各二两，半夏半升，麦冬一升组成。

"妇人年五十所"，约当七七之期，经水欲断未断之际，确有或崩或漏者。本条所指，应是漏证而非崩证，注家多崩漏混称，则失之严密。夫崩者，形容经血崩流不止，其量必多。漏者，如水之渗漏，点滴难止。若是崩证而数十日不止，即非垂危，亦属重病。此时无论原发于何种证候，均以止血为第一要义，血止后再议其余。此非言温经汤不可治崩证，若崩证初起，症状病机与方药相符者，亦可用之。

"此病属带下"，是指病位在带脉之下，即胞宫冲任也。又曰："曾经半产，瘀血在少腹不去。"而用温经汤治疗，说明胞宫及冲任二脉本有瘀血，复为寒邪所伤，以致寒瘀互结，脉络受损，血不循经，故漏血不止、少腹里急、腹满。漏血既久，则血虚随之。至于"暮即发热""手掌烦热，唇口干燥"，为血虚内热之象，而方中确有牡丹皮、麦冬等，故存此说，以备参考。然则联想《金匮要略·血痹虚劳病脉证并治》小建中汤证："虚劳里急，悸衄，腹中痛，梦失精，四肢酸疼，手足烦热，咽干口燥者，小建中汤主之。"粗看似乎阴伤内热之证据更足，而治法只以甘温建中为主，俾气血生化之源充沛，则能阴平阳秘。本条寒瘀结于胞宫又兼血虚，见暮即发热等，其重点在于胞宫与冲任寒瘀所伤，以致阴不恋阳，阳不附阴之失衡状态。惟寒瘀得解，血虚得养，则阴阳自趋平和。方中有牡丹皮、麦冬等，是于阴中求阳之法，亦防温剂燥伤阴血之法也。

温经汤中，吴茱萸、桂枝、生姜温经散寒，以暖胞宫冲任。当归、川芎辛甘温，活血养血而兼散寒。芍药酸苦微凉、阿胶甘平，二味相配，养血敛阴，又与归芎为伍，则补而不腻，攻而无伤。人参、甘草健脾益气，以昌气血生化之源。半夏辛温燥湿，以防寒瘀之体，有湿邪停聚。至于牡丹皮、麦冬前已说明，故从略。兹将笔者运用本方之医案思辨如下。

一、小腹坠痛

何某，女，35 岁，2003 年 10 月 31 日初诊。小腹坠胀疼痛约 6 年。平时多有小腹冷而坠痛，压痛明显，脐周疼痛，尿频尿急，无尿痛及灼热感，月经周期正常，经期小腹冷感及坠痛加重，伴腰痛，饮食尚可，大便正常，脉缓，舌苔白薄而润，质正常。此例除尿频尿急外，皆一派下焦虚寒兼瘀之象，其症经期加重且伴腰痛，则寒伤胞宫冲任明矣。至于尿频尿急，并非热象，以其无尿痛灼热故也。《灵枢·逆顺肥瘦》曰："冲脉者，五脏六腑之海也……其下者，注少阴之经，渗三阴。"任脉起于胞宫，以阴血为体，阳气为用。说明下焦虚寒，冲任损伤，则肾气难化，统摄无权，故有斯症。法宜温经散寒活血，兼化肾气。处方：吴茱萸 10g，太子参 10g，当归 10g，川芎 10g，桂枝 10g，白芍 10g，干姜 10g，法半夏 10g，牡丹皮 10g，麦冬 10g，延胡索 15g，荔枝核 10g，乌药 10g，黄柏 10g，7 剂。11

月 7 日第二诊：诸症尚在而有所减轻，询知既往经量偏多而有瘀块，故加山楂炭、郁金，7 剂。其后又来诊两次，又予前方共 11 剂，则诸症不明显。

二、左半身冷，月经愆期兼漏证

邓某，女，28 岁，2007 年 11 月 23 日初诊。诉左半身冷，月经愆期，15～60 日一行，量少色暗，10～20 日净，末次月经 11 月 20 日，腰腹痛，经期加重，乳房胀痛，脉缓弱，舌苔薄白而润。证属冲任虚寒，下元不固，胞脉瘀损，故月经愆期，漏血难止而兼腰痛。冲脉附于阳明而隶于肝，其为寒邪所伤，则肝气郁滞，故有乳房胀痛。胞宫冲任寒凝血瘀，则营卫之气难以调和，故左半身冷。治宜温经散寒，兼以疏肝解郁。处方：吴茱萸 10g，当归 10g，川芎 10g，桂枝 10g，白芍 10g，炙甘草 6g，生姜 10g，大枣 10g，鸡血藤 30g，黄芪 30g，法半夏 10g，麦冬 10g，延胡索 15g，郁金 10g，7 剂。12 月 28 日复诊：左侧肢体冷感不明显，月经于本月 12 日方净（计约 22 日），腰痛乳胀减轻，脉舌同前。原方加艾叶炭、阿胶，7 剂，其后未来门诊。

三、痛经

王某，女，25 岁，2000 年 12 月 13 日初诊。痛经 3 年，目前正值经期，经血紫暗，小腹剧痛（服去痛片可缓解数小时），伴恶寒，手足冷，恶心呕吐，餐后反酸，易疲劳，脉沉紧，苔薄白而润。证属胞宫冲任虚寒，兼寒逆犯胃。治宜温经散寒，活血理气，兼和胃降逆。处方：吴茱萸 10g，当归 10g，川芎 10g，桂枝 10g，白芍 10g，生晒参 10g（另包），生姜 10g，大枣 10g，延胡索 15g，郁金 10g，片姜黄 10g，九香虫 10g，黄连 6g，海螵蛸 15g，7 剂。此为温经汤

加减，所需说明者，方中吴茱萸 10g，配黄连 6g，是仿左金丸意而
颠倒其剂量，即吴茱萸用量大于黄连，对寒邪犯胃之反酸呕逆，效
果较佳。12 月 20 日二诊：痛经消失，不反酸，睡眠不安，恶寒好
转，脉舌同前，予原方加首乌藤，14 剂。应患者要求，同时开膏剂
一剂：吴茱萸 100g，当归 150g，川芎 100g，桂枝 150g，白芍 150g，
大枣 150g，生晒参 150g，九香虫 150g，黄连 150g，海螵蛸 200g，炙
甘草 100g，黄芪 200g，煅龙骨 150g，煅牡蛎 150g，首乌藤 300g，合
欢花 200g，1 剂共熬，加白蜜 2500g 收膏，每日 3 次，每次 1 匙。

四、经期头痛

刘某，女，25 岁，2017 年 6 月 14 日初诊。经期头痛约四年。
月经周期正常，经来头痛较重，头昏，颈项强痛，腰痛，恶风寒，
恶心呕吐，量少色暗，末次月经 6 月 1 日，脉缓，舌苔白而略厚，
质偏淡。此例经期头痛四年，伴恶风寒而呕恶，量少色暗，乃胞宫
冲任虚寒兼瘀之象。如前所述，冲脉上出颃颡，渗诸阳，灌诸精；
任脉与冲脉并行而上，故寒邪上逆则头痛、恶心、呕吐。寒凝血瘀，
则营卫运行因之不利，太阳经脉亦受其累，故颈项强痛、腰痛。若
从恶风寒，头痛，腰痛，呕恶来看，似乎为太阳表证。经期而患太
阳表证者，固然有之，然非经期所必有，更不至于连续四年，此即
否定其为太阳表证之理由。由此可知，此例有似太阳表证者，其咎
在内，而不在外。《素问·至真要大论》曰"从内之外，而盛于外
者，先调其内，而后治其外"，此之谓也。治法：温经散寒，活血祛
瘀，化湿理气。处方：吴茱萸 10g，桂枝 10g，白芍 10g，当归 10g，
川芎 10g，干姜 10g，法半夏 10g，牡丹皮 10g，土鳖虫 10g，苏木
10g，茯苓 30g，陈皮 10g，蔓荆子 10g，延胡索 10g，郁金 10g，片姜
黄 10g，九香虫 10g，14 剂。7 月 12 日二诊：末次月经 6 月 29 日，

头不痛，无腰腹痛，颈项不适，饮食尚佳，大便干结，2~3 日一行，腹胀，脉弦缓，苔白略厚。原方加虎杖、枳实、刘寄奴、徐长卿，14 剂。继以柴胡温胆汤加减善其后。

胶艾汤

《金匮要略·妇人妊娠病脉证并治》第4条："师曰：妇人有漏下者，有半产后因续下血都不绝者，有妊娠下血者，假令妊娠腹中痛，为胞阻，胶艾汤主之。"本条讨论三种妇科出血病症：一为"漏下"，即非经期而阴道出血，量少，淋沥不止。二为半产后下血不止，即妊娠第12周至28周内，胎儿自然殒堕，而出血不止。三为妊娠小腹痛，阴道出血，称为胞阻（早妊而阴道少量出血，小腹痛较轻者，称为胎漏）。三者病证各异，病因病机有别，难一言而终，而本条所论之三种病证，似可异中求同。求之奈何？答曰：以方测证，可于胶艾汤中求之。盖此方有养血活血止血，营运胞宫，调理冲任之效，故前述三种出血，若属血虚兼瘀，胞宫失养，冲任不调者，均可用之。三者既属虚损，则必有虚损之象，如易疲劳，乏力少气，面色少华，脉缓弱、濡数、滑而无力，舌苔白薄，质淡或正常等。

胶艾汤由川芎、阿胶、甘草各二两，艾叶、当归各三两，芍药四两，干地黄六两，清酒三升组成。方中阿胶甘平，滋阴养血之佳品，止血安胎之妙药。艾叶苦辛温，止崩漏，止痛安胎。当归辛甘温，养血柔肝，祛瘀生新。芍药酸苦微寒，养血活血，缓急止痛安胎。干地黄甘苦寒，生血活血。川芎辛温，行血散血。清酒即澄清之酿酒（非蒸馏酒），其性甘温，利血脉，行药力。甘草和中缓急，调和诸药。

一、痛经，失眠

周某，女，44岁，2007年1月17日初诊。月经周期提前5~7

天。末次月经 2006 年 12 月 28 日，量偏多，伴腰腹痛甚，乳胀，失眠，甚则彻夜不眠，夜间胸部不适，精神差，饮食一般，夜尿 1~2 次，无尿急尿痛，脉细数，苔白薄。彩超探查：子宫有小肌瘤。此例经期腰腹痛，乳胀等，若谓其肝气郁结，肾气不足，虽无不可，然而探索全部病情，还与冲任失养相关。夫冲任督脉均起胞宫，一源而三派也。《灵枢·逆顺肥瘦》曰："冲脉者，五脏六腑之海也，五脏六腑皆禀焉。其上者，出于颃颡，渗诸阳，灌诸精，其下者，注少阴之大络，出于气街……其下者，并于少阴之经，渗三阴。"任脉以阴血为体，阳气为用，与督脉下交于会阴、上交于唇内之龈交。而督脉统督诸阳，故任督相贯，则气血阴阳和顺，而滋荣周身，在女子则胞宫尤得其养。今患者阴血虚损，影响肝肾，在所难免，而冲任失调，则首当其冲。是以下不能营运胞宫，故有痛经等症；上不能调济心火，故失眠严重。治宜养血活血，调理冲任。处方：阿胶 10g（烊化），艾叶炭 10g，生地黄 10g，当归 10g，川芎 10g，白芍 10g，墨旱莲 30g，延胡索 15g，郁金 10g，片姜黄 10g，贯众炭 10g，灵芝 10g，酸枣仁 30g，茯神 50g，7 剂。1 月 24 日复诊：末次月经 1 月 20 日，经量正常，今日量甚少，无腹痛，腰痛减轻，偶尔失眠，续予原方 7 剂。1 月 31 日第三诊：自觉症状不明显，劳累过度或情绪激动时睡眠欠佳，脉舌同前。应患者所求，予原方约 20 倍剂量，加制三棱 200g，制莪术 200g，石上柏 200g，三七粉 300g（后下），1 剂共熬，加等量蜂蜜收膏。每日 3 次，每次 1 匙。

二、月经量过多

代某，女，41 岁，2004 年 11 月 10 日初诊。患者因子宫肌瘤，于 1998 年做瘤体剥除术，今年做彩超复查，又发现子宫肌瘤（2cm×2.5cm）。近半年来，月经周期基本正常，量甚多，有血块，常溢出卫生巾外，故需多次更换，7~8 日方净，伴头痛，胃痛，饥饿或进食时胃痛明显，纳差，精神不振，面色少华，大便干结，1~2 日 1 次，脉缓弱，舌苔白薄，质偏淡。此例经量虽多，但 7~8 日可止，属月经量过多。考其成因，实为"癥瘕"所害（《金匮要略·妇人妊娠病脉证并治》第 2 条），盖六年前做子宫肌瘤（癥瘕）剥除术，则胞宫已受损伤，而今肌瘤复发，是其再伤，危害胞宫络脉；患者兼有胃病，则气血生化之源不旺，冲任督带失养，镇摄无权，故下则经量过多，上则头痛。其病虽起于癥瘕，但不属崩漏，故舍桂枝茯苓丸之缓消癥瘕，而取胶艾汤之养血止血，推陈致新，调理冲任为主，相机消癥。处方：阿胶 10g（烊化），艾叶炭 10g，生地黄 10g，当归 10g，川芎 10g，白芍 10g，黄芪 30g，墨旱莲 30g，三七粉 10g（冲服），海螵蛸 15g，茜草炭 15g，仙鹤草 15g，石上柏 20g，制三棱 10g，制莪术 10g，14 剂。所需说明者，方中海螵蛸配茜草炭，取义于《素问·腹中论》之"四乌贼骨一藘茹丸"，原为治疗"血枯"病之出血等症，此外还有抑制胃酸而止胃痛之效。11 月 26 日复诊：头不痛，胃不痛，精神、饮食好转，大便干结，日行一次，脉舌同前，再予原方 7 剂。12 月 3 日第三诊：月经于昨晚来潮，因时间尚短，其量不多，伴头痛，腰胀，嗳气，肠鸣，大便每日一次，干结，脉舌同前。因月经刚至，为防量多，故于原方去石上柏、制三棱、制莪术，加血余炭、贯众炭，7 剂。12 月 10 日第四诊：此次行经 6 日已净，其量比正常时略多，瘀血块减少，头昏头痛明显减轻，右下腹微痛，嗳气，大便偏干结，脉舌同前。处方如下：①汤剂：按初诊之方加虎杖 20g，7 剂，待汤剂服完，续服膏剂。②膏剂：阿胶 200g（烊化），艾叶炭 200g，生地黄 200g，当归 200g，川芎 200g，白芍 200g，黄芪 300g，三七粉 200g（后下），海螵蛸 200g，仙鹤草 200g，石上柏 200g，制三棱 200g，制莪术 200g，金刚藤 400g，1 剂共熬，加蜂蜜 3600g 收膏，每日 3 次，每次 1 匙。

三、月经先期，痛经，量少

王某，女，16 岁，2006 年 7 月 28 日初诊。近 1 年左右经期提前 7~9 天，末次月经 7 月上旬，量甚少，经来小腹胀痛，痛甚则恶心，乳房胀痛，腰痛，下肢酸软，睡眠不安，梦多，脉缓，舌苔白薄，质正常。患者正值高中阶段，学习压力大，缺乏身体锻炼，体质偏弱，其证显属气血不足，冲任失养所致。治宜养血益气，调理冲任。处方：阿胶 10g（烊化），艾叶 10g，生地黄 10g，当归 10g，川芎 10g，白芍 10g，黄芪 30g，丹参 30g，牡丹皮 10g，延胡索 15g，郁金 10g，片姜黄 10g，槟榔 20g，7 剂。8 月 30 日复诊：仅服上方 7 剂，因学习紧张而中断，末次月经 8 月 6 日，是月经周期初复正常，而症状基本同前，故于原方加炒川楝子、橘核，14 剂。9 月 13 日第三诊：末次月经 9 月 9 日，痛经诸症明显减轻，经量虽偏少，但较此前明显增加，脉舌同前。为便于服药，予丸剂如下：阿胶珠 200g，艾叶 200g，生地黄 200g，当归 200g，川芎 200g，白芍 200g，黄芪 300g，丹参 300g，延胡索 300g，郁金 200g，片姜黄 200g，槟榔 200g，炒川楝子 200g，橘核 200g，墨旱莲 300g，1 剂，水蜜丸，每日 3 次，每次 10g。

四、月经淋沥不尽

史某，女，48 岁，2008 年 8 月 22 日初诊。有子宫肌瘤病史。近三月月经周期虽属正常，但行经期逐渐延长。末次月经 8 月 8 日，经前腰腹痛，乳房胀痛；前 5 天经量尚属正常，迄今量少淋沥未止，头昏，面色萎黄，饮食尚可，二便正常，脉缓，舌苔白薄。患者子宫肌瘤先伏，则多为气滞血瘀，或兼有气滞血瘀。是邪实在先，足以损伤胞宫及冲任诸脉。既有损伤，则多兼虚象。其经前腰腹痛，乳房胀痛，是气滞血瘀之象；经来痛止而淋沥不尽等，是冲任虚损，镇摄无权之象。为今之计，先宜补虚而调理冲任，待经漏得止，则可兼攻其实。处方：阿胶 10g（烊化），艾叶炭 10g，生地黄 10g，当归 10g，川芎 10g，白芍 10g，墨旱莲 30g，三七粉 10g（冲服），仙鹤草 15g，贯众炭 10g，红景天 15g，黄芪 30g，丹参 30g。先后两诊，共服药 14 剂。9 月 5 日第三诊：月经淋沥已于 8 月 30 日停止，自觉症状不明显，脉舌同前。原方加制三棱、制莪术、石上柏，7 剂。

9 月 19 日第四诊：末次月经 9 月 15 日，前两日经量略多，后两日量正常，今日量甚少，经前腰腹痛，精神略差，其余症状不明显，脉缓，舌苔白薄。因正值经期，故于第三诊方中去制三棱、制莪术、石上柏，以暂停攻逐；为促其月经按期而止，故于前方加太子参、炒白术、茯苓、炙甘草，则变原方为气血双补、调理冲任之方，7 剂。9 月 26 日第五诊：月经于 9 月 20 日净，自觉症状不明显，再予原方 14 剂。10 月 17 日第六诊：末次月经 10 月 11 日，至今日已净，经期微有乳胀，余症不显，则可于调补法中结合攻逐，处方于下：阿胶 10g（烊化），艾叶炭 10g，生地黄 10g，当归 10g，川芎 10g，白芍 10g，黄芪 30g，太子参 10g，炒白术 10g，茯苓 30g，炙甘草 6g，三七粉 10g（冲服），制三棱 10g，制莪术 10g，墨旱莲 30g，仙鹤草 20g，橘核 10g，共服此方 21 剂。其后月经正常。

胶艾汤，经典方也；若八珍汤加胶艾，经典之衍生方也；若理中汤加胶艾，经典方之变局也。若能究心于此，自可运用灵活，而不离规矩。

下篇 经典思辨拾零

辨证

仲景胸腹切诊辨

胸腹者，脏腑之廓也，五脏六腑，无所不包。而人身之疾病，多以脏腑为主宰，故研究胸腹切诊，对临床辨证及立法处方，意义十分重大，不可等闲视之。仲景胸腹切诊之独特优点，不在于辨一般寒热虚实之概念，而是着眼于疾病的发生发展，并由概念到具体，由具体到概念；由局部到整体，由整体到局部，以明各脏腑病证之胸腹状态。其有貌似相同，而实有大异者；有实质相合，而表现相离者；有一证多因及一因多证者；有胸腹之主证一致，而伴见证各非者，无不谨慎求证，明确判断，曲运匠心，辨析周详。且其文风，不尚浮华，专重实践，足为后学师法。拙作为结合临床计，谨以胸胁、心下、大腹、少腹之次序入手，将有关内容，贯穿其间。

一、胸胁切诊辨

胸胁内含心肺肝胆，又为三焦分部。六经病证中，见胸胁证候者，莫过于少阳，以胆附于肝，其经脉循行于两胁故也。病至少阳，多由"血弱气尽，腠理开，邪气因入，与正气相搏，结于胁下"

（《伤寒论》第97条）而成。故胸胁苦满，为少阳主证之一，切其胸胁但增胸闷之苦而已，并无特殊形象可得。治以小柴胡汤，和解表里，畅达气机，则胸闷可愈。若邪结较重者，每有"胁下痞硬"（第96条），或硬满之情。胁在胸廓之侧，内衬肋骨，似无特殊之硬满可言。然胁下自异于胁，切诊时，当胁之下，腹部之侧，轻循或觉饱满、重按或觉抵抗力增强，或病者微痛是也。治宜小柴胡汤去大枣之壅滞，加牡蛎之软坚，乃仲景成法。若"病胁下素有痞，连在脐旁，痛引少腹入阴筋者"，谓之"脏结"（第167条）。其证并无少阳之形，而有脏气衰微、阴邪凝结之实，且有形之痞块，必梗梗于指下，病者之痛状，楚楚于容颜；呻吟之声，萦萦于耳际，如此重病，补而助邪，攻则伤正，救治诚难，多有不测。况区区咸寒牡蛎，难破痼结之邪，得与少阳之胁下硬满同日而语乎？又有疟久不止，结为疟母，亦在两胁之下，其来也，悠忽不知，成则扪之可得，一般不似脏结之疼痛，而边缘清晰，或如脏结之病重，而正气有强有弱，其弱者危笃不在目前，而在淹缠失治之间；强者常可带病延年，是与脏结大异也。至于癥瘕之类，皆属有形，或在胁下，或在腹中，随其所生而定其位也。或大或小，或痛或否，或轻或重，依病情不同相机而见也。更有非癥非瘕，而"胁下偏痛"（《金匮要略·腹满寒疝宿食病脉证治》第15条）之大黄附子汤证，是扪无痞块，痛而便闭，发热，脉弦紧。

　　前述少阳之胸胁苦满，或胁下痞硬，主以小柴胡汤随证加减，已成定论。如柴胡加芒硝汤证之"胸胁满而呕"（第104条）；柴胡加龙骨牡蛎汤证之"胸满烦惊"（第107条）；柴胡桂枝干姜汤证之"胸胁满微结"（第147条）；三阳合病之"胁下满"（第99条）；少阳阳明合病之"胁下硬满"（第230条），或"胸胁满不去者"（第229条）均是。不过定论中仍有若干特殊情形，不可不辨。有寒湿兼表发黄之胁下满痛，则与少阳无关，如"得病六七日，脉迟浮弱，恶风寒，手足温，医二三下之，不能食，而胁下满痛，面目及身黄，颈项强，小便难者，与小柴胡汤，后必下重"（第98条），是与前者形同而实异也。亦有实质相合而表现相离者，如太少并病之满痛多不在胸胁，而在心下（第142、146、150、171条），更有大柴胡汤证，乃热结胆腑之候，仲景明言"心下急"（第103条），"心中痞硬"（第165条），"按之心下满痛"（《金匮要略·腹满寒疝宿食病脉证治》第12条）。此证不论伤寒、杂病，切诊所见，大抵相同，即病者心下拘急疼痛，按有硬感而拒按，其机制与胆腑位置及经脉循行有关，而太少并病与本证之心下硬满或痛，大有轻重之别，宜详而审之。

肺居胸中，凡六淫七情，瘀血痰饮，脏腑虚实，涉及于肺者，多有胸胀满或胸痛现象。如《金匮要略》所言之肺痈，当裁为二证。其一，痈者（"痈"的繁体字为"癰"或"癕"，通"壅"），壅也。即水气逆行，壅实肺气，故有喘不得卧、胸胀满等，主以葶苈大枣泻肺汤。若切其胸部，觉肋间饱满，略加压力，则病者如窒息样。视其胸廓，在久病者，则膨膨然若桶状，且周身浮肿，按之没指。其二，痈者，痈脓也，胸部切诊，多无异常发现，仅按压及叩击时，胸痛加重，其人一般不肿，但咳唾脓血，状如米粥，腥臭难闻。二证悬殊，而用词则一，切忌毫厘千里之谬。

瘀血在胸，必然或胀或痛，其特点为满痛固定不移，按之加重。如"病人胸满，唇痿舌青……腹不满，其人言我满，为有瘀血"（《金匮要略·惊悸吐衄下血胸满瘀血病脉证治》第10条）。亦有瘀血在下，而满痛在胸者，如妇人热入血室，血结重点在下，而病者"胸胁下满如结胸状"（第143条）是也，乃瘀血与热邪相搏，循经上犯，经脉瘀阻所致。

痰饮水气，上犯胸肺，仍多胸满或痛之象。切诊时，或有特殊形象可得，或无异常发现，属前者，如悬饮证，胸膈"内痛"（《金匮要略·痰饮咳嗽病脉证并治》第21条），随呼吸加重，既是病者之主观感觉，亦是切诊之要点。按时觉心下硬满，且牵引胸胁疼痛，并觉窒息难忍（心下一般不痛）。《伤寒论》第152条云："心下痞硬满，引胁下痛。"证之临床，应验良多，故特申之。他如痰饮，"胸胁支满"（《金匮要略·痰饮咳嗽病脉证并治》第16条）；黄汗及水病"胸中窒"或"胸中痛"（《金匮要略·水气病脉证并治》第4、21条）；吴茱萸汤证之"呕而胸满"（《金匮要略·呕吐哕下利病脉证治》第8条）等，切诊常无所得。

肝居于胁，象应风木，性喜条达，故凡肝气郁结，胸胁满痛，乃必然之势。如"肝中风"之"两胁痛"，"肝中寒"之"喜太息，胸胁痛不得转侧"（《金匮要略·五脏风寒积聚病脉证并治》第4、5条）；"水在肝，胁下支满"（《金匮要略·痰饮咳嗽病脉证并治》第6条）、"趺阳脉微弦，法当腹满，不满者必便难，两胠疼痛"（《金匮要略·腹满寒疝宿食病脉证治》第1条），以及"伤寒热少微厥"之"胸胁烦满"（第339条）等皆是。此类胸胁满痛，一般不喜揉按，按之愈甚，以邪实故也。然邪实者，未必尽如斯也，如"肝着，其人常欲蹈其胸上"（《金匮要略·五脏风寒积聚病脉证并治》第7条），乃肝经之血瘀气滞使然，是邪实于内，而外见欲得揉按之状。王清任有血府逐瘀汤验案两则，可作佐证，一为"胸不任物，江西巡抚阿霖公，年七十四，夜卧露胸可睡，盖一层布压则不能睡，已经七年，召余诊之，此方五付痊愈"（《医林改错》）。二为"胸任重物，一女二十二岁，夜卧令仆妇坐于胸方睡，已经两年，余亦用此方，三付而愈"（《医林改错》）。如此，一证而表现歧异。实难为之解释，无怪王氏有"设一齐问病源，何以答之"之叹。笔者

1981 年曾见两例肝癌患者，门诊均以"腹痛待查"，收入住院。两例形容消瘦，腹软如棉，俱系虚象，胁腹疼痛，喜揉喜按，终日由家属揉按其上。医者施以按摩术，可暂缓其痛，旋复痛甚于前。以虚论治，其痛依旧，且益虚其虚。会诊再三，方药屡易，终难稍缓。后经剖腹探查，证实为肝癌，奄缠数月而病故。噫！大实有羸状之理，虽能口诵心记，但遇表里不一之病，则常能眩于目而惑于心也。可见实证得实象者易明，而得虚象者难知，故尤须提防。至于机制安在，王氏止于"何以答之"？愚意揣度，似应以体质为依归。实证遇实体，必然反应强烈，故有拒按等情形。反之，在百脉空虚之人，必然反应微弱而掩其实象。虚则喜实，故欲藉揉按，以求暂安。不过毕竟实在其中，故按后反甚。

结胸证，无有不痛者。其中大结胸证，一般以"心下痛，按之石硬"（第 135 条），或"从心下至少腹硬满而痛，不可近者"（第 137 条）为典型，何以结胸证之硬满反在心下？盖病在胸膈，外被肋骨，故胸膈惟"拒痛"而已，硬满当无所现，而所现者仅在邻近之心下，第 134 条云："膈内拒痛……心下因硬。"寒实结胸，征象前者，而寒热攸分。至于热扰胸膈证，或见"心中懊恼"（第 76 条），或"胸中窒"（第 77 条），或"心中结痛"（第 78 条），均系病者之主观感觉，心下必柔软不痛，观"下利后更烦，按之心下濡者，为虚烦也，宜栀子豉汤"（第 375 条）可知。若病后劳复而兼宿食者，又当别论，其证用栀子、香豉清宣于上，枳实、大黄推荡于下（第 393 条），知心下及腹部之满痛，为临床常见。

二、心下（心）切诊辨

古称心下者，约当胃上脘，横膈、脾胃、肝胆、肠道，是其四维也。故凡心下见证，所系非止一端，除前述结胸证、大柴胡汤证等外，尚有如下情形。

五泻心汤证，通称痞证。痞者，闭塞不通之谓也。按其成因，可分两类。一为无形邪热结于心下，故虽痞满而"按之濡"（第 154 条）。一为脾胃不和，寒热错杂所致，故心下痞仍为必然见证，不过柔软与否，则视病情之差异及轻重而定，如半夏泻心汤证，心下"但满而不痛者，此为痞"（第 149 条），"呕而肠鸣，心下痞"（《金匮要略·呕吐哕下利病脉证治》第 10 条）。未言硬否，则一般应作"按之濡"观。然而病情较重，或兼症明显者，宜活看。生姜泻心汤证，兼水饮食滞；甘草泻心汤证，为胃虚较重，痞利俱甚，故明言"心下痞硬"（第 157、158 条），论中文字昭昭，可谓痞必柔软乎？他如旋覆代赭汤证（第 161 条）、桂枝人参汤证（第 163 条），虽不在其列，但心下痞而兼硬，切诊显然，此痞之为言，其意一也。然有未尽之旨，能不深究？观《说文》训"痞"为"痛"，而仲景之言，未曾及者何？曰：非不及也，而有难及之故也。盖心下痞，临床所见，痛者有之，不痛者亦有之，全在医师裁决，未可死于句下。观生姜、甘草二泻心证，均有"腹中雷鸣""下利"，则疼痛之意，依稀可见。附子粳米汤证，虽不言痞，但考诸"雷鸣切痛"句（《金匮要略·腹满寒疝宿食病脉证治》第 10 条），知腹中雷鸣下利者，常与腹痛相伴。或问曰：仲景云"但满而不痛者，此为痞"（第 149 条），又将何解？此痞证与结胸对举之文，若以结胸之大痛而论，则痞证之痛，是不足言也，论中类似文法甚多，恕不列举。另有五苓散证（第 156 条），小半夏加茯苓汤证（《金匮要略·痰饮咳嗽病脉证并治》第 30 条），亦有心下痞，为水气上逆所致，而且仅属副证，不得与主证齐观。又"伤寒吐下后，发汗、虚烦、脉甚微，八九日心下痞硬，胁下痛"（第 160 条），乃阳气大虚，水饮攻冲之象，痛甚于前，故痞而兼硬。总括前述，是一证多因，其辨固非纯为切诊之功，然则指下所得，参合其余，并心领神会，则病犯何逆，自有成竹在胸。

病有貌似心下痞硬，而不能以痞名之者。如"气分，心下坚，大如盘，边如旋杯，水饮所作，桂枝去芍药加麻辛附子汤主之""心下坚，大如盘，边如旋盘，水饮所作，枳术汤主之"（《金匮要略·水气病脉证并治》第31、32条），其证与心下硬满何其相似，但若认真切按，仍可区分。夫心下痞硬，不论范围大小，绝无明显边界，而上二者，心下如盘，并有钝圆之边界，清晰可辨，并因水停胃中，故切诊时，每有如囊裹水，激荡有声之感，则与痞证大异也。

水饮为患，变幻无穷，凡气击水升，涉及心下者，俱可出现心下见证。如"水在心，心下坚筑，短气，恶水不欲饮"（《金匮要略·痰饮咳嗽病脉证并治》第3条），乃心阳衰，水饮凌心之象。临床所见，不独心下坚满，按之作痛，而且以手扪之，觉筑然悸动不安，既为医者易察，亦为病者所苦。凡遇此类证候，温通心肾，化气行水，乃必然之治法，是切诊而关乎治疗也。有留饮不去之甘遂半夏汤证，"病者脉伏，其人欲自利，利反快，虽利，心下续坚满"（《金匮要略·痰饮咳嗽病脉证并治》第18条），是留饮上下攻冲，上则心下坚满，下则欲自利，切诊之特点，为心下之坚满时重时轻，轻时多在利后，重时多在下利之前，较诸水在心，心下坚筑，终日不止，情状歧异。有脾虚水停证，"伤寒若吐若下后，心下逆满，气上冲胸，起则头眩，脉沉紧"（第67条），斯证心下满则满矣，坚硬与否，则非必然，况且逆满，一指切诊心下有胀满之势，一为病者觉气上冲胸，此与水在心之短气又不同也。盖短气者，谓胸中气短不足以息；气逆者，是逆气上冲，呼吸不利。

痰实结在胸中，因与心下毗邻，故除"胸中痞硬"（第166条）外，"心下满而烦"（第355条）及"心中温温欲吐，复不能吐"

（第 324 条）颇为常见。若切其心下，病者必烦而不受，但求畅吐为快。

胸痹心痛之类，主证为胸背痛，或心痛彻背，背痛彻心，程度剧烈，或涉及心下，或正在心下剧痛，甚则病者如有临死之恐怖感，常以手护其痛处，闭目蹙眉，深惧旁人侵扰。医者但需急投方药，切勿任意切按。其轻者，切按无妨，然鲜有异象，仲景所立乌头赤石脂丸、栝楼薤白半夏汤等（《金匮要略·胸痹心痛短气病脉证治》），疗效显著。

有病不在心下，而心下硬满者，尤需细辨，不得以部位限定之。如"少阴病，自利清水，色纯青，心下必痛，口干燥者，急下之，宜大承气汤"（第 321 条），"下利三部脉皆平，按之心下坚者，急下之，宜大承气汤"（《金匮要略·呕吐哕下利病脉证治》第 37条）。考大承气汤证硬满疼痛，多在大腹，或绕脐而痛，是中有燥实，地道不通之候。此与上二条相较，似乎不侔，然心下硬痛之可下者，总而言之，必有实邪内阻，心下硬痛必涉及于腹，而与胸胁无关。且下利多为稀水、臭秽、灼肛、窘迫不爽。虽利，但不能缓解其疼痛，若不及时攻下，则恐津液重伤，而结实更甚，凶险之候接踵而来。析而言之，少阴病之急下，属水竭土燥，多在热病过程中出现。后者下利三部脉皆平，而心下坚，纯系实邪内阻，津伤就燥，多属杂病范畴。不仅如此，即使小承气汤证（第 251 条）及"阳微结"（第 148 条）亦有心下硬满，然伴见证候迥异于前。至于邪实在中，而硬痛见于心下之根由，无非大肠小肠皆属于胃，肠道不通，胃气因而壅滞之故，乃常中之变也。

心悸一证，临床颇多，前后文俱有涉及，兹择其未及者言之。小建中汤证有"心中悸而烦"（第 102 条），在瘦弱者，扪其心之部位，悸动常能应指，按其腹部，或柔软如棉，或较为紧张，柔软者，虚之本象；紧张者，气血不主濡养也。炙甘草汤证为"脉结代，心动悸"（第177条），扪之不仅觉心脏悸动，且其节律参差，亦如脉有结代，是与小建中汤证之显著区别也。

前言，"心中悸""心动悸"，系指当心之部位而悸，而心下悸之所指，则应具体分析。如桂枝甘草汤证，因心阳不足，其"心下悸"（第64条），仍指心之部位，观"其人叉手自冒心"可知。关于水饮逆动之心悸，如真武汤证、茯苓甘草汤证等，则应视病情而定，有确属心下者，亦有在心者，更有从心下至少腹者，患者为之震撼不安，医者当其处轻循可得，甚至不必切诊，可望而知之。若问其故，愚以为水饮逆升，良由离照失所，阴霾肆横，上下冲突，无所制约使然。

奔豚证，或为肾中寒气上逆，或为情志伤动所致，见气从少腹上冲心胸、咽喉，发作欲死，复还止（《金匮要略·奔豚气病脉证治》第1条）等。其病涉范围虽广，但无凶险之象，胸腹虽有气上下游移，如豚之奔，但多为病者主观感觉，切诊并无特殊发现。仲景或以平冲降逆为法，如桂枝加桂汤；或以疏肝解郁为治，如奔豚汤之类（《金匮要略·奔豚气病脉证治》第2条）。若欲作奔豚（第65条）之候，是欲作而未作也，仅有脐下悸动，并无气之奔突，有下焦水饮欲动之象，而无肾气上逆之形。故在瘦人，以手轻按脐下，便知筑筑然跳动不安。综上以观，水饮凌心而心（下）悸者，重在温阳，前已论及；下焦水气欲动而脐下悸者，重在行水。如"假令瘦人，脐下有悸，吐涎沫而癫眩，此水也，五苓散主之"（《金匮要略·痰饮咳嗽病脉证并治》第31条），是又一有力证明。有病情酷似奔豚，而实非奔豚者，如"青龙汤下已，多唾口燥，寸脉沉，尺脉微，手足厥逆，气从小腹上冲胸咽，手足痹，其面翕热如醉状，因复下流阴股，小便难，时复冒者，与茯苓桂枝五味子甘草汤"

（《金匮要略·痰饮咳嗽病脉证并治》第 36 条）。是痰饮咳逆证，服小青龙汤后，寒饮将化，而冲气上逆之象，故予敛气平冲为治，其病属饮家之变证，与奔豚证区别不难，恕不赘言。

三、大腹切诊辨

大腹者，脾胃之处也，太阴阳明虽未可概括全部病情，但若能循此纲领，思过半矣。

太阴属至阴之脏，体阴用阳，但凡中阳不振，或寒湿内侵，必至转输不能，故为胀为痛。太阴提纲云"腹满而吐""时腹自痛"（第 273 条）是也。其满痛以时时减轻，旋复如故，喜温喜按为特征。若更见"自利不渴"（第 277 条），乃太阴之的候，予理中四逆辈，不易之法也。然太阴为病有但满而不痛者，厚朴生姜半夏甘草人参汤证是也（第 66 条）。斯证腹胀较重，午后尤重，夜半自行缓解，扣之空空然有声。以其不利，知阳虚未甚，而气滞显著，故舍姜附之"守"，而取厚朴之"走"。又有但痛而不胀者，如小建中汤证之"腹中急痛"（第 100 条），"虚劳里急"（《金匮要略·血痹虚劳病脉证并治》第 13 条）是也，其痛有微甚，或绵绵不止，或急痛阵作，仍喜温喜按，此乃中有寒邪而气血俱虚，筋脉失养所致，主以小建中汤者，在于立中气，以昌气血之源。夫病有轻重，方有大小，故大建中汤所主"心胸中大寒痛，呕不能饮食，腹中寒，上冲皮起，出见有头足上下，痛而不可触近"（《金匮要略·腹满寒疝宿食病脉证治》第 14 条）。必甚于前者，切诊觉腹中有包块游移隐现，犹胎儿之在母腹，随胎动而有头足伸缩然，且痛而拒按，是虚寒腹痛之特例也。寒凝腹痛，尚有附子粳米汤证之"雷鸣切痛"（同上，第 10 条）。扪之常无包块，拒按与否，则依寒凝之程度而定，不可强求。以上腹痛诸症，均与太阴有关，若细分之，则理中汤、小建中汤证重在脾，大建中证重在胃（肠），而附子粳米汤证，又与火不生土有关。故切诊之中，若能存乎心，达于理者，庶可见病知源，法明而方效也。

腹满痛而需辨太阴阳明之归属者，还有因误治失治，太阳表病未罢，而腹满痛继起之证。如"腹满时痛"，喜温喜按者，"属太阴也，桂枝加芍药汤主之；大实痛者，桂枝加大黄汤主之"（第279条），若虽大实痛，而其人"脉弱""续自便利"者，宜再斟酌，泻下剂未可直率而往也，故云"设当行大黄芍药者，宜减之，以其人胃气弱，易动故也"（第280条），可见证如上述，而大黄芍药之当加当减，既需指下别其"虚实"，亦需根据体质，辨胃气之强弱。

太阴虽位居中土，但因脏腑相连，病情相关，故有本非太阴而涉及太阴者。例如，少阴阳气大衰，火不生土，阴寒内盛，而于吐利厥逆诸症中，见腹"内拘急"而痛者，四逆汤证（第353条）之类是也。此类腹痛，固属虚寒，然拒按者并非罕见。盖寒主收引，筋脉挛急，按之不惟无益，且反增疼痛。若非阳气温煦，终难舒展，故喜温而拒按，乃必然之势。诸凡内寒特甚，或暴寒直中之病，大抵如此，不一一列举。若四逆散证，"或腹中痛"（第318条），虽以少阴病冠首，但实非阳衰，而是阳郁于里、气机不展所致。故喜揉按，以展气机。有肝木乘脾之腹满，宜分二类，一为"伤寒，腹满谵语，寸口脉浮而紧"（第108条），甚或大便难，腹满与谵语并见，属热者居多，"诸胀腹大，皆属于热"（《素问·至真要大论》）是也。其腹必不柔软而拒按，仲景立刺期门之法，以泻肝实。二为肝虚而浊阴郁气致伤脾土，则腹满见于脾虚证中，切诊所得，与太阴腹满相关，仲景虽未直指治法，但规矩已立，《金匮要略·脏腑经络先后病脉证》云："见肝之病，知肝传脾，当先实脾。""肝虚则用此法，实则不在用之。"另有木火刑金之腹满，则与太阴无关，当作别论。如《伤寒论》第109条云："伤寒发热，啬啬恶寒，大渴欲饮水，其腹必满，自汗出，小便利，其病欲解，此肝乘肺也，名曰横，刺期门。"其腹满乃治节乖常，水道失调，小便不利而成，多属实证，故腹不柔软而拒按。

阳明多气多血，主燥化而为受纳之所，故阳明之腹满痛，实证居多。如阳明腑实之满痛，常与燥结为伴，切诊以腹部胀满硬痛拒按为显著特点。病情重者，则腹硬如板，疼痛剧烈，有不可触及之势，尤须急下。阳明之下法，分大承气、小承气、调胃承气三方，其具体运用，切不应以满痛之程度为转移。盖有"腹大满不通"而用小承气者（第208条）；有"腹都满，胁下及心痛，久按之气不通"（第231条），而不可用大承气者；有"伤寒吐后，腹胀满"而用调胃承气者（第249条），故必须考其外证所合，方可断之。

阳明腑实而腹硬满，人所共知，然亦有不硬者，似难确信。观第215条"胃中必有燥屎五六枚也"，绝非臆测，而是切诊时，觉肠中有硬粪块，若断若续，屡屡于指下。试问若腹满而硬，如何触知，得非不硬之证据乎？结合临床，此类病情并不少见，只需切诊如此。又见阳明征象，可放胆用下，常取效甚捷，若必持腹壁硬满而后下，是病加一等，坐失良机矣。

此外，阳明腑实，尚有"绕脐痛"（第239条）拒按之典型证候，反之，若谓凡绕脐痛，俱属阳明，则大失仲景本意。如"夫瘦人绕脐痛，必有风冷，谷气不行"，以及"寒疝绕脐痛"（《金匮要略·腹满寒疝宿食病脉证治》第8、17条）之类，皆与阳明风马牛不相及也。

阳明"腹满而喘"（第208条），更见潮热等证，是腑实已成，宜以大承气汤攻之。然阳明中风之"腹满微喘"，则下法当禁（第189条）；太阳中风，误以火劫致变之"腹满微喘"，良由"邪风被火热""阴阳俱虚竭"（第 111 条），而热壅胃肠所致，当属坏病之列，不得以阳明腑实论之。

阳明燥实之"脉迟""腹满"（第 208 条），得下则解；阳明中寒之"脉迟""腹满""虽下之，腹满如故"（第 195 条）；阳明发黄之腹满，可清可下；太阴发黄之腹满，惟于"寒湿中求之"（第 259 条）。有"太阳病三日，发汗不解，蒸蒸发热者，属胃也"，宜调胃承气汤，泻热存阴（第 248 条）。有"不更衣十日，无所苦"（第 244 条），脾约也，只宜润肠滋燥。由是，仲景文法，岂可以词害意？能不于指下判其虚实，于全局辨其证候耶？

另有干血劳之腹满，必形体羸弱，而肌肤甲错（《金匮要略·血痹虚劳病脉证并治》第 18 条）；水病腹满，不论肝水、脾水、肾水或其余，多兼"小便不利"，或"腹满因肿"或"腹满肠鸣相逐"（《金匮要略·水气病脉证并治》第 12、30 条），与阳明燥结，处处有别。

蛔厥证，仲景虽未言腹痛，但从"病者静而复时烦"（第 338 条）分析，并结合临床，知此证或因痛而烦，或因烦而痛，时发时止。发时切诊，其腹或硬或软，包块或有或无，各随其轻重，而拒按则一；止时切诊，其腹多如常人，或按之则痛。

四、少腹切诊辨

仲景论少腹者，概言小腹也。本文仍宗其旨，以少腹概之，膀胱、小肠、胞宫等寄寓其中，肾肝冲任诸脉循行其地。

六经病中，见少腹证候者，以太阳较为明显。太阳蓄水证，为邪与水结，膀胱气化失职，故小便不利，少腹"里急"（第 127 条）。里急者，内有拘急之意也，多为病者主观感觉，不易为切诊所知。然蓄水较重，小便极少，或有水肿之人，切其少腹，觉膨胀而有抵抗。太阳蓄血，乃热邪循经入里，与瘀血结于下焦膀胱部位，故少腹硬满疼痛拒按。复因轻重缓急不同，而有桃核承气汤证之"少腹急结"（第106条），抵当汤证之"少腹硬满"（第124条）、"少腹硬"（第125条），抵当丸证"少腹满"（第126条）之别。以上文字相似，但若从字里行间细心玩味，则自有等次参差。"淋之为病"，多由热聚膀胱，煎熬津液而成，其证"小便如粟状，小腹弦急，痛引脐中"（《金匮要略·消渴小便不利淋病脉证并治》第7条）。少阴为太阳之里，若少阴病阳复太过，亦可化热，而使脏邪还腑，故有"热在膀胱，必便血"（第293条）之证候，临床多见，此证少腹急结、硬满等，亦常有之。热结膀胱如此，若"冷结膀胱关元"，因寒凝气滞关系，仍有"小腹满，按之痛"（第340条），是切诊相类，而寒热异派也。

虚劳为病，证候繁多。其肾阳不足，水道不利者，多有"少腹满"或"少腹拘急"之象。如"男子脉虚沉弦，无寒热，短气里急，小便不利……少腹满，此为劳使之然"（《金匮要略·血痹虚劳病脉证并治》第5条）、"虚劳腰痛，少腹拘急，小便不利者，八味肾气丸主之"（《金匮要略·血痹虚劳病脉证并治》第15条）是也。

仲景所言"夫失精家，少腹弦急，阴头寒"（《金匮要略·血痹虚劳病脉证并治》第8条），乃阳虚精耗所致，而临床之中，失精亦有热扰精室，湿热下注，肾阴不足而成者，其见证虽各不相同，但少腹弦急恒多。属热而弦急者，自在意料之中，因虚而弦急者，似乎费解，然阳气主温煦，阴精主濡养，今两虚相得，筋脉何以温煦濡养，于是"弦急"由生。或问曰"弦急"状何？答曰：患者少腹有牵引或抽搐感，一日之中，轻重缓急，变化无时，或偶尔有之，或发作频繁，则失精愈甚。发时切诊，觉小腹绷急，偶有抽掣跳动之势。笔者曾治一男子，年在三旬，平昔体弱，婚后三年未育，查女方无病，男则因欲念较多，浸至早泄而精液量少，小腹有抽掣感。化验：精子数少，死精过半。因师仲景法，投桂枝加龙牡汤合五子衍宗丸十剂。二诊来告，精量增多，早泄好转。足见失精家少腹弦急，可信可征。

因肾虚而少腹急迫者，尚有女劳疸。《金匮要略·黄疸病脉证并治》第14条云："膀胱急，少腹满，身尽黄，额上黑……此女劳之病，非水也。"考诸黄疸病，属太阴、阳明者，其满在大腹；属肾虚者，其满在少腹，是疸病而内根于脏腑故也。

胞宫为女子经水盈亏之地，亦为孕育胎产之所，凡病及此，每见少腹证候。《金匮要略》妇人三篇所论，以寒证、实证居多，而热证、虚证较少。其病因就寒证、实证而言，《金匮要略·妇人杂病脉证并治》第8条云："妇人之病，因虚积冷结气，为诸经水断绝，至有历年，血寒积结，胞门寒伤，经络凝坚。"可得其梗概。

因瘀血而明言少腹满者，有土瓜根散证（《金匮要略·妇人杂病脉证并治》第10条）、枳实芍药散证、下瘀血汤证（《金匮要略·妇人产后病脉证治》第5、6条），以及"产后七八日，无太阳证，少腹坚痛，此恶露不尽"（《金匮要略·妇人产后病脉证治》第7条）等。有未言满痛，而满痛必见者，如"妇人经水不利下，抵当汤主之"（《金匮要略·妇人杂病脉证并治》第14条），"妇人经水闭不利，脏坚癖不止，中有干血，下白物，矾石丸主之"（《金匮要略·妇人杂病脉证并治》第15条）。以上诸症，切其少腹，必然硬满，痛点固定，压痛明显。有水与血俱结在血室，而外见少腹满如敦状者（《金匮要略·妇人杂病脉证并治》第13条）；有漏下见于外，而癥块藏于内者（桂枝茯苓丸证）（《金匮要略·妇人妊娠病脉证并治》第2条）；若瘀血见于虚寒之中，有温经汤证，仲景只曰"少腹里急"（《金匮要略·妇人杂病脉证并治》第9条），知硬痛逊于前者。至若纯因虚寒而痛者，如当归生姜羊肉汤所主"产后腹中疞痛"（《金匮要略·妇人产后病脉证治》第4条），必绵绵不已，温之按之则舒。

"肠痈者，少腹肿痞，按之即痛如淋，小便自调，时时发热，自汗出，复恶寒"（《金匮要略·疮痈肠痈浸淫病脉证并治》第4条），此言少腹肿痞，确在小腹之侧，重则腹壁板硬，痛引上下，其脚难伸。《金匮要略·疮痈肠痈浸淫病脉证并治》第3条云："肠痈之为病，其身甲错，腹皮急，按之濡，如肿状，腹无积聚，身无热，脉数，此为腹内有痈脓。"此病必在病久体弱，脓成而局限者见之，从"身甲错""身无热"可知。另据"腹皮急，按之濡，如肿状，腹无积聚"推测，则痈脓应在腹壁深层，而不在肠，若确属在肠，则腹中包块明显，何言腹无积聚。

另有阴狐疝之疼痛，多在少腹及阴股，为肝经所过之地，并有包块外见，辨识不难，故略之。

本文仅就仲景胸腹切诊而论，并非辨证不及其余也，否则，"省疾问病，务在口给""按寸不及尺，握手不及足，人迎趺阳，三部不参""短期未知决诊，九候曾无仿佛，明堂阙庭，尽不见察"。深为仲景所非，笔者敢蹈其覆辙耶？

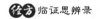

胃家实之我见

"关于胃家实的探讨"一文（以下简称《探讨》），对《伤寒论选读》（以下简称《选读》）中"胃家实"的解释，提出了争鸣意见，拜读之余，获益良深，然有以下问题，尚待商榷。

一、"胃家实"当包括经、腑二证

"胃家实"为阳明病提纲，是从病机上提示阳明病以燥热实为其主要特征。故有阳明外证——身热，汗自出，不恶寒，反恶热（第182条）；阳明主脉——脉大（第186条）之补述，方得全貌。考"外证"及"主脉"为阳明经、腑二证所共有，皆燥热使然。《探讨》提出诊断依据问题，则上述二条内容，已构成阳明病之诊断。至于属阳明病下何证，则需根据其他症状进一步分析，而未可将阳明病之提纲、病、证混为一谈，此其一也。其二，《伤寒论》第210条"夫实则谵语，虚则郑声"，是谵语多属实证，故阳明腑实证常见谵语。而第219条"三阳合病，腹满身重，难以转侧，口不仁，面垢，谵语，遗尿……若自汗出者，白虎汤主之"，虽言三阳合病，实以阳明燥热为主，其证有谵语而投白虎汤，其邪焉得不实？其实焉能离乎阳明？故张锡纯《医学衷中参西录·前三期合编第六卷》云："白虎汤原为治阳明实热之正药。"又《伤寒论》第265条"伤寒脉弦细，头痛发热者，属少阳，少阳不可发汗，发汗则谵语。此属胃，胃和则愈；胃不和，烦而悸"。本条为少阳病误治而发谵语，且明言属胃，据"胃不和，烦而悸"看，则非阳明腑实，而是阳明燥热津伤之证，因知"胃家实"不必限于腑实证。其三，《伤寒论》第246条云："脉浮而芤，浮为阳，芤为阴，浮芤相搏，胃气生热，其阳则绝。""绝"者，非绝灭之绝，而是极盛之意。胃热既已极盛，则属实无疑。然无大便不通，腹满痛等，知非有形之腑实，而为无形之燥热，亦实也。其四，即令用承气汤之证候，在某种特定条件下，亦未必有燥屎，惟以泄热和胃而已。如《伤寒论》第105条："伤寒十三日，过经谵语者，以有热也，当以汤下之。若小便自利者，大便当硬，而反下利，脉调和者，知医以丸药下之，非其治也。若自下利者，脉当微厥，今反和者，此为内实也，调胃承气汤主之。"本条误下后仍用调胃承气汤，其属阳明腑实，皆无异词。然则，误下之前，大便不通而硬，却曰"以有热也"，而误下后，燥屎已去，病者下利，反曰"此为内实也"，是燥热之有形无形，皆为实证之确据。综观以上论据，何以得出"胃家实"即是阳明腑实之结论？冉雪峰云：阳明病"表层以经证为显彰，里层以腑证为肯定。阳明之上，燥气治之。胃家之实，其病源皆在一燥字"（《冉注伤寒论·辨阳明病脉证并治》）。余无言《伤寒论新义》云："胃家实之实字，约有二义，食物积滞而实者，实也；表热传里而实者，亦实也。食物积滞而实者，是承气汤证；热入而实者，是白虎汤证。"冉、余二氏，文字寥寥，其意毕矣，可引为笔者之结论。

二、关于阳明腑实证

《选读》在阳明病"概说"中有以下文字："病邪侵袭阳明，多从燥化，其证候以胃肠之燥热实为特点，即所谓胃家实。胃家实包括两个方面：一为……阳明经证。二为燥热之邪与肠中糟粕相搏而成燥屎，影响腑气通降，出现潮热，谵语，腹满硬痛，或绕脐痛，大便秘结，手足濈然汗出，脉沉实有力，舌苔黄燥，或焦裂起刺等，称为阳明腑证。"《探讨》提出："编者所写的'胃家实'所包括的证候，就是阳明病的特征，为阳明病所必有。但是具有这样特征的阳明病，《伤寒论》没有一条条文记载，也未见临床报道。"为答此问难，兹分析如下：第一，概说者，概其大要。既有概说，必有详论在后。即令概其大要，亦非含混不清，观前述《选读》文字，首段是从病机上说明"胃家实"之特征。二段是说"胃家实"包括经、腑二证。须知病机特征与证候类型概念不同。第二，上述阳明腑实诸症，俱从《伤寒论》原文来，若谓"无一条条文记载"，则未必也。盖《伤寒论》中有关原文甚多，如第 208 条："阳明病脉迟，虽汗出，不恶寒者，其身必重，短气，腹满而喘，有潮热，此外欲解，可攻里也。手足濈然汗出者，此大便已硬也，大承气汤主之。"此外，"绕脐痛"见于第 239 条，"腹满痛"见于第 241 条，观此，当信言之不诬。至于上述病情"未见临床报道"，亦未必也。古代医案且不讲，现代之临床报道亦时有所见，如广东现代名医黎庇留先生曾用大承气汤治愈黄某之阳明腑实证，即有大便不通，"腹痛甚，手足躁扰，循衣摸床，肆咬衣物""惕而不安"（《黎庇留医案》）等。例证甚多，举不胜举。第三，西医学所称"肠梗阻"，有属阳明腑实者，亦有非阳明腑实者。今以属阳明腑实之肠梗阻而论，病情有轻有重，皆谓阳明腑实，即如《探讨》亦谓《选读·阳明病概说》所载之阳明腑实证，"是阳明病发展到严重阶段的临床表现"，可见《选读》无误。至于肠梗阻重证是否能全部用承气汤治愈，则恕其不能尽然。盖以本属外科手术之疾患，而要求中医内科疗法尽如人意，是为客观所不允许。若必以此为准，方为理论指导临床，则西医内科必不承诺，即西医外科亦有死亡病例。可见各种疗法，皆有其局限性，而又不得以疗法之局限性，而斥其对疾病认识之非。犹须申言者，阳明腑实证是多种外感热病发展过程中，依一定条件，化燥成实之病理阶段，追究其始发病证，则种种不一，非必以"肠梗阻"为然。笔者曾治一例肺源性心脏病、肺部严重感染、肺脑综合征患者，女，60岁，住院治疗。先系统使用抗感染等西医疗法，约一周后，体温降至正常，血象降至接近正常，病情有所缓和。然则神志始终似清非清，不能识人，烦躁，答非所问，或语无伦次，咳痰不易出，呼吸较为表浅，微发绀，不能平卧，下肢微肿，大便数日未行，舌苔灰黑略干，而配合中医治疗。辨证属痰热阻肺，上蒙心包，下兼阳明腑实。用宣白承气汤加减，送服安宫牛黄丸，泻下粪便甚多，臭秽异常。次日神清索食，渐而高枕平卧。约半月后，因重复感染，病情急剧恶化，中西医抢救无效而死亡。此案虽以死亡告终，然其间用承气类方剂，渡过其阳明腑实阶段，却是事实，而此腑实证并非"肠梗阻"。另外，《探讨》之阑尾炎穿孔案，则又不属阳明腑实。第四，《选读·阳明病概说》所述之阳明腑实各症，是说阳明腑实可以出现的症状，自当赅轻重诸症而言之，并未言必然如此，方可用承气汤。即使小柴胡汤证，尚有"但见一证便是，不必悉具"之明训，何况阳明腑实？观《伤寒论》中六条急下证，有四条病证暂不凶险，仍须急下，其义自见。况且《选读》第91页按语云："急下之证固多凶险，而急下之法则不必待病情凶险而后用之。"其有可下者，犹分峻下、和下、缓下；其不可下者，需反复推求，另谋治法。其病证疑似者，宁予试探之法，勿予峻攻；其显著者，须当机立断，切忌踌躇。皆孜孜于审证求因，审因论治，何尝教人但凭只言片语，以定病证、治法。笔者学识有限，请同道教正。

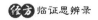

论少阳腑证*

张仲景《伤寒论》以六经辨证为主，论中并无明文提及经证、腑证问题，后人在研究《伤寒论》过程中，将太阳、阳明二经之病，分为经、腑二证。因为从理论来说，阳经既病，自必有偏重在经者，亦必有偏重在腑者，前者谓之经证，后者谓之腑证。从临床角度而言，太阳、阳明之经腑二证并不罕见。因此这一论点，已为多数中医工作者所接受，沿习已久，且有一定的临床价值。惟少阳病亦在三阳之列，胆腑亦为六腑之一，以理推之，其病亦应有经腑之分。然而历来注家，于少阳病中明分经腑者甚少。虽偶有论及，但所论不甚明晰，如张石顽《伤寒缵论·卷上》云："少阳证，统而言之，邪居表里之半，析而言之，亦有在经在腑之分，然其治总不越小柴胡随证加减为权衡。"张氏这一论述，虽然比较正确，但言词甚为含混，原因是在经在腑所指何证并未明言，每使学者煞费苦思。程郊倩指出："半表者，指经中所到之风寒而言，所云往来寒热，胸胁苦满等是也。半里者，指胆腑而言，所云口苦、咽干、目眩是也。"《伤寒论后条辨·辨少阳病脉证篇》又说："观其首条所揭口苦、咽干、目眩之证，终篇总不一露，要知终篇无一条不具备此条之证也。"其说似乎成理，然则以此论病，未必尽能中的。如患者仅见往来寒热，胸胁苦满，可谓在经之半表证乎？反之，仅见口苦、咽干、目眩，可谓在腑之半里证乎？况且"终篇无一条不具此条之证"的结论，与仲景原意不符，《伤寒论》第101条说："伤寒中风，有柴胡证，但见一证便是，不必悉具。"可见临床总以全面分析病机病

---

* 洪子云指导，梅国强执笔。

状，而又见到某几个主证（指第 263 条及第 96 条所述之七大主证）为原则，非必悉具而后断为少阳病。总之，以此而论少阳经、腑，亦无规矩可循。

另外，温病学中，常以黄芩汤治疗春温证初起而发于少阳之证，如叶天士《温热经纬·叶香岩三时伏气外感篇》云："春温一证，由冬令收藏未固，昔人以冬寒内伏，藏于少阴，入春发于少阳，以春木内应肝胆也。寒邪深伏，已经化热，昔贤以黄芩汤为主方，苦寒直清里热。"其临床表现为"发热不恶寒，口苦而渴，心烦，小便短赤，舌红苔黄，脉弦数"（《温病学讲义》，南京中医学院主编，1964 年版）等。此病虽发于少阳，但由内郁之热邪随春令升发之气，由少阳经枢转于外，故证候侧重在全身反应方面，并无热邪结聚胆腑之征象。此与《伤寒论》之少阳证，无论在证候或病机方面，均不相同，因而属于另一范畴的问题，不得引以为少阳腑证之证据。

欲论少阳腑证，必先明确腑证之概念，笔者认为，所谓腑证，其病变部位必然在腑，其证候除通过经脉而有全身反应外，并有在腑之局部反应。如太阳腑证之蓄水者，病变在于膀胱气化不行，因而脉浮，小便不利，发热，渴欲饮水，或水入即吐。并有少腹里急之局部症状；蓄血者，病变在于邪热与瘀血结于膀胱部位，因血热上扰而有神志症状，亦有少腹硬满疼痛之局部反应，不仅为患者所苦，而且易于为医者所发现。至于阳明腑证，实由燥屎阻结于肠，除潮热谵语，濈然汗出等全身反应外，尚有腹满疼痛，绕脐痛等局部症状，有时甚至可于腹部扪得燥屎之形迹。其人不大便，更为阳明腑气不通之确据。因此对少阳腑证亦应以此概念加以衡量。

据上述概念，笔者认为《伤寒论》中大柴胡汤三条原文所论之证，与少阳腑证甚相符合，其理由如下：

第一，从证候分析：历来注家认为大柴胡汤三条，乃少阳兼阳明之证候，然而细玩本证，病变实在胆腑，不在阳明。兹引《伤寒论》中关于大柴胡汤原文加以说明。第103条"太阳病，过经十余日，反二三下之，后四五日，柴胡证仍在者，先与小柴胡；呕不止，心下急，郁郁微烦者，为未解也，与大柴胡汤，下之则愈"。此条说明本证的演变过程，由太阳病多日不解，且反复误下，致外邪传入少阳。虽误下，但柴胡证仍在者，先与小柴胡汤和解之。若少阳之邪循经入腑，而有呕不止，心下急，郁郁微烦者，则与大柴胡汤下之。第136条"伤寒十余日，热结在里，复往来寒热者，与大柴胡汤"，此条提到热结在里，似与阳明有关，但阳明之热结在里，应为不恶寒反恶热，或为潮热。而本条之热结在里，外见往来寒热，证明结聚在里之热，是在少阳胆腑，并非阳明胃肠。第165条"伤寒发热，汗出不解，心中（《金匮玉函经》《注解伤寒论》作'心下'）痞硬，呕吐而下利者，大柴胡汤主之"。此条发热而汗出不解，似乎阳明白虎汤证，然而白虎汤证不至于心下痞硬，呕吐下利。因其心下痞硬，呕吐下利，亦知非阳明腑证，《伤寒论》中有"伤寒呕多，虽有阳明证，不可攻之"（第204条）；"阳明病，心下硬满者，不可攻之"（第205条）之明文。从原文推测，上述三条，均未涉及阳明。不过人是有机整体，胆腑既为热结，阳明亦可能受到波及，然则余波所及，不可称为少阳与阳明同病。正如太阳病中，有数日不大便，头痛有热，而小便清者，其证仍在太阳，宜桂枝汤（第56条），而不能称太阳阳明同病一样。在病变部位方面，第103条之"心下急"，第165条之"心中痞硬"，与少阳胆腑有关，而与阳明无关。盖阳明之腹证，当为大腹硬满疼痛，或绕脐痛，不在心下。即使少阳木郁犯土之疼痛，亦不在心下，而在大腹，第97条"脏腑相连，其痛必下，邪高痛下，故使呕也，小柴胡汤主之"，便是有力的证明。心下之部位，何以与少阳有关？当然一方面应结合全部病情加以分析，另一方面，胆腑的位置，据王清任亲见脏腑图的记载，"胆附于肝右第二叶"，与现代解剖学位置对照，比较正确（《医林改错》评注），这一位置相当于剑突右下方，正在心下之范围内。同时据《灵枢·经脉》记载，两侧之胆经入缺盆（锁骨上窝）后，"下胸中，贯膈，络肝属胆"。是两侧之胆经必然交织于"心下"。一般认为，少阳病变，多表现为胸胁苦满，或胁下痞硬。其实有关心下痛之记载，最早见于《灵枢·经脉》，该篇云：足少阳"是动则病，口苦，善太息，心胁痛，不能转侧"。这里提"心胁痛"，当是指心下连及胁肋而言。故"心下急""心下痞硬"不仅与胆腑位置有关，而且与两侧胆经相互网络有关。临床所见，大柴胡汤所主之急迫疼痛，确实在心下，尤以急性胆囊炎患者最为明显。"心下急"之"急"字，有拘急、牵引、疼痛之意。急性胆囊炎患者之疼痛如绞，并牵引肩胛部疼痛，在《伤寒论》中虽无明文记载，但细玩此"急"字，并联系胆经循行部位，自可推理而得。

有人认为，大柴胡汤证应有大便不通，与阳明燥结有关，这种看法，无非从方剂中有大黄、枳实加以推想所致。从原文来看，大柴胡汤三条原文，并未涉及大便秘结问题，其证只以热结在里，往来寒热、呕不止、心下急（或心下痞硬）、郁郁微烦等为主要标志。至于大便或秘或自调，并非重要问题。尤须说明者，第165条尚有下利一证，注家多作热结旁流解释，似乎因阳明燥结而成。因为第321条有"少阴病，自利清水，色纯青，心下必痛，口干燥者，可（《玉函·卷四》《注解伤寒论·卷六》作'急'）下之，宜大承气汤"。若不加分辨，则大柴胡汤所主之下利与第321条之热结旁流证无从区别。若由此及彼，由表及里地加以分析，则二者之区别仍然明显。要知第321条"宜大承气汤"，为"赵刻本"《伤寒论》之文，文下加注曰："一法用大柴胡。"这种说法，无论是仲景原意否，诚然具有科学价值。因为心下痛，自利清水，色纯清，口干燥等，既宜大柴胡汤，亦宜大承气汤，决诊之际，必须全面理解《伤寒论》辨证论治精神。若属大柴胡汤，必有往来寒热，呕不止，郁郁微烦，或口苦、咽干、目眩、脉弦等。其下利以灼热量少、窘迫不爽为特征，可由无形邪热所致，未必即是热结旁流。若属大承气者，必伴有潮热谵语，濈然汗出，除心下痛外，仍兼大腹硬痛，脉沉实等，其下利则属热结旁流无疑。如此反复鉴别，可无误。否则，单从字面理解，则无异于按图索骥。在《伤寒论》和《金匮要略》中，似此上设一证，而下设两法之文较多，如《伤寒论》第 100 条云："伤寒阳脉涩，阴脉弦，法当腹中急痛，先与小建中汤，不差者，小柴胡汤主之。"《金匮要略·痰饮咳嗽病脉证并治》第 17 条云："夫短气有微饮，当从小便去之，苓桂术甘汤主之；肾气丸亦主之。"可见文辞精要，而寓意深长，乃《伤寒论》精华之所在。

或问曰：少阳禁下，乃理法之常，何以大柴胡汤反用下法？要知少阳禁下，指病变偏于经者，若热结胆腑，何尝不可借通下而利导之。犹如太阳经证禁下，而腑证不禁下一般。如是同属一经之病，而有在表在里之不同，因而禁下与可下又是辨证的统一体，亦为《伤寒论》的精华所在。

综上所述，大柴胡汤所主之证，既可便秘，亦可下利，总由胆腑热结，热盛津伤；或因邪热煎迫，逼液下趋所致，与阳明腑证大有区别。

第二，从方药分析：大柴胡汤中有大黄、枳实二味，颇似小承气汤，因而注家揣测为通泻阳明而设。其实不然，方中用大黄、枳实之目的，在于泻热，并非攻下燥屎。盖六腑以通为顺，故凡六腑热结之病，多有用大黄等泻热者，例如，治湿热蕴结膀胱之八正散，治蓄血之桃核承气汤、抵当汤等，方中均有大黄，可谓攻泻阳明乎？

故胆腑热结之证，用大黄、枳实而配柴胡、黄芩、芍药等，实有清热和解，利胆排毒，缓急止痛之功。至于本方同时能通泻胃肠，则属另一问题，犹如上源积水，欲疏通之，必假下源为出路。更有值得深究者，本方只用枳实，不用厚朴，是因枳实长于破结下气，善治心下之痞结、胀满、疼痛等。而厚朴长于宽中除满，善消大腹胀。而大柴胡汤所主之证重在"心下急"，故用枳实即可。这一问题，早为临床实践所证实，现在又得到药理实验的进一步证实。我校附属医院中西结合治疗胆系感染之"清胆注射液"，由大柴胡汤去芍药、大枣、加金银花、连翘、蒲公英、丹参组成（方中虽无生姜，但有姜半夏），临床效果显著。又经湖北省中西医结合研究所药理实验证明，该注射液在试管内抑菌作用虽不明显，但在临床上抗菌消炎作用则十分满意，"因而认为清胆注射液控制炎症的作用，不是由于药物在体内的直接作用，而是药物动员了机体的积极防御机制而产生的"，并且有明显的"肠道推进作用""降低欧狄氏括约肌的紧张性"，以及"促进胆汁分泌作用"。在一段时间内，由于枳实缺货，改用厚朴代替，这样做成的注射液，不仅临床效果不佳，而且在药理实验中，"上述各项实验结果都不显著"。故认为中药方剂中各味药的相互配伍是重要的，而枳实在本方中是不可缺少的（《中医药学研究资料选编·清胆注射液的实验研究》，湖北省革命委员会卫生局编印，1975 年 6 月）。以此实验与中医学理论相对照，固然语言不同，实验方法不同，但它们都从不同的角度说明了一个共同的问题，即枳实在大柴胡汤中的配伍地位是不容忽视的，同时说明了中医药理论的科学性和实践性。归结到一点，说明了大柴胡汤中，柴胡、黄芩，配大黄、枳实，旨在清泄胆腑热结，并非攻泻阳明。

　　第三，从中西医结合临床实践来看：多年来用大柴胡汤治疗多种急性胆系疾患，不仅疗效显著，而且文献报道甚多，因限于篇幅，不进行引述。然则必须说明以下两点：①西医学所称之多种急性胆系疾患，若从辨证论治观点分析，其中有属于热结胆腑者，则可称为少阳腑证，大柴胡汤是其主方。因此多种急性胆系疾患与少阳腑证之间，不能画上等号。②研究《伤寒论》，常有以方名证者，如桂枝汤证、麻黄汤证等。须知"汤证"概念包罗较广，甚至包括后世之拓展运用；《伤寒论》中又有以证候命名者，如太阳中风证、太阳伤寒证等。二者之关系应是桂枝汤证可涵盖太阳中风证、麻黄汤证可涵盖太阳伤寒证。反之，后者不能涵盖前者。笔者讨论少阳腑证，是据六经辨证精神，而做出之结论，有其特定含义。其证虽以大柴胡汤为主方，但若称之为大柴胡汤证，则失之严密。因为大柴胡汤除治疗少阳腑证外，还可治疗其他病证，如《仁斋直指方附遗·泻痢》载本方："治下痢，舌黄口燥，胸满作渴，身热，腹胀，谵语。"现代文献报道还可治疗某种类型之"流感"、肝炎、胰腺炎、腹膜炎等。

　　以上从三个方面论证了前引《伤寒论》三条原文所指之证，为少阳腑证，其意义并非单纯为了正名，更重要的是为了加强中医基本理论探讨，使其有效地指导临床实践。同时为中医证候名称之确定，提供某种思路。

再论少阳腑证*

本刊 1980 年第 2 期发表了《论少阳腑证》一文后，在中医界引起了强烈的反应（也包括一些西学中的同志）。对《论少阳腑证》一文给予热情的支持和高度的评价，同时也收到一些持不同学术观点的文章。这些来稿来信，有的已在本刊公开发表，有的则因篇幅有限，只能作为资料保存。洪老认为这些学术上的争鸣、探讨，有利于活跃学术氛围，推动中医学发展，是杂志全面贯彻"双百方针"的良好开端。洪老欣喜之余，对本刊收到关于《论少阳腑证》文稿中的主要学术见解，再一次论述自己的意见，仍由梅国强同志执笔，以飨读者。

其一，关于少阳腑证的部位概念问题：拙作提出，少阳腑证之疼痛部位在"心下"，它"不仅与胆腑位置有关，而且与两侧胆经相互网络有关"，关于胆腑位置，乃宗王清任"胆附于肝右第二叶"之说。而有同志则认为，"不同于王清任氏所云：'胆附于肝右第二叶'的解剖学上的位置，而应仿黑箱理论来判断胆腑位置"。并引"《伤寒论》谓胃家实，有'胃中有燥屎五六枚'"，进一步说明，"如果按解剖学观点来看，诚属可笑，但是，用黑箱理论来看，就是千真万确的了。燥屎一下，胃家实便愈。可见胃腑与解剖的胃有着十分不同的概念，正像胆腑不同于解剖学的胆一样"。显而易见，这些同志是借此作为旁证材料，论证胆腑位置不能以解剖学位置来判断。对于这个问题，应从如下三方面加以解释。

首先，在中医学术体系的形成过程中，历来就有解剖学实践，

---

*　洪子云指导，梅国强执笔。

它是中医学术体系的一个组成部分。早在王清任之先，就有丰富的解剖学知识，如《灵枢·经水》曰："若夫八尺之士，皮肉在此，外可度量切循而得之，其死可解剖而视之。"《难经·四十一难》曰肝"故有两叶""肝重四斤四两"。元代滑伯仁《十四经发挥》指出肝"脏在右胁，右肾之前，并着脊之第九椎"。《难经·四十二难》还说"胆在肝之短叶间，重三两三铢，盛精汁三合"。唐代孙思邈《备急千金要方·第十二卷》提到"胆长三寸三分""目下果大"等，多与现代解剖学基本相符。那么将胆脏位置及其经脉络属关系，与"心胁痛"有机地联系起来，无论从中医生理学或病证学方面，均可言之成理。否则，经脉内属脏腑，外络肢节，岂非空泛之言乎？《伤寒卒病论集》云："撰用素问、九卷、八十一难……为伤寒杂病论，合十六卷。"说明仲景继承并发展了《内》《难》诸经的学术成就，将大柴胡汤所主之疼痛部位，准确地定为"心下"，是有其解剖学及临床实践基础的。假设在讨论热结胆腑而致心下急痛时，反而否定它与胆腑位置的联系，那么心下急痛，究竟与孰相关？有同志认为从黑箱理论探讨，则"应通过病理反应表现在外部的现象，如'心胁痛'之类加以确定部位"，换言之，以"剑突下、两侧胁肋部及上腹部疼痛拒按之类，来判断胆腑的病理部位"。果如其言，则似乎上述部位之疼痛拒按，均可做出病在胆腑的判断。然则大结胸、寒实结胸证之心下痛，小结胸病之正在心下，按之则痛，以及胃因实邪而痛等，亦在心下，与胆腑之病将如何分辨？可见与心下部位相应的内在脏腑，或内在结构不少，绝非胆腑一种，因而单从外在部位来判断胆腑，往往是不可靠的。前人在没有完整而系统的黑箱理论，或在未能自觉地运用黑箱理论的条件下，从临床实践出发，加以总结提高，尚能明确区分表现在同一部位的若干不同病证，而当有了黑箱理论之后，反将胆腑部位概念，弄得难以琢磨，恐黑箱理论本身并不如此。

以上仅就部位而论，其次必须谈到，脏腑解剖与脏象的关系，脏腑是客观存在，可剖而视之；脏象亦是客观存在，不过其中的某些内容，剖而不可得见，如胆主决断之类，因为它是脏腑功能的表象。中医脏象学之脏腑，虽然不等同于解剖学之脏腑，但二者的实质关系又极为密切，设想若无脏腑存在，则脏象学岂非无源之水？故脏象学说实际概括了脏腑、经络及其功能，以及脏腑间、脏腑与经络间、脏腑与气血阴阳间、脏腑与情志间、脏腑与自然间等方面的有关内容，上升为理论，自成体系，并以此指导临床实践，因而在讨论胆腑病证时，决不能离开这些有机联系。如拙作所述之少阳腑证，有往来寒热，呕不止，心下急，或心下痞硬，郁郁微烦等，其中下急痛，与胆腑位置及其经脉受阻有关；往来寒热，与少阳主枢机有关；呕不止，与胆气犯胃有关；郁郁微烦，与胆火内郁，上犯心神有关，只有从病情的诸方面，进行由表及里，由此及彼的分析综合，方可构成一个证候——少阳腑证的完整概念，它有其严密的科学性，足以区别于结胸证、胃痛等。因为结胸、胃痛等病症，除疼痛部位易与少阳腑证相混外，而全部病情则不同于少阳腑证，这是为各脏腑或内在结构的生理、病理基础不同所决定的，各有其特殊性，不得混淆。若以黑箱理论而言，如果所输入的是全部病情（不是单一的部位）信号，则对心下痛之诊断，必然各有所别，或许更加精确。

最后，关于阳明病篇第215条"胃中必有燥屎五六枚也"，尚难作为少阳腑证之疼痛不能以解剖部位来判断的旁证，因《灵枢·本输》从脏腑功能相关的理论出发，而有"大肠小肠，皆属于胃"之说，仲景在讨论阳明病时，以"胃家实"为提纲，故胃家必包括胃与肠，以胃属阳明，大肠亦属阳明之故也。历代医家对此均无异词，

"胃中必有燥屎五六枚也"，是立"胃家实"之纲领于前，而有举胃概肠之论在后的写法，当然不是指燥屎真在胃中，何至成为笑柄？若是仲景真指燥屎在胃中，则不应有第205条"阳明病，心下硬满者，不可攻之"之明训。同时第239条"病人不大便五六日，绕脐痛，烦躁，发作有时者，此有燥屎，故使不大便也"，完全可以证明上述看法。因为有燥屎而绕脐痛，不大便，则燥屎必然在肠，而不在胃。《伤寒论》中，更有"脾家实腐秽当去"（第278条）句，若作直观理解，则脾为实体器官，其中焉藏腐秽？即或能藏，又焉能通过下利而去？似乎亦可成为笑柄。从中医学术理论来看，脾与胃以膜相连，同居中焦而属土，故可谓之一家，当脾胃功能恢复时，则健运有常，升降有节，从而推动胃肠之腐秽而去。综观太阴阳明二篇，所言"胃家""脾家"，有其特定含义，不能作为字面理解。仲景是撰用灵素之学的，《灵枢·肠胃》对于胃、小肠、回肠，以及广肠之部位、形状、大小、长短、容量等，描绘得十分详细，而且比较正确；仲景本人亦有"胃中虚冷""胃中燥""水走肠间""肠内有痈脓"等记载，故必不至胃肠不分。

其二，关于急性胰腺炎是否少阳腑证问题：在中医学文献中，无胰腺之明确记载，近代虽有一些探讨性文章，但争论颇大，迄今尚无定论，故不作论证之依据。因之欲讨论急性胰腺炎是否为少阳腑证，只得根据西医文献中的"胰腺炎"，结合中医临床实践加以讨论。

"胰腺炎"在临床表现方面，确有部分病例类似少阳腑证，有文献报道，用大柴胡汤加减治疗"胰腺炎"，取得良好疗效。但绝不能不加分析，一概认为胰腺炎应"理所当然地归纳为少阳腑证"，原因是临床上有不少胰腺炎，并不类似少阳腑证，亦不用大柴胡汤加减治疗。据报道，胰腺炎可分为：①脾胃湿热型，用复方大柴胡汤或清胰汤加减。②肝胃湿热型，用柴胡茵陈蒿汤加减。③肝气郁滞型，用柴胡疏肝汤加减。④蛔虫上扰型，用柴胡驱蛔汤加减。⑤表里俱热型，用柴胡石膏汤或防风通圣散加减。⑥脾胃虚寒型，用柴胡桂枝汤或附子理中汤加减，类似的临床报道甚多，不一一列举。如上所述，胰腺炎有类似少阳腑证者，亦有不同者，对此应作何解释？这在西医有关文献中似可作些说明。据现代解剖学材料证明，正常人体之胰管，65%~70%与胆总管共同开口于十二指肠乳头乏特氏壶腹部，由于这一生理结构特点，决定了胰腺炎与胆道疾患有着十分密切的联系，持这一论点的，即所谓"通道"学说。一般说来，在通常情况下，胰腺管在排出消化酶时，其中有一小部分可渗透至胰腺组织间隙，因而胰腺本身就常有被其损害，而产生胰腺炎的可能，但由于胰腺有一套自身防御功能，如胰腺分泌"酶原样的抑制素""黏液屏障"，以及腺细胞周围的排液系统，而使胰腺免受损害。更重要的是，胰蛋白酶原是没有活性的，只有在胆汁或十二指肠液这样的碱性环境中，才被激活。在病态条件下，"当壶腹部梗阻时，胆道内压力增加，胆汁逆流入胰管，使不活动的胰蛋白酶原被激活，而成胰蛋白酶，后者透入胰腺组织，引起自身消化"，而发生胰腺炎。"胆道口壶腹部梗阻，可因胆石嵌顿、慢性胆道感染所致的胆道口括约肌痉挛、肿瘤压迫、局部水肿、局部纤维化、黏液淤塞等原因造成""据临床及病理观察，急性胰腺炎患者，同时伴发胆石症者，占50%~60%，内属胆石嵌顿者，占10%"（《实用内科学》，人民卫生出版社，1973年第6版）。另外，在非"通道"学说中，阐明胰腺炎的病因尚有胰管梗阻、感染、饮酒等方面。而胰管梗阻中，有因胆道括约肌痉挛所致者；感染中，有因胆囊炎、胆管炎、细菌因血流、淋巴或直接播散至胰腺引发者；饮酒亦可能使胆道括约肌痉挛，导致胰管阻塞而病者（《实用内科学》，人民卫生出版社，

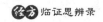

1973 年第 6 版）。可见多数胰腺炎系由胆道疾患引起，抑或在患胰腺炎的同时，存在明显的胆道疾患，此即部分胰腺炎类似少阳腑证的原因。从中医辨证论治观点出发，对上述病例中，出现少阳腑证者，投大柴胡汤清泄胆腑，是治病求本，因而使胰腺炎获愈。更有出血坏死型急性胰腺炎，或有其他并发症之急性胰腺炎，病情十分复杂而危笃，绝非固定一方所能奏效，仍须"观其脉证，知犯何逆，随证治之"（《伤寒论》第 16 条）。这些都不是用黑箱理论辨体表部位，而将胰腺炎归属少阳腑证的问题。另外还有一些胰腺炎病情虽不太重，但它既与胆道疾患无关，又不表现为少阳腑证，当然谈不上用大柴胡汤治疗，也就更谈不上用黑箱理论将其归纳为少阳腑证。

其次，关于胰管与胆总管有共同开口问题，除王清任《医林改错》有过类似记述外，其余中医文献，特别是仲景以前的中医文献，并无论述。关于这一生理特点，与病理联系，我们认为，从中医脏腑经络方面加以探讨，仍有线索可循。因为胰管向壶腹部开口，其方向是自左向右而与胆道发生联系，这一走向，与左侧胆经下胸中贯膈后，曲向右侧，络肝属胆，似有不谋而合处。临床实践证明，某些胰腺炎病例，在证候类型上，确与肝胆有关，此与以上之推测，又有一致性。当然，同是胰腺炎患者，但随年龄、体质、病因不同，而可表现出多种不同的临床证候，其中只有表现为往来寒热，呕不止，心下急（或心下痞硬），郁郁微烦者，方可定为少阳腑证（热结胆腑），不仅胰腺炎如此，即以西医所有病名而言，若按中医辨证，均可分出若干不同的证候类型，由于名称互异，病机治法各别，故不可一概而论。

其三，关于少阳腑证中，哪个症状最具代表性问题：有同志认为，少阳腑证，应以心下及胁肋部疼痛拒按有代表性，其中尤以"反跳痛"最有意义，"最能代表'热结'这一病理""因此，认为中医学应当吸收反跳痛一症作为'热结'的腑实证的主要标志"。诚然，中医学并无反跳痛之记载，作为取长补短，加以吸收，亦无不可。然而应当说明的是：第一，少阳腑证是一个证候，而证候是概括病因、病机、邪正虚实、脏腑盛衰、气血多少、阴阳消长、发病特征等方面因素的综合概念，它与"症状"的区别颇大。故少阳腑证之诸种表现，应作为一个既相联系，又相区别的整体来看待。否则只从其中的某个症状去找代表性，或作为主要标志，往往不符合中医辨证精神。例如，虽有心下及胸胁之疼痛拒按，并有"反跳痛"，但无往来寒热，呕不止等，则未必即是少阳腑证，前已论及，不予赘述。第二，以腹部之疼痛而论，中医判断虚实的标准是，一般以拒按（压痛）为实，喜按为虚，《金匮要略·腹满寒疝宿食病脉证治》云："病者腹满，按之不痛为虚，痛者为实，可下之，舌黄未下者，下之黄自去。"便是有力的证明。至于少阳腑证，若诸症备而疼痛拒按（压痛）者，用大柴胡汤攻下，势所必然，不必待"反跳痛"出现而后言下。由是观之，若以为"反跳痛"最有临床意义，则势必使相当数量的病者，失去一段病不太重，而又属可攻的宝贵时间。那么中医吸收"反跳痛"一症的意义何在？在于"反跳痛"的出现，说明病情更重，医者应有高度警惕性，攻下之法，刻不容缓。然而病已转重，即令攻下再急，亦有攻之不应者，或攻之虽愈，而使病程延长，正气受伤者。权衡利弊，与其待"反跳痛"而攻之，莫如因按之痛（压痛）而攻之。

其四，关于"硫酸镁"是否应吸收为治少阳腑证之要药问题：有同志认为，硫酸镁"最能通利胆腑"，而且用之多效，诚属经验之谈，但是《伤寒论》第104条有柴胡加芒硝汤证之论述，其方可视为大柴胡汤之姊妹方，在少阳腑证中，若热结较重，自可加入芒硝（硫酸钠为主要成分），而增软坚润燥、泻热利胆之功。正如有些同志讲的，硫酸镁"其效有如芒硝"，因此中医吸收硫酸镁而作利胆之用，不过是增加一味与芒硝功用相似之药物而已，在治法上并无新的意义。此外，对拙作关系不大的问题，因限于篇幅，加之我们学识有限，不便妄加议论，谨表学习之意云尔。

其五，有同志认为："把三阳经每一经都分成经证和腑证。""是研究《伤寒论》的方法之一。"作用是"便于记忆"。习《伤寒论》而论经腑，诚然是一种研究方法，但此方法，绝非单纯追求经腑，而排斥其余。笔者认为，持"经腑"论者，既需对疾病作整体观，又需探索其病位所在，并将二者有机地结合起来，这不仅是今日研究中医学术之需要，而且在历代各科医籍中已有先例。如外科之痈疽疮疡，多生于局部，医者固需注重整体治疗，但又不忽视局部治疗，已成公认事实。至于小柴胡汤证，"有七个或然证""就是波及不同的脏腑"，似乎因其涉及面广，便无探索经腑之必要。然则所云七个或然证，均从属少阳，应无分歧。既然如此，则更有必要确定少阳经腑受病之主体，从而深究波及他经之细节，然后方可定主次之治法。仲景虽未明言经证腑证，但脉因证治，不仅朗若列眉，而且证候之主从，病位之经腑，仍可分析而得。由是以观，则上述研究方法之作用，绝非"便于记忆"。欲求记忆，主要在于用心攻读，良法甚多，何拘"经腑"而言哉。不过对学术之研究方法，应百家争鸣，故笔者愿虚心取长于诸家，补短于自己。

其六，有的认为，将三阳病分为经腑二证，会"带来一些问题"，我们不表异议，盖治伤寒之学者，历来能师辈出，派别（或称研究方法）颇众，若以此视彼，或以彼视此，必然枝节丛生，好在目的相同，笔者愿与诸君共勉。

本文写作过程中，曾蒙我院西学中内科老前辈黄致知教授大力帮助，特致谢意。

治法

论表里治法的先后缓急

表里治法的先后缓急，是研究表里同病时的治疗原则。因病位有深浅，病情有轻重，病机有进退出入，故临床上相互兼夹之证候甚多，其中表里相兼者，亦复不少。然表里之间，有由表及里，由里及表，表里相干，以及二者孰多孰少，孰轻孰重，孰缓孰急之别，是以治疗有先后缓急，偏此偏彼之异，可归纳为先表后里、先里后表，表里同治三类。否则，表里治法失序，轻重缓急颠倒，必致延误病情，甚则危及生命。正如叶天士《外感温热篇》所云："否则前后不循缓急之法，虑其动手便错，反致慌张矣。"

一、慎辨表里疑似证

病之纯表纯里者，易辨易明，医家了若指掌，毋庸赘述。然其表里疑似者，则易眩易惑，故不可不为之精审详辨。

前人谓有一分恶寒，即有一分表证，而笔者以为就一定范畴而言，以上论述，自无非议。如外感始初恶寒，发热，头身疼痛，无汗或自汗，脉浮，苔白，或鼻鸣干呕，或咳等，则其恶寒属表证无疑，继则外邪传里，而表证未罢之时（指兼上述病情，下同）；或表证外解，尚有余邪之际；或表里合病，除恶寒而外，仍有表证可辨者，则此类恶寒，均属表证范畴，概言之，不得孤立视恶寒为表证，而应考其脉证之所合，确有表证之苗窍者为准。程郊倩在注释"太阳之为病，脉浮，头项强痛而恶寒"（《伤寒论》第1条）时指出"不问何气之交，而但兼此脉此证，便可作太阳病处治。亦必兼此脉此证，方可作太阳病处治。虽病已多日，不问其过经已未，而尚见此脉此证，仍可作太阳病处治"（《伤寒论后条辨》）。是不纯以恶寒为表证，已十分明确。若舍此而泛论之，则未必尽合符节。譬如阳明病初起，有一短暂之恶寒阶段，即令白虎加人参汤证，亦有背微恶寒，或时时恶风者。至于三阴证候（指无兼夹证），恶寒者恒多，则无表证可言。纵然阳衰阴盛，虚阳外越，恶寒而见假热者，亦绝非表证。又有热邪久留气分，欲作战汗之时，必先懔然寒战，不得疑其旧病而兼新感，而是里病外解之机括。更有热毒内盛，邪实正实，正邪剧烈交争，气血逆乱，表里阴阳乖违，而呈憎寒壮热之征象者，多是里证深重之反映，如疫毒痢初期，常见此类情形。如李某，女，14岁，孟秋下痢赤白。起初微寒壮热（体温39.5℃），腹痛，里急后重，泻利频繁，兼有呕吐。一日后住院治疗，观察患者面色苍白，精神萎靡，寒战高热，腹痛下痢有增无减，口渴，皮肤弹性差，腹扁平，目眶凹陷，脉虚数，舌苔微黄。血压60/40mmHg，时时欲脱。显系疫毒内伏，津气两伤，阴阳逆乱所致。虽有恶寒，而绝无表证。予以针刺治疗（仅配合输液，未用其他药物），先刺素髎，捻转十分钟后，血压升至80/60mmHg，其后间断捻转，半小时后血压为90/60mmHg，共留针六小时，血压维持正常水平，同时刺足三里、天枢、内关（首日十二小时一次），其后一日一次，经二十四小时后，恶寒停止，体温38℃左右，下利次数减半，面色红润，精神好转。经治两周，症状消失。连续三次做大便培养，均无痢疾杆菌生长而出院。考其针刺穴位，均无明显解表作用，而恶寒自罢，则其恶寒确非表证所为。此外肺热内闭等证，多有恶寒，虽病情各异，而恶寒非表证之情理则一，其鉴别要点，在于除恶寒而外，毫无在表之征，由是言之，有一分恶寒，即有一分表证，与虽恶寒而非表证，是既对立而又统一的两个侧面。

里证似表，所辨非一，非独辨恶寒为然，试举例言之。如《伤寒论》第 56 条"伤寒，不大便六七日，头痛有热者，与承气汤；其小便清者，知不在里，仍在表也，当须发汗。若头痛者，必衄，宜桂枝汤"，说明不大便六七日，头痛有热，既似表证，又似里证，而小便清者，知其属表，宜桂枝汤；小便黄者，知其属里，宜承气汤，是据小便状况而辨表里。暑温证，治法首用辛凉（重剂），白虎汤是其主方。此证亦有类似于伤寒表证者，如吴鞠通《温病条辨·上焦篇》第 22 条："形似伤寒，但右脉洪大而数，左脉反小于右，口渴甚，面赤，汗大出者，名曰暑温，在手太阴，白虎汤主之。脉芤甚者，白虎加人参汤主之。"自注云："形似伤寒者，谓头痛身痛，发热恶寒也。"又云，伤寒则："先恶寒而后发热。""若伤暑则先发热，热极而后恶寒。""然则伤暑之发热恶寒虽与伤寒相似，其所以然之故，实不同也，学者诚能究心如此，思过半矣。"此以恶寒之先后而辨表里。《伤寒论》第 37 条"太阳病，十日以去，脉浮细而嗜卧者，外已解也。设胸满胁痛者，与小柴胡汤。脉但浮者，与麻黄汤"，是以脉象而参辨表里。《伤寒论》第 387 条"吐利止而身痛不休者，当消息和解其外，宜桂枝汤小和之"，是以身痛而参辨表里。举凡数则，以示表里之辨，难以执一而终。

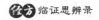

二、先表后里法

先表后里是治疗常法，一般表里同病应先解表，表解方可治里，否则易致外邪内陷，造成变证。故张仲景指出"表解者，乃可攻之"（《伤寒论》第152条）。但若不加分析，泛泛而论，则表里同病，似乎仅此一项足矣。须知先表后里，是根据疾病发展的总趋势而定，不能代替具体治法。盖外感疾病，有由表入里，由浅而深之基本规律，故云先表后里。若就具体运用而言，先表后里之法，大抵适于表里同病，而以表证为主者。因为此时里证之进退，在很大程度上取决于表证之动态。反之表证能否及时解除，将对里证产生较大影响，故首先解表，迅速切断病理状况下之表里联系，则里证必孤。由是轻微之里证，或可随之而解。即令表解而里未和，然后治里，则不仅较为容易，且无引狼入室之忧。如太阳阳明合病，发热恶寒无汗，喘而胸满，不大便，而尚无潮热，腹满痛者，可暂置里证于不顾，而用解表之法，宜麻黄汤。往往于一汗之后，随病邪外解，体内阴阳自趋和平，津液还入胃中，而使大便通畅。假令未通，再予通便，尚属易事。

《素问·至真要大论》曰："从外之内，而盛于内者，先治其外，后调其内。"表里同病有类似于此，而仅治其外者。盖以此时里证之出现及其性质，完全决定于表证，换言之，若无此表证，则无此里证，因而解表便是和里，无先后之分。如太阳与阳明合病，见发热恶寒无汗，头项强痛，下利等。此下利为里证，而且较重，实由外邪不解，太阳水寒之气内迫阳明，大肠传导太过所致，张仲景主用葛根汤，外散风寒，则下利自止，谓之解表治利法。钱乙创人参败毒散，治风寒外束之痢疾与腹泻，疗效甚佳，称为逆流挽舟法，均属此范畴。

表里同病，急需解表，然有不用解表之法，而反用治里之法者，换言之，即通过治里之手段，而达解表之目的。此法似与先表后里相反，实则联系颇为密切，以其目的在于解表故也。目的既达，则里证必然随之减轻或消失。况且此等病情，若用解表手段，以求中的，则纵有解表妙方，势必表证不解，而里证更甚，以致变证丛生。例如，素来里虚之人，遇和风而闭户，得微凉而增衣，犹不能幸免邪袭，因而经常外感缠身，表里俱病，正气日亏。故扶正即所以祛邪，治里即所以解表，用仲景小建中汤、黄芪建中汤，累获良效。另有薯蓣丸，主风气百疾，若遇上述病情，相机而投，可为根本之计。李东垣创补中益气汤，能治气虚外感，亦属此类。笔者曾治室女杨某，年方十七。自幼气血双虚，以致十六岁经水初潮，少腹痛，经期延迟，而且经常感冒，遍求解表之方，依然如故。时值冬季，因感冒而求治于笔者，嘱服当归生姜羊肉汤，守方不变。数月之后，不仅未患外感，且体质大有增强，月事以时而下，腹痛消失，足见治里图表，其言不诬。

有三阴而兼风寒袭表之证，用先里后表，或表里同治之法，人所共知，而径用解表之法者，亦复不少。盖三阴证候，有轻有重，有发作之时，亦有未发之时，若当三阴证轻时或未发之时而患外感，便可急则治标。笔者推崇桂枝汤，实为妙法。此方乃刚中之柔剂，祛风寒之圣药，和营卫之佳品。有攘外安内，汗而不过，敛而不凝之功。不特上述病情可用，即虚人感受风寒，亦多稳妥。观《伤寒论》三阴篇中各具"中风"证一条，且太阳病篇有桂枝汤之运用，故笔者以为此方经适当加减。可为三阴"中风"通治之方。

三、先里后表法

先里后表是治疗变法，适于表里同病，而以里证为急者。此时里证之状况，在总体上决定疾病之发展变化，人体之安危。因而迅速解除里证，已成当务之急。有时随里证之治愈，正气恢复，则表证自解。纵使尚存表证，再议解表，则无后顾之忧。反之，里证深重，而欲图其表，必然本末倒置。因之断然治里，以为急救之法。如《伤寒论》第91条"伤寒，医下之，续得下利清谷不止，身疼痛者，急当求里；后身疼痛，清便自调者，急当救表，救里宜四逆汤，救表宜桂枝汤"，是先里后表之范例。如病者黄某，女，50余岁，患哮喘约二十年，肾阳日衰，深秋凉风忽至，遂使哮喘发作，不能平卧，喘甚则大汗出，咳痰清稀，每一咳嗽，即有小便失约之状。伴见发热（体温38℃左右），恶寒特甚，四肢逆冷，近于肘膝，难以转温。头痛鼻塞流涕，四肢关节酸痛，频呷滚水，其量甚少。舌淡，苔白滑，脉沉细数。证属少阴阳气大虚，不能制水，水寒射肺，兼以太阳外感。治宜回阳救逆，温化寒饮，待阳复再议其余。急投四逆汤加党参、黄芪、细辛、茯苓、五味子。2剂而寒热止，鼻塞流涕、头痛、身痛、肢厥均有减轻。4剂而哮喘减半，手足转温，渐进饮食，后以温肾纳气之方调理半月而愈。此例说明先救其里，而兼收解表之效。否则，先投表剂，拖延时日，必致厥甚而脱，所谓"少阴病，六七日，息高者死"（《伤寒论》第299条），焉能无虑。

以上为先里后表法中，里证属虚寒性质，若里证属实热性质，一般应取先表后里或表里同治法。如《伤寒论》第106条："太阳病不解，热结膀胱，其人如狂，血自下，下者愈。其外不解者，尚未可攻，当先解其外，外解已，但少腹急结者，乃可攻之，宜桃核承气汤。"若在里之实热深重且急，则仍以治里为先，如《伤寒论》第124条："太阳病六七日，表证仍在，脉微而沉，反不结胸，其人发狂者，以热在下焦，少腹当硬满，小便自利者，下血乃愈，所以然者，以太阳随经，瘀热在里故也，抵当汤主之。"综观以上二条，虽同为蓄血而表证未罢，然则"发狂"重于"如狂"；"少腹硬满"重于"少腹急结"，故前者先予解表，后者先攻蓄血。

在温病范畴中，特别是温疫、温毒，以及外科疔疮走黄之类，往往发病迅速，热毒漫延，顷刻充斥全身，或一日或半日，或数小时之内，卫气营血俱病，脏腑经络悉受其累，病情危笃，治宜大剂清热解毒，切勿受表证之羁绊，而失去宝贵之治疗时机。余师愚《疫病篇》，首条揭出温疫证"颇类伤寒"，说明温疫证初期，有类似伤寒表证者。若"误用辛凉表散，燔灼火炎，必转闷证"（同上）。此论卓有见地，1966年初，笔者参与治疗"流行性脑脊髓膜炎"约二百例（多为轻型、普通型，亦有转为重型者）。入院之初，多有发热恶寒，头痛，或鼻塞流涕，或兼咳嗽等。然则传变迅速，甚至发热伊始，而斑疹显露；恶寒未罢，而神昏痉厥已成。先师洪子云教授拟清热解毒，凉血化斑，兼以息风之"流脑Ⅰ号方""流脑Ⅱ号方"[1]，昼夜频服（一般二十四小时内服用两剂，多则三四剂），完全置表证于不顾，收到满意效果。其后先师又拟定"流脑注射液"方[2]，制成300%静脉注射液，用以治疗暴发型、脑膜脑炎型"流脑"（配合西药对症处理），疗效亦为满意。不仅如此，此方尚

---

[1] 流脑Ⅰ号方：金银花30g，连翘15g，生地黄15g，牡丹皮10g，赤芍10g，大青叶10g，生石膏60g，知母10g，僵蚕10g，蝉衣6g，黄芩6g，菊花12g，玄参15g，芦根30g。
流脑Ⅱ号方：金银花30g，连翘10g，生地黄15g，天花粉15g，钩藤15g，生石膏30g，地龙10g，僵蚕10g，玄参15g，牡丹皮10g，黄芩10g，蝉衣10g，大青叶10g。
[2] 流脑注射液方：金银花、连翘、龙胆草、黄连、板兰根、钩藤、贯众、生石膏、知母、甘草。

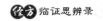

能治疗多种急性感染之重证，亦不问表证有无，而但求气营热炽、气血两燔之病机，疗效亦佳。可见在通常情况下，叶天士所定"卫之后方言气，营之后方言血"之绳墨不可废。而余师愚论温疫治法，惟以清热解毒为先，尤须领会。

四、表里同治法

表里同治法适用于表里相对均衡之病，惟其相对均衡，则彼此相干较为明显。若纯以治表，则里证不去；纯于治里，则表证不解，故须表里同治。如太阳伤寒兼水饮之小青龙汤证，若水无寒激，则难以上犯而为咳喘，寒无水滞，则难以留连，故解表化饮，相对均衡。又太少同病之柴胡桂枝汤证，一则太少之间，证候难分轻重，再则，表证略进一步便是少阳，而少阳为表里出入之机，是以不可顾此失彼，而应均衡用药。然则，仔细分析，相对均衡中，寓有不均衡之意，故表里同治法，仍可有所侧重。例如，太阳伤寒兼内热之大青龙汤证，是侧重解表，兼清内热；太阳与太阴同病之桂枝人参汤证，是侧重温里，微予和表。此类有所侧重之表里同治法，临床运用更为广泛。如罗某，女，40岁。有胃痛病史多年。因感受风寒，以致胃痛发作，腹胀满，不思饮食，时时反酸，大便溏薄，并兼发热恶寒，鼻塞流涕，全身荨麻疹，瘙痒难忍，脉弱，舌淡苔白。证属太阴虚寒，兼太阳表证。治以桂枝人参汤加丁香、砂仁、海螵蛸之类。3剂之后，除腹胀、不思饮食外，其余症状消失，经调理而愈。此例表证明显，何以仅用一味桂枝走表？以其脉弱故也。"太阴病，脉弱，其人续自便利"，不仅慎用大黄、芍药（《伤寒论》第280条），即令辛温表散之品，亦当慎用。惟恐耗伤中阳，以致里寒更甚。故于温中散寒止痛之中，微和其表即可。又有在同一类证候中而有所侧重者。如桂枝附子汤与麻黄细辛附子汤，均可治太阳少阴同病，然前者侧重在太阳，后者侧重在少阴。由于表里证的均衡状态是相对的，而不均衡状态是绝对的，故表里同治之方，有所侧重者甚多，而平分药力、无所侧重者甚少，这是符合辨证法的。

从"六经"病证来看，表里同治，往往涉及多经，除前述者外，如《外台秘要》引《延年秘录》方——水解散（麻黄、大黄、黄芩、桂枝、甘草、芍药）治在太阳阳明。刘河间创防风通圣散，吴又可创三消饮治在三阳。理中汤若加肉桂、附子，麻黄细辛附子汤若加干姜、白术，则治在太阳与三阴。

从卫气营血病证而言，有卫气同病、气营两燔等。从脏腑病证而论，表里同病有涉及多脏多腑者，情形虽属复杂，然表里之治则，可以互通。况前贤纲领既立，大法垂成，赖规矩以为方圆，全在医者之运筹。

本文曾以先师洪子云教授口述，笔者执笔而见于内部资料，其后进行较大的补充修改，谨表追思仰慕之意。

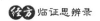

略论"存津液"在《伤寒论》中的运用规律*

保存津液对热病的治疗及其预后是极为重要的，因为热病过程中，最容易出现伤津耗液的病理变化，同时，阳热之邪又必须借助充足的阴津方可致胜。广义伤寒乃热病之属，在其发展过程中，即使所受之寒邪亦每可化火伤阴。然仲景立论，于扶阳气、祛寒邪诸法，历历在目，而存津之秘旨，则潜移默化，渗透于字里行间，常为人所忽视。自陈修园提出"伤寒论一百一十三方，以存津液三字为主"（《长沙方歌括·劝读十则》），方引起广泛注意。近人冉雪峰亦有"一部伤寒论，纯为救津液"（《冉注伤寒论》）之论，其言虽失之过激，其说却可补偏救弊，为研究《伤寒论》开辟了一个新的领域。

《伤寒论》存津液之秘旨，首在于"存"。"存"有保存、生存之意。欲使其"存"，必先祛邪，盖邪气不去，终为津液之害，故《伤寒论》多寓存津液于祛邪法中，此与单纯以甘寒或咸寒养阴之法，大相径庭矣。然病若以津伤液耗为主者，则养阴之法又不可偏废。尤须注意者，仲景之存津液，并非一个具体治法，而是作为一种治疗思想，以贯彻《伤寒论》全书。下面试将其运用规律分述如次。

一、祛邪谨防伤津，寓"存"于"防"

汗、吐、下及利小便之法，是《伤寒论》常用的祛邪方法，用之得当，邪去正安，否则，可引起不同程度的正气损伤，特别是津

---

* 洪子云指导，梅国强、戴玉执笔。

液损伤。《伤寒论》中有很大一部分内容是为救逆而设，足证当时滥用汗、吐、下法之弊。为减少治逆，仲景在使用祛邪方法时，小心谨慎，预为设防，以存正气。

例如，伤寒初期，邪在太阳之表，此时虽无内热伤津，但在行辛温发汗之时，却必须"取微似汗""不可令如水流漓，病必不除"（第12、35、38条），正如陈修园所言，病"从外治，外不伤营气，亦是养液之意"。此外，尤须严格掌握其禁忌证，如第38条大青龙汤证中指出："若脉微弱，汗出恶风者，不可服之；服之则厥逆，筋惕肉瞤，此为逆也。"此云大青龙证若见脉微弱、汗出恶风等阳虚征象者，汗法当禁。岂止如此，大凡人体气血阴阳偏盛偏衰，纵使感受风寒表证，亦不得率用辛温发汗。若误用，或伤津，或损阳，变证丛生，可不慎欤。故仲景继第38条之后，复申禁汗九条（第49、50、83~89条），以全禁汗之义，并昭示来者，欲知其用，先知其禁，可谓度人金针。

下法可以泄热存阴，但在一般情况下，仲景使用下法也是极有分寸的。例如，在用作下法的主要方剂后，均有"得下，勿余服""一服利，止后服"之类的说明。甚至在游移于燥热盛与未盛、燥屎坚与未坚之际，欲与大承气汤，宁可先与小承气汤作为试探性治疗。如此既不延误病情，又可免除妄下之灾。慎下之外，复垂禁下之戒，如"伤寒呕多"（第204条），"阳明病，心下硬满者"（第205条），"阳明病，面合色赤"（第206条）之类。此与慎用汗法乃同一匠心，即在顾护正气之前提下予以祛邪，在存津液上下功夫。

吐法祛邪，常收立竿见影之效，用之失当，亦易造成伤津损胃之后果，故论中有因吐致逆之论述。使用吐法，必须严格掌握其适应证，并须注意"得吐者，止后服"，中病即止的投药原则。尽管目前吐法已不常用，但对吐法伤津损胃之弊应有所了解。

至于利小便法，乃为水气内停而设，其主证为小便不利。但小便不利亦有因津少而致者，此时切勿妄施渗利，如第59条说："大下之后，复发汗，小便不利者，亡津液故也，勿治之，得小便利，必自愈。"又如第224条："阳明病，汗出多而渴者，不可与猪苓汤，以汗多胃中燥，猪苓汤复利其小便故也。"本条属胃中燥热而小便不利，故即使育阴利水之猪苓汤亦在禁用之列，而清热育阴，以充化源之法，妙在不言之中。示人诊疾治病，务必伏其所主，先其所因。

二、祛邪兼予益阴，邪去津存

在伤寒初期或中期，病有伤阴之势，或已有伤阴迹象者，治疗时，祛邪之法虽势在必行，但须兼予益阴，即顾护阴精，以制阳邪。例如，太阳中风证，其主要病理机制为卫强营弱，其病发热汗出不愈，故所主桂枝汤中，既用桂枝、生姜疏风调卫，复有芍药、甘草、大枣益阴和营，服时啜热粥亦是阴液之助。此方由于阴阳兼顾，阴以助阳，阳以护阴，故迄今仍不失为治疗营卫不调的有效方剂，是用发汗祛邪之手段，而达敛汗存阴之效果。正如徐灵胎《伤寒类方》在解第53条所说："自汗与发汗迥别，自汗乃营卫相离，发汗使营卫相合，自汗伤正，发汗祛邪，复发者，因其自汗而更发之，则营卫和而自汗反止矣。"又因为本方在和营中有调卫之功，于发汗中寓敛汗之意，故除治太阳中风之外，所用甚广，柯韵伯尝用本方治虚疟虚痢，自汗盗汗，随手而愈，皆取其益阴和阳之用。

再如第57条："伤寒发汗，已解，半日许复烦，脉浮数者，可更发汗，宜桂枝汤。"是证属太阳伤寒，但因已经发汗治疗，津液有所耗伤，不宜再行峻汗，故取桂枝而舍麻黄。此外，如表实证兼项背强几几者，不用麻黄汤加葛根，而用桂枝汤加麻黄、葛根，小柴胡汤之用人参、甘草等，均是顾护津液之意。

阳明居中土而主燥，又为津液之府，故伤寒在其传变过程中，易于传入阳明而从燥化，此时患者除阳热亢盛外，尚多伤津之象，如身大热、口大渴、汗大出、脉洪大等，当以泄热存阴为正治，主以白虎汤，方中生石膏泄热，知母清热益阴，甘草、粳米和胃益阴。如果津伤严重，见"大烦渴不解"（第26条）、"欲饮水数升"（第168条）、"口干舌燥"（第222条）者，当于白虎汤中加人参，否则难当阳明之燥渴。盖人参，其味苦甘，为益气生阴之佳品。柯韵伯视白虎加人参汤为阳明起手三法之一，称之"总为胃家惜津液""不肯令胃燥"。

阳明病，法多汗，高热大汗是阳明正局。若阳明高热之下而反无汗身痒，仲景断之为"此以久虚故也"（第196条）。所云"久虚"，是指患者素体阴虚，化源不足。此时治疗，当以益气生阴为首务，白虎加人参汤亦为的对之方。综上以观，白虎加人参汤用于阳明病热盛津伤，有汗者服之热清汗止，无汗者服之汗出热退，妙趣横生，然其要领，不越"存津液"三字。

三、祛邪及时有力，旨在存阴

根据人体邪正盛衰情况，抓住有利时机，积极祛邪，便是有效地存阴，此亦为《伤寒论》存津液之要着。它与慎用祛邪法构成相辅为用的两个侧面。

例如，汗法，在一般情况下本应慎用，但在表闭严重的情况下，仲景却有峻汗之设，大青龙汤证是也。由于风寒外束，阳郁于经而亟欲化热伤津，其人因不汗出而烦躁，此时用大青龙汤峻汗，后人喻之为"龙升雨降"。这种峻汗，粗看似乎暂时损耗了人体部分津液，实则是发汗存津，盖汗后表解热退，人体阴阳自和；设不峻汗，病邪不去，必致酿热伤津。又如衄家禁汗，但第55条："伤寒脉浮紧,不发汗,因致衄者,麻黄汤主之。"此条以风寒外束,在表之阳气重,损伤络脉,若不速去其邪,则伤津化燥恐在顷刻,故主以麻黄汤,使风寒得解,则郁阳自伸,不仅表证及衄血自愈,同时更无伤津之虞。若但见衄血而遽投滋阴凉血之品,不惟无益,且反使阳郁更甚,津液难存。

再如下法。前面说过,仲景对下法的使用也是极有分寸的,但是,在腑实明显或腑实危重之时,仲景又有急下之设。这与上述峻汗的用意类似,是通过及时地祛邪以达到保存津液的目的。因为燥热内结,燔灼莫制,不亡胃津,必耗肾液,终必使津液消耗殆尽,真阴枯涸无存。究其治法,扬汤止沸,莫如釜底抽薪,急下之后,燥结得去,烈焰消解,津液自有生存之望,此即人所乐道之"急下存阴"法。

急下证在《伤寒论》中凡六见,其中除第 252 条、第 321 条病情较为危重外,其余四条则较为轻缓,而俱曰急下,说明急下存阴一法,有不得已而用之者,有预护其津液而用之者。其病情危重者,不得不急下,盖舍此一法,则津液难存。然病至危笃,下法再急,恐亦有难痊者,是以若必待病危而后言急,则为时已晚,故仲景复将病情较轻但腑实已成、津伤之端倪已现者,并属急下之列。如此,不仅攻邪较为可靠,而且存津液更有把握。可见急下存阴之法,不得已而用之者,固不可废,预护津液而用之者实为上策。后世温病学家"救阴"之说,似可溯源于此。又六急下证均曰"宜大承气汤"治疗,"宜"字提示当腑实证津伤势急者,可变通承气之用法,如后世之增液承气汤、黄龙汤等,均由此演化而来。又如热邪内陷心包,腑实而兼见神昏谵语者,用牛黄承气,或调胃承气汤配安宫牛黄丸、紫雪丹、至宝丹亦属此类。

四、养阴兼顾祛邪，阴复阳平

伤寒后期，其证多入三阴，其中有入于少阴者。少阴为水火之脏，如邪从火化，则极易灼伤真阴，《伤寒论》多以血肉有情之品滋填真阴，或育阴而辅以泻火、利水等法，以攻补兼施，其代表方如黄连阿胶汤、猪苓汤、猪肤汤等。这一部分的方和法被后世温病学家加以继承和发展，终于形成了比较完善的热病后期养阴疗法。

黄连阿胶汤为滋阴降火法的运用开创了先河，主治阴虚阳亢之证，方中一面用芩、连泄火坚阴，一面用芍药、阿胶、鸡子黄滋填真阴。其中黄连用至四两，独冠一方，仍是祛邪以扶正之意。猪苓汤为阴虚水热互结而设，此方以二苓、泽泻、滑石清热利水，而用一味阿胶以滋真阴，组成滋阴利水之剂。滋阴碍湿，利水伤阴，今滋阴与利水合法，乍看似乎自相矛盾，然则实有相辅相成之妙。滋阴者，扶其正，利水者，祛其邪，俱寓存阴之意。否则，若只顾其阴伤而不与利水，则津液无以宣化，俱停为水。水停愈多，津液愈少，犹清泉而注入污淖之中，虽污淖遍野，而能为人所用者反少矣。临床上慢性肾盂肾炎有阴亏而水热互结者，用此方颇效。至于猪肤汤，是《伤寒论》中唯一的甘润平补之剂，为治少阴虚热咽痛之佳方。然此方不太被人重视，据王孟英的经验，温病伤津液，有时用滋阴药亦不得恢复者，或津枯便秘者，用猪肤汤频服有效。本省民间也有在热病初愈时少量频服清炖猪瘦肉汤（撇去浮脂），以复气阴的传统用法。从以上三方可以看出，热病后期真阴受损者，当选用血肉有情之品（俗称"荤药"）予以滋填，邪未尽者应同时予以祛邪，不得闭门留寇。这与第二部分所述祛邪时兼顾益阴也是相辅为用的两个侧面。《伤寒论》第58条说："凡病，若发汗、若吐、若下、若亡血、亡津液，阴阳自和者，必自愈。"在正损邪存的情况下，当视邪正盛衰情况，或以养阴为主，祛邪为辅，或以祛邪为主，益阴为辅，其目的均不外促使"阴阳自和"，以平为期。

炙甘草汤治心阴心阳俱虚之"伤寒，脉结代，心动悸"（第177条）。方以滋补心阴为主，用生地黄一斤，炙甘草四两，大枣三十枚。虽有桂枝、生姜等温药，实为仲景滋阴药用量之魁。后世去其温药，增加滋阴之品，一变而为咸寒养阴之剂，如吴鞠通作为"热邪劫阴之总司"的加减复脉汤，还有治阴虚风动之大定风珠等，均是在此方基础上增减而成。后者滋真阴之力甚宏，亦可用于杂病。

五、寄存阴于扶阳，阳回阴生

寒为阴邪，易伤人体阳气，与温病相比，伤寒后期多见亡阳之证，因此，扶阳气历来被认为是伤寒救逆的重点。但是，阳与阴，无论在生理和病理变化上，都是对立统一的。二者相互依存，彼此影响，在一定条件下还可以相互转化。如亡阳之变，多缘于吐利汗出，阴伤过甚；而在一定条件下，亡阴之变又缘于阳气衰微，固摄无权。若因阳气衰微、固摄无权而致亡阴之变者，治疗上必须以扶阳为先，通过扶阳气以存阴液。如第385条："恶寒脉微而复利，利止亡血也，四逆加人参汤主之。"此条所称"亡血"，是指津液高度耗损，以致无物可下（相当于西医学的严重脱水）。当此阴竭阳亡之时，有形之阴不能遽生，而无形之阳所当急固，阳固则阴液可以渐复；若用益阴之法，则恐缓不济急也。上述病情，现代虽可采用输液方法，暂缓病情，但若不取回阳救逆而作根本之图，必然随补随泻，终非存阴良策。更有急性失血而致气随血脱时，采用输血方法，在某种情况下虽有重要意义，但若一味输血，而舍补气摄血之要法，是犹流水循环，此入而彼出矣。故补气摄血之独参汤等，迄今仍不失其积极意义。至于桂枝加附子汤之治表阳虚漏汗不止，桃花汤之温涩固脱止利等，皆是扶阳气以存阴液之明证。

此外，"急温"一法，亦寓存阴之意。如第 323 条："少阴病，脉沉者，急温之，宜四逆汤。"此条仅举脉沉而云"急温"，示人但见少阴阳衰之象，便宜未雨绸缪，否则，吐利厥逆之候将接踵而至，阳亡阴伤自在预料之中。

由此可知，扶阳气之衰竭，即所以救阴液之危亡。然阴阳二气，互为依存，若仅知救阳一端，则皮之不存，毛将安附。故仲景处方用药，常主以扶阳，而辅以益阴，或明予扶阳，而暗予益阴，此《伤寒论》扶阳疗法之基本原则。例如，四逆加人参汤、茯苓四逆汤、真武汤等是主以扶阳，辅以益阴，而桂枝加附子汤、四逆汤等，是明予扶阳，暗予益阴。甚至在亡阳重证，阳气欲越之时，仲景亦不单纯扶阳，而是在回阳救逆的基础上，加人尿、猪胆汁等咸寒滋润之品，从阴引阳。张景岳深得此旨，有云：善补阳者，必于阴中求阳，则阳得阴助而生化无穷。临床实践证明，扶阳时兼以益阴之法，较诸单纯扶阳，常能显著提高疗效。当然，在某些特殊情况下，如寒邪直中、阴气独盛时，因其起病急骤，阴液尚未过多损耗，此时自宜重用辛热之品，单刀直入，以破阴回阳，如干姜附子汤证、通脉四逆汤证等。

以上从五个方面探讨了《伤寒论》存津液的运用规律，虽未能有曲尽变化之妙，但可概见存津液在《伤寒论》中的作用与地位。

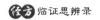

再论"存津液"在《伤寒论》中的运用规律[*]

读完某刊《与〈略论"存津液"在〈伤寒论〉中的运用规律〉一文的商榷》（以下简称《商榷》）后，受益良多。然笔者认为，若非《商榷》与拙作的论题不一，便是拙作引起了一些不应有的误会，因此，首先有必要说明笔者写作"存津液"一文的目的和原则。

众所周知，《伤寒论》的主要内容是论述广义伤寒的辨证论治规律，其中关于六经病证治则，我院主编的《伤寒论选读》云："总的说来，不外祛邪与扶正两方面，而且始终贯穿着'扶阳气'和'存津液'的基本精神，从而达到邪去正安的目的。"鉴于人们对"扶阳气"多无异议，而对"存津液"则历来有不同看法，如《商榷》所推崇的温病学家吴鞠通所提出的"伤寒一书，始终以救阳气为主"（《温病条辨·杂说》）便是其例。吴氏之言虽不便云错，但有偏弊。因为，正如《商榷》所云，在《伤寒论》中，"既有存津液，又有通阳"，不应有主次之说。古之吴氏有以上说法，而今之著述，有无类似说法，尚难确定。然《商榷》断言"当今之世，并无仲景专从寒邪伤阳立论"之偏，实未敢苟同。盖以中医界，学派众多，文献之繁，难以估量，故难得出如上结论。为此，笔者特将《伤寒论》中"存津液"之基本精神，勉笔成文，以求教于同道，此乃笔者写作"存津液"一文之主要动机。

拙作是本着以下两个基本原则进行写作的。第一，在肯定扶阳气的前提下论述"存津液"。拙作中明确指出："仲景立论，于扶阳气，祛寒邪诸法，历历在目，而存津液之秘旨，则潜移默化，渗透

---

* 洪子云指导，梅国强、戴玉执笔。

于字里行间，常为人所忽视。"此段亦为《商榷》引用，还有未被引用者，如"寒为阴邪，易伤人体阳气"，在此前提下，阐述"存津液"之旨。不知《商榷》何以发"是以扶阳为主，还是以存津液为主"之问？故将《伤寒论》"扶阳存津液"五字，单纯归结为"存津液"三字，绝非拙作之观点，愿同道鉴之。

第二，拙作之标题为《略论"存津液"在〈伤寒论〉中的运用规律》，文字浅显，当可一目了然。即拙作既非讨论扶阳与存阴的辨证关系，更非扬"存津液"，抑"扶阳气"之文。惜《商榷》不顾拙作本意，于一篇有限文字中，强求上述内容，实难为之。

下面就《商榷》提出的若干问题进行说明。

其一，"《伤寒论》与温病学说有无区别"？前面说过，拙作并不涉及这个问题，而《商榷》欲从二者的区别中，证明拙作"存津液"之非，故生此问。不言而喻，二者既有区别，又有联系。就各自范围来讲，区别在于：温病学说大体是讨论外感温热类疾患（如四时温病、瘟疫、瘟毒等）的，而《伤寒论》则包罗较广。细阅仲景原文，似乎六淫之邪，俱已涉及，绝非单纯寒邪致病。不过因《伤寒论》成书较早，受历史条件限制，书中虽有温病内容，但不如后世温病学说完备并自成体系。其联系是温病学说发展了《伤寒论》中的温病内容，因而存在着源流关系。既然如此，在看到二者区别的同时，亦应看到联系。《商榷》指出"寒邪伤阳，热邪伤阴"，这是正确的。那么后续之文当是寒病以救阳为主，温病以救阴为主，方能顺理成章，而《商榷》后续之文为"伤寒以救阳为主，温病以救阴为主"，令人费解。因为"伤寒"二字若属广义，则"救阳为主"之说难从。若指狭义，则拙作与《商榷》并无分歧。

其二，关于"广义伤寒乃热病之属"：出自《素问·热论》，其云："今夫热病者，皆伤寒之类也。"这里热病与广义"伤寒"，文字虽异，所指实同，而《商榷》却说"未闻"，并斥为"纲目颠倒"。若果然未闻，则不妨看《千金方》引《小品》云："伤寒，雅士之词，云天行温疫，是田舍间号耳。"《肘后备急方》亦云："贵胜雅言，总名伤寒，世俗因号为时行。"可见古代知识分子中，已习惯地将一切外感热病统称伤寒（广义）。至于《商榷》将《难经》"伤寒有五"中之"有热病有温病"，与《素问·热论》之"今夫热病"相提并论，则属未妥，盖"有热病，有温病"，据《难经》本意，仍可称为伤寒（广义），否则"伤寒"何以"有五"？

其三，关于"所受之寒邪，亦每可化火伤阴"。"亦每可"即未定之意，并非必然之词，而《商榷》斥之以"事实并非均如此"，试观"亦每可"与"非均如此"之间，并无原则差别，何置一问。关键是寒邪是否每可化火伤阴。《伤寒论》第4条："伤寒一日，太阳受之，脉若静者，为不传；颇欲吐，若躁烦，脉数急者，为传也。"说明在某些情况下，太阳伤寒是会化热传里的。再就论中因汗、吐、下、火逆所致之变证，不乏化火伤阴之例，诸家所见略同，无须列举。即如温病大家叶天士《外感温热篇》亦云："伤寒之邪留恋在表，然后化热入里。"再则贵院有同志也说："《伤寒论》阳明病篇概括很多急性热病，后世温热学说很多主要方治，亦多本诸阳明。"亦属临床经验之谈。所必敬问者，"温病寒邪化热"，未知何意，企待说明。《商榷》又提出"患者正虚阳衰，伤寒日久不愈，传入三阴或寒邪直中三阴，出现腹满，下利清谷，脉微欲绝，厥逆等一系列损阳、亡阳的病情……怎能说'所受寒邪亦每可化火伤阴'呢？言过有失"。且不说拙作之功过得失，重温仲景原文，自可了然。第187条："伤寒，脉浮而缓，手足自温者，是为系在太阴，太阴者，当发身黄；若小便自利者，不能发黄，至七八日，大便硬者，为阳明病也。"第293条："少阴病，八九日，一身手足尽热者，以热在膀胱，必便血也。"第 334 条："伤寒先厥后发热，下利必自止。而反汗出，咽中痛者，其喉为痹。发热无汗，而利必自止，若不止，必便脓血。便脓血者，其喉不痹。"以上从三阴证中，各举一条化火伤阴之例，则是非可明。

其四，关于"偏弊"问题。《商榷》认为拙作引陈修园、冉雪峰之言目的在于论证《伤寒论》"是以存津液为主"，此结论未免主观。凡著述立论，需有充足的事实依据。经再次检校拙作，并无此言论。拙作在引陈说之后，只客观地介绍，"方引起广泛注意"，在引冉说之后，有所评论，并未原封不动地肯定二氏之言。拙作接着说："《伤寒论》存津液之秘旨，首在于'存'，'存'有生存、保存之意。欲使其存，必先祛邪，盖邪气不去，终为津液之害，故《伤寒论》多寓存津液于祛邪法中，此与单纯甘寒或咸寒养阴之法，大相径庭矣。"此段仅揭示《伤寒论》存津液之本来面貌，并未涉及孰主孰从问题。再就具体内容而言，拙作阐述《伤寒论》存津液的运用规律，类分五条：一，祛邪谨防伤津，寓"存"于"防"；二，祛邪兼予益阴，邪祛津存；三，祛邪及时有力，旨在存阴；四，养阴兼顾祛邪，阴复阳平；五，寄存阴于扶阳，阳回阴生，亦毫无《伤寒论》"是以存津液为主"之意。文中还说："寒为阴邪……因此扶阳气历来被认为是《伤寒论》救逆的重点，但是，阴与阳无论是在生理和病理变化上，都是对立统一的。二者互相依存，彼此影响，在一定条件下，还可以相互转化。"在强调扶阳之后亦云："然阴阳二气，互为依存，若仅知救阳一端，堪虑皮之不存，毛将安附。"观此应无偏弊。

关于陈修园、冉雪峰之评价，自有公论，因篇幅有限，不再一一阐述，这里仅就《商榷》之言，说明如下。

陈修园氏，医人皆知，所作何官，亦非不晓，然而对其医学成就，决不能以做官而轻易否定或诋毁。做官与行医，所当联系，但官自官，医自医，亦应区别。回顾我国历史，做官而同时在自然科学（包括医学）上确有造就者，代不乏人，何独修园而已哉！故不予评论。"重要者乃修园之《伤寒论》一百一十三方，以存津液三字为主"，是否因其做官而至偏至弊？考修园之言，本从医界中有对《伤寒论》存津液认识不足者而立，非谓《伤寒论》中别无他法。在以上引文的同一篇文章中，陈修园《长沙方歌括·劝读十则》又云："照仲师法，四逆、白通以回阳；承气、白虎以存阴。"在《伤寒论浅注·太阳病脉证》注释桂枝加附子汤证时指出："方中取附子以固少阴之阳，固阳即所以止汗，止汗即所以救液，其理微矣。"可见修园对《伤寒论》扶阳救阴之基本精神，已有深切了解，即使求证于今日临床实践，仍十分正确。故责"偏"者，须持客观态度。

冉雪峰乃现代名医，早年悬壶武汉，誉满江城。晚年赴京，专司中医研究工作，平生不曾为官，且精于伤寒、杂病，旁及儿妇诸科，临床经验丰富。其言"一部《伤寒论》纯为救津液"，拙作指出"失之过激"，但不能说冉氏不知《伤寒论》有救阳诸法。综观冉氏遗作及现存医案，自可了然。大凡补偏救弊之言，有时会出现矫枉过正现象，这并不奇怪。奇怪的是《商榷》论修园，则云做官而无临床经验以非之；冉氏经验丰富，论冉氏则不提经验及全部学说，似乎欠妥。

自刘河间以降，至叶、吴诸家，确实发展了温病学说及滋阴疗法，但他们均未直接阐释《伤寒论》存津液之基本精神，而直接提出者，首称修园，故拙作直接引用，未尝不可。因拙作并非考问古今之文，故不追溯其源，若必加追溯，则河间亦不敢贪其功，功劳须记在无名氏之作——《内》《难》诸经上。仲景言"撰用素问、九卷、八十一难、阴阳大论"是也。须知一个学术观点的提出，常常须孕育很长时间，尤须许多学者辛勤钻研，而后方由一人（或数人）完整系统地提出，在一般引用中，多指后者，而不必考其渊源。犹"八纲"之提出，一般看作程钟龄所为，但究其根源，可推至明代之张景岳、王执中等人，甚至更早，直至《伤寒论》《黄帝内经》。

最后，关于炙甘草汤之通阳与益阴关系，《商榷》用了较大篇幅，笔者只提两点以供参考。一者，就全方而论，是通阳之比例大，还是滋阴之比例大。二者，叶天士云："舌淡红而无色，或干而色不荣者，当是胃津伤而气无化液也，当用炙甘草汤，不可用寒凉药。"叶氏医案中还有"顾阴液，须用炙甘草汤"之类警语，宜参考。

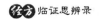

仲景"治未病"思想临证撮要

"治未病"思想，《黄帝内经》阐述较多，归纳其要义，约分二类。一为无病之人，通过各种不同手段，以强壮体质，预防疾病，属预防医学范畴，非本文所能论及。二为已病之身，根据病程、病性、病位、脏腑虚实、发展趋势等方面，综合分析，而防治"已病"条件下种种潜在的病情病机，便是治"已病"条件下之"未病"，如仲景所言"夫治未病者，见肝之病，知肝传脾，当先实脾"（《金匮要略·脏腑经络先后病脉证》第1条）之类。而肝病之虚实与否，其核心在于"知肝传脾"，"知"者有明了、诊察、分析之意。盖肝之与脾，木土相克，故肝病则暗伏克害脾土之机。然则，仅此一端，不足以言"知"，若能进而明确肝病并非邪实，脾病虽不明显，而有某种苗窍显露；或平素中土不足等，方得肝病实脾之真谛。否则，一见肝病，而漫投实脾之法，得无虚虚实实之过乎？拙文治未病思想之临床撮要，皆本于这种严密性，不求理论之完备，但求所指之未病，言之有物；所治之未病，法明方效。其遣方用药未必尽是《伤寒论》之方，而指导思想务求符合仲景之法。初衷如此，未知然否。

仲景发展了《黄帝内经》治未病思想，内容十分丰富，形成了完整而严密的体系，如先时而治，先安未受邪之地，早治已成之病、已病防传、未盛防盛、已盛防逆、新瘥防复等，谨就笔者之实践，撮要如下。

一、先时而治

先时而治，其义有二。一为在已病之中，先于某种病状而用药，如《伤寒论》第54条"病人脏无他病，时发热自汗出而不愈者，此卫气不和也，先其时发汗则愈，宜桂枝汤"，此与治未病关系不大。二为对易发或常发之病，当其未发时治疗，令其不发或少发。如《金匮要略·血痹虚劳病脉证并治》第16条"虚劳诸不足，风气百疾，薯蓣丸主之"，此方可治已病，亦可治未病。治已病者，当以方测证，必方证相合而后用之；其治未病者，设若虚劳较重，病在发作之时，证候多端，《金匮要略》中各有其病机归属与治法，岂薯蓣丸所能奏效？若虚劳暂缓而风邪为患在急，则当分风寒风热，内风外风，并兼顾其虚，安能执成法以治多变之病？由是言之，必当虚劳暂安且邪风尚未生变之际，投此方以理虚于内、御风于外，而作根本之图。笔者师其法，酌情拟方，屡获效验。如宋某，男，34岁，自幼体质较弱，成年以后，不胜劳累，常患感冒，每患则服解表药以求缓解，岂料愈治则感冒愈频，或半月或月余发生一次，恶寒发热，鼻塞流涕，无汗或自汗，头痛身楚，腹胀不适，于1995年6月中旬来诊。适值感冒已愈，舌苔薄白，脉细弱，以求根本之治。据其所述，当属气血两虚，中气不足，拟膏剂于下：黄芪300g，炒白术150g，生晒参150g，当归150g，川芎150g，白芍150g，生地黄100g，砂仁150g，广木香150g，炙甘草100g，陈皮150g，升麻150g，柴胡200g，荆芥150g，1剂共熬，加白蜜2200g收膏，每日3次，每次1匙。1996年1月复诊：诉膏剂于3月内服完，停药已3月，共半年余，未发生感冒，体质亦有所增强，因思药效之可靠，欣然再求方药，以巩固之，故仍拟前方照服，其后得知于次年二月中旬持续寒潮侵袭时，有轻微感冒，仅鼻塞流涕，喷嚏而已，能照常工作，除服膏剂以外，未服其他方药，数日而愈。由是观之，先时而治，远胜于发病时而治。

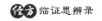

二、先安未受邪之地

在已病之中，某脏腑或气血津液虽暂未受邪，然据疾病发展演变规律分析，其暂未受邪之地，存在着受邪之必然性，因此处治之法，不仅治疗已病，而且在于使暂未受邪者，预先安宁，不受其累，则已病必孤，以利痊愈，此即谓之先安未受邪之地。其语出自叶天士，实源于仲景预扶胃气、预存津液等思想。有 S 君，非洲来华人员，于 1995 年 9 月就诊，身材高大而壮实，诉左背胁阵发性疼痛 7年，甚则牵引颈项部疼痛，胃脘不适，精神饮食等正常，脉缓，舌淡而胖，裂纹满布而润泽于常，苔白薄。经多种检查，未发现器质性病变，据疼痛部位分析，当属太阳少阳二经，故投柴胡桂枝汤加和胃通络之品。断续服药 2 周，似有减轻而复发如前。12 月 27 日三诊，病证如前，并补述每于房事后疼痛必发且重，于是令笔者猛省，此证若断为胁痛显然不妥，盖胁痛非必发于房事之后，故投柴胡桂枝汤疗效不佳。因思《名医名方录》（第四辑）上有福建林庆祥先生据闽南方言提出"色风"一证，表现为房事后腹中绞痛不休，并拟蝉凤色风汤（蝉衣、凤凰衣、莱豆衣、紫苏叶、马蹄金、香附、木香、大腹皮、桂枝）治之，林氏曰：临床 50 载，经治 10 余例，每每顺手，并无危象。然观其案例，均属于初发，与 S 君病程 7 年不侔，况因国域不同，体质差异，性观念多有不一，故难以直接援引林氏方。揆度 S 君病情，肾精已有暗耗，不过借先天精气尚充，后天水谷奉养，且在年轻体壮之时，故无肾虚之证可察，而前述之舌质变化，则微露肾虚（未病）之端绪，故当交合之际，百脉动摇，则肝胆之经脉何以濡养？更兼沐浴更衣，易受风邪袭击，自在情理之中。若长此以往，宁无肾亏脱绝、风气百疾之忧?！有鉴于此，拟益肾祛风之法似属合拍。处方如下：生地黄 10g，山药 10g，山茱萸

10g，泽泻 10g，牡丹皮 10g，茯苓 30g，蝉衣 10g，全蝎 10g，蜈蚣 2 条，木瓜 10g，防风 10g，白芍 30g，炙甘草 10g，乌梢蛇 10g，服药 2 周，略有加减。诉疼痛偶发，程度甚轻，疼痛时间缩短，因而精神爽朗。仍按原方 15 剂，以善其后。因而叹曰：先安未受邪之地，可信可征；林氏指出"色风"证，言无虚发，要在汇通原理而灵机应变。

三、早治已成之病

早治已成之病，而免生变化之例，在《伤寒论》中俯拾即得。徐春甫发挥曰："圣人治未病，不治已病，非谓已病而不治，亦非谓已病而不能治也。盖治未病，在谨厥始，防厥微以治之，则成功多而受害少也……始初微略，恣意无忌，酿成大患。"有王某，男，74 岁，龙钟老态，步履蹒跚，于 1995 年 12 月来诊，诉周身疼痛困重，寒战 3 天。3 天前突患腹泻稀水，日行八九次，自服"痢特灵"治之，服后当日痢止，而周身疼痛，寒战不休，一日几度发，自觉无热，而扪其头额及胸腹灼手，不欲饮食，头昏，舌质鲜红，苔白略厚（有冠心病心绞痛病史），属手少阳三焦湿热征象。盖手少阳三焦，外通腠理，乃元真流通之所，今为湿热弥漫，腠理闭郁，故周身疼痛。舌苔白而略厚，质红者，湿热之确据。寒战发热，一日几度发，与足少阳枢机不利有关，是为手足少阳同病，拟以柴胡蒿芩汤加减：柴胡 10g，黄芩 10g，法半夏 10g，太子参 10g，陈皮 10g，茯苓 30g，竹茹 10g，枳实 15g，炙甘草 6g，青蒿 15g，藿香 10g，佩兰 10g，芦根 15g，滑石 10g。共 7 剂。其后来人相告，服药过程中，病情渐减，7 剂尽，周身微汗而寒战自止，通体和畅，精神慧爽，口和纳健。此例始病 3 日而治，可谓早。早治而速愈，不惟免除传变之忧（尤其老年体弱），且冠心病宿疾未曾引发，则治未病之理，出诸自然。

四、已病防传

传有本经自传者，如太阳、阳明之邪由经入腑之类；有传入他经者，如太阳传阳明之类。而传经与否，决定于三大要素，即感邪轻重，体质强弱，治疗当否，不得漫无目标谓其传变，而称某法为治未病。如胡氏，45 岁，1996 年 1 月求治，诉慢性萎缩性胃炎病史10 余年，近因劳累受寒，复发 1 月，经治不验，见胃脘痞胀隐痛，胃脘部如囊裹水，激荡有声（日本学者称为"振水音"），故饮食少思，勉进饮食尤甚，有时牵引右下腹疼痛，大便时结时溏，恶寒，手足厥冷，时有心悸，脉缓弱，苔白薄。本证属胃阳不足，水饮内停，与《伤寒论》第 356 条"伤寒厥而心下悸，宜先治水，当服茯苓甘草汤，却治其厥；不尔，水渍入胃，必作利也"同，法当温胃阳以宣散水饮为主，免致胃气衰败，水饮肆虐，而累及太、少二阴。处方：茯苓 30g，炙甘草 6g，桂枝 10g，生姜 15g，炒白术 15g，枳实20g，广木香 10g，砂仁 10g，九香虫 10g，泽泻 10g，延胡索 15g，郁金 10g。服药一周而胃脘振水音消失，痞胀疼痛减轻，心悸大减，纳食不馨，口干不欲饮，成形软便，日行三四次。原方加片姜黄 10g，鸡内金 10g，再服一周而胃痛基本消失，无心悸。脉舌同前，是水停心下之证候病机得以解除，续拟辛开苦降、行气和胃之法为治，方宗半夏泻心汤加减，以为善后调理。此例水停心下，较快消弥于已病之时，而未出现第 356 条"水渍入胃，必作利也"之变局，是以在某种条件下，治已病，即所以治未病之法也。

五、未盛防盛

病情由轻到重，乃一般发展趋势，有时由轻到重，其证未变，治疗之目的，在于防其盛者；有时病情加重，变化多端，甚至危及生命，则治疗之目的，在于防止病情坏逆之危害，这种治未病思想尤为重要。如段某，男，48岁，身材魁梧壮实。1994年3月初诊，左下肢肿胀7月，加重2月。患者于1992年因车祸而使左小腿下1/3处开放性胫腓骨骨折，经骨科治疗痊愈，惟存创面瘢痕。1993年7月瘢痕作痒，因而搔破继以感染。其时局部红肿热痛，肿胀逐渐向上蔓延，肿及髋关节处已2月。患处高度肿胀，肤色紫暗，感染处溃疡，脓液及渗出液甚多，其气略有臭秽，周围肤色紫黑，活动受限，腹股沟淋巴结肿如鸽蛋大小数枚，体温不高。经某医院检查，诊断：①左下肢慢性溃疡。②左下肢深静脉炎，病损部位接近腹股沟。经抗感染、扩管、溶栓等治疗1月无效，因而建议截肢，患者坚拒而转治于余。诊得脉缓，舌质鲜红，苔白薄。证属湿热下注，经脉瘀阻，熏蒸化腐。治法以清热化湿、解毒通络、活血化瘀为主，若能应手渐复，则治疗有望，否则截肢之势，似难避免。尽管如此告诫，而患者仍存百般希望，安心治疗。基本方如下：苍术15g，黄柏15g，土牛膝15g，土贝母10g，土茯苓30g，泽泻10g，连皮茯苓30g，益母草30g，土鳖虫10g，水蛭10g，全蝎10g，蜈蚣2条，金刚藤30g。加减法：肿甚去土牛膝，选加木瓜、槟榔，加重泽泻用量；若溃疡面扩大，脓水多，选用黄药子、败酱草、白花蛇舌草、半枝莲；痛甚加刘寄奴、徐长卿；青紫甚加红花、赤芍、生蒲黄；口渴燥热去苍术加黄连、黄芩。同时坚持服用季德胜蛇药片，每次6片，每日3次；溃疡面掺黄柏粉。服药1周，肿胀有所减轻，髋关节及腹股沟部疼痛消失。连服35天之后，除溃疡部位以下仍青紫肿胀疼痛外，其上部肿胀全消，肤色正常，腹股沟肿大之淋巴结消散。仍依前法加减治疗，共计5个月，以致肿胀青紫全部消退，惟有色素沉着，溃疡面基本愈合，步履如常。再授药15剂，以善其后。时隔 1 年半，偶然路遇，见其蹬三轮车购物，问其所苦，曰无。反思病情及其治疗，患者下肢高位深静脉炎，以致建议截肢，当属重病，似与标题"未盛防盛"不符，然患者年富力强，尚无全身感染，除局部溃疡外，尚无组织坏死，以中医学而论，湿热虽已成毒，而尚未波及营血，内损脏腑，故相对曰"未盛"。惟其堪忧者，自发病 7 个月以来，治疗未断，而呈进行性加重，医者不能如履薄冰，竟竟乎其后之结局？西医建议截肢即本于此，中医之治疗亦应本于此。由是言之，其治未病似乎跃然可见。

六、已盛防逆

对已盛之病，防其逆变，是为当务之急。如仲景所言"一逆尚引日，再逆促命期"（《伤寒论》第 6 条），不解自明。有陈某，男，31 岁，农民。双侧多囊肾，已发现 10 余年，初无症状，近五六年来，时有浮肿，腰痛，渐至在腹部可扪及肿大之肾脏，于 1995 年 10 月初诊，诉腰痛，连及侧腹胀痛，难以俯仰，乏力，短气，肛门坠胀，便意频繁，而难以排便，勉力努责方可排出成形软便，小便量较多，下肢浮肿，形体消瘦，精神委顿，饮食少进，肤色黧黑。B 超提示双侧多囊肾，以左侧为甚，囊腔最大者 40.5mm×38.0mm，化验结果表明肾功能中度损害，血压 140/105mmHg，脉弦缓，舌苔白薄。询知其母、兄皆因此病而逝，故自叹命运多乖，精神负担颇重。乃对其进行心理疏导，并处方如下：柴胡 10g，郁金 10g，枳实 10g，白芍 10g，桂枝 10g，炒白术 10g，猪苓 10g，泽泻 20g，王不留行 20g，金刚藤 30g，益母草 30g，制三棱 10g，制莪术 10g。治疗中略有加减，如浮肿甚加金钱草、海金沙；下腹及肛门坠胀加荔枝核、乌药、黄柏；大腹胀甚加厚朴；增强软坚散结加皂角刺。服药 1 周，腰及侧腹胀痛明显减轻，肛门坠胀有所缓解，因而病者信心增强，连续服药 4 周，诸症减轻，恢复轻微劳作。因其家境清寒，其后仅能断续服药，亦无力复查，前后历时 4 月余，自觉症状不明显，扪其腹部，肿大之左肾下缘虽仍平脐，但已明显变软，无压痛，血压正常。此乃先天性疾病，发展至此，已属重症，预后不良，若不能缓解病情，推迟其发展，则肾功能衰竭之种种危象（逆证），必随之而来。犹须申言者，笔者在检索病历中发现，以往之治疗不外补脾利水、补肾利水法，如济生肾气丸之类，因而醒悟，必须另辟蹊径，别裁新方。盖肾脏肿硬如石，乃邪实太过之征，且僭踞肝经之位，亦显肝经之证；小便量较多而浮肿，大便频繁，乃膀胱气化失职，津液输布异常所致。故以四逆散与五苓散合方为之，随证加减，不冀病情缓解，逆象暂未发生。

七、新瘥（包括病情稳定者）防复

病有食复、劳复、复感等，因而新瘥防复，仍属重要。如李某，男，50 岁，机关干部。于 1994 年 4 月初诊，诉心悸胸闷气喘反复发作 5 年。患者于 1989 年即出现上述症状，因其尚轻，经休息后可自行缓解，故未做诊查。1992 年因感冒发热，使宿疾加重而住院治疗，经各种检查诊断为风湿性心脏病、二尖瓣狭窄、心功能四级。经强心利尿扩管治疗，病情缓解。同年底心衰再发而住院，行二尖瓣球囊扩张术，术后 1 年心衰频发。地高辛用量较小则不能控制，用量较大则发生中毒现象，医院建议再做手术治疗，被患者拒绝，因而转就于余。其时一派慢性充血性心力衰竭表现，心功能三级（症状从略），脉来结代，舌苔白薄。据"强心口服液"处方（科研处方，真武汤加味），改为煎剂，经 3 周治疗，心衰控制较好，缓步登四楼无明显症状。自此以后，处方同前而改作丸剂常服，坚持服用两年，未发生心衰，且能长途出差公干。此例作为风湿性心脏病，是不能痊愈，而作为心衰，若处治得当，则可较长时间不使复发。然而，"防复"是相对的，此阶段之"防复"，未必长期不"复"，因而仍须继续研究。

论桂枝汤法及其变化

桂枝汤见于《伤寒论》，故本文所论，以《伤寒论》的具体内容为宗旨，侧重针对广义外感热病及其若干变化而发，难以概括桂枝汤在内伤杂病方面之运用。上篇《经方临证思辨》中，有桂枝诸方之具体运用，可以互参。所云桂枝汤法者，乃因方而名治法，即调和营卫，解肌祛风是也。然方之与法，必因证而立，因证而变，故有主证，必有主法主方；有变证，必有变法变方；有兼证，必有灵活加减，谓之活法。方法虽异，而理无二致，总在辨证论治之中。研究桂枝汤法及其变化，莫不如此，兹分述于后。

桂枝汤法，为治太阳中风而设，恶风寒，发热，汗出，头项强痛，脉浮缓，或鼻鸣干呕等，是其证也。多由腠理疏松，卫气不固，风寒外袭，营卫失调所致。风寒袭表，卫失固密，不能温分肉则恶寒；卫阳之气抗邪于外则发热；风性开泄，卫强营弱，营不内守，故使汗出。脉浮主表，又因风性散漫，汗出肌疏，故兼呈缓象。头项为太阳经脉所过之处，因风寒袭入，经气不利，故使强痛。若肺胃失和，气逆不降者，可有鼻鸣干呕之象。主证如此，治法必须调和营卫，解肌祛风，桂枝汤是其代表方剂。按《伤寒论》原方由桂枝三两、芍药三两、炙甘草二两、生姜三两、大枣十二枚组成。方中君以桂枝之辛温，解肌通阳，祛风散寒。臣以芍药以酸苦微寒，和营血而敛阴液。桂枝得芍药之酸，于解表中寓敛汗之意；芍药得桂枝之辛，于和营中有调卫之功。草、枣、姜皆佐使之品。生姜宣散，温胃止呕，助桂枝以通阳。草、枣甘缓，益气调中，并助芍药以和营。本方配伍严谨，有主有从，疗效显著，因而本方本法，对太阳中风而言，是定而不移之法，定而不移之方。

由于病变十分复杂，而桂枝汤的应用范围又较为广泛，于是以固定之法，难应复杂之病，故于定法中又有活法，归纳起来，大致有如下几种情形。

一、因病有兼证，法有兼治，方有加减

在太阳病过程中，随感邪轻重，病程久暂，体质强弱，阴阳气血偏盛偏衰，治疗当否等，可能出现若干兼证，故治法需加以兼顾，如：

（一）调和营卫，兼升津舒脉法

本法适于太阳中风，兼邪入经输之证，见恶风寒，发热，自汗，项背强几几，脉浮缓等，方用桂枝汤调和营卫，解肌祛风，加葛根（桂枝加葛根汤）升津液，舒经脉，以解项背之强急。

（二）调和营卫，兼生津解痉法

此为治柔痉之法。柔痉虽不能称为太阳中风兼证，但据《金匮要略·痉湿暍病脉证治》第11条所载："太阳病，其证备，身体强，几几然，脉反沉迟，此为痉，栝楼桂枝汤主之。"知本证有明显的太阳中风征象。其风寒袭表，营卫不调，仍为基本病机变化。所不同者，"身体强，几几然"重于"项背强几几"。脉不浮缓而"反沉迟"。多因太阳病发汗太过，或误用下法，致津液受伤，风邪化燥，筋脉失养而成。惟其津伤化燥，故方中不欲葛根之升散，而宜栝楼根之滋养津液，润燥解痉。上二者，药仅一味之差，而治法及主证有别。

（三）调和营卫，兼降气定喘法

本法适于太阳病，风寒之邪内迫于肺，或为太阳中风，引发宿喘，见恶风寒，发热，汗出气喘，脉浮缓等证，宜桂枝加厚朴杏子

汤，祛风解表，兼以降气定喘。

（四）调和营卫，兼益气养营法

本法适用于太阳表证，因发汗太过，伤及营气，或营气不足之人复感外邪所致之身疼痛、脉沉迟。太阳表病，本有身痛，一般经发汗后，其病当愈，身痛当止。本证则于发汗后，表证未罢，身痛不休。同时，表病身痛，其脉当浮，今反沉迟，总由妄汗伤及营气而成，故于桂枝汤中加重芍药、生姜用量，并加人参（桂枝新加汤），一则以和营卫而解未尽之表，一则以补营气之不足，而疗身疼痛、脉沉迟。

（五）调和营卫，兼缓急止痛法

本法适于表病误下，伤及太阴，不仅表证仍存，而且邪乘虚入，兼见腹满时痛，故于桂枝汤中加重芍药（桂枝加芍药汤），则有通阳行阴、和脾缓急之效，以解太阴腹痛。

（六）调和营卫，兼通阳明法

本法适于表病误下，不惟表证不解，而且邪入阳明，腑气不通，而致腹部"大实痛"。此虽涉及阳明，但无潮热谵语等，知病变仍偏重在表，故以桂枝汤调和营卫，加重芍药并加大黄（桂枝加大黄汤），兼治阳明而疗"大实痛"。综观以上二证，虽均成于表证误下，但有涉及太阴与阳明之不同，其变化每以中焦虚实而定，故有"虚则太阴，实则阳明"之说。此处云太阴、阳明者，非纯属太阴、阳明，因此治法亦非建中、承气可比。然则桂枝加芍药汤，有和脾止痛之效，桂枝加大黄汤寓泻实和胃之旨。正如柯韵伯所言："桂枝加芍药，小试建中之剂；桂枝加大黄，微示调胃之方。"

（七）调和营卫，兼扶阳解表法

病在太阳，汗而发之，病在少阴，温而摄之。本法之适应证既非全在太阳，亦非全在少阴，而是太阳病发汗太过，损伤阳气，阳虚不能固摄于表，遂使汗漏不止。并见恶风，小便难，四肢微急，难以屈伸等证。此时纯于解表，则更虚其阳，甚则厥利呕哕接踵而来。纯于复阳，则外邪不去，易生他变。惟扶阳解表兼施，则无顾此失彼之患。故用桂枝汤调和营卫而解表，加附子（桂枝加附子汤）温经扶阳而止汗。

（八）解肌祛风，兼通胸阳法

太阳病误下后，胸阳受损，邪乘胸阳之位，而踞于胸中，所幸正气仍能抗邪于外，故表病不解，更增胸满脉促之证。若论治法，解表固属必然，但胸满脉促，最忌阴柔之品，恐敛邪不散。故于桂枝汤中去酸收之芍药（桂枝去芍药汤），既可解未尽之表，更利于宣通胸阳。或云桂枝汤去芍药，必逊调和营卫之功。然则病证如此，有不得不去之理由。况且去芍药之后，方中姜枣犹能调和营卫，更主以桂枝，自能疏风解表于外。从全方来看，桂甘姜枣为伍，属辛甘发散为阳之剂，其宣阳行阴之力仍存，实为治疗本证之佳方，何疑虑之有？当然，若胸满并非成于上述原因者，又当别论，则芍药未必当去，故于一证之中，求原因之异同，必须审慎。

更有证如上述，而见恶寒加重，脉不促而微弱者，是不仅胸阳受损，而且伤及肾阳，故于前方中加附子（桂枝去芍药加附子汤），温经复阳，是以药添一味，而为太少兼施之计，真方外之方，法外方法也。

（九）调和营卫，兼健脾利水法

太阳病误下后损伤脾胃，或脾失健运之人复感外邪，以致表证不罢，加之水饮内停，见发热恶寒，头项强痛，无汗，心下满微痛，小便不利等证，仲景与桂枝去桂加茯苓白术汤，解表利水兼行。关于本方，历来看法分歧，争讼纷纭，难于一时统一意见，因限于篇幅，此处不加分析，而宗成无己"与桂枝汤以解外，加茯苓白术利小便行留饮"之说，以明我见（详见《桂枝去桂加茯苓白术汤》）。

二、因病机相同，而有异病同治

前已论及，桂枝汤调和营卫，为治太阳中风之定法。然而有病非太阳中风，而属营卫不和者，其临床见证自异于太阳中风，仍可相机而投桂枝汤，使营卫和则愈。此虽法不变，方亦不变，但主证不同，故属活法。例如，病者因劳倦太过，或病后、产后失调，致营卫不和，见自汗、盗汗、发热恶寒、发热汗出等证，酌情使用桂枝汤，其效常佳。《伤寒论》第 53 条"病常自汗出者，此为荣气和，荣气和者，外不谐，以卫气不共荣气谐和故尔，以荣行脉中，卫行脉外，复发其汗，荣卫和则愈，宜桂枝汤"；第 54 条"病人脏无他病，时发热自汗出而不愈者，此卫气不和也，先其时发汗则愈，宜桂枝汤主之"，多指此类病情而言。柯韵伯云："愚常以此汤治自汗、盗汗、虚疟、虚利，随手而愈。"是于实践中加以证明。若不明异病同治之理，而强辨外感内伤，凿分中风伤寒，必使仲景佳方，置之疑窟。

三、因病之表里缓急，而定桂枝汤之先后使用

在外邪入里过程中，常有表里并见之病，临诊之际，必视表里证之轻重缓急，而定先用桂枝汤，或先用治里之法。一般说来，表里同病，病情以表证为主者，应先解其表，如《伤寒论》第 234 条"阳明病，脉迟，汗出多，微恶寒者，表未解也，可发汗，宜桂枝汤"，即属此种情形。若虽表里同病，而以里证为重且急者，则应先治其里，后治其表，如第 91 条："伤寒，医下之，续得下利，清谷

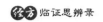

不止，身疼痛者，急当救里，后身疼痛，清便自调者，急当救表。救里宜四逆汤，救表宜桂枝汤。"二者使用桂枝汤固然相同，但先后次序有别，故仍属活法。

四、其他

桂枝汤之活法，尚有如下情形，例如，太阳中风证，初服桂枝汤，表不解，而病者反增烦热之感。此烦热，仍为在表，是因感邪较重，邪盛于经，正邪相争之故。治法仍宜解表，但若续服桂枝汤，必使烦热之反应加重，故先刺风池、风府，疏通经络以泄邪，后与桂枝汤，微汗而愈。说明病属太阳中风，而有缓行桂枝汤之例。更有太阳伤寒，服麻黄汤发汗，病解未久而复发，或虽汗出而病不解，则不宜继用麻黄汤。盖汗后卫气发泄，腠理已开，倘若再行峻汗，则是"令如水流离，病必不除"，甚至反生他变之忧。故不能再用麻黄汤而宜桂枝汤调和营卫，解肌表之邪。说明病非太阳中风，而有亟宜桂枝汤之例，充分体现了辨证论治精神。

总之，活法虽多，而步步不离调和营卫，解肌祛风，是活法中必有定法，定法中亦有活法，充满辨证思想。

桂枝汤经适当加减，而与原治法根本不同者，谓之桂枝汤变法。

（一）平冲降逆法

桂枝汤原方加桂枝二两（桂枝加桂汤），则变解表而为平冲降逆之剂，是治奔豚气的有效方剂之一。如此加量，粗看似乎只能增强通阳作用，而与平冲降逆不侔。然而，桂枝本有降阴寒气逆作用，如《本经疏证》论桂枝云："盖其用之之道有六：曰和营、曰通阳、曰利水、曰下气、曰行瘀、曰补中。"因此当桂枝用量较大时，确有降逆作用。再则通阳与降逆实有相反相成之妙。盖阴寒之气何以得降，只有令阳气宣通，才能有效地降逆。故下焦阴寒，乘心胸阳虚而上逆之奔豚气，得此即可平复。

（二）通心阳，镇浮越法

桂枝汤去芍药加蜀漆牡蛎龙骨，即成此法，治伤寒脉浮，误用火攻，或辛温发汗太过，所致之心阳虚损，心神浮越，其证以惊狂、卧起不安为主。本证之阳虚，限于心胸，故于桂枝汤中去芍药，使桂甘姜枣相配，旨在宣通心胸之阳，不必姜附之温补。又因心神浮越，故加牡蛎、龙骨，重以镇怯，宁心安神。心阳虚损之病，每有痰浊凝聚，故加蜀漆以除之。

（三）祛风散寒除湿法

桂枝汤祛风之力较强，而散寒除湿之力稍逊。若于方中去芍药之阴柔，加附子之辛热（桂枝附子汤），则可祛风散寒除湿于肌表，治风寒湿之在肌肉，症见身体疼烦，不能自转侧，不呕不渴，脉浮虚而涩者。本方药味，与桂枝去芍药加附子汤完全相同，仅因桂枝、附子量不同（彼方桂、附量小，此方桂、附量大），而主治不同。彼证前已论及，为表证兼阳虚，并无湿邪缠绵，故无须大量之桂附。而此证风寒湿邪相互搏结，留着肌肉，身体疼烦，故需大量之桂枝通阳祛风，大量之附子以温经散寒，除湿止痛。可见一方之中，随着药量变化，而使方、法异名，此正是仲景处方用药之周到处。

更有值得深究者，如上所述，风湿之在肌肉，宜去芍药之阴柔，恐其敛邪不散；若风湿日久，深着筋骨，伤及营血，正气不足者，则芍药又在可用之列，如桂枝芍药知母汤便是。可见同为治风湿之方，同为桂枝汤变法，而一去芍药，一用芍药，大有奥义。

（四）建中法

桂枝汤倍用芍药而加饴糖（小建中汤），是甘温建中法。本方以饴糖为主药，佐甘草、大枣，有甘温养脾之功。更辅以芍药敛阴养营，并能制约桂枝、生姜辛温走散之性，而使之温养于里，故可温中补虚，而昌气血生化之源。凡因虚损劳伤，阴阳气血双虚者，恒可酌情用之。

他如当归四逆汤之温通经脉；桂枝加龙牡汤之调和阴阳，重镇摄纳；黄芪桂枝五物汤之养气血，通血痹；桂枝加黄芪汤之泄汗孔，除水湿，疗黄汗；桂枝去芍药加皂荚汤之温肺化痰等，虽难以尽述，但可概见方、法变化在辨证论治、理法方药中的地位与作用。若能如此反复推求，则临证之际，犹规矩在手，而奇工百出也。

证治

手足少阳同病刍议

　　《伤寒论》中少阳病，为外邪传入少阳，正邪分争，枢机不利，胆火内郁而上扰，故见往来寒热等。《温病学》有三焦湿热证候，其病变在手少阳经之壅滞。二者见证似是而非。其辨证要点，前者乃外邪夹胆火为病，无湿象可言。后者则以湿热为主体，必有三焦证候，而非相火独发，故叶天士曰："邪留三焦，亦如《伤寒》中少阳病也。彼则和解表里之半，此则分消上下之势，随证变法，如近时杏朴苓等类，或如温胆汤之走泄。"对两类证候辨证论治之提挈，可谓简明深邃。然则，有手足少阳同病者乎？笔者于临床所得，似可确信，而典籍所载，亦见端倪，惜余蕴尚未透达，特表而彰之。

　　手足少阳同病，可概分为两类。其一，《伤寒论》第147条："伤寒五六日，已发汗而复下之，胸胁满微结，小便不利，渴而不呕，但头汗出，往来寒热，心烦者，此为未解也，柴胡桂枝干姜汤主之。"是少阳兼水饮证，而水饮所犯者何？观胸胁满微结，为饮阻上焦所致，盖单纯足少阳证，则胸胁满而不结；小便不利是水阻下焦，气化失常之象，而少阳主证为小便利，小柴胡汤证或有小便不利者，仍是下焦微饮，故去黄芩加茯苓以渗利之；饮阻三焦，尚未涉及胃腑，故渴而不呕；但头汗出亦为饮阻三焦之佐证。由是观之，此条为手足少阳同病之示例，惟犯手少阳者，水饮也，而非湿热，故用柴胡桂枝干姜汤，和解而兼温化。此医者习已成诵，用之多验。笔者亦曾报道用此方加减治疗悬饮证获得较好疗效，兹略而不论。

其二，有手足少阳同病，而在三焦为湿热者，据笔者所见，此证四季皆有，夏秋为多。江南地处潮湿，此证常见。论其病源，有湿盛之体，加之外感，邪传少阳，以致足少阳与三焦同病者。有嗜酒之人，湿热先伏，未发之时尚不知觉，偶因外邪触犯少阳而成者。有暑兼湿热，初似表证，而用辛凉表散失法，淹淹数日，病邪既未顺传胃腑，亦未逆传心包，而在半表半里之间，为手足少阳分传（文献无此称谓，乃笔者之假称）而成斯证者。入秋忽凉忽热，暑湿未消，若贪凉饮冷无所节制，亦为斯证。至于证候，有以下几方面：①寒热现象，因手足少阳同病，故热型难以划一，如往来寒热、寒热起伏、寒热似疟非疟、午后热盛、热势不扬、寒热一日几度发等，参同全身症状，均在考虑范围之内。②足少阳症状，如胸胁苦满、胸满胁痛、口苦、咽干、目眩、默默不欲饮食、心烦喜呕等，但见一二症即可。③手少阳三焦症状，如脘痞呕恶、胸痞胁胀、腹胀便溏，或腹泻，或初硬后溏，或溏便排出不爽、小溲短赤、口干而饮水不多，或口中黏腻，或带甜味，舌苔黄润、黄腻、黄滑，或苔白、质鲜红（或绛）等，亦不必悉具。以上三方面，宜综合分析，但得手足少阳同病之征象者，概可以此而论。又病程长短不一，短者，初发即如斯证，或在数日、半月之间。长者可达数十日之久，延绵难愈，寒热不退，故辨此证，可不计病之新久。此证与西医之诊断对照，有病毒感染、全身多种细菌性炎症、胃肠功能紊乱等多种疾病，以及不明原因发热等。

治宜和解少阳，清热祛湿，分消三焦。其具体运用，则有偏于和解者，有偏于分消者，方以小柴胡汤与蒿芩清胆汤合并化裁，笔者尚觉效果满意，试举例言之。

偏于和解者，大抵以足少阳证为主，手少阳证次之。如乔某，男，42 岁。自诉起病时酷似感冒，发热恶寒，腹泻日三四行，用西药治疗，腹泻停止，体温转为低热（37.4～37.6℃），共计 17 天，每日上午不发热，午后先微寒后发热，持续至夜半后汗出热退。两胁胀而痛，脘痞不适，四肢烦疼，默默不欲饮食，头晕目眩，二便尚能自调，脉弦缓，舌苔薄白而润，质鲜红。综观此证，当以足少阳为主，而三焦湿热尚轻。另外四肢烦疼与寒热并见，当虑其表证未罢，故略加解表之品。处方：柴胡 10g，黄芩 10g，法半夏 10g，生姜 10g，大枣 10g，炙甘草 6g，桂枝 10g，白芍 10g，青蒿 20g，茯苓 10g，藿香 10g，7 剂。服完 2 剂寒热停止，体温正常。7 剂服完，诸症大减，调理 1 周以善其后。

偏于分消走泄者，以手少阳三焦证为主，足少阳证次之。如何某，76 岁，男，形体消瘦，面色苍白，诉恶寒发热 4 月余，治疗未曾间断，而病证依然。初似感冒，因疗效不佳，而多方投医。一般为微寒微热，一日二三度发，未曾间断，偶有高热（体温可达40℃），1～2 日后，即转为低热，左胁下隐痛不休，无明显压痛，默默不欲饮食，神疲乏力，口中黏腻而泛涎沫，晨间口苦，头昏目眩，小便黄赤，大便初硬后溏，排便窘迫，脉弦数重按无力，舌根白腻苔满布，尖心部剥落无苔，舌质胖嫩，边有齿痕，此证以手少阳三焦之湿热为主，足少阳次之。处方：青蒿 20g，黄芩 10g，法半夏 10g，陈皮 10g，茯苓 15g，竹茹 10g，枳实 10g，碧玉散 12g，柴胡 12g，生姜 10g，泽泻 10g，鸡内金 10g。服上方 4 剂，寒热退尽，厚苔变薄，精神有所好转，惟左胁隐痛未减，纳呆，又年事已高，体虚未复，残存湿邪难以速化，故以轻通灵活之品，化湿而兼益胃，调理月余而愈。

至于手足少阳证候相对均衡者，则将药味剂量进行相对均衡之调整，而法不离其宗可也。

医论二则

一、乙状结肠冗长症

乙状结肠冗长症，乃西医病名，中医文献无此称谓。然则中医文献对结肠之长短，有所记载，《灵枢·肠胃》曰："回肠当脐……长二丈一尺。广肠传脊以受回肠……长二尺八寸。"张介宾《类经·卷四》注云："回肠，大肠也。"现代解剖学谓之结肠。"广肠，大肠下节也，亦名直肠。"二者共长二丈三尺八寸，在此长度中，自赅乙状结肠，惜无明确区分焉（因古今量具不同，测量方法未必一致，上述长度应如何折算为今日长度单位，尚待研究）。《灵枢·本脏》曰："肺应皮，皮厚者，大肠厚，皮薄者，大肠薄，皮缓腹里大者，大肠大而长，皮急者，大肠急而短，皮滑者，大肠直。皮肉不相离者，大肠结。"据此，似乎中医亦可确立大肠冗长之诊断。须知《灵枢·本脏》是以脏象学说为基础，因肺合皮毛，而肺与大肠为表里，故可从皮肤状态，而推论大肠之功能状态，并以长短厚薄缓急等表述之。可见此云大肠大而长，乃表述大肠纵缓难收，传导不及之意。况且中医诊断疾病，须四诊合参，谨守病机，切忌据其一点，不及其余。若能观得皮肤变化，并详知全部病情，对诊断大肠疾病自有其临床价值。故沈金鳌称上述经文为"大肠外候"（《杂病源流犀烛·卷三》），确有至理。而《灵枢·肠胃》所载之大肠长度，则以解剖学为其基础，其精细程度虽不能与现代解剖学相比，然则，毕竟"八尺之士，皮肉在此，外可度量切循而得之，其死可解剖而视之。其脏之坚脆，腑之大小，谷之多少，脉之长短……皆有大数"（《灵枢·经水》）。可见在古代，欲知脏腑之大小，必待死而剖视，方可得之。故中医文献有大肠长度之记载，而无大肠冗长之病名。

若夫人有此病，何以名之？曰：必考诸证候。按乙状结肠冗长症，常表现为下腹胀满或疼痛，便秘或腹泻，便意频繁，窘迫难解，牵引阴部乃至尾骨附近胀痛，甚至有不能排便之时，似痢非痢，似泻非泻，似秘非秘，实难为之正名。因思《难经·五十七难》"泄凡有五"之论，曰："大瘕泄者，里急后重，数至圊而不能便，茎中痛。"从证候而论，似觉两相类似。因其积滞在肠，是属有形。因肠道冗长迂曲，传导失常，故有形者，常游移不定，更因伴见溏泄，故总名大瘕泄。至于里急后重，数至圊而不能便者，乃积滞所阻，气机不畅故也。茎中痛者，经脉相连故也。

笔者曾主治乙状结肠冗长症一例，报道如下：

程某，男，50岁，住院号42268。体态如常人，自诉腹胀，泻泄与"便秘"相间，里急后重六年，曾多方诊治无效而入院。详察病情，知腹胀以脐下至横骨处为重，时兼疼痛，不因排便而缓解，压痛明显，终日便意频繁，登厕达五六次之多，每次20至30分钟，多为里急后重所苦，而不能排便。其中能排出少量大便者，仅为一至两次。粪质稀溏，无恶臭及黏液，时或初硬后溏（即患者所称之"便秘"），便时牵引尾骨处疼痛。口味正常，腹中知饥，因腹胀及排便困难而控制饮食。口不渴，小便清而量略少，脉弦缓，苔薄白。做钡剂灌肠摄片，证实为乙状结肠冗长症。初因审证不确，以致理气和血，润肠通腑；脾肾双补，温通中阳；行气和血，通阳化湿；清热利湿，行气导滞之方杂投，一月之后，未获寸功。因知病有疑难，不可以常法视之。观其频登厕，里急后重而多不能便，况且似痢疾而无赤白，似泻泄而窘迫异常，似便秘而实为初硬后溏。反复思考，觉与大瘕泄相符，而病机则与肝气郁结、疏泄反常有关。盖肝郁则不惟克害中土，湿邪下流，更使燥金之令不行，而传导失司。

久则糟粕滞留肠中，此即瘕泄之来由。而里急后重，小腹胀痛，脉弦苔白，俱系肝郁之象。惟尾骨疼痛，与茎中痛似不相伴。考肝之经脉绕阴器，过小腹，而任督二脉相贯，尾骨及二阴，俱属循行之地，故茎中痛之与尾骨痛，其理可通。治法以疏肝解郁为主，复因便溏而尿量略少，故兼通阳化气以分利之。方用四逆散合五苓散化裁：柴胡12g，枳实15g，白芍15g，炙甘草6g，当归6g，茯苓30g，猪苓10g，炒白术10g，肉桂末2g（冲服）。服药9剂，大便二日一行，略呈干燥，里急后重减轻，是湿邪虽化，而气机未调，仍宗前方去肉桂末，加小茴香、香附、肉苁蓉，再服19剂，大便日一行，成形软便，诸症消失而出院。

二、胸膈悬饮辨表证

《伤寒论》第152条："太阳中风，下利呕逆，表解者，乃可攻之，其人漐漐汗出，发作有时，头痛，心下痞硬满，引胁下痛，干呕短气，汗出不恶寒者，此表解里未和也，十枣汤主之。"悬饮证人所共知，笔者不欲详悬饮之象，而在辨所兼表证之实。本条明言"太阳中风，下利呕利，表解者，乃可攻之"，足见悬饮证必待表解之后，方可攻逐。笔者在病房工作期间曾主治本证二十余例（西医均诊断为结核性胸膜炎、胸腔积液），其中兼见发热恶寒，汗出头痛者，约占半数。初以表证而论，曾遍用解表诸法，毫无影响。延绵既久，则胸膈之饮逐渐增多，因而部分病例中途改用西药。亦有部分病例，恃其体强，不待表解而行攻逐之法，则变化更速。如体温升高，悬饮胸痛更重，体力难支，甚则卧床不起等，亦被迫停用中药。据以上事实，一则说明"表解者，乃可攻之"，言非虚发。再则此表证之性质如何，有不得不令人深思者。注家有据"太阳中风"云云，而释为太阳表证者。既属太阳表证，何用太阳解表诸法，毫

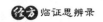

无效果？此其一也。有谓兼发热恶寒等，乃太阳类似证，既言类似，必实非太阳。既非太阳，又属何证？何以处治？惜其语焉不详，此其二也。太阳病篇中有温病之记载，因虑其是否为风热外感所致，于是选用辛凉诸法，亦不见效，此其三也。总表证而论，不外风寒、风热及其兼夹之邪，治法亦在辛温、辛凉及其兼治之中，投而不效，岂非悬饮所兼之"表"另有妙谛，而自成一局耶！

进而从深入分析病情入手，冀有所获。考其发热恶寒等证，有先于悬饮而发者，亦有悬饮已成而始见者，此与外感诱发内证之规律，难以吻合。表证（指风寒、风热所致，下同）之恶寒发热，无午前午后及昼夜轻重之分，而本证之寒热以午后较明显，入夜亦然，黎明前自行减轻，甚至清晨退净；表证汗出一般不多，而本证汗出较多，夜间尤甚，或但头汗出；表证其脉多浮，而本证以弦数、滑数、濡数为主；在体质壮实而患表证之人，多有不药而愈者，而本证之寒热，自愈者极为罕见。凡此种种，俱与风寒、风热表证不同。是以本证既非表证之征象，亦非表证之性质。欲明个中旨趣，仍须将发热恶寒、头痛汗出等与悬饮证作为整体统一观之。夫悬饮结于胸膈，见心下痞硬满，引胁下痛之类，乃必然见证，勿须赘言。其有兼寒热等症者，必是饮邪妨害脏腑功能所致，谨述其大要：①饮停胸膈，必壅塞肺气，因而治节乖违，皮毛开阖失司，以致卫气当固密者，难以固密，当发泄者，不得发泄，故于咳烦胸痛之中，而有恶寒发热汗出之象。②胸膈乃三焦之分野，手少阳之脉循行其间，《灵枢·本脏》曰："三焦膀胱者，腠理毫毛其应。"因之悬饮而见寒热等，与三焦不无关系。③少阳相火与厥阴风木为表里。饮邪属阴而阻于三焦分部，则风木不达，郁而化火堪虞，故其证似有阴分发热之象。④头痛乃饮邪干犯清空使然。牵一发而动全身，情理之常也，非故弄玄虚。总之，寒热等证，是上述脏腑功能失调之综合表现，若依仲景而称之为"表"，则称为悬饮之表象或外证，似较妥帖。

逐饮固有定方，而退寒热则无成法，笔者于病机探讨中，悟出和解枢机，化饮散结，兼从阴分透邪之法，仿柴胡桂枝干姜汤及青蒿鳖甲汤意，加减化裁，试治一例，而获得满意效果，兹引述于下。

饶某，女，19岁，住院号42642。于1981年9月24日出现右胸刺痛，深呼吸时加重，于10月12日开始，每晚8时左右发热恶寒（体温38℃），汗出，次晨退热无汗。胸痛加重，伴干咳气急。口干而苦，喜热饮，其量不多，食欲大减，手足心热，大便干，小便短黄。曾用青霉素、链霉素治疗数日无效，于10月22日入院。因病延一月，故面色暗黄，精神萎靡，形体消瘦。诊得脉缓，舌淡，苔白润。按其心下，觉抵抗力增强，牵引胸痛加重。胸部透视及超声探查，均证实右胸积液，其平面在第7肋间。白细胞11.6×10⁹/L（中性粒细胞79%、淋巴细胞21%），血沉37mm/半小时、98mm/h。诊断：悬饮。病机为饮阻胸膈，三焦失司，枢机不运，风木渐欲化火，治法如前述。处方：柴胡20g，黄芩15g，桂枝10g，白芍10g，天花粉10g，生牡蛎30g，泽泻10g，青蒿30g，鳖甲15g，南沙参15g，地骨皮15g，延胡索12g，郁金10g，连皮茯苓45g。5剂之后，胸痛减轻，精神好转，进食增多，寒热消失，体温正常，汗出减少，舌质较红，余证同前。因饮邪发热，其性缠绵，治疗未便改弦易辙，仍宗前方加减：柴胡20g，黄芩10g，桂枝6g，白芍6g，白薇15g，玫瑰花15g，生牡蛎60g，泽泻10g，青蒿30g，鳖甲20g，南沙参15g，地骨皮24g，延胡索12g，连皮茯苓30g。13剂后，仍无寒热现象，胸痛甚轻，悬饮渐退，食饮大增，体重增加。若以"胸膈悬饮辨表证"之初衷而论，至此可告一段落。然则其后之变化过程，似亦有某种意义，故续之以全其貌。后因体质增强，可任攻伐，曾用控涎丹二日（日服梧桐子大四粒），亦未得泻，反见便秘，溲赤，五心烦热（体温不高），心中懊侬，胸闷而痛，舌红，脉细数。揆其机制，一则悬饮大势虽去，而阴伤渐显，再则仲景逐悬饮，必用汤剂，而此例误用丸药，且剂量较小，故泻水无益，而药性逗留有害。考甘遂、大戟、芫花之类，其性辛烈，留而不去，必促其阴伤烦热，故于前法中，更仿柴胡加芒硝汤及栀子豉汤意投之：柴胡 10g，黄芩 15g，青蒿 24g，鳖甲 20g，地骨皮 24g，南北沙参各 24g，知母 10g，牡丹皮 10g，丹参 24g，石斛 10g，淡豆豉 10g，炒栀子 6g，玄参 12g，芒硝 12g（冲服）。服上方 7 剂，诸症消失，偶有五心烦热及右胸痛，尚有极少胸水。后去芒硝、淡豆豉、炒栀子、柴胡，随证用药，调理半月。经反复胸透及超声探查，证实胸水完全吸收，血沉降至 7mm/半小时，23mm/h。于 12 月 7 日出院。在治疗过程中，除前后两次共抽得草绿色澄清胸水 1250mL 外，未用任何西医疗法。

水泉不止，膀胱不藏——浅议五苓散治消渴

消渴一证，名类颇多，《素问》即有消中、消渴、风消、膈消、肺消等。后人分三消而统括其证，总以多饮、多食、多尿为凭。如《外台秘要·卷第十一》引《古今录验》云："渴而饮水多，小便数，有脂似麸片甘者，皆是消渴病也。"医者多从其说。此为消渴之一大类也。其有渴饮不止，而所食不多，小便不甜之证，中医亦以消渴名之，当属消渴之又一大类也。以上属热而阴伤者居多，治法以养阴清热为要。《伤寒论》有五苓散所主之消渴，就病机而论，属津液运行失调，其治法以通阳化气为主，兹论述如下。

五苓散主治消渴，根据病情不同，又当分为两证：其一，"太阳病发汗后，大汗出，胃中干，烦躁不得眠，欲得饮水者，少少与饮之，令胃气和则愈；若脉浮，小便不利，微热消渴者，五苓散主之"（第71条）。本条前半段，是太阳病发汗后，津伤胃燥，与五苓散证自不相属。而后半段，为太阳病误治（失治），外邪循经深入膀胱，使其气化失职，而为水饮停蓄之病，故见小便不利，而消渴则由气不化津所致。临床所见，五苓散证有以小便不利（甚或水肿）为主证者，未必兼有消渴；亦有小便不利与消渴等症伴见者。其二，"发汗已，脉浮数，烦渴者，五苓散主之"（第72条）。本条但曰烦渴，未及小便利否，历来注家多将本条与第71条对勘，谓本条省略了小便不利之主症。余每读至此，常掩卷自忖，设果如注家之言，则本条与第71条何异？似无并存之必要。若本条即以烦渴为主症，而见小便通利或频多，将作何解？诚然，临床实践中，确有部分病例烦渴不止而小便频多，究其成因较为复杂，其中有津液运行乖违而致者，用五苓散通阳化气，从而使津液运行复常，正合其治。《素问·

灵兰秘典论》曰："膀胱者，州都之官，津液藏焉，气化则能出矣。"可见，膀胱气化功能正常与否，其义有二：首先，膀胱所藏之津液，在气化作用下，其清者，复归津液运行之轨道，其浊者排出体外，反此则病，见前述第 71 条所论之证。再者，膀胱所藏之津液，其来源大致：小肠泌别清浊而渗入膀胱；饮入于胃，由脾上输于肺，由肺而通调水道，下输膀胱；肾为水脏，对膀胱有供养和促进作用。源流若是，而膀胱能藏与否，亦赖其气化功能。若膀胱气化不健，津液失藏，则必然小便频多，而烦渴不止。至于伴见症，如心下痞、心悸、小腹微急之类，种种不一。舌淡苔白，望之若干，扪之原有津液，脉濡数或滑等，亦为常见。盖因其证，不属六淫外感，而属脏腑功能失调，故汗下温清等法，皆非所宜，而以五苓散复气化之职，即所以能藏津液。惟其津液能藏，则渴止而水泉有所制约。《素问·脉要精微论》曰："水泉不止者，是膀胱不藏也。"令人群疑冰释。

某患者，女，43 岁。1981 年 6 月就诊，住院号：40094。素有胃病病史。今多饮多尿两个月，经治不效而入院。自觉心烦，口中黏腻而渴，虽大量饮水（日至 12670mL），而渴难稍解。饮后移时即尿，小腹微急，有难以控制之势，小便清白如水（尿量日至 5400mL），汗出溱溱，心悸而心下痞，头昏而肢软无力，失眠多梦，食欲尚佳。舌淡，边有齿痕，苔白厚而粗糙，望之若干，扪之原有津液，脉濡数。三大常规、血糖、尿糖、甲状腺碘[131]测定，以及头颅正侧位拍片，均无异常发现。诊断：消渴，揆其病情，良由胃病多年，脾肺气虚，津液运行失常，津流于下，而膀胱气化无权，以致收藏不利，而渗泄增多。故投五苓散通阳化气，使其当藏者得藏，当泄者得泄。而脾胃旧疾，又不可不予兼顾，是以并用茯苓甘草汤，助胃阳而宣散之。方拟桂枝 5g，茯苓 15g，泽泻 10g，猪苓 10g（因缺货而以车前子代），炒白术 10g，炙甘草 10g，生姜 10g，大枣 12 枚。渴甚加北沙参、海蛤粉，心烦懊侬加牡丹皮、栀子，腹胀去牡丹皮、栀子，加厚朴。每日 1 剂。3 天后略见效果，连服 33 剂，饮水量及小便量恢复正常，诸症消失出院。

由上观之，五苓散既治小便不利之消渴，亦治小便频多之消渴，犹金匮肾气丸，既疗虚劳小便不利，亦主消渴小便反多。肾气丸之治消渴，治在水脏；五苓散之治消渴，治在水腑，又不可混同立论。

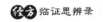

湿热内伏膜原，而成厥热胜复

《伤寒论》载厥热胜复，人所共知，而证之临床，则众议纷纭。随今人对《伤寒论》之深入研究，逐步阐明厥热胜复是多种外感热病过程中的特有病机表现，而非一个独立证候。据此细心体察许多危重病之厥热现象，则信而有征，故从之者众。《伤寒论》如斯，《温病学》如何？曰：既言多种外感热病，则温病自在其中。盖厥有寒热二类（其余厥证不在本文范畴），据理推之，热邪深伏，随气机升降出入，则有暂通与未通之时，其暂通者，热势外张，故见为热；其未通者，热势蛰伏，故见为厥。《伤寒论》第 337 条"凡厥者，阴阳气不相顺接"，可一言以蔽之。

湿热证乃热与有形之湿相合，胶结难解，最多气机阻滞之因由，何况湿热内伏膜原，"舍于伏脊之内，去表不远，附近于胃，乃表里之分界，是为半表半里"（吴又可《温疫论》）。凡表里之间，为气机升降出入之道路，一有滞碍，安无厥热胜复之象！吴又可论其证曰："其始也，格阳于内，不及于表，故先凛凛恶寒，甚则四肢厥逆。阳气渐积，郁极而通，则厥回而中外皆热。"此言邪实而正不衰者，若资禀薄弱，或因宿疾体虚，则"微疫，能感不能化，安望其传？不传则邪不去，邪不去则病不瘳，延缠日久，愈沉愈伏，多致不起"（吴又可《温疫论》）。观此则湿热内伏膜原而成厥热胜复，当无疑虑。

笔者曾治一女，赵某，24 岁，住院号 034104。1981 年 7 月 25 日起病，头痛，微寒微热（体温 37.9℃），作为感冒医治，数日无效，头痛更甚，全身乏力，不欲食。又予输液及抗生素治疗，诸症不减，头痛如破，动辄干呕，时而吐物，畏寒高热（体温 39.9℃），于8月1日入某县人民医院住院治疗，用抗生素、激素等，除体温转为低热外，余症不减，亦未确诊。9月11日转来我院就医。详询病史，发病无明显诱因，先恶寒后发热，一般发热数日，退热数日，或高或低，不受药物影响，无规律可循。心悸、胸闷、自汗、盗汗、形体消瘦，面色苍白，头痛有轻有重，难有间断之时，恶心呕吐。肢体微痛，不红不肿，大便干如羊屎，或为溏便，肠鸣辘辘，舌苔黄厚腻，舌质胖，边有齿印，脉濡数。西医体检除心尖及主动脉瓣区可闻Ⅱ～Ⅲ级收缩期吹风样杂音外，无异常发现。三大常规仅尿检有蛋白少许，脓球少许，上皮细胞（++）。中医诊断为湿温（邪在气分）。西医臆断：①泌尿系感染。②伤寒。③肺结核。采用中药治疗，方用藿朴夏苓汤据症有所增损，并配合西药支持疗法。服药三周，病情尚无进步，体温常呈低热状态，即令体温降至正常数日（病者称自发病以来，体温常有自然降至正常数日者），余症依旧，至10月4日，仍复寒战高热，每日可达39.8～40℃，呈弛张热热型，因知病证疑难，而多次邀院内外专家会诊，并做各种检查二十余项，其阳性发现：①心电图部分T波改变。②超声心动图ST段有时可见附加条索状反射。③血沉76～93mm/h，故提出诊断可从如下几方面考虑：①风湿热活动期。②变应性亚急性败血症。③亚急性细菌性心内膜炎。中医仍诊断为湿热，拟清气化湿，兼益阴和胃为治，方药屡易，经历五周（共八周），仍发热数日与降温数日交替出现，其病如故。

久治不愈，提示病情另有症结所在，因仔细分析，并查阅有关文献，知前述辨证论治似有疏漏之嫌。盖病者发热期，除先寒后热外，伴四肢厥冷，待体温升至39℃以上时，方厥回但热。退热期（指体温正常），则四肢始终不温，而恶风寒，此厥热胜复之势早已形成，惟以病久体虚障目，而未曾介意。幸如吴又可所言，体虚者，常淹淹摄摄，缠绵日久，其邪留连，未曾传变，故无险象。从全部病情来看，其先憎寒后壮热，日晡热甚，头痛身痛，胸脘痞闷，苔腻或黄或白，脉濡数，以及"不因他故，越三五日前证复发"等，皆与吴氏《温疫论》所载湿热内伏膜原相符。由是则厥热胜复与湿热内伏膜原，可一理贯通，故群疑冰释。论其治法，当以达原饮为主方，随证加减，于10月7日改为下方：煨草果仁10g，厚朴10g，黄芩10g，白芍10g，知母10g，炙甘草6g，茯苓15g，法半夏10g，生姜6g，桂枝10g，大枣5枚，柴胡10g，乌梅10g，藿香10g。方中加桂枝、柴胡者，因其尚兼太、少二经征象，与吴又可三消饮之加减法略有不同。加乌梅者，是酸苦涌泻，令肝气条达，以疏利气机，而助病邪透解，乃师乌梅丸之意也，余无奥义。冀其膜原透达，无所关隘，庶可望痊。

服上方2剂，体温降至正常。因余邪未尽，又恐是前述自然退热阶段，故守方续服，略事加减，共22剂，体温连续正常达20日，诸症亦随之缓解。惟以恶风、自汗、盗汗较多，衣裳湿透，兼腹胀纳呆，断为湿胜伤阳，表气不固，营卫失和，故于11月28日改用桂枝汤加味，处方：黄芪15g，桂枝10g，白芍10g，生姜3片，大枣12枚，炙甘草10g，炒白术10g，防风10g，当归10g，茯苓15g，枳壳12g，神曲10g。服后自汗逐渐减少，乃至消失，亦不恶风，精神慧爽，饮食增加，无明显自觉症状。心脏听诊杂音同前，而各项复查报告均转为正常，于12月5日出院，共住院91天，随访两年未见复发。出院时西医诊断：风湿热活动期、风湿性心脏病、二尖瓣闭锁不全及主动脉瓣狭窄、心功能代偿期。同时在出院记录中说明"亚败"不能排除。以今日之反思，当以"亚败"之诊断较妥。再回顾《伤寒论》厥热胜复诸条，皆有论无方，此非漏简，而具无穷理趣，示人审证求因，审因论治而已，岂有遍治厥热胜复之仙方。

病毒性心肌炎频发室性早搏初论

病毒性心肌炎而致"早搏"，临床证候纷繁，如阴（血）虚、阳（气）虚、阴阳气血俱虚、水饮、痰浊、瘀血，以及外邪尽与未尽等，治法各异。今以笔者心得，着重探讨病因病机和若干治法，恕不求全。

此症多起于外感之后，或发在当时，或移时发作。临床所见，无论风寒、风热、湿热外感，均可导致此症。外感表病而迅速累及心脏，或表病已愈，而心脏受累难愈者。中医文献无专篇论述，多散见于伤寒、温病、杂病中。今试以病毒性心肌炎频发"室性早搏"为对象，从中医学理论加以探索，力求系统认识本病之发病机制。

笔者以为表病不已，内舍于心，难从脏腑经络关系找到直接依据，似可从营卫与心脏关系加以探讨。营卫皆源于中焦，营为阴，行于脉中，卫属阳，在脉外运行。《素问·生气通天论》曰："阴者，藏精而起亟也。阳者，卫外而为固也。"说明卫气抵御外邪，为人身之藩篱，营气营运周身而为内应。营卫和调，虽有外邪而弗能为患，又何由入脉入心？惟以营卫气弱，或失其和煦，则虚邪贼风为害匪浅。《素问·痹论》有"脉痹不已，复感于邪，内舍于心"之论述，可见其病以脉痹为内之所伏，复感于邪为外之所因，"内舍于心"乃其结果。《灵枢·九宫八风》有"风从南方来，名曰大弱风，其伤人也，内舍于心，外在于脉"。此篇有八风之名，其致病各不相同，故可推论，风邪为病，有内舍于心者；有不舍于心者。此与临床所见，极为相符，如患外感者众多，而酿成病毒性心肌炎者甚少。可见外感而成此病与否，当有两大要素，一为病邪性质，一为体质对病邪之反应如何。体质对病邪而言，为内之所因。一般内因为变化之依据，如心气之虚实、心阴心阳之偏盛偏衰、心在五行生克制化关系之常与变等。未病之时，多藉胃气充养，以维系其生态运动；感邪之后，必因心脏之潜伏状况，而引起病理反应，其病虽难预料，然因发知受，其理固然也。以此对照西医学说，则病毒种类甚多，而最易引发心肌炎者，不过数种，其发病机制可能与过敏或自体免疫有关，亦为预先潜伏之体质因素。基于上述原因，目前无论西医、中医，对本病皆难预料，似有不谋而合者。

或问曰"大弱风，其伤人也，内舍于心"诚属有据，而"脉痹不已，复感于邪，内舍于心"乃痹论中心痹之属，与病毒性心肌炎何关？曰：二者确有不同，然则外邪侵袭，营卫之行涩，邪不能被驱之外出，而内舍血脉、心脏之理，尚可类从。换言之，病证有异，而途径相同。细玩《素问·痹论》云："荣者，水谷之精气也，和调于五脏，洒陈于六腑……卫者，水谷之悍气也，其气慓疾滑利，不能入于脉也。故循皮肤之中，分肉之间，熏于肓膜，逆其气则病，从其气则愈。"可视为营卫受邪，病与不病之总论，并非专指痹证，由是风寒、风热、湿热外感，由营卫而内舍于心之理，当可成立。此段后文"不与风寒湿相合故不为痹"，乃专指痹证与营卫之关系，不可不知。

为证明前述观点，更以伤寒、温病言之。《伤寒论》第21条"太阳病，下之后，脉促胸满者，桂枝去芍药汤主之"，第22条"若微寒者，桂枝去芍药加附子汤主之"，以上二条虽难以证实专指病毒性心肌炎，然亦难排斥其外，尤可深入分析者，有如下四点：其一，病于太阳之表，则卫气首当其冲。卫气不固，则营阴不能内应而与之和谐，必间接受其影响。其二，表病之初即见促脉，非其常也。注家失察，谓脉促为急促或短促之象。且不说与古今脉学专著不符，即以事实分析，急促无非言其快速，与疾脉同类；短促无非言其短而数，乃短、数二脉相兼。表病脉数，论中记载颇详，而胸不必满；桂枝汤不必去芍药。上二条表病脉促，多是外邪乘虚内陷，而正气抗邪，邪正相争激烈，血脉运行受阻所致。促脉者，数中一止。古今皆同［促脉有属阳盛、阳虚等区别，详见《桂枝去芍药汤（附：促脉小议）》］。况脉搏与心搏相应，脉搏之止，必因心搏之止，不解自明。此亦外邪通过营卫而内舍于血脉、心脏之证据。其三，胸满（闷），在病毒性心肌炎患者多见，当促脉发生时尤甚。病重者，少阴阳气虚衰，其脉于微弱之中仍兼中止之象，不惟胸满（闷），而且恶寒，亦为病毒性心肌炎所常见。其四，桂枝去芍药汤，不失辛甘发散之性，尤有温通心阳而复脉之效。桂枝去芍药加附子汤，虽无表散之力，而有温养少阴、强心通脉之功。笔者以此二方辨证投药，随证加减，对病毒性心肌炎频发早搏者，每获其效。

《伤寒论》第 177 条曰："伤寒，脉结代，心动悸，炙甘草汤主之。"外感和杂病而见结代之脉，动悸之证者，若以西医诊断，则名目繁多，而病毒性心肌炎发生早搏者，自在其中。脉结与代，当别为二脉，其相提并论者，一则皆属阴类，再则此二脉于同一病者可相间而见，即或结或代，无一定规律。以证而论，云心动悸者，与一般心跳加快不同，病者每于心悸之余，欲止之际，觉一次心跳较为强烈，心前区有较强之冲击感，随即脉搏中止，则病者心前区又有突然之失落感，其时精神紧张，甚至恐惧。病毒性心肌炎频发早搏，脉结代，心动悸，由心阴心阳两虚而致者，炙甘草汤当为首选方剂。

叶天士《外感温热篇》有"温邪上受，首先犯肺，逆传心包"之论，其证虽与病毒性心肌炎相去甚远，然风温表病而逆传心包者，仍以营卫变化，而累及心包之训释为妥，更进一层，则心营热炽，乃表病而入心入脉之证据，亦是病证不同，而途径无殊也。若病毒性心肌炎而频发"室早",呈虚热阴伤之象,则《温病条辨》之加减复脉汤,乃至一、二、三甲复脉汤,皆可相机而投。此与炙甘草汤寒温异其性,而对本病尚有异曲同工之妙。

兹以炙甘草汤加减变化为例,说明其具体用法。按此方为心阴心阳双补之剂,而临床运用有偏于补阳与补阴之别,较诸原方似觉适应面更宽。

如在阳气虚弱为主之人,可于阴阳双补中侧重补阳。如肖某,女,34岁。怀孕期间曾患感冒发热,治疗数日而愈,惟余胸闷心悸始终不已,迄今6年余。西医诊断为病毒性心肌炎,频发室性早搏,T波轻度改变。屡医不效,而来我院就诊。诉心中动悸,日发数次,夜间尤甚,伴左胸及胸骨处隐痛而胀闷。严重时有晕厥现象,全身冷汗淋漓,需卧床休息片刻,方可逐渐恢复。精神饮食一般,怕冷,面色苍白,四肢难以转温。月经先期,瘀血块甚多,小腹痛。舌苔薄白,舌质坚敛,其脉于沉细弱中或结或代,每分钟约10次。按孕期营卫气血下养胎元,卫外之力不足,偶感外邪,则易内舍于心,故发此证。揆其病情,当以阳气虚弱为主,营血不足次之。月经瘀血甚多,而脉见结代,则未尝无瘀。故书方于下:炙甘草25g,桂枝、党参、阿胶(烊化)、麦冬、大枣、制附片(先煎)、干姜、五味子、鸡内金、生蒲黄各10g,黄芪30g,茯苓60g,煅龙骨15g,煅牡蛎15g。此方系炙甘草汤去掉部分阴柔之品,与四逆汤合并化裁而成。补阳方中而用麦冬、阿胶之类,是取补阳者,必于阴中求阳之义。至于炙甘草用至25g(一般应逐渐加量为妥),不虑其肿满乎?须知方中配茯苓60g,一则可制甘草之肿满,再则增强宁心作用。笔者以为,若辨证用方准确,而此二味之剂量比例是否得当,则与疗效之优劣有关。服此方至50余剂,守方不变,略事加减,不惟症状消失,月经正常,且心电图报告:①窦性心律。②心电轴正常。③

正常心电图。为巩固疗效，续服此方 1 周，以巩固之。

如在营阴虚弱为主之人，可于阴阳双补中侧重补阴。如张某，男，15 岁。4 个月前，体检发现频发室性早搏，因尚在少年，体力可支，而坚持学习，后因病情加重而休学治疗。追询病史，自幼常患感冒发热，咽痛，未知病起何时。西医诊断为病毒性心肌炎。患者面色红润，体形发育正常，每于专心读书时频发室性早搏，每夜必发，发时心中动悸，胸微闷，心烦难寐，纳呆，腹胀。舌红苔白，脉细而结、代相间，每分钟 15 次左右，余无明显不适。初以炙甘草汤加活血之品治疗，因对面赤、心烦、舌红等未加深入分析，而致方中阳药较多，故疗效不如人意，因之转方养阴为主，兼以益气，而通阳之品，只作权宜之计，其方与《温病条辨》之加减复脉汤似是而非。处方：西洋参 5g（另包，睡前顿服），黄芪、北沙参、煅龙骨、煅牡蛎、茯苓各 30g，麦冬、法半夏、五味子、阿胶（烊化）、牡丹皮、玉竹、枸杞子各 10g，砂仁 6g，生地黄 20g，丹参 24g。煎服 3 次，另包桂枝 10g，仅于夜间第三煎时投入，是于至阴之时微通其阳。自服此方后，病情明显好转，白天不发早搏，偶尔夜间发生，每分钟 3 次左右。

又因人体气血相通，脏腑相关，故此病从证候类型来看，有肝血不足，木郁化火，上犯心神者，临床亦不罕见。是外邪内舍于心之病证在前，而久病之后，则可发生脏腑间相互影响。如张某，女，27 岁。3 年前于孕期常发心悸，心电图报告偶发室性早搏，每分钟 3 次左右，病因未明，症状不重，亦未曾治疗。产后恶寒发热数日，使症状迅速加重，室性早搏每分钟 10 余次，西医诊断为病毒性心肌炎。此后治疗未断，而病情依旧。余接诊时，从心论治，疗效不佳。详询病史，知早搏发作无时，夜间为多，一般持续 30 分钟左右，甚则彻夜心悸难寐。发时心前区有冲击感，并觉其气上冲咽喉。心情恐惧，如临险境，胸闷微痛，两胁亦痛，心烦易怒，焦虑失眠，即令安然入睡，亦常惊惕而醒，口干而饮水不多，大便干结。所谓君火以明，相火以位，而此证显系木郁化火，向上冲逆，以致君火燎乱。故欲正君火之职，必先安相火之位，拟柴胡加龙骨牡蛎汤化裁：柴胡、郁金、黄芩、法半夏、酸枣仁、女贞子、墨旱莲、五味子各10g，琥珀末 6g（冲服），煅龙骨、煅牡蛎、生铁落、茯苓各30g，分 3 次煎服。另包桂枝 10g，于夜间第三煎时投入，助君火而通心阳，或用或不用，视夜间胸闷情况而定，亦权宜之计也。病家自有西洋参若干，嘱自觉不适时，于睡前服 5g。此方共服 2 个月，诸症消失，偶尔夜间心悸片刻，即令有早搏，每分钟 3 次左右，约 10 分钟后自行缓解。

"风心"病慢性心衰之中医疗法

风湿性心脏病按中医属痹证范畴，其有关节痛者，乃风寒湿或风湿热邪流注筋肉、关节所致、有发病时全身症状严重，既病及筋肉、关节，又累及心脏者；有关节疼痛日久，逐渐侵犯心脏者。有发病之后，心脏受损而关节不痛者；有关节疼痛治愈后，而遗留心脏损害终身难愈者，皆痹证之心痹证候。然其病轻者，可较长时间尚无明显症状，随年龄增长，或中途复感于邪，则出现症状，《素问·痹论》曰："心痹者，脉不通，烦则心下鼓，暴上气而喘，嗌干善噫，厥气上则恐。"此为心痹之一般症状，重则少阴阳衰，水气凌心（详见后文）。或问既称痹证，何以关节不痛？原因有二，一为经治疗后，筋肉、关节之邪尽除，惟余心脏损害，故尔不痛。二为病久而深，经络瘀闭，营卫气血不能温煦濡养，则痹而不痛，《痹论》曰"病久入深，荣卫之行涩，经络时疏，故不痛。皮肤不营，故为不仁"是也。

"风心"病慢性心衰，就症状而论，常见心悸、怔忡，虚里搏动应手，惕惕然不安。气喘难以平卧，甚则端坐呼吸（倚息）。恶风寒，甚则四肢厥逆，全身浮肿，按之没指，小便短少，大便溏，心胁下坚满（肝脏肿大）或痛。面如猪肝色，两颧尤为显著，唇舌俱紫。脉律不齐（促、结、代等脉均可见）。就治疗而言，病情发展到如此地步，属心脏瓣膜病变，有些病例可以手术治疗，例如，瓣膜置换术。术后多能明显改善病情。而经久之后，仍有再发心衰者，故当心衰发作时，西医采用强心利尿等法，常能较快地控制病情，待病情缓解后，用毛地制剂长期维持。惜久服之后，副作用明显，或产生耐药性，以致治疗量与中毒量十分接近，不服则无法控制，服则中毒，常使医者踟蹰，进退两难，因而欲从中医治法另辟蹊径。分析上述症状，当属少阴真阳大衰，心肾俱损。肾火虚弱，则不能蒸腾化气，以致水饮泛滥；心火式微，则离照失所，易受阴霾冲激，是以下焦水饮漫然无制，凌心犯肺，种种征象由此而来。同时心主血脉，肝主藏血，心火既微，又受水饮冲激，则血脉必然为之不利，久必瘀血，故两颧、唇、舌俱紫，心胁下痞硬。病证如斯，自以温阳化饮为务，真武汤是其主方。然则水停既久，更兼瘀血，二者"狼狈为奸"，互为因果，又不可不予兼顾，故须配合活血化瘀之法。当心衰发作时，可用汤剂，力求迅速加以控制（心功能3级可单纯用中药，心功能4级须先用"西地兰""毒K"、利尿剂等西药，并即时煎服中药以继之）。心衰控制之后，则以原方为主，制成蜜丸，长期服用，既可控制心衰发作，或延长发作时间，又无毒副作用。笔者临床运用较多，疗效尚称满意，兹举例说明之。

李某，女，51岁。患病十余年，西医确诊为风湿性心脏病，二尖瓣狭窄加闭锁不全，心房颤动，心功能失代偿期。常发心衰，曾三次住院治疗，并经常门诊就医，依赖地高辛及利尿剂维持。因服毛地黄类药物过久，产生耐药性，一般剂量不能控制心衰，用量较大则心悸气喘，咳嗽稀痰（量少），行动困难，不能平卧，常须端坐呼吸。胸闷而胀，心胁下痞硬（肝脏在右锁骨中线肋下2cm、剑下3.5cm，质硬），食纳减少，四肢厥冷，浮肿明显，按之没指，小便短少，大便溏，脉象于迟涩之中结、代互见，两颧、唇、舌发绀，如猪肝色，苔薄白。证属少阴真阳不足，水气泛滥，凌心犯肺，兼血络瘀阻，法宜温阳利水活血。处方：红参6g（另包），制附片10g（先煎），干姜10g，炙甘草5g，茯苓60g，红花10g，桃仁10g，枳实10g，郁金10g，生蒲黄10g，泽泻10g，五味子10g。每日1剂，日三服。共服21剂，心悸气喘明显减轻，安静休息则不心悸气喘，可以平卧，轻微发绀，肝脏较前缩小 1cm，中等硬度，饮食增加，下肢轻度浮肿，脉象、舌苔同前。改用丸剂长期维持，处方：制附片 100g，茯苓 200g，炒白术 100g，白芍 100g，干姜 100g，生蒲黄100g，五灵脂 100g，五味子 100g，泽泻 100g，桂枝 100g，煅龙骨100g，煅牡蛎 100g。共研细末，炼蜜为丸，如梧桐子大，每日 3 次，每次 10g。3 个月后，因丸剂服完，再来门诊。诉一般不发心悸气喘，惟劳累后偶发，休息可自行缓解，肝脏变软，心胁下亦无痞胀感。二便正常，饮食尚可，发绀消失，下肢未见浮肿，精神仍觉疲惫，脉象，舌苔同前。原方去五灵脂加红参为丸，迄今又三月，病情稳定，可做轻微家务。

后记：拙文初发表时，题为《"风心"病慢性心衰之巩固疗法》，意为可长期中药治疗，而无毒副作用，实则是中医治疗，故"巩固"二字改为"中医"二字。随着人民生活条件的大幅改善，医疗水平大幅提高，目前做瓣膜置换术者甚多。术后仍有再发心衰者，其证虽仍有同前者，亦有不同者。其不同者主要表现为痰热与瘀血互结，痹阻心脏，临床症状大体同前，而舌苔多为白薄、白厚、黄，舌质绛，笔者常以小陷胸汤加活血利水药，亦有较好的疗效。

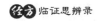

经方为主治疗冠心病临证撮要

冠心病属中医学"胸痹""心痛""真心痛"范畴。《灵枢·五邪》曰："邪在心，则病心痛。"已提出"邪在心"概念。就冠心病而言，此邪可指外邪，亦可指内生之邪。从发病学来看，本病以内积之邪，或内外合邪最多。《素问·脏气法时论》曰："心病者，胸中痛，胁支满，胁下痛，膺背肩甲间痛，两臂内痛。虚则胸腹大，胁下与腰相引而痛。"此论说明心病之疼痛部位不一，不可以"心绞痛"而概其全貌。以上疼痛部位与冠心病非典型心绞痛十分相合。何以如此？观《灵枢·经脉》，似可做出合理解释。如其云："心手少阴之脉，起于心中，出属心系，下膈，络小肠。其支者，从心系上夹咽……出腋下……循小指之内，出其端。"其病证有"心痛""臂厥""胁痛""臑内后廉痛""掌中热痛"。心与小肠为表里，而小肠之经脉，起于手小指之端，循掌、腕、臂外后侧，与手少阴之经脉相对而上行。其病症有"嗌痛""肩似拔，臑似折""颈颔肩臑肘臂外后廉痛"。又心胞络，乃心之城廓，在一定条件下，代心用事，其病症有"臂肘挛急""胸胁支满""心中憺憺大动"。以上部位之疼痛等，在冠心病中时有所见，笔者还观察到有突发牙痛、小腿痛等，经休息后可自行缓解，不定时再发者。若能如此广泛联系，则中医学对本病症状之描述，不可谓不全。值得说明的是，前言"虚者胸腹大"云云，按《素问·通评虚论》"邪气盛则实，精气夺则虚"之旨，当指本病邪气必实，否则便无"邪在心"之论。其久病者，正气必伤，痰湿（浊）停聚，其胸腹大者常见，故为虚实兼夹者有之。是否多用攻补兼施之法，则必审邪正双方之情势如何，另当别论。

《灵枢·厥病》曰："真心痛，手足青至节，心痛甚，旦发夕死，夕发旦死。心痛不可刺者，中有盛聚，不可取于腧。"此论似指冠心病急性心肌梗死之类，随着医学发展，时至今日，救治方法多而迅速，如溶栓、支架术等，其存活者甚多。而今之引此论者，多省略"心痛不可刺"等语，殊觉可惜，盖以古人尚知"中有盛聚"，非刺法疏通经脉可奏其效，而用药物急救之意，已在字里行间。该篇还提出"肾心痛""胃心痛""脾心痛""肝心痛""肺心痛"等，虽非专指冠心病，然则尚可借以说明，治疗时应注意脏腑间关系，以为辨证论治之参考。

专篇论述类似疾病者，首称张仲景《金匮要略·胸痹心痛短气病脉证治》，其第 1 条云："师曰：夫脉当取太过不及，阳微阴弦，即胸痹而痛，所以然者，责其极虚也。今阳虚知在上焦，所以胸痹心痛者，以其阴弦故也。"本条明白晓畅，总言心胸阳虚，阴邪（痰饮、痰浊）凝聚所致，后文将有说明，兹从略。

笔者尊崇《灵枢》《素问》《金匮要略》宗旨，从病因病机之多样性、脏腑间相互关系、邪正进退、病机转化诸方面出发，借鉴六经辨证论治精神，化裁经方，以治疗冠心病。略呈管见，以就正于同道。

一、胸阳不振，痰（湿、浊）瘀互结，心脉痹阻证

《金匮要略·胸痹心痛短气病脉证治》第 4 条："胸痹不得卧，心痛彻背者，栝楼薤白半夏汤主之。"笔者治疗本证，恒以此方为代表，有温通心胸阳气、化痰通脉之效。此方若去半夏，则为栝楼薤白白酒汤；若去半夏、白酒，而加枳实、厚朴、桂枝，则为枳实薤白桂枝汤，其组方灵活，应对自如。该篇第 1 条虽曰："今阳虚知在上焦。"是心胸阳虚无疑，但仍应灵活理解，笔者以为应包括心胸阳

气不通。何以不通？乃痰浊阻滞使然。更有痰热瘀血互结，痹阻心脉，以致心胸阳气不能畅达者，阳虚与阳郁，虽一字之差，而证候有别。若舍此而泛言阳虚，一则与方药之功效未合。再则心为君主之官，若君火极虚，则肾阳未有不衰者。是充则俱充，衰则俱衰，乃少阴主一身真阳（火）之理。若胸痹心痛之病，确为真阳极虚之证，则反不如篇中"赤石脂丸"为佳。笔者用栝楼薤白半夏汤，必加重化痰、活血化瘀之品，再议其余。

王某，女，75岁。冠心病病史多年。来诊时诉冠心病支架术后10个月，又发心悸，胸闷，气短，动则喘满，下肢凹陷性浮肿，双侧腓肠肌胀痛，咳嗽白痰，脉缓，苔白略厚，舌质正常。支架术后，未及一年，西药治疗未断，而旧病复发。说明任何疗法绝非万能，更难一劳永逸，因而发掘中医疗法，乃必然之势。本案心悸，胸闷，气短，喘满，结合舌脉分析，自属心胸阳气不通，痰瘀互结之证。应该说明的是，本案舌质正常（亦有舌质偏淡者），表示痰瘀互结虽久，而尚未化热，若舌质鲜红或绛，便属痰热与瘀血互结，非本方所宜（详见后文），此其一也。其二，双侧腓肠肌痛，浮肿，仍属痰瘀互结，并非兼证。盖痰瘀互结，经脉不利，既可引发肢体疼痛，亦可形成水肿，所谓"血不利则为水"是也（《金匮要略·水气病脉证并治》）。处方以栝楼薤白半夏汤为主：法半夏10g，薤白10g，全瓜蒌10g，枳实20g，石菖蒲10g，远志10g，郁金10g，当归10g，川芎10g，土鳖虫10g，红花10g，金钱草30g，海金沙15g，益母草30g。7剂之后复诊，诸症明显减轻，又加水蛭6g，再服21剂，心悸，胸闷，气短消失。因病情减轻，精神好转，而饮食不慎，引发胃病，见心下痞，嗳气，脉缓，舌质转为绛色，知痰浊化热，阻滞中上二焦，故于前方去薤白之辛温，而加黄连之苦降，更加生蒲黄、五灵脂，以调理之。

戚某，男，58 岁。冠心病病史 7 年，行冠心病支架术后 8 个月。诉心悸，以胸闷时最为明显，胃胀，嗳气频繁，下肢微肿，饮食尚可，大便日行一次，溏便，面色黧黑，脉弦缓，舌质淡，苔白略厚，证属痰浊兼瘀血痹阻，中上二焦阳气不通。处方：法半夏 10g，薤白 10g，全瓜蒌 10g，枳实 20g，石菖蒲 10g，远志 10g，郁金 10g，土鳖虫 10g，红花 10g，水蛭 6g，金钱草 30g，海金沙 15g，延胡索 15g，生蒲黄 10g，五灵脂 10g，当归 10g，川芎 10g，7 剂。复诊：胸闷好转，嗳气减少，大便日行一次，溏便，脉弦缓，苔中根部白厚。即于前方加肉豆蔻 10g，又服 7 剂。三诊：诸症明显缓解，面色黧黑减轻，下肢浮肿消失，再予二诊之方 7 剂。

二、痰浊瘀血互结，心脉痹阻，枢机不利证

痰浊瘀血互结，心脉痹阻，前已论及。此言枢机不利者，乃病有兼夹，是不惟心脏受病，且病兼少阳，或兼少阳枢机不利之征象，或兼少阳经脉所过之处有痹痛酸楚之类，遂尔提出探讨。此论点源头之一，即前述栝楼薤白半夏汤证。源头之二，即《伤寒论》第 146 条："伤寒六七日，发热微恶寒，支节烦疼，微呕，心下支结，外证未去者，柴胡桂枝汤主之。"此为病兼太少二经，在外感病中，"发热微恶寒""支节烦疼"，是太阳证而轻；"微呕""心下支结"，是少阳证而轻。惟病关少阳，不宜发汗，故欲解太阳之表，必舍麻黄而取桂枝之法。惟二证皆轻，故以柴胡、桂枝二方原剂量之半相合，名曰柴胡桂枝汤。反之，若二证皆重，似可依原量相合。以上为治外感热病之概况。而用本方治疗杂病，尤其是冠心病者，多不发热，亦无呕，是不必强求，只需关注"肢节烦疼""心下支结"可也。

痰浊瘀血互结，痹阻心脉，其病与太少二经何关？曰：血脉与

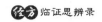

营卫息息相关。盖营之与血皆行于脉中，而卫气行于脉外，二者相辅相成。未有心脉痹阻，而营卫反畅者。桂枝汤功能调和营卫，以助血脉运行，况且足太阳之别脉，"当心入散"（《灵枢·经别》）；手太阳之别脉"入腋走心"（同前）。手太阳之经脉，"入缺盆，络心"（《灵枢·经脉》），是有经脉相联。

痰瘀痹阻上焦心脉，不惟上焦之气不通，而三焦之气，亦可因之不利，故运转枢机，疏利三焦，实有利于胸痹心痛之解除。又手少阳之别脉，"注胸中，合心主"（《灵枢·经别》）。手少阳之经脉，"入缺盆，布膻中，散络心包"；足少阳之经脉，"下胸中，贯膈"（《灵枢·经脉》）；足少阳之别脉，"贯心以上夹咽"（《灵枢·经别》），是少阳与心，亦有经脉联系。由于病机相互影响，则胸痹与太少二经俱病者，临床并不少见。柴胡桂枝汤功效，见《柴胡桂枝汤》。

宋某，女，87岁。胸骨下段及其周围压榨性疼痛，牵引双侧肩背痛，颈项拘束不舒，酸胀隐痛。伴胸闷，气短，心悸。每次发作持续约5分钟，然后自行缓解而为微痛，多在早晚起卧时发作。饮食不佳，大便干结，小便正常，颜面虚浮，下肢浮肿。脉缓，舌苔白厚腻，质淡。询知有多年冠心病、心绞痛病史。心电图提示：心肌供血不足，T波倒置。有颈椎病病史，颈椎片提示：$C_3 \sim C_6$呈唇样改变。此例近九十高龄，病程过长，时至今日，虽难辨别是太阳、少阳病影响心脏，抑或相反，但二者相互影响，则显而易见。故取太阳、少阳、少阴同治之法，拟方如下：柴胡10g，黄芩10g，法半夏10g，生晒参6g（另包），桂枝10g，赤芍10g，白芍10g，全瓜蒌10g，薤白10g，生蒲黄10g，土鳖虫10g，石菖蒲10g，远志10g，檀香10g。共服药2周，诉胸痛部位显著缩小，持续时间缩短，一般为隐痛性质，颈项肩背疼亦减，浮肿明显消退，舌苔薄白，知痰浊已化，后以黄芪生脉饮加味，以善其后。上方为柴胡桂枝汤合栝楼薤白半夏汤化裁而成。惟需说明者，此例舌苔白厚腻，舌质淡，为痰浊尚未化热之象，故用上方。若舌质鲜红或绛者，则为痰热瘀血痹阻心脉，则以柴胡陷胸汤为佳。

姚某，女，65岁。阵发心悸，胸闷，胸痛，情绪易于激动，易疲劳，颈项强痛，纳可，二便正常，脉缓，苔白薄，舌质正常。观此例属胸痹心痛无疑，而情绪易激动，疲劳，乃"心烦""默默"之互词，颈项强痛与"支节烦疼"同类，是病兼少阴、太阳、少阳，故书方如下：柴胡10g，黄芩10g，法半夏10g，桂枝10g，白芍10g，当归10g，川芎10g，土鳖虫10g，红花10g，生蒲黄10g，五灵脂10g，刘寄奴25g，徐长卿25g，片姜黄10g，延胡索15g。服药7剂，诉胸痛好转，余症同前，而加全蝎、蜈蚣，白芍加至20g，再服14剂，疗效尚佳。

三、痰热瘀血互结，心脉痹阻证

前言痰湿（浊），此言痰热，仅一字之差，症状大同小异，而病机治法不同，疗效互有差别。以笔者浅见，近二十年来，本病之属痰热者渐多，属痰湿者渐少。探其原因，笔者以为系民众生活水平提高，而社会变革较大所致。盖以叶天士生于清代鼎盛时期，处江南富庶之乡，而发"吾吴湿邪害人最广"（《外感温热篇》）之叹。当前我国经济迅速发展，物资丰足，大多数人生活水平明显提高。甚至有食不厌精，以山珍海味、美酒琼浆为常者；出则香车代步，入则保姆代劳；补品泛滥，秘方信手拈来；方城鏖战，夜以继日，更加社会竞争激烈，以致思虑无穷。又有辛苦劳力之人，身体严重透支，而难以运动或休息，然不缺营养。是华美天物，反成害人之毒品；辛劳之人，反有富贵之病。此即痰湿为患有甚于前之基本原因。而痰湿久积不解，便是化热之渊薮；心境躁动，即生火（热）之由来。

上述病情，何以处治？曰清热化痰，活血祛瘀，必然之法也。笔者借用小陷胸汤，加重化痰活血之品，似有所得。本方出自《伤寒论》第138条："小结胸病，正在心下，按之则痛，脉浮滑者，小陷胸汤主之。"读其文，本条无一字提及治疗胸痹心痛，而笔者用之甚验，其原理分析，详见《小陷胸汤》。《医宗金鉴·杂病心法要诀·胸胁总括》之"颠倒木金散"下，注云："胸中有痰热作痛者，轻者小陷胸汤，重者大陷胸汤、丸。"此即小陷胸汤可治胸胁痛之佐证。作为治疗本病而言，可将本方与栝楼薤白半夏汤视为姊妹方。盖前者去薤白、白酒，而加黄连，便是本方。彼方治痰湿（浊）痹阻心胸，此方治痰热阻痹心胸。

二证如何鉴别，曰：二证颇多相同症状，如心悸、胸闷、气短、胸痛，活动后加重等。其脉迟、数、弦、滑、结代等均可出现。所异者，主要在于舌质、舌苔。前者舌苔白薄、白厚、白滑，白而垢浊，舌质正常或偏淡；后者舌苔薄白、薄黄、黄厚、黄厚垢浊、灰厚而润，舌质鲜红或绛，自是痰热之象。其中舌苔白薄、白厚，而舌质鲜红或绛，切不可忽视，叶天士《外感温热篇》曰："白苔绛底者，湿遏热伏也。"其他如前者沉静少言，不愿活动；后者心烦意乱，或心烦易怒等，可作参考。

杨某，男，63岁。2011年9月2日初诊。诉冠心病病史十年，行冠脉支架（二个）植入术后一年。刻下心悸，气短，胸闷，胸痛，咽喉紧束感复发。兼汗多恶风，耳鸣，头昏，下肢及足底恶冷，大便日行三次，溏便，脉弦缓，舌苔白厚，质绛。据上述辨析方法，当属痰热瘀血互结，心脉痹阻证无疑。所疑者，何以汗多恶风，下肢冷，便溏？曰：痰热、湿热有轻重之别，而无性质之差。痰热胶结不解，而蒸腾于外，乃汗出恶风之原因，非必表气不固，营卫不调而然。薛生白《湿热病篇》云："湿热证，始恶寒，后但热不寒，汗出胸痞，舌白，口渴不引饮。"并自注云"此条乃湿热证之提纲也"。薛氏立论，以外感湿热为主，而内伤湿（痰）热，其理略同。肢寒足冷，此非虚寒，乃痰热阻滞，气血失于流畅，阳气不通故也。耳鸣头昏为痰热上扰，清窍不利所致，非髓海不足之昏、鸣。况且心脉痹阻，血脉不利，亦可耳鸣，《素问·金匮真言论》"南方赤色，入通于心，开窍于耳，藏精于心"是也。处方：法半夏 10g，全瓜蒌 10g，黄连 10g，枳实 20g，石菖蒲 10g，远志 10g，郁金 10g，当归 10g，川芎 10g，土鳖虫 10g，红花 10g，生蒲黄 10g，五灵脂 10g，延胡索 15g。胸痛重时，加水蛭。头昏重时，加钩藤、天麻。尿频尿痛时，加土茯苓、荔枝核、萆薢、白英、乌药。关节肌肉痛时，加刘寄奴、徐长卿。连续服药，病情明显减轻而稳定。至 2012 年 3 月后很少服药，因而发病较重，同年 9 月又于冠脉 LAD 端植入支架一个。至同年 10 月 10 日再来就诊：症状大致同前，而又增胃痛，反酸，故于前方加吴茱萸、海螵蛸、炒川楝子、片姜黄予服。连续服药至同年 11 月底，病情稳定。由此可见，本方可治疗中上二焦之痰热，信而不诬。

杨某，男，72 岁。已确诊冠心病（三支病变）2 年。来诊时诉心悸、胸闷、气短，心绞痛时发，饮食尚可，二便自调，舌苔中根部淡黄而腻，质绛，脉弦数。血压正常。证属痰热瘀血互结，心脉痹阻。处方：法半夏 10g，全瓜蒌 10g，黄连 10g，枳实 20g，石菖蒲 10g，远志 10g，郁金 10g，当归 10g，川芎 10g，土鳖虫 10g，红花 10g，水蛭 6g，生蒲黄 10g，五灵脂 10g。胸痛重时，加片姜黄、九香虫，水蛭加至 10g；恶风自汗明显时，加柴胡、黄芩、荷叶、浮小麦。共服药 90 余剂，诸症明显缓解。

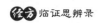

四、痰瘀互结，阻痹心脉，脏腑相连，伴发症明显

临床所见，单纯冠心病而求医者，固然较多，而多病集于一身者，亦复不少。辨治之时，依据病机原理，组合方药，有主有从，实为上策。笔者常用柴胡陷胸汤等，治疗多病同犯者，似有纲举目张之妙。

关于柴胡陷胸汤之来龙去脉、方药组成、功效主治等，在《柴胡陷胸汤》中已有探讨，兹从略。所须说明者，胸痹之脏腑相关问题，乃笔者结合《灵枢·厥病》提出之"肾心痛""胃心痛""脾心痛""肝心痛""肺心痛"精神，不揣冒昧，大胆提出本方可治疗冠心病之"胆心同病"等概念。

（一）胆心同病

痰热瘀血互结，影响胆腑功能，以致经脉不利，进而累及心脏，或心为痰热瘀血阻痹，更兼胆腑失和，即成胆心同病（有关论述详见《柴胡陷胸汤》）。如王某，男，50岁。有慢性胆囊炎、胆石症、高血压、冠心病病史多年。因进食猪膀（猪腿），以致胆囊炎急性发作，且心绞痛频发，心功能Ⅲ级，因而急诊住院治疗。使用大量抗生素及血管扩张剂，病情得以控制，血象正常而出院。来门诊时诉：出院半月来，仍胸闷而有压迫感，心悸，心前区隐痛，每于活动时发生，服消心痛之类可即时缓解。胆区亦痛，厌油，恶心，纳差，下肢凹陷性浮肿。头昏，睡眠欠佳，脉弦缓，舌苔白厚，质红。血压150/105mmHg。观此则痰热内阻，胆心同病，不解自明。处方：柴胡10g，黄芩10g，法半夏10g，生晒参6g（另包），全瓜蒌10g，黄连10g，枳实15g，当归10g，川芎10g，茯苓30g，泽泻15g，益母草30g，土鳖虫10g，水蛭10g。服药一周，胆区痛未发，不厌油，胸闷、心悸、心前区疼痛明显好转。血压未降，嘱续服降压西药。并于原方中有所增减，续服药一周，除下肢浮肿外，余症不显，血压正常（140/70mmHg）。此时自停中药，改用西药治疗，以图方便。

张某，女，47岁。心悸3年，子宫切除术后2个月。有胆囊息肉、颈椎病病史。来诊时心悸阵发，头昏，胸闷，气短，睡眠不安，汗出，尿频，腰痛，纳可，苔白薄，质鲜红，脉缓。心电图提示：①窦性心动过缓。②室性早搏，短阵性阵发性室性心动过速。③房性早搏，T波改变。此例因未做冠心病相关检查，尚不能确诊此病，然按中医学诊断为"胸痹"，当无疑问。因而先投柴胡陷胸汤加味，共服半月。诉心悸、胸闷、头昏，明显好转，行走较前有力，惟近日胆区隐痛，应是胆病复发，亦可称为胆心同病。为之疏方而有所加减：柴胡10g，黄芩10g，法半夏10g，枳实20g，苦参25g，当归10g，川芎10g，丹参30g，忍冬藤30g，土鳖虫10g，红花10g，王不留行20g，败酱草20g。后依此方略有加减，又服21剂，病情好转。

（二）胃心同病

胃心同病之理论探讨，详见《柴胡陷胸汤》，兹举医案如下。如张某，男，62岁。2001年1月，突发心绞痛，急诊住院治疗，诊断为心前壁、间壁心肌梗死，住院20天，缓解出院。于3月23日来门诊，诉心前区轻度刺痛，持续约10分钟，活动时易发。胸闷、短气，乏力，胃胀，偶尔胃脘隐痛，肠鸣，嗳气。脉弦细，舌苔黄厚。有十二指肠球部溃疡病史。此例就中医诊断而言，似可定为胃脘痛、胸痹。因其舌苔黄厚，则病机为痰热瘀血互结，上则心脉痹阻，中则胃失和降，是属胃心同病。处方于下：柴胡10g，黄芩10g，法半夏10g，全瓜蒌10g，黄连8g，枳实20g，石菖蒲10g，胆南星10g，莱菔子10g，当归10g，川芎10g，土鳖虫10g，红花10g，丹参30g，延胡索 15g。服药两周，胸闷、胸痛减轻，发作减少。仍有气短、嗳气。因舌苔转为薄白，知痰热渐除；大病之后，正气已虚，清解至十分之六七，必以扶正为主，祛湿次之，继用黄芪生脉饮加味，以善其后。

汪某，男，58 岁。时有心悸，胸闷，胸痛较重，气短，偶尔头昏，耳鸣，颈项强痛，腰部酸痛，脉缓，苔白略厚，质绛。此例未做任何检查，中医诊断胸痹当无不妥。因其以胸闷、胸痛为主，他症均在从属地位，故予小陷胸汤加味治疗，共服药 28 剂。其后胸闷胸痛等症明显减轻，而又增恶心，胃脘不适，知少阳枢机不利，胃失和降，乃胃心同病之象也。处方：柴胡 10g，黄芩 10g，法半夏 10g，全瓜蒌 10g，黄连 10g，枳实 25g，吴茱萸 6g，海螵蛸 15g，当归 10g，川芎 10g，土鳖虫 10g，红花 10g，生蒲黄 10g，五灵脂 10g，九香虫 10g。此为主方，加减予服，7 个月内断续服药 50 剂，病情甚轻而稳定。

（三）颈心同病

颈心同病之理论探讨，详见《柴胡陷胸汤》，兹举医案如下。如潘某，男，74 岁。有冠心病、心绞痛、右束支完全传导阻滞及颈椎病病史多年。来诊时诉周身疼痛 10 年，加重 3 个月。刻下右颈、肩、背疼痛显著，伴心悸，心前区阵发性刺痛，胸闷气短，活动后尤甚，饮食一般，大便干结。周身皮肤瘙痒，脉弦缓，舌苔白厚腻，质鲜红。显属痰热瘀血上犯于心，且妨碍足少阳之经脉。此例若分而治之，则分属心血管内科与骨科，必令病者往返于两科之间，姑且不论。而两科用药，是否尽相合拍，则更为重要。观此，反不如按六经辨证原理，从六经辨证出发，参考古今学说，进行辨证论治之统一思考，常可发现，一方可治一人之多种疾患，是以为之疏方：

柴胡 10g，黄芩 10g，法半夏 10g，全瓜蒌 10g，黄连 10g，枳实 15g，虎杖 15g，苍术 15g，厚朴 20g，陈皮 10g，茯苓 30g，刘寄奴 25g，徐长卿 25g，全蝎 10g，蜈蚣 2 条。服药两周，心悸、胸闷、气短、胸痛、颈、肩、背痛均消失，惟全身皮肤瘙痒未愈（病史 20 余年），夜间痒甚，局部红色丘疹，凡皮肤受摩擦处易发，脉弦，苔白厚腻。是湿热熏蒸肌肤所致，故以四妙散为主方，以善其后。

（四）肺心同病

心肺同居膈上。心主血脉，促进血液正常运行，以营养四肢百骸、脏腑经脉。心在五行属火，惟心火充足，与心血功能配合，则能氤氲和谐，使火不亢，血无不及，亦无瘀滞，此为生理之常。病则或为心火亢盛，阴血不足，变证繁多，因不属本文讨论范畴，故略而不论。或为心火不足，推动血脉之功能下降，常有血瘀之患。或心阳初虚，而血脉尚可为继者，仅心阳虚损而已，若迁延日久，亦可转化为前者。有些疾病多由积渐形成，如痰热阻滞，气机不利，血脉为之瘀滞，则胸痹心痛之病自在其中。

肺主气而行治节之令。主气者，主司呼吸。吸入自然界之清气，又与水谷之精气相合，聚于胸中（宗气），宗气通过血脉运行，以达全身，此气血功能不可须臾相离之故也。何况"心手少阴之脉……其直者，复从心系却上肺，出腋下"（《灵枢·经脉》），此即心、肺之间有经脉联系。因而临床上有肺病及心者，有心病及肺者，故有肺心同病之议。

袁某，男，75 岁，有冠心病、慢性阻塞性肺疾病、高血压病史。2013 年 3 月 13 日初诊，诉 2 月下旬因心绞痛急诊住院，3 月 17 日出院诊断：冠心病三支病变，急性心前壁心肌梗死，室颤。因而做冠脉支架术治疗。刻下胸闷，气短，心悸，胸廓因做心肺复苏术而疼痛，咳嗽白痰，胃脘不适，小便不畅，大便自调，脉弦缓，舌苔薄白，舌质紫暗。考虑术后不久，胸廓疼痛，必有瘀血残存，而舌苔舌质亦支持如此判断，故予血府逐瘀汤7剂。3月20日复诊：胸闷气短，胃脘不适好转，心绞痛未发，胸廓痛好转，咳嗽白痰，不易咳出，小便不畅，夜尿4~5次。脉数，舌苔白而略厚，舌质绛。是病情虽减，而从舌脉上看，已显出痰瘀互结、肺心同病之机括，书方于下：柴胡10g，黄芩10g，法半夏10g，全瓜蒌10g，黄连10g，枳实20g，浙贝母10g，桔梗10g，百部10g，前胡10g，紫菀10g，款冬花10g，当归10g，川芎10g，土鳖虫10g，红花10g，土茯苓50g，乌药10g，生蒲黄10g，五灵脂10g，吴茱萸6g，海螵蛸15g，服药14剂。同年5月8日三诊：胸不痛，心悸，胸闷，气短，微咳，少许白痰，纳少，尿不畅，尿等待，舌苔中根部白而略厚，质绛而有瘀紫，是病情减轻，而病机未变，因而仍与上方略事加减，再进28剂，病情尚属稳定。

五、痰热瘀血互结，心脉痹阻，枢机不利，三焦失和证

痰热瘀血痹阻心脉之理，前已论及，今何言枢机不利，三焦失和？曰：枢机不利，责之足少阳。其属甲木，而主疏泄，痰瘀互结，心脉痹阻，气血已难畅流，则气机难以舒展，此枢机不利之原因。又因此病，已有热邪存在，而风木易从火化者，莫甚于甲木。化火之后，反助湿热之邪胶结不解。三焦者，决渎之官，水道出焉，又为水火气机运行之道路，故痰瘀互结之证，三焦难以通利，反增痰瘀互结之势。

论其治法，则清热化痰，活血祛瘀，运转枢机，疏利三焦，正合其治，以柴胡温胆汤为代表方剂。其方由小柴胡汤合温胆汤加减变化而成。基本用药由柴胡、黄芩、法半夏、陈皮、茯苓、竹茹、

枳实组成。用于此病时必加当归、川芎、土鳖虫、红花、石菖蒲、远志之类。至于生姜、失笑散等，则酌情加入。方中柴胡、黄芩、法半夏，已具备小柴胡汤之基本组成，其功效已于前述。笔者所用之温胆汤基本按宋代陈言《三因极一病证方论》卷九、卷十之温胆汤。其方在温病学领域之运用，重在分消走泄，透邪外出（详见《柴胡温胆汤》）。本方在杂病领域之运用，基本遵照《三因极一病证方论》主治：心胆虚怯，触事易惊，或梦寐不详，或异象惑，遂致心胆虚怯，气郁生涎，涎与气搏，变生诸证，或短气悸乏，或复自汗，四肢浮肿，饮食无味，心虚烦闷，坐卧不安等。将二方合并化裁，对于治疗冠心病而言，妙在其中。

邓某，女，41岁。五天前胸骨左缘疼痛，平时劳累后心前区隐痛，胸闷，睡眠差，心烦，心情紧张，甚则恐惧、忧虑、焦躁，饮食减少，二便正常，脉弦缓，舌苔白厚，此例亦未做任何检查，中医诊断为胸痹。诸症之中，少阳枢机不利，不难辨别，而湿（痰）热阻滞，何以别之？答曰：舌苔白厚，即湿（痰）热之外象，而患者心情紧张、恐惧、忧虑等，则与前述温胆汤所主"心胆虚怯，触事易惊，或梦寐不详，或异象惑"等，在病机方面基本一致，故投加减柴胡温胆汤：柴胡10g，黄芩10g，法半夏10g，陈皮10g，茯苓30g，竹茹10g，枳实15g，胆南星10g，藿香10g，佩兰10g，酸枣仁10g，柏子仁10g，当归10g，川芎10g。若失眠较重，加合欢花，茯苓加至60g。若心烦甚者，加炒栀子、淡豆豉。如此治疗，将近两月，共服药56剂，除偶有失眠，头昏外，余无不适。或问曰：此例枢机不利，湿（痰）热阻滞胸膈，并有胸痛等，其与柴胡陷胸汤证有何区别？答曰：主要区别在于彼证多无神志症状，而症状主要在中上二焦，此证则神志症状较为突出，或上中下三焦均有症状。可见二方组成差别虽小，而适应证各有不同。

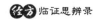

六、瘀血痹阻心脉，肝胆气郁证

瘀血痹阻心脉，而致心悸、胸闷、胸痛等前已涉及。此处何以提出肝胆气郁问题？曰：可从以下两方面理解：其一，气之与血，构成矛盾的统一体，气为血之帅，血为气之母。气行则血行，血行则气行，若一方有碍，则必然引起对方郁（瘀）滞，故临床常多气滞血瘀之证，只在气与血孰轻孰重上加以区别。肝胆在五行属木，性喜条达而主疏泄，故凡气郁者，首推肝胆。其二，可从以下两首方剂加以说明。首先柴胡四物汤，据《重订通俗伤寒论·六经方药》，本方由柴胡、半夏、当归身、白芍、黄芩、清炙草、生地黄、川芎组成，笔者恒用此方加减。该方下何秀山按语："少阳证初病在气，久必入络。其血在将结未结之间，而寒热如疟，胸胁串痛，至夜尤甚者，陷入于足厥阴之肝络也。若但据寒热现状，便投小柴胡原方，则人参姜枣温补助阳，反令血愈亏而热愈结。热结则表里闭固，内火益炽，立竭其阴而厥风内动矣……此疏气和血，妊妇寒热之良方。"方中四物汤，一般认为乃养阴、养血之方，有失偏颇。此方实为凉血、活血、理血之妙方，《医宗金鉴·删补名医方论·卷一》言之详明，恕不繁引。由此可知，柴胡四物汤于活血理血之中，必有疏泄肝胆气机之功。其次，王清任《医林改错》之"血府逐瘀汤"由桃红四物汤合四逆散加桔梗、牛膝而成，观此，则其方活血化瘀之中，必配疏肝理气之品，不解自明。

以上二方在冠心病（胸痹）中之运用，很难绝然辨析，只在调肝或疏胆有所侧重而已，乃权衡病机趋势，临机应变之法也。

本节主要讨论血瘀气滞，痹阻心脉，而无痰（湿）热可言，故与前述证候之鉴别，主要在舌苔、舌质方面。本节证候，其舌苔必白薄匀净；舌质正常或兼有瘀斑、瘀点，或舌质紫暗。但凡舌苔厚者，便非本证。证候之间有时区分较为明显，有时只在细微之间。此常为医者之困惑，亦为中医辨证论治之精粹，以下各举一例，以明笔者之思考。

属柴胡四物汤证者，如宋某，女，70岁。心悸反复发作7年，来诊时诉心悸，胸闷，偶尔胸骨后隐痛，气短，服速效救心丸可以缓解。活动后头痛，睡眠欠佳，饮食尚可，脉沉数，苔白薄。长程心电图提示：Ⅱ度房室传导阻滞，不完全性右束支传导阻滞。心电监测期见Ⅱ导联、aVF、$V_1 \sim V_6$导联T波低平或浅倒置，未见ST-T缺血性动态改变。彩超提示：肝囊肿、胆囊附壁结石。心脏彩超提示：① 主动脉瓣钙化。② 左室舒张弛缓功能减退。空腹血糖7.4mmol/L。此例心悸，胸骨后痛，脉沉数等，既与枢机不利、胆火内郁有关，又与血热兼瘀有关。处方：柴胡10g，黄芩10g，法半夏10g，生地黄10g，当归10g，川芎10g，赤芍10g，白芍10g，土鳖虫10g，红花10g，延胡索15g，片姜黄10g，橘叶10g，煅牡蛎15g。服药7天，诸症有所缓解，原方加丹参30g，再服一周，病情稳定。此例若用血府逐瘀汤，应无不妥。笔者可能考虑胆囊附壁结石等因素，而用柴胡四物汤，似在权衡中之取舍，未为必然。

属血府逐瘀汤证者，如杨某，男，76岁。有冠心病病史，冠脉支架术（三个）后9年。来诊时诉：心悸，胸闷，气短，胸痛，胸部汗多，尿量少，下肢浮肿，微咳，少许黄痰，活动后气喘，肢冷，脉弦，苔薄白。冠脉支架术后仍有心悸，胸闷，气短，胸痛，肢冷，仍是心脉痹阻之象。虽微咳黄痰，但舌苔白薄匀净，故仅属较轻之兼症，不可进行主体论断。尿量少而浮肿，亦非痰饮停聚，而属血不利则为水之类。心主血脉运行，肝主藏血，既因瘀血而为水肿之患，似应侧重在心与肝。处方血府逐瘀汤加减：生地黄10g，当归10g，川芎10g，白芍10g，柴胡10g，郁金10g，土鳖虫10g，红花

10g，金钱草 30g，海金沙 15g，泽泻 10g，益母草 30g，浙贝母 10g，桔梗 10g。7 剂之后，下肢浮肿明显减轻，胸不痛。心悸，胸闷，气短。尿频而量有所增加，咳嗽由黄痰转为白痰，足仍冷。守原方加地龙、生蒲黄、五灵脂，再服 2 周，病情继续好转。

七、气阴两虚，心脉痹阻证

冠心病而见气阴两虚者，或因体虚之人，本有气阴不足，是以少动，更兼调护失宜，饮食或用药偏于滋补，而虚不受补，久必壅滞为患，以致气滞血瘀。或因痰瘀互结，心脉痹阻在先，以致冠心病在先，中西药杂投，久延不愈，耗气伤阴，体质每况愈下，而成虚实夹杂之病。或因本属实证，而活血化瘀，化痰降浊，清热化痰等药用之太过，实邪虽有缓解，而气阴两虚之象必现。或前法当用而有效，病情（胸闷、胸痛之类）明显缓解，而高龄之人，初愈之体，未能速复，故气阴两虚之次要矛盾上升为主要矛盾，故有斯证。治法宜补气益阴、敛摄元气为主，兼以活血化瘀等。李东垣《内外伤辨惑论》有生脉散，本为暑热耗气伤阴而设，然治疗本病之气阴两虚者，不失为首选之方。

丁某，女，90 岁。急性心肌梗死后 10 个月，目前心悸不明显，气喘，胸闷，胸背刺痛，自汗盗汗，大便调，尿频，咳嗽，白泡沫痰，纳少，乏力，脉弦缓，舌绛少苔而有瘀斑，证属瘀血痹阻心脉，气阴两虚。处方：生地黄 10g，当归 10g，川芎 10g，赤芍 10g，白芍 10g，黄芪 30g，麦冬 10g，五味子 10g，土鳖虫 10g，红花 10g，地龙 10g，浮小麦 50g，北沙参 10g，红景天 15g，生石斛 10g，焦三仙各 10g，鸡内金 10g，浙贝母 10g，桔梗 10g。共服两周，病情虽属稳定，而疗效不尽如人意。因而检讨前方，失之者何？思考之后，知前方有黄芪而无人参，是生脉散而无君药。又麦冬、北沙参、生石斛叠用，在高龄体弱者，难以运化。此时虽不便改弦更张，而方药必须调整，处方于下：黄芪30g，生晒参6g（另包），麦冬10g，五味子10g，当归10g，川芎10g，土鳖虫10g，红花10g，红景天20g，焦三仙各10g，鸡内金10g，煅龙骨20g，煅牡蛎20g，浮小麦50g。便溏时加黄连、广木香。咽痛时加射干、马勃。头昏加钩藤、天麻。其后将近一年，断续服药63剂，病情逐渐减轻而稳定。

符某，男，40岁，2002年6月15日初诊。因长期工作十分劳累，于今年4月突然晕倒，急诊住院治疗，诊断为急性心前壁心肌梗死。未上支架，亦未做搭桥手术，仅用西药保守治疗。住院一月，好转出院，改投中医治疗。其症心悸，胸闷，活动后胸痛，气短，肢软乏力，懒言，精神不振，面色晦暗，脉弦缓，苔薄白，舌质有瘀点，以黄芪生脉散加味治疗。所用汤剂处方基本同下。当年年底复查时发现心前壁室壁瘤形成。开始三年，连续服用汤剂，主方未变。其后改服丸剂，至2013年4月16日又来续丸，诉心前区偶尔不适、气短，活动正常，饮食尚可，睡眠欠佳，小便泡沫多，查血糖、尿常规正常，脉缓，苔白略厚，处方如下：黄芪300g，生晒参200g，麦冬200g，五味子200g，当归200g，川芎200g，酸枣仁400g，柏子仁200g，桂枝200g，白芍200g，土鳖虫200g，红花200g，水蛭150g，丹参300g，茯苓300g，苏木200g，延胡索300g，莱菔子300g，白芥子200g。1剂，水蜜丸，每日3次，每次10g。至2018年，间断来诊，每次丸剂处方基本同上。至2020年，因侍其母来诊，知其近况尚可。

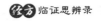

仲景方治疗肺系疾病临证撮要

肺系疾病，常以咳喘为主证，与肺气宣发、肃降功能失调有关。因脏腑功能联系密切，故咳喘之病因病机、治法方药，十分复杂。正如《素问·咳论》所言："五脏六腑皆令人咳，非独肺也。"张仲景《金匮要略》虽有"肺痿肺痈咳嗽上气病""痰饮咳嗽病"，犹不能尽其意，大量相关内容散见于《伤寒论》《金匮要略》中。仲景学术之独特优势，在于辨六经与脏腑、气血相关，从而阐发咳喘之病因病机及其进退出入、相互转化等，非独以肺为辨。其丰富的学术内涵，虽不能尽愈肺系诸疾，然循其所论，思过半矣。笔者阅历有限，仅就体会较为深刻者，撮要于下。

一、肺寒气逆咳喘

《伤寒论》第18条："喘家作，桂枝汤，加厚朴杏子佳。"是素有喘疾之人，肺受风寒侵袭在先，或因治疗得当，或因调理得法，而使宿疾暂伏。若起居不慎，触冒风寒，则使寒邪内外相合，新感引动宿疾，肺寒气逆，遂使哮喘发作。既云"新感"，必是风寒表证明显，如鼻塞清涕、恶风自汗、舌苔白薄而润等。至于发热之有无，则未可限定，若邪正相争于表，程度较重者，则有发热，否则可无发热。有赵某，女，35岁。自幼患喘，西医诊断为支气管哮喘，测得其过敏原十余种，如灰尘、絮状物、风寒等。用激素等治疗，虽能控制其病情，但久服则副作用明显，减其量则发作，常需住院治疗，因而苦恼不已。来诊时，因感受风寒而复发，哮喘明显，喉中嘎然有声，鼻翼微扇，轻度唇绀，伴咳嗽，白痰清稀，难以咯出，恶风寒，自汗，鼻塞，清涕，喷嚏，精神不振，纳差，脉缓，苔白薄而润。其病因病机，应与上述分析相合，故以桂枝加厚朴杏子汤为主方：桂枝 10g，白芍 10g，炙甘草 6g，生姜 10g，大枣 10g，厚朴 25g，杏仁 12g，紫苏子 10g，紫菀 10g，款冬花 10g，百部 10g，前胡 10g，炒黄芩 25g，鱼腥草 30g。每日 1 剂，七天后复诊，哮喘明显减轻，咳嗽好转，因而略事加减，治疗将近两月，以致哮喘平复，精神好转，可正常工作。后以上方作丸：桂枝 200g，白芍 200g，炙甘草 100g，厚朴 300g，杏仁 200g，紫苏子 200g，紫菀 200g，款冬花 200g，百部 200g，前胡 200g，白前 200g，炒黄芩 300g，鱼腥草 300g。1 剂共熬，加白蜜 2600g 收膏，每日 3 次，每次 1 匙。一年之中，约需膏剂 3 剂，可基本控制其发作。偶有小发，则临时加用汤剂 1~2 周即可。历时十年有余，坚持膏剂治疗，效果堪佳。

《伤寒论》第 43 条曰："太阳病，下之微喘者，表未解故也，桂枝加厚朴杏子汤主之。"本条仍为肺寒气逆致喘，病因病机与上条基本相同，惟发病过程有异，即病者并无咳喘之宿疾，而是感受外寒之后，或因误治，风寒迫肺而喘。因咳喘均为肺系疾患，故治喘之方，常可治疗咳嗽。如邱某，女，55 岁。来诊时诉经常咳嗽，此次病起于感冒之后，已咳嗽半年未愈，时而干咳，时而咳唾白黏痰，不易咯出，咳引胸痛，恶风寒，自汗出，清涕，喷嚏，脉缓，苔白薄。此例并无宿疾，而是感受外寒之后，延误失治，肺寒气逆之咳，仍可主之以桂枝加厚朴杏子汤：桂枝 10g，白芍 10g，生姜 10g，炙甘草 6g，大枣 10g，厚朴 25g，杏仁 10g，浙贝母 10g，桔梗 10g，百部 10g，前胡 10g，炒黄芩 25g，鱼腥草 30g。每日 1 剂，共服两周，症状基本消失。病者要求膏方以巩固疗效，考虑患者有高血压、胆囊结石病史，故书方如下：桂枝 200g，白芍 200g，生姜 200g，炙甘草 200g，大枣 200g，厚朴 300g，杏仁 200g，黄芪 300g，浙贝母 200g，桔梗 200g，百部 200g，前胡 200g，炒黄芩 300g，鱼腥草

300g，紫菀 200g，款冬花 200g，钩藤 300g，莸蔚子 200g，僵蚕 200g，金钱草 300g。1 剂共熬，加白蜜 4600g，收膏，每日 3 次，每次 1 匙。此膏剂先后略有加减，共熬 3 剂，从夏日服至来年春季，咳嗽未曾复发。

或问：前二例既云肺寒气逆之咳喘，方中何用黄芩、鱼腥草之类？曰：大凡咳喘日久，纵然以寒邪或寒饮为主，而多兼化热之象。此种热象常被主证所掩盖，不易发现，若能仔细体会，仍有苗窍可征。如白痰黏稠，不易咯出，或稀痰而咯出困难，心烦、口渴、脉数、舌边红等，为兼有伏热之象。《金匮要略·肺痿肺痈咳嗽上气病脉证治》第 14 条曰："肺胀，咳而上气，烦躁而喘，脉浮者，心下有水，小青龙加石膏汤主之。"即以烦躁、脉浮为热象，故加石膏以清之。又大青龙汤证，只以烦躁为兼里热。笔者据其意，但凡察得一二里热之征兆者，便于温剂中加入清热解毒之品。此种加味方法，对以寒（饮）邪为主兼郁久化热者，似觉疗效甚佳，而对老年体弱，不发热者尤宜。盖以符合治上焦如羽、非轻不举之意，如黄芩、鱼腥草、白英、败酱草、忍冬藤等，可酌情选用。笔者用温剂治咳喘，常兼此法，下不重复。

二、外寒内饮咳喘

外寒内饮咳喘，据病情轻重，常见者有二证，即射干麻黄汤证、小青龙汤证。

《金匮要略·肺痿肺痈咳嗽上气病脉证治》第 6 条："咳而上气，喉中水鸡声，射干麻黄汤主之。"以方测证，本证当是外有风寒，内有水饮，寒饮相搏，壅塞肺气所致，见咳喘，白痰，喉中哮鸣声，恶风寒，无汗，或鼻塞清涕，或有发热，若在秋冬之时，有四末不温等。以射干麻黄汤外散风寒，内化水饮，为千古治咳喘之名方。

有金某，女，68 岁，咳喘病史约 60 年，缓解期有长有短，长则一、两年不发，短则一年发作 1~2 次。一月前曾住院治疗，西医诊断：支气管哮喘并肺部感染，阻塞性肺气肿，肺源性心脏病，呼吸衰竭（Ⅱ型），经治疗好转出院。出院后来诊，见咳嗽，黄痰，尚易咯出，微喘，甚则胸闷，心悸，可高枕平卧，下肢浮肿，脉数，舌苔白厚。乃外寒迫肺，与久伏之水饮相搏，兼以化热之证。书方于下：麻黄 10g，杏仁 10g，射干 10g，炙甘草 6g，细辛 5g，干姜 6g，紫菀 10g，款冬花 10g，法半夏 10g，五味子 10g，炒黄芩 25g，白英 20g，败酱草 20g，蒲公英 20g，泽泻 10g。每日 1 剂，共服药三周，基本不咳，活动则微喘，浮肿消退，近期疗效堪称满意。

本方亦可治咳而不喘者，若依病机相同而投方，治咳亦佳。如陶某，女，50 岁。咳嗽月余，喉间有痰声，不喘，白痰，胸闷，鼻塞，清涕，喷嚏，脉弦缓，舌苔中根部白厚。其证虽然不喘，但病机大致同上，故与下方：麻黄 10g，射干 10g，细辛 6g，干姜 10g，五味子 10g，前胡 10g，浙贝母 10g，炒黄芩 10g，鱼腥草 30g，白英 20g。每日 1 剂，服药一周，咳喘明显好转，以上方加半枝莲、白花蛇舌草，再服一周，诸症不明显。

外寒内饮之咳喘，尚有小青龙汤证，其证恶寒发热，无汗，头痛身痛，咳嗽清痰，喘气，脉浮紧，舌苔白薄。此证与射干麻黄汤证相比，外寒内饮，均较前者为重。如恶寒发热，头痛身痛，无汗等，说明外寒较重；咳喘较重，痰不易出，说明内饮亦重。小青龙汤以麻黄配桂枝、细辛，则温散发汗之力强；射干麻黄汤以麻黄配细辛、生姜，则温散发汗之力较弱。小青龙汤以细辛、干姜、半夏、五味子、甘草为伍，则温化寒饮之力强；射干麻黄汤以射干、细辛、紫菀、冬花、半夏、五味子为伍，则温化水饮之力略逊。观此二证，轻重有别；观此二方，强弱各异，会其意用之即可。小青龙汤证，若在触冒风寒，表证明显者，则多有发热，否则亦可不发热，故笔者以为，若求得外寒内饮之病机，不论发热与否，恒可用之。本方据《伤寒论》第40条"伤寒表不解，心下有水气，干呕，发热而咳"，第41条"伤寒，心下有水气，咳而微喘"，《金匮要略·痰饮咳嗽病脉证并治》第35条"咳逆倚息不得卧，小青龙汤主之"。则知本方既可治咳、治喘，亦可治咳喘相兼之病。其加减法，可参照上述射干麻黄汤之加减法。至于服小青龙汤后之若干变化，可参照《金匮要略·痰饮咳嗽病脉证并治》。

张某，男，31岁。平素身体较佳，因夏日炎热，中午游泳约三个小时，回家后在空调房间休息（室温22℃），食西瓜及冷饮较多，晚餐又饮冰啤酒两瓶，至夜在空调房间睡眠，当时十分惬意。黎明前，因咳嗽而醒，白色泡沫痰，周身酸软，精神不振，恶寒。天明仍坚持上班，并自服"强力银翘片"，连续三日，方来门诊。诉微恶风寒，不敢用空调，汗出甚少，咳嗽加重，白色泡沫痰，日夜不得安宁，周身酸痛，头痛，所幸尚未发热，食纳减少，二便自调，脉弦，舌苔白薄滑。此为形寒饮冷伤肺，游泳加空调，导致外寒侵袭，更兼冷饮较多，则内饮由生。寒饮相搏，上逆于肺，故有前述诸症。治宜外散风寒，温化水饮，予小青龙汤加味：麻黄10g、桂枝10g、细辛6g、法半夏10g、炙甘草6g、干姜6g、白芍10g、五味子10g、紫菀10g、款冬花10g、浙贝母10g、桔梗10g、陈皮10g。每日1剂，3剂之后复诊。诉汗已出，不恶风寒，身痛大为减轻，头不痛，饮食如常，咳嗽甚微，原方再进2剂而愈。夏天使用此方，固宜慎重，然脉证如此，惟此方取效便捷。

三、痰饮咳喘

痰饮咳喘之证候及其治法，《金匮要略·痰饮咳嗽病脉证并治》

多有论述。其证多因脾肾阳虚，水气不化，津液停聚而成饮成痰。该篇第 2 条"其人素盛今瘦，水走肠间，沥沥有声，谓之痰饮"，第 4 条"水在肺，吐涎沫，欲饮水"，第 8 条"夫心下有留饮，其人背寒如手大"，第 11 条"膈上病痰，满喘咳吐"，第 13 条"肺饮不弦，但苦喘短气"，第 12 条"脉偏弦者，饮也"。以上脉证，皆可在痰饮咳喘中发生。第 15 条"病痰饮者，当以温药和之"，为治疗大法。以苓桂术甘汤或肾气丸为代表方剂，如第 16 条"心下有痰饮，胸胁支满，目眩，苓桂术甘汤主之"，第 17 条"夫短气有微饮，当从小便去之，苓桂术甘汤主之，肾气丸亦主之"。同为一证，何以治法不同？答曰：若病证以脾阳不足为主，运化失职，而成痰饮者，宜温中化饮，主以苓桂术甘汤；若脾损及肾，肾阳不足，不能化气行水，而成痰饮者，则宜温肾化饮，主以肾气丸。至于"水在肺""肺饮"之类，则应析其微甚，亦可参照上述治法。今以苓桂术甘汤证举例于下。

　　刘某，女，36 岁。病起于外感之后，历时两周，外感证候不复存在，而喉中有痰，咳白痰较多，涕黄而稠，肩胛间区发凉，夜间为甚，头痛，以两太阳穴为甚，甚则自觉颞动脉跳动，纳差，二便自调，舌苔白厚腻，舌质正常。患者嗽白痰较多，而肩胛区发凉（背寒如手大），脉弦，舌苔白厚，是痰饮内盛之象。头痛，为痰饮上逆，清阳不升所致，治宜温化痰饮，予苓桂术甘汤加味：茯苓 30g，桂枝 10g，炒白术 10g，炙甘草 6g，黄芪 30g，桔梗 10g，浙贝母 10g，百部 10g，前胡 10g，紫菀 10g，款冬花 10g，当归 10g，川芎 10g，防风 10g。因其黄稠涕，故酌加白英、败酱草。每日 1 剂，共服三周，症状消失。

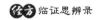

四、肺热咳喘

《伤寒论》肺热咳喘证，当以麻杏甘石汤证为代表。第63条"发汗后，不可更行桂枝汤，汗出而喘，无大热者，可与麻黄杏仁甘草石膏汤"，第162条"下后，不可更行桂枝汤，若汗出而喘，无大热者，可与麻黄杏子甘草石膏汤"。以上二条说明外感之后，汗不如法，或不当下而下之，使外邪内陷，入里化热，热邪炽盛，蒸腾津液，则发热汗出。热邪壅肺，肺失宣发、肃降之权，因而气喘。据病机分析，肺热气逆者，亦可为咳，故此证常可咳喘相兼。伴见口渴、心烦、苔黄、脉数等。"无大热"，指病邪由表入里化热，肺热壅盛，而表无大热，并非不发热。此为外感病过程中，肺热咳喘之典型证候。若就内伤杂病而言，则其证多不发热，亦无明显汗出，而脉证均与肺热有关。因无发热、汗出，故于麻杏甘石汤中，去石膏之寒凉沉重，而选加黄芩、鱼腥草、白英、败酱草、忍冬藤之属，效果较好。如高某，男，66岁。有慢性支气管炎病史。咳嗽两月有余，白痰黏稠，不易咯出，胸闷，饮食尚可，二便自调，脉弦数，舌苔黄厚腻。此例虽为白痰，但黏稠不易咯出，脉弦数，苔黄厚腻，显属肺热与痰互结，肺气失宣之证，故化裁麻杏甘石汤予服：麻黄10g，杏仁10g，炙甘草6g，法半夏10g，全瓜蒌10g，黄连10g，浙贝母10g，桔梗10g，百部10g，前胡10g，紫菀10g，款冬花10g，白英10g，败酱草20g。每日1剂，共服三周，则症状消失。此为麻杏甘石汤与小陷胸汤合方化裁，对热邪兼痰之咳喘，而见胸闷、胸痛，舌苔黄厚腻者，较为有利。若所兼之痰不重，又无胸闷、胸痛者，可去小陷胸汤，酌加黄芩、白前等药。

笔者使用此方之体会较多，认为灵活使用此方，对某些严重而复杂之证，其疗效常能超出意料。如邹某，男，59岁，2008年4月

30 日初诊。风湿性心脏病病史 40 年，联合瓣膜病变，以二尖瓣、主动脉瓣狭窄加漏较为严重，常发心衰并肺部感染。于 2008 年 2 月做二尖瓣、主动脉瓣置换术。出院诊断：①双肺间质病变、双下肺感染、左下支气管扩张、双肺肺气肿、多个肺大泡形成。②心肺改变符合心脏瓣膜疾病合并心功能不全。③双侧少量胸腔积液，胸膜粘连、增厚。④心肌增厚、钙化。⑤甲状腺右侧叶占位性病变。⑥纵隔淋巴结增多增大。⑦肝脏多发占位性病变（肝囊肿可能性大）。瓣膜置换术后月余，仍咳白黏痰，痰中带血，不易咯出，气喘不能平卧，全身酸胀。活动困难，于休息状态下，有心悸、胸闷、气喘、仅可勉强室内行走片刻，而被迫停止。面唇发绀，纳少，体力不支，大便正常，小便量少，下肢浮肿。脉数，舌苔白厚腻，舌质紫暗，舌尖左侧有瘀斑。此例经手术治疗，虽然挽回生命，然其病情仍属危重。又因患者久用抗生素，产生抗药性而疗效不佳；出院未久，财力不济，故转投中医。分析其病情，当是心痹在先，以致少阴阳虚水泛，继之血脉严重瘀损。而肺朝百脉，故肺系受其重创。因沉疴难疗，牵延时日，水与瘀血互为因果，五脏必受其累，以致五脏皆痹。刻下咳喘，白黏痰难出，痰中带血，发绀，舌尖瘀斑等，当是痰热与瘀血互阻于肺。此为手术后，心病有所缓解，而病证重点在肺，故以下方试探而投：麻黄 10g，杏仁 10g，炙甘草 6g，鱼腥草 30g，浙贝母 10g，桔梗 10g，百部 10g，紫菀 10g，款冬花 10g，丹参 30g，三七粉 10g（冲服），白英 20g。每日 1 剂。服药一周后复诊：可以步行 100 米左右，微咳，白痰，痰中无血，胸闷，浮肿减轻，苔薄白，舌尖左侧有瘀斑，脉数。是服用本方初见疗效，故仍以上方为基础，若白痰黏稠难出或黄痰者，加金银花、连翘；水肿明显者，选加猪苓、茯苓、泽泻、金钱草、海金沙、葶苈子等；痰中带血明显者，加黄芩炭；止血比较稳定者，去三七粉、黄芩炭；胸闷胸痛者，加法半夏、全瓜蒌、黄连、枳实。每日1剂，坚持治疗至7月3日，做胸部CT复查，与前述诊断相比，下肺感染减轻，仅左下肺较明显，胸腔积液消失，未见肺大泡。其后数年所用之方，如前述者为第一类。若于前方如去麻黄、杏仁、炙甘草，加法半夏、全瓜蒌、黄连（小陷胸汤）为第二类。咳血较多时用下方：黄连10g，黄芩炭20~25g，大黄炭10g，浙贝母10g，桔梗10g，紫菀10g，款冬花10g，花蕊石粉6g（冲服），红景天20g，丹参30g，墨旱莲30g，野菊花10g，白英20g，败酱草20g，茜草炭20g，为第三类。一般为咳嗽较轻，痰中无血，发绀不明显，无明显浮肿，活动较多则气喘心悸。可散步500米，休息片刻后返回，无明显症状。至2017年仍来诊一次，病情尚属稳定，同年岁末，闻患者因急性心肌梗死离世。

五、痰热阻肺咳喘

痰热阻肺之咳喘，外感内伤均有，笔者所接触之病例，以内伤杂病或外感兼内伤居多。若属外感者，多有明显外感过程，发热恶寒者较多；若内伤杂病之痰热咳喘，多不发热，少数病例恶风寒，此非外感寒邪，而是痰热阻滞，阳气不能通达所致，与湿胜伤阳之理互通。不论外感内伤，均有咳嗽，白稠痰，或白泡沫痰，难以咯出，或为黄、绿痰，胸闷胸痛。苔白薄，舌绛或鲜红；或白厚，黄厚苔，舌绛或鲜红等。见此病情，笔者恒以加味小陷胸汤为主。或问：《伤寒论》第138条曰："小结胸病，正在心下，按之则痛，脉浮滑者，小陷胸汤主之。"其病位似属心下胃脘，何能主治肺系疾患？关于此问题，笔者于《小陷胸汤》中解析较详，此处从略。如曾某，男，25岁。肺结核病史三年，咳嗽复发20余天，白痰，痰中带血，胸闷胸痛，自觉燥热，口干，脉弦缓，舌质鲜红，舌苔中根部白厚，当属痰热相火上扰于肺，络脉受损所致。以清泄相火、宣肺化痰为治：银柴胡 10g，黄芩炭 25g，法半夏 10g，地骨皮 15g，胡黄连 10g，浙贝母 10g，桔梗 10g，百部 10g，前胡 10g，鱼腥草 30g，金刚藤 30g，忍冬藤 30g，丹参 30g，三七粉 10g（冲服）。每日 1 剂，共服药两周，临床症状消失，脉缓，苔白略厚。是相火已平，而痰热未尽之象，故书下方以巩固疗效：法半夏 10g，全瓜蒌 10g，黄连 10g，黄芩炭 20g，枳实 20g，浙贝母 10g，桔梗 10g，百部 10g，前胡 10g，紫菀 10g，款冬花 10g，墨旱莲 30g，仙鹤草 15g。7 剂，煎服。同时以上方约 20 倍剂量，加田三七 200g 做成丸剂续服，并嘱做系统抗结核治疗，年余后告知病证未发。

王某，女，77 岁。慢性支气管炎、肺气肿、支气管扩张病史多年。来诊时咳嗽，白痰少而稠，不易咯出，气喘明显，心悸，行走不稳，下肢浮肿，食纳尚可，二便正常，脉弦缓，舌苔中根部黄厚，质绛，唇绀。血压 140/86mmHg。患者年迈体弱，而体弱良由痰热阻肺，瘀血相继所致。又肺朝百脉，而输布津液，今肺气不利，输布功能失职，故为水肿。以清热化痰开结，兼以活血泄水为法：法半夏 10g，全瓜蒌 10g，黄连 10g，枳实 20g，浙贝母 10g，桔梗 10g，百部 10g，前胡 10g，紫菀 10g，款冬花 10g，葶苈子 15g，土鳖虫 10g，红花 10g，白英 20g。共服药两周，诸症好转，浮肿甚轻，体力有所恢复。此证沉重缠绵，治疗中据痰热之多寡，阴伤之程度，咳血之有无，有以沙参麦冬汤加减者，有以大黄黄连泻心汤加味者。其后偶尔咳嗽数声，白痰甚少，活动后气喘，心悸，胸闷，不肿，在家人照顾下，生活可以自理。舌绛少苔或无苔，脉数。以百合地黄汤合大黄黄连泻心汤加减，拟方：百合 20g，生地黄 10g，北沙参 10g，黄连 10g，黄芩炭 10g，枳实 20g，浙贝母 10g，桔梗 10g，百部 10g，前胡 10g，紫菀 10g，款冬花 10g，大青叶 10g，丹参 30g，紫苏

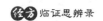

子 10g。虽无治愈之功，而有减轻痛苦，提高生活质量之实。

六、肺热咯血

此言肺热咯血，指气分热盛或兼营血有热，损伤肺络之咯血证，治宜清热泻火，兼凉营（血）宁络止血。若纯属血分热炽，血热妄行之咯血，急需凉血散血，不在此类。《伤寒论》有大黄黄连泻心汤证，治气分无形邪热结于心下之热痞，用大黄、黄连、黄芩三味，沸水浸渍，取其泄热消痞之功，与肺热咯血无关。《金匮要略·惊悸吐衄下血胸满瘀血病脉证治》第 17 条，改变其方之用法（三味同煎），以治"心气不足，吐血衄血"，则与本证有关。"心气不足"，是指肺热炽盛，壮火食气。需要说明的是，吐血似乎为上消化道出血，其实应包括肺系出血（咯血）。观同篇第 6 条"夫吐血，咳逆上气，其脉数而有热，不得卧者，死"可知。又《金匮要略·肺痿肺痈咳嗽上气病脉证治》第 12 条"咳而胸满，振寒脉数，咽干不渴，时出浊唾腥臭，久久吐脓如米粥者，为肺痈，桔梗汤主之"，亦可证明"吐"可指呼吸道出血。从临床实际出发，对热伤血络之消化道出血，或肺系出血，大黄黄连泻心汤均为首选之方。如李某，女，50 岁。27 年前患肺脓疡，治疗而愈。26 年前因咳嗽痰中带血，而确诊为支气管扩张。其后发作甚少，至 5 年前经常咳嗽，痰中带血，甚则咯血。因反复抗生素治疗，以致疗效不佳。来诊时咳嗽，有时为痰中带血，有时为咯血，昨晚咯鲜血十余口。头昏、胸闷，气短，心烦，纳少，二便正常，脉沉细数，苔白薄，质绛。其证当属肺络久损，适逢痰热阻肺，肺络重伤。论其治法，清热降火，即所以宁络，宁络即所以止血。总之，清热化痰，凉血宁络止血，书方于下：大黄炭 10g，黄连 10g，黄芩炭 30g，丹参 30g，牡丹皮 10g，赤芍 10g，大青叶 10g，墨旱莲 30g，百合 10g，生地黄 10g，大蓟炭 10g，小蓟炭 10g，茜草炭 10g，花蕊石粉 3g（冲服）。以此方为主，连续治疗月余，咳嗽甚少，咯血已止。并以上方做成丸剂，以巩固疗效。

七、枢机不利，痰热阻肺咳喘

枢机不利，痰热阻肺咳喘，主用柴胡陷胸汤加减。

八、枢机不利，湿阻三焦咳喘

枢机不利，湿热阻滞三焦咳喘，主用柴胡温胆汤或柴胡蒿芩汤加减。

以上两点，笔者在《柴胡陷胸汤》《柴胡温胆汤》《践行抗疫，温故知新（提要）》诸篇，已有详细说明，兹从略。

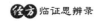

自拟"四土汤"临证思辨录

"四土汤"由土茯苓、土大黄（羊蹄根，下同）、土贝母、土牛膝组成。笔者于20世纪70年代"中草药运动"中，随医疗队上山下乡，为群众采药治病，学会用土茯苓、土牛膝清热解毒，祛湿消肿。其后经临床探索，逐渐增加土贝母、土大黄，至20世纪90年代初，则四味同用，因名"四土汤"。四味之中，除土茯苓外，其余三味，多数药房不备，故将其性味功效等简述于下。

土茯苓，据《中药大辞典》（下称《辞典》）载："为百合科菝葜属植物光叶菝葜的根。"性味："淡甘平，归肝、肾、脾、胃经。""功用主治：清热除湿，泄浊解毒，通利关节。主治梅疮，淋浊，泄泻，筋骨挛痛，脚气，痈肿，疮癣，瘰疬及汞中毒。"又《本草拾遗》谓："人取以当谷不饥。"《图经本草》云："味甘性凉无毒。"

土大黄，《辞典》之正名为"羊蹄"，其异名中有"土大黄"，为蓼科酸模属植物羊蹄或尼泊尔酸模的根，笔者请求我校国医堂购入者为"羊蹄根"，因笔者留存之全部病案，均写作"土大黄"，故仍其旧，特此申明。《辞典》称其性味："苦寒，归心、肝、大肠经。""功用主治：清热通便，止血，解毒杀虫。主治大便秘结，吐血，衄血，肠风便血，痔血，崩漏，疥癣，白秃，痈疮肿毒。"又《神农本草经》谓其无毒。《辞典》还收录正名为土大黄者，为蓼科酸模属钝叶酸模的根，与羊蹄同科同属，其性味、功用主治与羊蹄大同小异，是否有混用情形，笔者不得而知。

土牛膝，《辞典》谓："为苋科牛膝属的野生种及卵叶牛膝、粗毛牛膝、钝叶牛膝的根茎。"性味："甘，微苦，微酸，寒。归肝脾经。""功用主治：活血祛瘀，泻火解毒，利尿通淋。主治闭经，跌打损伤，风湿性关节痛，痢疾，白喉，咽喉肿痛，疮痈，淋证，水肿。"《滇南本草》谓"亦能打胎"。《卫生简易方》云"孕妇勿服，破血坠胎"。中草药运动中，有用本品作人工流产用之事例，故孕妇忌用。

土贝母，《辞典》谓"为葫芦科假贝母的鳞茎"，性味："苦凉，归心肺经。""功用主治：清热化痰，散结拔毒，主治乳痈，瘰疬痰核，肿瘤疮疡肿毒，疣赘，蛇虫咬伤。"又《百草镜》谓其"无毒"。

既将上四味组合成方，则当探其君臣佐使。笔者以为，土茯苓甘凉无毒，清热除湿功效显著，不惟泄浊解毒，犹且助人排出毒物，如排出汞毒，故笔者引以为君药。土大黄除助其清热解毒外，还助其凉血活血止血、消肿散结功效，故为臣药。土贝母、土牛膝性味苦寒，功效主治已于上述，佐助其活血祛瘀、化痰、散结、通淋之功，故为佐药。总之本方有清热解毒，利湿泄浊通淋，消肿散结，凉血活血止血之功。

笔者使用本方将近30年，病案多而复杂，所治病种，三十有余，为便于书写，基本按中医传统归类法，如病证主要表现在皮肤腠理者，则统称为皮肤类；病证主要在肾与膀者，统称为肾与膀胱类等。本方有单用者，则名"四土汤"；本方与某些成方（经方、时方）有较好的兼容性，故与成方复用较多，以便适应复杂病情，或提高疗效。其命名原则：因成方在先，而本方最晚，故于本方之前，冠以成方名，如二妙四土汤、柴胡四土汤等。笔者据柴胡桂枝汤等方，为君二臣二之先例，故本方与成方合用，可作君二臣二看待。笔者将所存全部病历，经整理爬梳，择要分述于下。因笔者学识有限，故难求理论之通达，但求病案之真实。

尤须说明者，本方以治湿热毒邪为重心，因而不论所治何病，其舌苔必白而薄润、白厚而润、黄厚而润、灰薄或灰厚而润，必伴

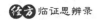

以鲜红或绛之舌质，不可等闲视之。

一、皮肤类疾患

（一）湿疹

湿疹为西医学病名，乃多种皮肤病之总称。中医学则根据发病部位，发疹形态不同，而有不同称谓，如以红疹、红斑为主者，可称为血风疮或粟疮。疮面有明显渗出液者，称为浸淫疮或湿疮。兼有溃烂者，称为烂疮。还有四弯风、乳头风、脐疮、肾囊风等，当前中医界多称"湿疮"或"湿疹"，乃执简驭繁也。其病因病机，可由外感六淫所致，如环境潮湿或不洁等，亦可因内生之湿热而发。其病以痒为特征之一，故多兼风。又因搔破后多有渗液，故多兼湿。其破后以渗血为主者，则多兼血热。此类病证，有顽固难愈者，或虽在初发，而发展迅猛者，则当虑及六淫成毒，若因湿热而致，笔者称为湿热毒邪。无论所用何方，而解毒之法不可或缺。

笔者以四土汤为主所治之类似疾患，还包括多发性肌炎、变应性皮炎等，治法、方药大同小异，谨以湿疹举例于下。

孔某，男，14岁，2015年6月10日初诊。双腕外侧、双肘内侧、左踝外侧、外生殖器及会阴部大片湿疹（西医皮肤科诊断），数年不愈。来诊时见皮损明显增厚且硬，有明显裂口，渗液渗血，奇痒，影响学习和睡眠，口腔溃疡一枚，疼痛，鼻塞，清涕，饮食尚可，二便正常，脉缓，舌苔白厚而润，质绛。此例湿热久蕴成毒，故病重难愈。其口腔溃疡，乃湿热毒邪延及于口；肤痒而鼻塞清涕，是兼风象，与外感表证无关。法宜清热解毒利湿，兼以凉血活血，通络祛风。①内服方：苍术10g，黄柏10g，土茯苓30g，土大黄20g，土牛膝10g，土贝母10g，当归10g，川芎10g，丹参30g，赤芍

10g，全蝎 10g，蜈蚣 2 条，桑白皮 10g，白鲜皮 10g，地肤子 10g。痒甚则加木槿皮 10g，便溏则加肉豆蔻 10g，每日 1 剂，煎服三次。②外用湿敷方：白头翁 30g，黄柏 15g，秦皮 15g，生大黄 30g，苦参 30g，蛇床子 20g。每日两次煎成浓汤各 300mL 左右，用纱布蘸药汤敷于患处，纱布略干时，再蘸再敷，早晚各一次，每次约半小时。③外用散剂：生大黄研极细粉末备用，每次于湿敷后，趁药液未干，则撒布生大黄粉，轻揉片刻，令药粉附着。连续用药 31 天后，湿疹明显好转，口腔溃疡消失，亦无鼻塞清涕。其后之用药方法：①内服方：于原中去全蝎、蜈蚣，照常煎服。另用内服散剂：按每日金钱白花蛇 1/3 条、蜈蚣 1/2 条、全蝎 5g、薏苡仁 5g 之比例，乘以所用天数，研为细末备用，每日按量分两次服。如此变化，一则可大幅降低药费，再则可提高疗效。②外用湿敷方、外用散剂均同上。治疗过程中，因其学习忙，有少数时间停药，直至 2015 年底，终获痊愈。为巩固疗效，则以内服方 20 倍剂量，另加金钱白花蛇 10 条，全蝎 200g，蜈蚣 20 条作丸。每日 3 次，每次 10g，其后未发。

（二）带状疱疹

带状疱疹，中医学称为蛇患疮、缠腰丹火、火带疮、蛇丹、蜘蛛疮、天疱疮等。初起一般先有发热，乏力，周身不适，食欲不振等，然后出现红疹、水疱，呈带状分布，疱壁紧张发亮，多有剧烈之灼痛，数日后水疱内液可浑浊化脓，或部分破裂，形成糜烂，最后干燥结痂，痂脱而愈。亦有痂脱后，皮肤虽愈，而患处疼痛不已，甚则延至数月、数年不愈。有些患者，疼痛在先，而疱疹在后，常易误诊。其病因病机虽有多方面，而本方所能治者，必为外感或内生之湿热毒邪，或内外合邪。《温热经纬》收载之《薛生白湿热病篇》第一条"湿热症"后，自注云："太阴内伤，湿饮停聚，客邪再至，内外相引，故病湿热。"此虽为外感湿热病立论，然中医学术，原理互通，故对本病之属湿热者，仍有指导意义。薛氏又云："湿热病属阳明太阴经者居多，中气实则在阳明，中气虚则在太阴。病在二经之表者，多兼少阳三焦，病在二经之里者，每兼厥阴风木，以少阳厥阴同司相火。阳明太阴湿热内郁，郁甚则少阳皆成壮火，而表里上下，充斥肆虐。"此论对本病属湿热之病机牵连，可谓完备充实，毋庸置喙。

岳某，男，65岁，2015年11月6日初诊。患带状疱疹10天，初用西药，效果不显。来诊时从右乳头下方向右后至近胸椎处，大片皮损，多为厚痂，均未脱落，并有少许溃烂，疼痛难忍，昼夜不安，饮食少进，形容憔悴，脉弦数，舌苔白厚润，质绛。有冠心病、左肾肿瘤切除七年、胆囊切除三年、胃病、糖尿病病史。从病史看，显然湿热毒邪先伏，正气不足。病发于10月底，在武汉尚夹湿热之余威，若触冒外邪，易致内外相引而发本病。其发病部位，恰与足阳明、少阳、足厥阴经脉所主部位相符。反观上述薛氏所论病机，与本病幽明斯契，此即本方复以小柴胡汤之理由。处方：柴胡10g，黄芩10g，法半夏10g，苍术15g，黄柏10g，土茯苓30g，土大黄20g，土贝母10g，土牛膝10g，忍冬藤30g，鱼腥草50g，当归10g，川芎10g，全蝎10g，蜈蚣2条，延胡索15g，片姜黄10g，炒川楝子10g，郁金10g。服药7剂而二诊：结痂已大部脱落，其少许溃烂已结痂，疼痛大减，可以入睡。惟觉胃痛，肠鸣。脉数，舌象同前，知湿热袭表虽已控制，而湿热中阻又现，处方如下：柴胡10g，黄芩10g，法半夏10g，黄连10g，全瓜蒌10g，吴茱萸6g，海螵蛸15g，枳实15g，土茯苓30g，土大黄20g，土牛膝10g，土贝母10g，当归10g，川芎10g，土鳖虫10g，苏木10g，鱼腥草30g，全蝎10g，蜈蚣2条，延胡索20g，片姜黄10g，炒川楝子10g，九香虫10g，共服21

剂，则二证皆平。此方可称为柴胡四土汤。笔者于拟成"四土汤"前，对本病治法及其思路，基本同此，惟因未用"四土汤"，疗效不尽如人意，而加用之后，则疗效明显。尚有带状疱疹愈后一至两年，而神经痛不愈者，于辨证论治中，合用四土汤，可明显提高止痛效果，乃至痊愈。

（三）神经性皮炎

神经性皮炎，以皮肤增厚而痒为特点，状如牛皮，故中医文献称为牛皮癣或顽癣，生于颈项部者，称"摄领疮"。初起可无皮疹而痒，搔抓后渐生红疹，经久不愈则皮肤增厚，皮纹加深，皮嵴隆起形成苔癣样，颜色由红色逐渐加深，或呈深褐色，奇痒，夜间为重。多由湿热毒邪兼风，亦有因血虚风燥等而成者。

张某，女，52岁，2016年3月22日初诊。诉神经性皮炎已确诊多年，目前颈、背、腰、双上臂皮损，厚如牛皮，色暗红，少许皮屑，以颈、腰部为重，夜间奇痒，搔至渗血而难止，影响睡眠，二便自调，脉缓，舌苔白厚润，质绛。素有胃病病史。据叶天士《外感温热篇》"白苔绛底者，湿遏热伏也"判断，此例当属湿热毒邪兼风，侵袭皮肤。又因病久入络，故多兼瘀血。法宜清热解毒，祛风祛湿，兼以活血通络。处方：①汤剂：苍术15g，黄柏10g，土茯苓30g，土大黄20g，土贝母10g，土牛膝10g，当归10g，川芎10g，土鳖虫10g，苏木10g，白鲜皮10g，地肤子10g，千里光10g，黄连10g，吴茱萸6g，海螵蛸15g。②散剂：按每日全蝎5g，蜈蚣1条，金钱白花蛇约1/3条，薏苡仁5g，乘以14天剂量，研成细末制备，用完再配。连续三诊，共用药52天，皮损范围明缩小，程度减轻，睡眠尚佳。所须说明者，方中有黄连、吴茱萸，用意有二：其一，患者有胃病病史，发则反酸不适，故以此而防患于未然。其二，

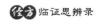

左金丸有清热燥湿平肝作用，可为主方之佐助。

（四）荨麻疹

荨麻疹，属过敏性皮肤病，相当于中医学之瘾疹。本病初起，多为鲜红色或苍白色风团，皮肤瘙痒，时隐时现，故名瘾疹，亦称为风疹、风丹、风疹块等。据病情分析，本病与体质强弱、年龄长幼无关，而与人体内外环境密切相关，特别是内环境。此内环境，笔者暂称为"瘾毒"，乃体内潜伏因素，难以未卜先知。瘾毒与外环境，如风寒、尘螨、某种饮食、某些化学物质等，有特异之对应关系。触之则瘾毒发作，轻者发于体表，重者伤及内脏，危害更大，否则一如无病之人。其初发尚轻者，可治疗而速愈，然则难免其再发。其不知忌避者，可久延难愈。《素问·上古天真论》所载"虚邪贼风，避之有时"，乃其真谛也。

本病既有瘾毒先伏，触发之后，虽可呈现不同证候与病机，但笔者以为，必以解毒为主，或于辨证立法处方之中必兼解毒之法。

金某，女，55岁，2005年10月12日初诊。慢性荨麻疹10年，发作5个月，初为白色风团，奇痒，搔之则变为成片红疹，夜间为甚，尚未确定外界因素，口干不欲饮，纳食一般，腹胀，脉缓，舌苔白厚润，质绛。观此例初发为白色风团，结合口干不欲饮，腹胀，舌苔白厚，质绛分析，显属湿热毒邪兼风之象，治宜清热解毒除湿，凉血活血祛风。处方：苍术15g，黄柏10g，土茯苓30g，土大黄20g，土贝母10g，土牛膝10g，藿香10g，佩兰10g，法半夏10g，陈皮10g，莱菔子10g，当归10g，川芎10g，丹参30g，荆芥10g，全蝎10g，蜈蚣2条。若兼咳嗽则加浙贝母、桔梗。连续服药35剂，则瘾疹渐少，诸症明显减轻。同年11月16日第五诊：瘾疹已消失数日，脉弦缓，舌苔白而略厚，质绛。用上方约20倍剂量作丸，以巩固疗效。2006 年 4 月 12 日第六诊，称自服丸剂后，瘾疹发作甚少且轻，丸剂加量可以自消。今因丸剂将尽，要求再作一剂，遂以上述丸剂方，加牡丹皮、赤芍、白芍，作丸续服。

（五）进行性色素性苔藓样皮肤病

进行性色素性苔藓样皮肤病，是由淋巴细胞介导的红细胞外渗所致的皮肤病，其详细原因未明，主要有以下三种类型：①进行性紫癜性皮肤病。②毛细血管扩张性环状紫癜。③色素性紫癜苔藓样皮炎。笔者所治之病，约与上述第三种相当，即皮疹为细小铁锈色苔藓样丘疹，伴紫癜样损害，融合成斑片或斑块，有脱屑，瘙痒，久而不愈者，皮损呈紫色或深紫色。此病大致相当于中医学之紫癜风，亦有称为花斑癣者。《医宗金鉴·外科心法要诀·紫白癜风》云："此证俗称汗斑，有紫、白两种，紫因血滞，白因气滞，总由热体风邪、湿气，侵入毛孔，与气血凝滞，毛窍闭塞而成。多生于面项，斑点游走，延蔓成片，初无痛痒，久之微痒。"另有紫癜型药物疹、过敏性紫癜，其治疗与此同法，故从略。

牛某，女，7 岁，2004 年 7 月 16 日初诊。诉周身皮肤紫癜样损害，渐至密集成片六年，西医皮肤科诊断为"进行性色素性苔藓样皮肤病"。目前除面部较少外，周身皮损密集成片而粗糙，其有新出者为紫癜，陈旧皮损变为褐色，并有结痂，脱屑，微痒，头昏，纳差，二便正常，脉缓，舌苔黄、略厚而润，质绛。从患儿舌苔舌质来看，显然内有湿热，病程六年，焉无酿毒之虞。观其皮损，初起者为紫癜状，按之不退色，并不高出皮肤，则属斑，乃湿热毒邪伤及皮肤血络，属"湿热伤络"范畴。久则病重，皮损变为粗糙结痂色褐等，是病机同前而重。治宜清热解毒，除湿祛风，凉血活血。处方：①内服方：苍术 6g，黄柏 6g，土茯苓 6g，土大黄 6g，土牛膝

6g, 土贝母 6g, 石上柏 6g, 丹参 8g, 牡丹皮 6g, 赤芍 6g, 当归 6g, 川芎 6g, 全蝎 5g, 紫草 6g, 僵蚕 6g, 蝉衣 6g, 白鲜皮 6g, 每日 1 剂, 三次煎服。②外用方：生大黄 6g, 蛇床子 6g, 地肤子 6g, 当归 6g, 川芎 6g, 苦参 10g, 每日 1 剂, 煎汤两次, 每次于盆中用药液反复浸淋约 20 分钟。共用药 28 天, 苔藓样皮损逐渐消没, 新发之紫癜极少, 可数日后自消。

（六）脂膜炎

脂膜炎, 据其临床表现, 大致相当于中医学之"丹毒", 其证以皮肤成片红肿热痛为主。《素问·至真要大论》曰："运气丹熛皆属火。""少阳司天, 客胜则丹疹外发, 及为丹熛是也。"《诸病源候论·卷之三十一·丹候》云："人身体忽然掀赤如丹涂之状, 故谓之丹。或发手足, 或发腹上, 如手掌大, 皆为风热恶毒所为。"孙思邈《千金翼方·丹疹》云：丹毒"一名天火, 肉中忽有如朱涂, 赤色大者如掌, 剧者遍身, 亦有痛痒微肿。"据发病部位不同, 方书有多种病名, 如发于躯干者, 称"内发丹毒", 发于下肢者, 名"流风""流火"。新生儿丹毒, 谓之赤游丹。其病机固以火毒为主, 然亦有湿热毒邪, 壅遏肤腠, 损伤血络而成者。

姜某, 女, 31 岁, 2001 年 4 月 11 日初诊。左小腿下 1/2 大片红肿而热, 轻度压痛, 反复发作六年, 此次发作数日, 伴右膝以下散在小点状, 红肿热痛, 余无明显自觉症状, 脉缓, 舌苔白、略厚而润, 质绛。某医院做细胞学检查, 诊断为脂膜炎。此证应为慢性丹毒急性发作, 其红肿热痛, 属火毒兼湿无疑。其反复发作, 提示湿性缠绵之象；舌苔白略厚而润, 质绛, 可为佐证。总之, 湿热毒邪壅于肤腠。处方：①汤剂：苍术 15g, 黄柏 10g, 土茯苓 30g, 土大黄 20g, 土牛膝 15g, 土贝母 10g, 当归 10g, 川芎 10g, 丹参 30g,

牡丹皮 10g，赤芍 10g，全蝎 10g，蜈蚣 2 条，忍冬藤 30g，鸡血藤 30g，每日 1 剂，3 次煎服。②季德胜蛇药片每日 3 次，每次 8 片。先服一周，双下肢红肿热痛明显消退，其处尚有小硬结，故于汤剂内加石上柏 25g，季德胜蛇药片照服，再用 28 天而愈。

（七）银屑病

银屑病乃西医学病名，亦称"牛皮癣"（不同于中医学之牛皮癣），其皮损以鳞屑为主者，称为普通型银屑病；以红疹为主者，称为红皮性银屑病，中医学称此为白疕。皮肤初生红疹，稍久则被以白色鳞屑，痒或奇痒，鳞屑搔脱后，基底部有点状渗血，多为经久难愈。《医宗金鉴·外科心法要诀·白疕》云："此证俗名蛇虱，生于皮肤，形如疹疥，色白而痒，搔起白皮，由风邪客于肌肤，血燥不能荣养所致。"本病属血虚风燥者固然有之，而详论病因病机，必脉症合参。现代文献报道，有外感风寒、风热、毒入营血、湿热蕴结、肝肾不足、情志内伤而兼六淫等。笔者所见为湿热蕴结，兼风邪袭扰所致。

卫某，男，26 岁，2011 年 5 月 11 日初诊。患寻常型银屑病半年，头部及身体多处散在成片红疹，并被以白色鳞屑，瘙痒，乏力，精神不振，纳少，脉缓，舌苔淡黄厚腻，质绛。据症分析当属湿热蕴结，内外合邪所致。或问：内生之湿热，何以反伤肤表？答曰：内生之湿热，其源头在于太阴阳明功能失调，次则肺肾膀胱，总在三焦范畴之中。《金匮要略·脏腑经络先后病脉证》曰："腠者，是三焦通会元真之处，为血气所注；理者，是皮肤脏腑之纹理也。"观此似可为本文前后所言之内生湿热犯表诸病作答。风兼湿热则痒；风性善行数变，故散在全身，或逐渐漫延。因而处方：苍术 10g，黄柏 10g，土茯苓 30g，土大黄 20g，土贝母 10g，土牛膝 10g，当归

10g, 川芎 10g, 白鲜皮 10g, 地肤子 10g, 全蝎 10g, 蜈蚣 2 条, 乌梢蛇 10g, 14 剂, 每日 1 剂, 3 次煎服。二诊: 病情缓解, 皮损面积略小, 仍于上方去乌梢蛇, 加金钱白花蛇半条 (因价格贵, 两天用一条), 再服 14 剂。三诊: 皮损减轻, 无新发之皮损, 部分皮损脱落, 精神饮食好转, 脉缓, 舌苔白略厚而润, 质绛。予丸剂于下: 苍术 300g, 黄柏 200g, 土茯苓 400g, 土大黄 200g, 土贝母 200g, 土牛膝 200g, 当归 200g, 川芎 200g, 白鲜皮 200g, 地肤子 200g, 丹参 300g, 赤芍 200g, 全蝎 200g, 蜈蚣 20 条, 金钱白花蛇 20 条, 1 剂, 水蜜丸, 每日 3 次, 每次 10g。所需说明的是, 本方将乌梢蛇改为金钱白花蛇, 则有明显增效作用。反之, 单用金钱白花蛇, 其效远不如用于处方之中。

红皮性银屑病有时病情更重, 若病因病机相同者, 则治法同前, 故从略。

(八) 幼年性皮肌炎

"皮肌炎" 是以淋巴细胞浸润为主的非化脓性炎症病变, 主要累及皮肤和横纹肌, 属结缔组织病。其皮肤损害多为紫红色皮疹 (高春氏斑丘疹); 肌肉损害主要是对称性的肩胛带、骨盆肌等, 出现肌无力现象, 甚则发生横纹肌溶解, 疼痛。皮损和肌肉损害可同时出现, 亦可分别出现, 还可伴见发热或高热现象。发病年龄小于 16 岁者, 称为儿童皮肌炎, 或幼年性皮肌炎, 是一种罕见病, 文献报道, 估计其发病率为 0.4/10 万, 女童患者是男童患者的 2 倍。发病前多有上呼吸道感染, 无雷诺现象和硬皮样变化, 在皮肤和筋膜中有弥漫性或局限性的钙质沉着。其皮肤损害, 主要为充血性皮疹, 常伴有鳞屑, 多发生在关节伸侧, 常有面部红或紫红色皮疹, 亦可发生在其他部位。其肌肉损害, 主要是渐进性疲乏无力。

中医学无"皮肌炎"病名，因本病一般病程长，变化大，不同时段临床表现各异，因而中医病名随之发生变化。如笔者曾治愈一例青年女性急性皮肌炎之住院患者，以高热弛张不退，周身皮肤红疹，奇痒为主，酷似"赤白游风"（见《拓展〈伤寒论〉方临床运用之途径》）。随着时间推移，若患者不发热而有皮肤损害，或重症肌无力表现者，则难以称为"赤白游风"。称为何病？可做如下分析：从肌肉损害而论，其痛者，可称为痹证；不痛者，可称痿证等。《素问》相关论述较多，如《素问·长刺节论》曰："病在肌肤，肌肤尽痛，名曰肌痹。"说明皮肤肌肉有同时受病者。《素问·痿论》之"筋痿""肉痿"；《痹论》之"皮痹""肌痹"，可供参考。《张氏医通·痿》云：痿证"大都起于阳明湿热内蕴不清"，确有见地。若从皮肤损害而言，则《金匮要略》之"阴阳毒"曰："阳毒之为病，面赤斑斑如锦文，咽喉痛，唾脓血。""阴毒之为病，面目青，身痛如被杖，咽喉痛。"其皮肤及肌肉损害，显而易见。若将"皮肌炎"统称为"阴阳毒"，未知可否？或因急性皮肌炎，酷似"赤白游风"，可否无论急性或慢性、有无肌肉损害，而一并纳入"赤白游风"之下，再分列若干证型，以免初学者查阅之苦。陈此愚见，意在敬请同道教正。好在中医临床以辨证论治为精髓，即审证求因，审因论治，必可求得相应治法。若诚能如此，则病名虽不特别重要，然则既扎实辨证论治，又有统一病名，不亦乐乎。

胡某，女，10岁，2012年1月11日初诊。确诊为幼年性皮肌炎五年，用强的松治疗，来诊时已由30mg/d，渐减至15mg/d。面部、会阴部、肛周、臀部有紫红色斑块较多，不痒不痛，饮食、二便正常，疲劳乏力，懒动，呈激素样面容和体态，脉缓，舌苔白略厚而润，质鲜红。因长期服用激素，有些症状被其掩盖，只能就所见病情加以讨论。

据上述体型，结合全部脉症分析，不难看出湿热毒邪内蕴，伤及血络。拟定清热解毒、除湿通络祛风之法。处方：苍术 6g，黄柏 6g，土茯苓 10g，土大黄 8g，土贝母 6g，土牛膝 6g，荆芥 6g，防风 6g，石上柏 8g，白鲜皮 6g，地肤子 6g，全蝎 5g，蜈蚣半条（两天用一条），每日 1 剂。若颌下淋巴结肿大，压痛明显，则加射干、马勃。若紫色斑疹不明显，而有红疹时，加白英、龙葵。治疗期间，多为两周复诊一次，连续服药至同年 6 月 11 日，强的松渐减至 6.25mg/d，面部紫红色斑疹消失，精神明显好转，无疲劳乏力，激素样体征不明显，学习、生活一如健康同龄儿，会阴部及肛周红疹减少。其后断续服药至 10 月，强的松渐减至 2.5mg/d，除肛周少许红疹外，无明显症状及体征。又断续服药至 11 月底（已停服强的松半月），肛周红疹全消，无不适感，各项生化指标正常。家长要求取药 20 剂，以便断续服用，而巩固疗效，其后未发。

（九）双下肢结节性红斑

结节性红斑，是由真皮血管和脂膜炎症所致之结节性皮肤病，多发于小腿，其结节隆起，多为不规则之类圆形，局部皮肤色红或深红，疼痛或压痛。此病相当于中医学之"湿毒流注"。《证治准绳·疡医·卷之四》有"瓜藤缠"和"湿毒流注"病名，其病大体相同，治法亦同。以其未溃烂则名为前者；已溃烂则名为后者。《医宗金鉴·外科心法要诀》将"瓜藤缠"附于"湿毒流注"中："此证生于腿胫，流行不定，或发一二处，疮顶似牛眼，根脚漫肿，轻则色紫，重则色黑，溃破脓水浸渍，好肉破烂，日久不敛。由暴风疾雨，寒湿暑火，侵在腠理而肌肉为病也。"《医宗金鉴》将相同疾病之不同程度，归纳为一病，显然是一种进步。由此反思前述皮肌炎，笔者妄议归属"阴阳毒"，或纳入"赤白游风"之下，乃由此借鉴之假设。

　　黄某，女，48 岁，1998 年 5 月 27 日初诊。双膝关节以下结节性红斑反复发作一年，用抗生素治疗，其效难尽如人意。来诊时左膝以下有散在红色小结节数枚，左踝周围有如拇指末节大之红色结节四枚；右膝关节疼痛，不红不肿，其胫前下方有红色小结节一枚。局部发热，疼痛，时有头晕，饮食、二便尚可，脉弦缓，舌苔白略厚而润，质绛。结节红肿热痛，乃火热毒邪壅遏气血之象。反复发作一年，或因治疗不彻底，或因兼湿热毒邪缠绵难解；验之舌脉，俱系湿热毒邪之象。治宜清热解毒除湿，活血通络。处方：苍术 10g，黄柏 10g，土茯苓 30g，土大黄 20g，土贝母 10g，土牛膝 15g，泽泻 10g，金刚藤 30g，忍冬藤 30g，全蝎 10g，蜈蚣 2 条，丹参 30g，7 剂。或问：此例痛而不痒，何用全蝎、蜈蚣祛风？答曰：此二味还有通络散结止痛之效，况且病名"湿毒流注"，说明病损部位常有变动，善变者属风。同年 9 月 30 日复诊，患者因工作忙，所开中药未服，而以西药或中成药对付，虽然未愈，但未加重。近一周刚服完上方 7 剂，红肿消退，不痛，结节缩小变软，局部有色素沉着，脉缓，舌苔白薄而润，质绛。据仍有小硬结和舌象看，仍是湿热毒邪未尽，仍以前方加石上柏，共服药 14 剂。10 月 14 日第三诊时，结节明显缩小，质软，适逢月经来潮，小腹隐痛，脉缓，舌苔白薄而润，质鲜红。此时虽不可改变主法，然必兼顾调经。处方：苍术 10g，黄柏 10g，土茯苓 30g，土大黄 20g，土贝母 10g，土牛膝 10g，柴胡 10g，黄芩 10g，法半夏 10g，丹参 30g，忍冬藤 30g，当归 10g，川芎 10g。再服 14 剂而愈。

二、肾与膀胱类疾患

　　肾与膀胱类疾患，笔者据中医学辨证论治原理加以论述，大概可涵盖泌尿生殖系统疾患，讨论之关键，一以中医学术思想为旨归。少数病例，如慢性肾炎、肾功能衰竭者，其来也渐，其去也悠，治愈更难。因此病案较长，若不写疗程中之主要转折，只书"四土汤"功效，则无真实可言，而有误导之罪，非笔者所愿也。此类疾患既在"四土汤"下讨论者，自必以湿热毒邪为主，因而对舌苔舌质之辨识，详述于后文王某案中。

（一）慢性肾炎

王某，男，4岁半，2011年8月12日初诊。慢性肾炎一年，用强的松治疗。来诊时已递减为 2.5mg/d，无浮肿，无明显自觉症状，精神饮食尚可，满月面容，大便正常，脉缓，舌苔白厚润，质绛。8月9日尿检：尿蛋白（3+），白细胞（＋－）。此例似乎无症可辨，然则面如满月，知内有湿邪。舌苔白厚润，亦水湿内蕴之象。舌质绛，有温病与内伤杂病之分，叶天士《外感温热篇》云："再论其热传营，舌色必绛，绛，深红色也。初传绛色中兼黄白色，此气分之邪未尽也，泄卫透营，两和可也。"是指温病过程中，一见舌绛，便是热邪初入营血之标识，而舌苔或黄或白不燥，是未全入营分，其治疗之重心，以清气或兼泄卫为是，促使初入营分之邪热，向外透脱，不可用清营凉血法而郁遏之。笔者据此，并结合多年临床探索，对杂病之舌绛提出以下认识：舌绛虽与营血有关，但非温病之热邪入营可比（如发热夜甚、谵语等），而热伤血络，潜伏于内，易被忽视，故清热解毒，透邪宁络，乃其重心，而非清营凉血。若是湿热之邪，叶天士论述更为精要："若白苔绛底者，湿遏热伏也，当先泄湿透热。"笔者以为此论可直接用于杂病，即于清热解毒祛湿之中，结合透邪宁络之法。于是可将叶氏前后二论一气贯通。分析至此，则患儿之肾病，当属湿热内伤，肾之血络受损，法宜清热解毒祛湿，透邪宁络，切勿拘于治肾，更不可清营凉血。处方：苍术 6g，黄柏 6g，土茯苓 10g，土大黄 8g，土贝母 6g，土牛膝 6g，忍冬藤 8g，金刚藤 8g，法半夏 6g，陈皮 6g，茯苓 10g，丝瓜络 10g，荷叶 10g，黄芪 10g，当归 6g，丹参 8g。白苔略有增厚时，加芦根、薏苡仁。外感咳嗽时加板蓝根、白英、败酱草，咳愈则止。服药至 7 剂后，尿蛋白、白细胞均转为阴性，因而停用强的松。此例为外地患者，来诊不便，故治疗略有中断，共计服药 169 剂，尿蛋白、白细胞稳定于阴性，精神饮食均佳，面容红润，二便自调。至 2012 年 7 月来诊时，予六君子汤加减 30 剂，以善其后。尤需说明者，肾病而尿蛋白增多之类，自属人体精微物质渗漏于外，何以渗漏？有因脾虚失运，统摄无权而漏者；有因肾关不固而漏者，自必补脾补肾，而此类患者，舌苔可白可厚，舌质必然不绛，或反偏淡。若见白（黄）苔，舌质绛者，是湿热伤及肾之血络，迫其精微物质下趋，故补益之法，殊不可取。四土汤功效，前已论述，而方中有荷叶、丝瓜络、忍冬藤、金刚藤、当归、丹参等，是据清络饮化裁，旨在透邪宁络。使肾之血络安宁，便是治肾之法。

（二）慢性肾炎，肾功能衰竭

吴某，男，74 岁，退休工人，2009 年 9 月 4 日初诊。一年多前，因全身浮肿渐重，体力不支，而去医院门诊，经各项检查确诊为慢性肾炎、肾功能衰竭，未知确切发病时间。初用西药（未用激素），难以奏效，院方要求做肾透析。一则因经费难筹，再则老伴偏瘫在家，必须照料，故改投中医。来诊时全身浮肿，下肢深度凹陷性浮肿，精神不振，乏力，口淡无味，恶心呕吐，进食甚少，胃脘胀痛，反酸，便溏，尿量少，脉弦，舌苔淡黄厚腻，质紫暗，面色晦暗。有高血压（控制基本正常）、脑梗死病史。化验：尿素

11.25mmol/L，尿酸 510mmol/L，二氧化碳 20.50mmol/L，肌酐185.7μmol/L，胱抑素 C：1.76mg/L。尿蛋白（＋~＋＋）。此例已成水饮泛滥之势，久郁成毒，何独伤肾，脏腑俱受其害，笔者称此为水毒。况年逾古稀，难以休息，食少呕恶，面色晦暗等，乃胃气败坏之象。此时若拘于治肾，而胃气败坏，岂能久延。是以救得一分胃气，便有一分生机。如何救胃？必令水毒从三焦分消走泄，方有胃气来复之机。泄水毒之有余，即所以扶胃气于将倾，于是温胆汤乃首选之方，既属权宜之计，亦作长远之图，以观消息。处方：法半夏 10g，陈皮 10g，茯苓 30g，竹茹 10g，枳实 25g，藿香 10g，佩兰 10g，金钱草 30g，海金沙 15g，益母草 20g，墨旱莲 30g，女贞子10g，泽泻 10g，猪苓 10g，生姜 10g，焦三仙各 10g，14 剂服完后：浮肿明显减轻，恶心呕吐消失，仍胃脘胀痛，偶尔反酸，口淡乏味，能勉力进食，精神有所好转，大便日行一次，成形，脉弦，苔白而略厚，质紫暗。若依效不更之旨，似乎可原方继进，然则两周内，舌苔由淡黄厚腻，转为白而略厚，说明水毒犯胃虽得以缓解，其在年老体弱者，谨防伤阴。前方虽有墨旱莲、女贞子之预为设防，但转化太快，况且舌质紫暗，提示肝肾不足，水毒仍存，故宜滋燥兼行法。所谓滋，即滋养肝肾；所谓燥，即攻泄水毒。处方：生地黄10g，山药 10g，山茱萸 10g，牡丹皮 10g，泽泻 10g，茯苓 50g，黄芪30g，金钱草 30g，海金沙 15g，鸡内金 10g，当归 10g，川芎 10g，丹参 30g，墨旱莲 30g，生大黄 8g，每日 1 剂，共服 28 天。再诊时，精神好转，口淡无味，勉食无妨，下肢浮肿甚轻，涎水多而喜唾，下肢乏力，臀部及髋关节疼痛，大便日行一次，干结难解，脉弦缓，舌苔白而略厚，质淡紫而胖。化验：尿素 8.35mmol/L，尿酸471μmol/L，肌酐 119μmol/L，二氧化碳 21.50mmol/L。病情继续好转，而口淡，涎多喜唾，关节痛，舌质淡紫而胖，说明暂无肝肾阴伤之忧，而有脾肾阳虚之虞，水毒仍在。治宜温暖脾肾，攻泄水毒，兼顾其余，处方：制附片10g（先煎），干姜10g，太子参10g，炒白术10g，茯苓30g，炙甘草6g，益智仁10g，鹿角霜10g，金钱草30g，海金沙15g，鸡内金10g，泽泻10g，生大黄15g，黄连10g，吴茱萸6g，焦三仙各10g，每日一剂，共服药112剂。方中每剂生大黄15g，是通过逐渐增量而得出之适合剂量，此量可使大便日行1~3次，溏便，无不适感，精神好转，饮食正常，下肢轻度浮肿。2010年1月29日化验：尿素12.78mmol/L，尿酸403μmol/L，肌酐123.3μmol/L。尿检：蛋白弱阳性。同年9月24日复来门诊，谓其城区房屋拆迁，过渡性住房较远，故中断门诊，仍自行断续服上述真武汤加减方。询知午后下肢中度浮肿，指关节胀痛，精神尚可，无恶心呕吐，口味虽差，而食量恢复正常，大便日行1~2次，或成形，或为溏便，尿频，夜尿1~2次。脉弦，舌苔白而略厚，质绛。看似病情稳定，然而尿频，舌质转绛，或因约8个月之久，自行断续服用真武汤加减方，未能及时更换，以致温燥太过；或因水毒难除，积久化热所致。机窍既露，自必方随证变，以清热解毒除湿为主，兼顾其余，处方：苍术10g，黄柏10g，土茯苓30g，土大黄20g，土贝母10g，土牛膝10g，草薢30g，金刚藤30g，忍冬藤30g，金钱草30g，海金沙15g，益母草30g，生大黄15g（若大便超过3次/日，则生大黄减量为10g，或以虎杖25g代替），莱菔子10g，猪苓10g，泽泻10g，当归10g，川芎10g。此为基本方，随症加减，如尿道涩痛时，倍用土茯苓，另加乌药。尿蛋白增加时，重用黄芪。头昏时加天麻、钩藤之类。基本按时服药，略有间断之时。整个疗程中，除感冒咳嗽、胃肠不适，而临时更方外，仍按前方加减，肾功能化验、尿蛋白等均在前述指标上下波动。直至2016年11月2日来诊时（已耄耋之年，用上方六年有余），病情稳定，精神状况尚佳，面色明显改善，照常侍候老伴，饮食正常，下肢轻度浮肿，处方基本同上。病者愉快告曰：新居已定，将远离城区。此后未来门诊，祈愿老人平安。

（三）前列腺炎（衣原体感染）

中医学无前列腺炎病名，据其临床表现，约与中医学"淋证"相似。《诸病源候论》云："诸淋者，由肾虚膀胱热故也……肾气通于阴，阴，津液下流之道也……膀胱，津液之府，热则津液内溢而流于睪（通'泽'），水道不通，水不上不下，停积于胞，肾虚则小便数，膀胱热则水下涩。数而且涩，则淋沥不宣，故谓之为淋。"膀胱热较为多见，而是否肾虚，必依脉证而论，未可一律也。引文中"肾气通于阴"，其"阴"字应指尿道，而前列腺包围尿道，故前列腺诸病，无论从症状或生理结构而论，俱在此"阴"字中。

周某，男，22岁，2001年1月19日初诊。先咽喉肿痛，继而尿不畅，余沥不尽3个月。屡经抗生素治疗，咽喉肿痛消失。目前尿频，尿痛，尿等待、不畅、余沥不尽，精神饮食尚可，脉细缓，舌苔白薄而润，质鲜红。尿检：红细胞（3+）。前列腺液化验：红细胞（+），卵磷脂（+），白细胞（4+）。衣原体阳性。此例咽喉肿痛在先，多由外感热邪而起。考足少阴经脉，"贯脊属肾，络膀胱，其直者，从肾上贯肝膈，入肺中，循喉咙，夹舌本"（《灵枢·经脉》）。说明外感之邪，从口鼻而入，先袭于咽，故先病咽痛。又通过经脉连系，下袭于肾或膀胱，故有尿频诸症。舌苔白薄而润，质鲜红，为湿热征象，表明水腑不清，治宜清热解毒，利水通淋，兼以化气。处方：苍术10g，黄柏10g，土茯苓50g，土大黄20g，土贝母10g，土牛膝15g，薏苡仁30g，败酱草10g，白蚤休10g，凤尾草30g，萆薢30g，肉桂5g，荔枝核10g。此为基本方，若尿不畅严重时，加王不留行、野菊花、石上柏。腰痛时加桑寄生、桑螵蛸。连续服用 21 天后，尿痛消失，其余症状减轻。前列腺液检查：卵磷脂（2+），脓球（2+）。舌苔白而薄腻，质鲜红。因知湿热缠绵，故于上方加忍冬藤、金刚藤，加强清热通络功效，再服 21 剂，除略有尿后余沥外，其他症状不显，复查衣原体转为阴性。湿热之难尽，叶天士曾有明训："且吾吴湿邪害人最广……面色苍者，须要顾其津液，清凉到十分之六七，往往热减身寒，不可就云虚寒，而投补剂，恐炉烟虽熄，灰中有火也。"故仍用原方 16 剂，以巩固疗效。

（四）白浊

白浊为排尿前后，尿道有白色浊液溢出，伴尿道涩痛、小腹胀痛等症，易误为膏淋。《丹溪心法·赤白浊》云："浊主湿热，有痰、有虚。赤属血，白属气。"并有治法方药，惜其未言病状。《证治准绳·杂病·赤白浊》云："今患浊者，虽便时茎中刀割火灼，而尿自清，唯窍端时有秽物如疮脓、目眵，淋漓不断，初与尿不相混滥，犹河中之济（一本'济'作'泾渭'）焉，至易辨也。"又云："盖由精败而腐者什九，由湿热流注与虚者什一。"此论将尿浊与膏淋已进行了明确区分。"由精败而腐者什九"，对病位之确定，十分中肯。精道通于尿道，症状虽有某种相似，读此自明。笔者以为，败精腐化之后，属湿热者仍多。

童某，男，46 岁，2002 年 11 月 13 日初诊，患白浊 2 年半。尿时先有少许白浊如脓，尿不畅，尿液尚清，伴附睾及精索胀痛，尿后亦有白浊，不尿时仍有少许白浊溢出，腰痛，精神不振，脉弦，舌苔白厚，质绛。因不愿做检查，故无西医诊断，曾用抗生素治疗，效果不佳。此例白浊如脓、附睾及精索胀痛，迁延不愈，已属湿热毒邪阻滞征象，验之于舌脉，则湿热腐伤精窍谛也。处方：苍术

10g，黄柏 10g，土茯苓 60g，土大黄 20g，土牛膝 10g，土贝母 10g，炒川楝子 10g，乌药 10g，当归 10g，川芎 10g，丹参 30g，小茴香 10g，黄连 6g，凤尾草 30g，五灵脂 10g，琥珀末 6g（冲服），尿不畅严重时，加王不留行。共服药 28 剂，诸症消失。

（五）劳淋

因部分患者检查资料不全，西医未做临床诊断，故用中医学病名。《诸病源候论》云："劳淋者，谓劳伤肾气，而生热成淋也。肾气通于阴。其状，尿留茎内（指尿道），数起（指尿频）不出，引小腹痛，劳倦即发也。"其中"劳伤肾气"云云，是脾肾多有虚损，而膀胱有热，清热通淋之法固不可或缺，而调补脾肾，亦当重视。

尹某，女，63 岁，2011 年 12 月 23 日初诊。尿频尿急反复发作多年。刻下恶寒，尿频尿急尿痛，饮食尚可，大便自调，脉缓，舌苔白而少，质绛。尿检：潜血（3+），尿蛋白（+-）。彩超提示：右肾小钙化灶，膀胱右后壁憩室，双侧肾盂轻度分离。此例尿频尿急而痛，属淋证无疑，遇劳则发，显系劳伤肾气之劳淋。至于损伤肾阳或肾阴？从恶寒看，似乎肾阳不足，然则就诊于冬季，又当年老，而脉不沉弱，则非阳虚。尿频急而痛，舌苔白而少，质绛，当是肾阴虚而火旺，湿热毒邪内伏之兆，是相火与湿热并存之证。清热利水通淋，滋养肾阴乃合其治，仍属滋燥兼行法。处方：生地黄 10g，山药 10g，山茱萸 10g，牡丹皮 10g，泽泻 10g，土茯苓 30g，土大黄 20g，土贝母 10g，土牛膝 10g，萆薢 30g，墨旱莲 30g，女贞子 10g，红景天 20g，黄芪 50g，砂仁 10g，当归 10g，川芎 10g，乌药 10g，其方可称为六味四土汤。连服 18 剂后，除恶寒外，症状不明显，尿检：潜血（+），蛋白（-），再予原方 6 剂。

（六）腺性膀胱炎

腺性膀胱炎，女性发病较多，是一种非肿瘤性的炎性病变，好发于膀胱三角区、颈部、输尿管口等部位，有膀胱上皮增生与化生同时存在。膀胱镜下可分为乳头状瘤样型、滤泡状或绒毛状水肿型、慢性炎性反应型等。其症状有尿频、尿急、尿痛，或有尿血，小腹及会阴坠胀，甚而漏尿等。据其临床表现，属中医学淋证范畴，其兼有尿路结石者为石淋、尿赤涩者为热淋、尿白如膏者为膏淋、热淋之甚而尿血者为血淋等。

苏某，女，60岁，2013年7月12日初诊。因尿频尿急等，经西医诊断为腺性膀胱炎1年，症状加重1个月。尿频尿急尿痛，尿意不尽，尿如浓茶，小腹胀，夜尿2~3次，睡眠不安，心前区不适，似悸非悸，胸闷，气短，饮食尚可，大便正常，脉迟，舌苔白厚，质绛。此例既有热淋表现，又见胸痹征兆，是集二证于一身，或以某证为主？详询乃知，尿频诸症加重，夜尿多，睡眠不安时，方有胸闷等，未曾发生胸痛。说明此胸闷等，实由尿频而心烦寐少，精神不济所致，并非胸痹使然。或问：热淋何以脉迟？答曰：湿热浊邪聚于下焦，甚者阻碍气血运行，可见迟而有力之脉，犹阳明腑实证之脉迟，为邪实使然。治宜清热解毒，利水通淋，处方：苍术10g，黄柏10g，土茯苓30g，土大黄20g，土牛膝10g，土贝母10g，草薢10g，凤尾草30g，白英20g，乌药10g，炒川楝子10g，延胡索15g，郁金10g，半枝莲30g，白花蛇舌草30g。连续服药42剂，尿频尿急尿痛不明显，遂以上方约20倍剂量，另加肉桂、败酱草、壁虎，制成水蜜丸，每日3次，每次10g。其后患者于2014年7月9日、2015年6月9日各来门诊一次，称其病情稳定，偶尔尿频尿急，要求再服丸剂，故仍按上方略事加减，各制丸一剂，以巩固疗效。

（七）睾丸鞘膜积液

睾丸鞘膜积液，在成人多因睾丸、附睾、精囊等炎症引起，中医学称为"水疝"。《素问·骨空论》曰："任脉为病，男子内结七疝。"未具体描述其病状。《金匮要略·腹满寒疝宿食病脉证治》所列大乌头煎、当归生姜羊肉汤、乌头桂枝汤诸条，主要论述因寒而腹痛，并非后世所指之"疝"。《诸病源候论》有"厥疝"等七疝，所指多为后世之"疝气病"。《儒门事亲》又列"寒疝"等七种，因分类方法不同，与前者有同有异，其中有"水疝"。《张氏医通·卷七》虽指其"皆谬立多名，殊非切要"，而张氏论疝，则将"水疝"纳入其中："水疝，肾囊肿痛，囊如水晶，小腹内按之作响，得之饮酒使内（饮酒行房），更感风寒，湿留囊中所致，五苓散换苍术（指五苓散去白术，加苍术），加川楝、柏皮。"此记述与睾丸鞘膜积液相似。

镇某，男，37岁，2015年4月10日初诊。阴囊肿胀10余天，右侧为甚，不痛，阴囊皱纹不明显，微觉发亮，潮湿，无外伤史，精神饮食二便尚可，脉数，舌苔白厚，质绛。3月29日彩超提示：双侧附睾头囊肿，双侧睾丸鞘膜积液。此例显属"水疝"，阴囊肿胀发亮、潮湿，不痛不痒，是水停局部之征；舌苔白厚，质绛，乃水液化热之兆。阴囊虽属厥阴经脉循行部位，但据方书所载，此病若属厥阴，多为寒证，其舌必然不绛。若属肝经湿热下注，则舌苔多黄，亦非本案之属。考《灵枢·经脉》足少阳经脉"循胁里，出气街，绕毛际"。《灵枢·经别》"足少阳之正，绕髀，入毛际，合于厥阴"。可见与前阴相连者，尚有足少阳等脉。《伤寒论》第230条"阳明病，胁下硬满，不大便而呕，舌上白苔者，可与小柴胡汤，上焦得通，津液得下，胃气因和，身濈然汗出而解"，是调和枢机，并有畅达三焦、助水液运行之效。于是法宜和解枢机，清热解毒，利湿行水，兼以化气，处方：柴胡10g，黄芩10g，法半夏10g，苍术10g，黄柏10g，土茯苓30g，土大黄20g，土贝母10g，土牛膝10g，金钱草 30g，海金沙 15g，泽泻 10g，乌药 10g，荔枝核 10g，7 剂。同年 5 月 13 日因胃脘不适来诊时，知服前方 7 剂后，则阴囊肿胀全消，且未发。

三、其他疾病

（一）腘静脉栓塞

腘静脉栓塞，属中医学"股肿"范畴。久坐、久站、久卧、产后、盆腔手术、外伤等，是其诱发因素。腘静脉栓塞，初起有小腿肿胀疼痛，行走时加剧，胫足水肿，局部皮温升高，腓肠肌压痛，足背上屈时腓肠肌疼痛加剧，患处肤色青紫。文献报道有气滞血瘀型、气虚型等，笔者曾治疗多例湿热毒邪损伤血脉之病例，略述于下。

程某，男，48 岁，2009 年 10 月 21 日初诊。右腘静脉栓塞 17 天，右膝以下青紫肿胀，腓肠肌压痛，行走时疼痛，颈项酸胀，脉弦，舌苔黄厚腻，质鲜红。此例从舌象上看，显属湿热。患处青紫肿胀疼痛，为湿热毒邪，损伤血脉，以致血瘀为患。脉弦，既主湿热，亦主血瘀。法宜清热解毒祛湿，活血化瘀。处方：苍术 10g，黄柏 10g，土茯苓 30g，土大黄 20g，土牛膝 15g，土贝母 10g，薏苡仁 30g，木瓜 10g，当归 10g，川芎 10g，土鳖虫 10g，红花 10g，全蝎 10g，蜈蚣 2 条。酌情加入水蛭 6g，王不留行 20g。从初诊至 2010 年 2 月 3 日第四诊，右膝以下青紫肿胀全消，不痛，肤色正常，原方继进，共服药 41 剂。3 月 12 日第六诊，病情稳定，以原方 10 剂以善其后。

（二）小腿溃疡

小腿溃疡，中医学称为"臁疮"。《医宗金鉴·外科心法要诀·

臁疮》云："此证生在两胫内外廉骨，外廉属足三阳经湿热结聚，早治易于见效；内廉属三阴有湿，兼血分虚热而成，更兼廉骨皮肉浇薄，难得见效。"此说虽简明扼要，然则生于内廉之溃疡，亦有因于湿热毒邪者。

曾某，女，70 岁，于 2000 年 1 月 5 日初诊。右胫骨中段皮肤溃烂，疮面少许脓液，周边红肿，疼痛，自患处至内踝红肿热痛，状如丹毒，头痛，头晕，口甜而干，夜尿多，脉弦数，舌苔白厚腻，质鲜红而胖。有糖尿病、高血压性心脏病病史多年。症状与舌脉互参，当属湿热毒邪侵犯肤腠，其有糖尿病者，更为难愈。处方：苍术 15g，黄柏 10g，土茯苓 30g，土大黄 20g，土牛膝 15g，土贝母 10g，黄连 8g，黄芩 15g，忍冬藤 30g，野菊花 10g，白蔹休 10g，藿香 10g，佩兰 10g，芦根 15g，滑石 10g，7 剂。尽剂而复诊：内踝上方之红肿热痛消失，溃疡已结痂，头昏不痛，口淡不欲食，脉弦缓，舌苔黄厚腻，质鲜红。是湿热毒邪虽受顿挫，但不便更方。因口不甜而淡，知中焦湿热上泛不明显，故去藿香、佩兰。舌苔转为黄厚腻，知湿热毒邪化解不易，有抽蕉剥茧之势，是湿热毒邪尚盛之象，故宜守方，另加莱菔子、胆南星、金刚藤，增强清热化湿作用。再服 14 剂，至 1 月 26 日第四诊时，创面愈合，不红不肿，行走时略有痛感，舌苔中部白厚，仍以原方加土鳖虫、红花、法半夏、陈皮，给药 7 剂，以除湿务尽也。

（三）丹毒

丹毒一病，中西医学同名，西医学认为，多由溶血性链球菌侵袭皮肤网状淋巴管引起的急性炎症。中医学据其发病部位不同，而病名有异，因皮肤大片红肿热痛，故总称为丹，《素问·至真要大论》曰："运气丹熛皆属火。"本病发病迅速，初起每有发热恶寒，头痛、便秘、尿黄等，皮肤红肿热痛逐渐漫延成片，按之退色，旋复如故，边界清楚，近处有肿大之淋巴结，甚则丹上可见紫斑或小水疱，偶有坏死现象。

张某，男，22 岁，2011 年 9 月 28 日初诊。先有左下肢化脓性感染，继而左腹股沟淋巴结肿大，扪之硬而光滑，压痛明显，局部皮肤红肿热痛（面积约 10cm×8cm），行走困难。用抗生素治疗 21 天，其效不显，仍恶寒发热，体温 38℃，用退热西药，则夜半汗出热退，次日午后再发热，纳差，大便干结，日行一次，脉弦数，苔白厚，质鲜红。血常规：白细胞及中性粒细胞明显升高。此例属热无疑，然则舌苔白厚，质鲜红，显然湿热伤络之象，法宜清热解毒，祛湿通络。又因寒热发于午后，夜半汗出热退，似疟非疟，反复未休，应作少阳看待。综合上述论点，处方于下：柴胡 20g，黄芩 10g，法半夏 10g，苍术 10g，黄柏 10g，土茯苓 50g，土大黄 20g，土贝母 10g，土牛膝 10g，金刚藤 30g，忍冬藤 30g，白英 20g，败酱草 20g，白蚤休 15g，当归 10g，川芎 10g，7 剂。后因其亲属来诊，询知服上方 3 剂，则寒热已退。7 剂尽，则红肿热痛，明显减轻。病者自行照原方购买 7 剂，服完后病愈。

（四）口腔黏膜扁平苔藓

口腔黏膜扁平苔藓，与中医学"口糜"相似，《医宗金鉴·外科心法要诀》将"口疮""口糜"分为二病，其中口疮，与目前所称之口腔溃疡相似；口糜则颇类口腔扁平苔藓。其论口糜云："此证有阳旺阴虚，膀胱湿水泛溢脾经，湿与热瘀，郁久则化为热，热气熏蒸胃口，以致满口糜烂，甚于口疮，色红作痛，甚则连及咽喉，不能饮食。"沈金鳌《杂病源流犀烛·口齿病源流》对口疮论述更为完备，计有心热口糜、肺热口糜、三焦火盛口糜等多种证候与治

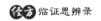

法，可供参考。笔者所治本病，多属湿热毒邪。

代某，女，53岁，2014年6月11日初诊。左颊黏膜粗糙，微痛，经口腔科确诊为扁平苔癣3年。刻下左颊部黏膜色白而粗糙，类圆形，大约2cm×3cm，周边微红，疼痛，舌边灼痛，肩周痛，左肋缘胀，痔疮发作，肛周微肿而痛，大便带血，日行两次，不成形，睡眠不安，多梦，恶风，反酸，脉缓，舌苔白略厚，质绛。此例病情较为复杂，扁平苔癣三年，显系痼疾。左肋缘作胀，反酸，睡眠不安，乃湿热中阻，肝气犯胃；痔疮发作，大便带血，肛周微肿而痛，是湿热下注，损伤肛周血络，均属新病，若不较快控制新病，何言治痼疾？因之以清热祛湿、疏肝和胃、凉血活血为法，待中焦安和，痔疾平复后，再治宿疾。处方：法半夏10g，陈皮10g，茯苓30g，枳实20g，黄连10g，海蛤粉10g，飞青黛10g（包煎），吴茱萸6g，海螵蛸15g，当归10g，川芎10g，丹参30g，地榆炭10g，槐花10g，刘寄奴20g，徐长卿20g。连服21剂，左肋缘下作胀，反酸，痔疮出血，肩痛，均消失。肛周肿痛与睡眠好转，口腔扁平苔癣面积略有缩小，舌边灼痛略轻，尿频尿急而有灼热感，头昏，仍是湿热蕴结，上犯于口，下伤水道。此时中焦安和，肝气平复，则率以清解毒热祛湿，无后顾之忧。处方：苍术10g，黄柏10g，黄连10g，土茯苓30g，土大黄20g，土贝母10g，土牛膝10g，萆薢30g，半枝莲30g，白花蛇舌草30g，乌药10g，虎杖15g，天麻10g，钩藤30g，当归10g，川芎10g，据症略有加减，共服药63剂，扁平苔癣已愈，诸症消失。

（五）克罗恩病

克罗恩病，又称局限肠炎、局限性回肠炎、节段性肠炎、肉芽肿性肠炎，是一种原因未明之肠道增殖性炎性疾病，好发于回盲部和左半结肠，甚致累及口腔、食管、胃、十二指肠等部位，易于并发肠梗阻，偶见腹腔脓肿。西医对本病的治疗，主要使用激素、免疫抑制剂等，甚至手术治疗，不易根治。本病在世界各地均有分布，欧美国家发病率较我国为高。中医对本病如何认识？方书多以腹痛而总括之，固无不可，然则此腹痛异于其他腹痛，何以别之？考《素问·腹中论》曰："病有少腹盛，上下左右皆有根，此名何病……岐伯曰：病名曰伏梁……裹大脓血，居肠胃之外，不可治，治之，每切按之致死……帝曰：人有身体髀股胻皆肿，环脐而痛，是为何病？岐伯曰：病名伏梁，此风根也。其气溢于大肠而着于肓，肓之原，在脐下，故环脐而痛也。"《诸病源候论》于诸腹痛之下，单列"久腹痛"一条，说明诸腹痛中，有久而不愈者。《证治准绳·杂病·腹痛》据《素问·腹中论》之旨而参以己见云："有言冲脉之病，其气溢于大肠，而着于膏肓之原，在脐下，故环脐而痛。"以上论述所指之病位、病性、变化、预后，与本病十分相似，是否可因而称之"脐腹伏梁"或"大肠伏梁"？若能于此，则有另一些病证，其症状与此略同，如肠系膜淋巴结炎、肠结核等，可否归并其中，而分别论述之？此乃笔者之假想，必待贤者正之。所须说明者有二：其一，此"伏梁"不同于《难经·五十六难》所言："心之疾，名曰伏梁。"《灵枢·经筋》云："心承伏梁。"其二，即令将本病名为"伏梁"或重新命名，意在有别于其他腹痛，以便明确目标，探讨论治规律，而规律必须进行大样本研究，于辨证论治中求之。笔者治疗本病一例，虽有一定效果，但未曾长期跟踪。

刘某，男，32 岁，2014 年 5 月 8 日初诊。小腹阵发性疼痛多年，左侧为甚，大便溏，日行 1~2 次，舌根部溃疡一枚，口黏，纳差，精神欠佳，脉弦数，舌苔白厚，质绛。西医院诊断为克罗恩病，用强的松治疗，目前已递减为 5mg/d。据腹痛，便溏及舌脉等分析，当属湿热毒邪，侵犯大肠血络所致。其处与冲、任二脉有紧密联系，上述引文"上下左右皆有根""冲脉之病，其气溢于大肠，着于膏肓之原"云云，似指本病而言。盖其严重者，可并发肠梗阻、肠穿孔、腹腔脓肿等，则大肠与冲脉、肓原之联系，意在言外。其病多绵延难治，则"风根"二字，如描如绘。究其治法，既因湿热毒邪使然，自宜清热解毒，祛湿宽中。处方：苍术10g，黄柏10g，土茯苓30g，土大黄20g，土贝母10g，土牛膝10g，薏苡仁30g，法半夏10g，陈皮10g，广木香10g，砂仁10g，延胡索15g，郁金10g，肉豆蔻10g，半枝莲30g，白花蛇舌草30g，7剂。12月5日复诊：腹痛明显好转，大便日行一次，成形，饮食一般，舌根溃疡消失，口黏，舌苔白厚，质绛。症状虽明显好转，而舌象未变，故加黄连苦寒燥湿，坚阴厚肠，14剂。2015年1月7日第三诊：偶尔腹中隐痛，大便日行一次，不成形，梦多，精神尚可，舌脉同前，原方加草果仁、酸枣仁，14剂。2月4日第四诊：近日体力劳动量增加，时有小腹胀痛，程度尚轻，大便日行一次，不成形，梦多，苔白厚，质绛。因其不能按时复诊，故拟丸剂以善其后：苍术200g，黄柏200g，土茯苓300g，土大黄300g，土贝母200g，土牛膝200g，薏苡仁200g，黄连200g，法半夏200g，陈皮200g，广木香200g，砂仁200g，延胡索200g，郁金200g，肉豆蔻200g，半枝莲200g，白花蛇舌草200g，草果仁200g，酸枣仁300g，白英200g，败酱草200g。1剂，共为细末，水蜜丸，每日3次，每次10g。其后未来门诊。

（六）外阴疖肿

阳某，女，24岁，2014年10月24日初诊。诉外阴硬结而肿一周，疼痛。笔者命女研究生代行检查，报告左大阴唇疖肿一枚，大如鸽蛋，周边红肿而硬，压痛明显，顶部微有波动感。询知精神、饮食正常，便溏，日行一次，脉缓，苔白略厚，质鲜红。此例疖肿结合舌脉分析，显属湿热毒邪侵犯肝经部位，若用龙胆泻肝汤，固无不可，然则除疖肿外，其余风木化火之象不显，故嫌其苦寒太过。又如五味消毒饮，属可选之方，而此方出自《医宗金鉴·外科心法要诀》，主疗疔疮，初起多有恶寒发热等。此方若移作疖肿之用，亦未尝不可，但需酌情用之。再如仙方活命饮，亦在备选之列，此方据《校注妇人良方》云："治一切疮疡，未成者即散，已成者即溃，又止痛消毒之良剂也。"然方中有白芷、防风、皂角刺、穿山甲之类，似以脓未成者为佳。此例属疖肿，顶部微有波动感，说明脓初成而未溃，疖正盛而未熟，况且患处不宜猛剂令其溃破，故未做主方。欲解此湿热毒邪之结聚，则四土汤加味，较为稳妥。此方凉而不凝，于清热解毒之中，尤能祛湿，又具活血通络、消肿散结之功，故为首选：苍术 10g，黄柏 10g，土茯苓 50g，土大黄 20g，土贝母 10g，土牛膝 10g，蒲公英 30g，野菊花 10g，紫花地丁 10g，忍冬藤 30g，金刚藤 30g，广木香 10g，砂仁 10g，7 剂，内服。另有外用方：白头翁 30g，黄柏 15g，秦皮 15g，生大黄 30g，蛇床子 10g，苦参 30g，7 剂，每日 1 剂，每次煎汤约 2000mL，待汤温适宜后，坐浴 30分钟，每日两次。10 月 31 日复诊：用药 3 日则出少许脓液，7 剂尽则疖肿消散，不痛不痒，有小疮口尚未愈合，有黄带，脉舌同前。处方：①内服方同前加白蚤休，21 剂。②外用方同前 18 剂。其后因咳嗽来诊，知前病已愈。

（七）外阴肿胀

　　田某，女，45 岁，2012 年 2 月 15 日初诊。素来白带多，外阴肿胀数日，自述微红，不痛，有坠胀感，腹痛，便溏，日行 2~3 次，食欲正常，食后欲大便，恶寒，周身乏力，脉缓，舌苔白而略厚，质绛。此例若从便溏、恶寒、乏力、脉缓来看，有似脾家寒湿，中阳不足。然则斯证之肿，绝不单肿外阴，亦不微红，可见病情另有征结所在，宜仔细斟酌。再从诸症结合舌苔白略厚、质绛来看，则湿热毒邪，阻滞中下二焦，庶可近之。既属湿热，何有恶寒、乏力等？《难经·六十六难》答曰："三焦者，原气之别使也。"湿热内阻，则三焦元真之气难通，故有此象，非阳气不足而然，此即温病学家所言之"湿胜阳微"。叶天士《外感温热篇》云："且吾吴湿邪害人最广，如面色白者，须要顾其阳气，湿胜则阳微也，法应清凉。"因知"湿胜阳微"，指湿热内阻，正阳难通，貌似阳虚，于是拟清热解毒化湿为法。处方：①内服方：苍术10g，黄柏10g，土茯苓30g，土大黄20g，土牛膝10g，土贝母10g，萆薢30g，凤尾草30g，薏苡仁30g，当归10g，川芎10g，广木香10g，砂仁10g，肉豆蔻10g。②外用方与外阴疖肿案同。连续用药各14剂，诸症痊愈。

（八）脊髓脱髓鞘病变

脱髓鞘性疾病，发病原因未明，一般认为属免疫性特异性或病毒感染性神经损害所致，包括多发性硬化症、视神经脊髓炎、急性播散性脑脊髓炎、弥漫性硬化症、髓鞘发育不良性疾病。笔者所见数例"脊髓脱髓鞘病变"（西医院诊断），以肢软乏力麻木，行走不稳，视物模糊为主。亦有下肢瘫痪，上肢无力者。据此，可能属其中多发性硬化症，或为视神经脊髓炎中之脊髓损害者，笔者对西医学仅及其皮毛，未知是否。谨此而言，斯病应属中医学之"痿证"，《素问·痿论》对肺热叶焦之痿躄，心气热之脉痿，肝气热之筋痿，脾气热之肉痿，肾气热之骨痿，均有论述。又从情志因素、环境因素、劳倦等方面阐明与五痿之关系，惜无具体治法。查阅叶天士《临证指南医案·痿》，先生对痿证之辨治，有"肺热叶焦""湿火"

"湿热蒸灼筋骨"等十七种，堪称完备。

　　方某，女，50岁，2009年12月25日初诊。肢软乏力、下肢尤甚两月。同年10月15日核磁共振扫描发现：①颈椎病。②颈胸髓异常信号，性质待定。临床诊断：脊髓脱髓鞘病变，予强的松治疗，初为30mg/d，来诊时递减为5mg/d。初病时下肢乏力明显，并有麻感，虽能行走，但步履困难、不稳，最多可坚持30分钟，下肢肌肉无明显萎缩，经治疗后有所好转，可蹒跚步行约1小时，伴下肢麻木疼痛，胸闷气喘，胸痛，汗多，不恶寒，视物模糊，流泪，饮食尚可，大便日行一次，溏便，月经正常，经期腰痛，脉沉数，舌苔白而略厚，质鲜红。此例下肢痿软，行走困难，胸闷气喘，胸痛，视物模糊等，结合舌脉分析显属湿热毒邪内阻，经脉不利所致，治宜清热解毒祛湿，活血通络。《素问·痿论》曰："治痿者独取阳明，何也？岐伯曰：阳明者，五脏六腑之海，主润宗筋，宗筋主束骨而利机关也。冲脉者，经脉之海也，主渗灌溪谷，与阳明合于宗筋，阴阳总宗筋之会，会于气街，而阳明为之长，皆属于带脉，而络于督脉。"由此可见，"阳明为之长"者，实关联冲任督带，其脉各有脏腑所依，故必视全部脉证，而论具体治法，并非治痿仅有治阳明一法。或问：该篇还明确指出，"故阳明虚则宗筋纵，带脉不引，故足痿不用也"，则用补法之意明矣，何言清热解毒祛湿云云？答：其下文"各补其荥而通其俞，调其虚实，和其逆顺"。若联系前后文来看，"治痿独取阳明"，并非独补阳明，否则何谓"调其虚实"？况且湿热内盛，咎在阳明太阴功能失调，故清热解毒祛湿法，应属"独取阳明"之中。因湿热阻滞致痿者，并不罕见，叶天士治痿十七法中，明确为清热祛湿者，居其三，可为佐证。足阳明之脉"起于鼻，之交頞中，旁纳太阳之脉"，此处近于目内眦，又循胸腹至足，谨此而言，则患者从视物模糊，胸闷痛，下肢痿软等症，均可做出合理解释。处方：苍术 10g，黄柏 10g，土茯苓 30g，土大黄 20g，土牛膝 10g，土贝母 10g，丝瓜络 10g，忍冬藤 30g，刘寄奴 25g，徐长卿 25g，全蝎 10g，蜈蚣 2 条，乌梢蛇 10g。若下肢痛重时，加老鹳草。胸闷痛重时，加石菖蒲、远志。便溏时，加砂仁。排尿不爽时，加萆薢、凤尾草、乌药。首服 7 剂，则下肢软弱有所好转，连续服药 35 剂，至 2010 年 1 月停用强的松。其后服药有间断之时，至 2014 年 3 月 21 日，又服药共 556 剂，诸症不明显，逛街半日，方有疲劳感，下肢酸胀，休息则复。

（九）血小板减少性紫癜

血小板减少性紫癜，包括原发免疫性血小板减少性紫癜、继发性血小板减少性紫癜，本节所论，属前者之可能性居多（详后文）。中医学统称其为"斑"，斑可见于皮肤或黏膜（重者引起出血，如衄血、内出血等），大小不等，大者成片，小者如针尖（斑点），不高于皮肤，扪之不可得，按之色不退，初出色尚红，略久则变为紫色，甚至紫黑。有谓点小者为疹，非也。疹必高于皮肤，扪之可得，按之退色，复如故。发斑多属热邪深入营血，亦有阴斑（属寒）虚斑，总在虚实间分门别类可也。湿热伤络而发斑者，时有所见，必加重视。前文慢性肾炎案，已阐明湿热伤络理论，彼为湿热毒邪，伤于肾之血络；此言湿热发斑，乃湿热毒邪，伤于肌肤之血络。湿热伤络，致病甚广，必结合具体病情而论，兹从略。

余某，女，9 岁，2015 年 10 月 31 日初诊，发斑 1 个月。患儿来自农村，1 个月前无明显诱因，精神不振，家长发现皮肤紫斑，而往基层医院医治，诊断为血小板减少性紫癜（始初之化验单遗失，不知其检测值），予以强的松治疗。因基层设备有限，未做深入检查，从无明显诱因及用强的松治疗有所改善来看，推测应是"原发性"。

来诊时精神仍差，面色萎黄，周身皮肤仍有散发紫斑，大小不等，饮食正常，夜尿两次，大便自调，脉缓，舌苔白厚润，质绛。此时强的松已减为 20mg/d，复查血小板 56×10⁹/L。此例属湿热伤络发斑，拟清热解毒祛湿、活络化斑为法，处方：苍术 6g，黄柏 6g，土茯苓 10g，土大黄 10g，土贝母 6g，土牛膝 6g，金刚藤 10g，忍冬藤 10g，丹参 10g，赤芍 6g，牡丹皮 6g，丝瓜络 10g，荷叶 10g，红景天 8g，大青叶 6g，当归 6g，川芎 3g，黄芪 8g（此为基本方）。若心烦，入睡较慢时，加栀子炭 6g。血小板恢复正常时，去大青叶，加太子参、炒白术、茯苓。饮食不佳时，加藿香、佩兰。服基本方 14 剂，服药过程中因紫斑明显减少，家长将强的松递减为 5mg/d。复查血小板为 102×10⁹/L，精神、面色有所好转，脉舌同前。再服基本方 14 剂，血小板 207×10⁹/L，自觉症状不明显，强的松减至 2.5mg/d。又酌情加减用药 56 剂，其间于 2016 年 1 月 9 日，已停服强的松。其后断续来诊，自觉症状不明显，精神转佳，面色红润，二便正常。血小板均在正常范围，至 2017 年 4 月 4 日，以前方略事加减作丸一剂。2018 年 2 月 6 日，血小板仍正常，因家长恐其复发，来诊一次，再予丸方一剂。

其他

朱丹溪老年医学思想初探*

　　朱震亨，字彦修，婺之义乌（今浙江义乌市）人。因世居县之丹溪，学者尊之曰丹溪翁。生于1281年，卒于1358年，享年77岁。

　　朱氏聪明豪爽，自幼好学，日记千言，"读书即了大义，为声律之赋，刻烛而成，长老咸器之"。早年"尚侠气不肯出人下"（《丹溪心法·故丹溪先生朱公石表辞》），后听说许文懿先生得朱子四传之学，讲道东阳（今浙江中部，金华江上游）八华山上，从学者甚多，"先生叹曰：丈夫所学，不务闻道，而唯侠是尚，不亦惑乎？乃抠衣往事焉，先生之年盖已三十矣"（《丹溪心法·故丹溪先生朱公石表辞》）。他专心治学，对于道德性命之学，深入研究，理论联系实际，不以一丝一毫苟且自恕，如是数载，学业大进。斯时仍存出仕之想，而参加过科举考试。然因科场不利，遂废举子业，而立志

<hr>

　　*　注：此稿原为《传统老年医学》约稿而作，标题为《朱震亨》，收载于该书第32~35页（湖南科学技术出版社，1986年1月出版），后以《朱丹溪老年医学思想初探》，发表于《国医论坛》1986年第2期，第33~35页。

于医。先以为其母治脾胃病，而略通医学。待学医志趣坚定后，又苦于乡村偏僻，名师难求。因而整装出游，拜访明医而求教诲。乃渡浙河（钱塘江上游之新安江），走吴中（今苏州一带），出宛陵（今安徽宣城县），抵南徐（古州名，治所在今镇江），达建业（今南京），皆无所遇。至其返回武林（今杭州西，灵隐、天竺诸山）时，偶闻罗知悌医学高明，得到刘完素再传之学，又旁通张子和、李东垣二家之学说。然而罗氏性情孤傲，震亨欲拜罗氏，十次往返而不能得见，而求学之志弥坚，"日拱立于其门，大风雨不易"（《丹溪心法·故丹溪先生朱公石表辞》）。有人将此情告知罗氏，乃得相见，一见如故。"即授刘、张、李诸书，为之敷扬三家之旨，而一断于经"（《丹溪心法·丹溪翁传》），使其宿疑冰释，学成而归。朱氏医道因而精益求精，治病多效，"四方以疾迎候者，遂辐辏于道"（《丹溪心法·丹溪翁传》）。然其不觉满足，而"穷研《素问》之旨，洞参运气之机，辟《局方》之非宜，悟戴人之攻击，别阴阳于疑似，辨标本于隐微，审察血气实虚，探究正邪强弱，一循活法，无泥专方"（《丹溪心法·序二》）。对于刘、张、李三家之学说，则扬其长而避其短，深明湿热相火理论之精华，而发表阳常有余阴常不足及相火二篇论著，成为后世医家研习之重要课题。至于朱氏对老年医学的贡献，则"养老""茹淡"有专论，"饮食""色欲"有箴言。还有很多有关养生论述，散见于其各种医著中，然而其要领不外阴虚火动，以及湿热内盛之宗旨。其著作有《素问纠略》《本草衍义补遗》《局方发挥》《格致余论》《金匮钩玄》《医学原理》《外科理例》《痘治理辨》《运气易览》等。

朱氏一世操劳，而精神充沛，又得高寿。性情"孤高如鹤，挺然不群"，双目炯炯有神，有不可凌犯之意，"而清明坦夷，不事表襮，精神充满，接物和粹，人皆乐亲炙之。语言有精魄，金锵铁铿，使人侧耳耸听，有蹶然兴起之意"（《丹溪心法·故丹溪先生朱公石表辞》）。将卒犹训子榻前，"言讫，端坐而终"（《丹溪心法·故丹溪先生朱公石表辞》）。若非养生有道，并亲自体验，坚持不懈，实难如此。他对于修身养性之学，必"稽诸载籍，一以恭行为本，以一心同天地之大，以耳目为礼乐之原，积养之久，内外一致。夜寐即平旦之为，暗室即康衢之见，汲汲孜孜，耄而弥笃"。《丹溪心法·故丹溪先生朱公石表辞》云："至于拈英摘艳之词，尤不乐顾，且以吾道蟊贼目之。及自为文，率以理为宗。""居室垣墉，敦尚俭朴，服御唯大布宽衣。""藜羹粗饭，安之如八珍，或在豪大姓家，当其肆筵设席，水陆之羞，交错于前，先生正襟默坐，未尝下箸，其清修苦节，能为人之所不能为。而于世上所悦者，淡然无所嗜。"其仁人之心态，礼义之节操，恬淡虚无之情志，忠正刚直之气魄，由此可见一斑。尤其终身用藜藿以代珍馐，俭室以作玉堂，布衣视为锦帛，勤奋而为乐事，正是其长寿之秘诀。

朱氏研究医学，旁通博采，而"一断于经"，故师承有自，学识渊博。其对老年医学之贡献，殆以湿热、相火为本，而摄养诸法，为其用也。

一、湿热相火为本

先生倡明相火学说，特发前人之所未备。盖宋以前之医学，虽有论及火热者，而诸般诊疗方法，则详于寒而略于温。至河间、子和辈论火，似多阐述外受之火热，并以汗吐下法攻之。东垣论阴火，虽为内在之火，实属劳倦内伤，脾虚气陷，阴火上乘之证，而与肝肾内发之相火有别，故有"湿热相火，自王太仆著文，已成湮没"（《格致余论·序》）之叹。是以穷毕生之精力，研讨相火学说。于医疗、摄生、养老，一以恭行为验。证诸今人今事，老年阴亏火旺者恒多，故先生之老年医学思想，首必称此。

相火之为物，平人以脏腑冲和，火寄水中，不可得见。而水升火降，蒸腾气化，以供人生之用，故凡脏腑强盛，气血充沛，四肢矫健，耳目聪明，衰老迟来，是其征也。是谓"相火生于虚无"（《格致余论·相火论》），其验在兹。惟其不可得见，易为人所忽视。少壮不明运动以长养，不思妄用以残伤，必致或盛或衰。正当中年，则衰老先至，恍然若梦，不知所以。老年阴易亏，火易动，故随时调摄，臻于和平，最为怡老之要妙。凡七情变化，虽分属五脏，然心主神明，又无不有感于心。故老年七情冲和，毋使太过，必能君火以明，相火以位。观目前国内外之高寿者，其生活规律，皆与此相合。

相火寄寓肝肾二脏，而分属包络、膀胱、三焦、胆腑。盖肝属木，肾属水。胆者肝之腑。膀胱者，肾之腑。包络代心用事，下配肾水，为肝木涵养、温煦之资。三焦为水火升降之道路，相火游行其中，脏腑咸得其利。故云"天非此火不能生物，人非此火不能有生"（《格致余论·相火论》）。又云"天主生物，故恒于动，人有此生，亦恒于动。其所以恒于动，皆相火之为也"（《格致余论·相火论》）。此论虽指相火，实为天人恒动观之根本法则。由是言之，则生命在于运动，不解自明。是以养老之法，切勿静以纳福，而须于动中求静，以养相火充沛，运行造化。有关资料表明，坚持运动者，多能长寿。

相火妄行，便是邪火，先生仍以相火名之，无关宏旨。《格致余论·相火论》云："相火易起，五性厥阳之火相煽，则妄动矣。火起于妄，变化莫测，无时不有。煎熬真阴，阴虚则病，阴绝则死。"况人年四十，阴气自半，若能善自珍摄，或有反为充盛者。阴气充，则相火平，故可抗病延年。若不明调护之旨，《格致余论·养老论》

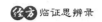

云："强壮恣饕，比及五十，疾已蜂起，气耗血竭，筋柔骨痿，肠胃壅瘀，涎沫充溢。""六七十后，阴不足以配阳，孤阳几欲飞越，因天生胃气尚尔留连。又藉水谷之阴，故羁縻而定耳。"然则，终是衰病侵凌，痛苦不堪。老年阴血亏虚之证，先生所列甚多，如头昏目眵，肌痒溲数，鼻涕牙落，涎多寐少，足弱耳聩，健忘眩运，肠燥面垢，发脱眼花，久坐兀睡，未风先寒，食则易饥，笑则有泪，心烦易怒等。故《格致余论·相火论》赅之曰："相火者，元气之贼也。"

湿热之邪，或自外受，害及中土；或自内生，乃中土不健，停湿蕴热使然，故湿热之学首重脾胃。二者健旺，则气血生化有源，而阴精赖以滋养，相火得以平复。否则湿热生痰，本多疾病，况与相火相互勾联。"夫老人内虚脾弱，阴亏性急，内虚胃热，则易饥而思食。脾弱难化，则食已而再饱。阴虚难降，则气郁而成痰，至于视听言动，皆成废懒"（《格致余论·养老论》）。由脾胃虚而成寒湿之候，人所共知，而成阴虚难降，牵动相火之证，每多忽视，故其论述，不惟有据，且能补所不足。可见湿热与相火理论，实相互发明，故先生治老年医学，既重肝肾，亦重脾胃，以其昌则俱昌，亡则俱亡故也。

二、摄养诸法为用

（一）承制相火

相火运动之正常反常，与亢则害，承乃制之理论息息相通。大凡相火得其承制，则能正常游行出入，以为温煦蒸化之用，亢盛则为疾病之根由。何以承制相火？在大众自必参阅以下诸法，并坚持运用，则能承制相火于无形之中。而医者视病，须根据五行制化规律，扬此抑彼，以平为期。其具体之立法处方，固难枚举，按照《丹溪心法·亢则害承乃制》所述，原则如斯："相火之下，水气承而火无其变；水位之下，土气承而水气无其灾；土位之下，木承而土顺；风位之下，金承而风平。"在老年体弱者，若见相火之旺，便投苦寒，则火未必得平，而苦寒就燥，暗伤阴液，绝非良策。复因五行相贯，如环无端，故承制相火，亦不得专滋其水。假令中土燥热，既耗胃津，亦灼肾液，而成土燥水竭之候。故清泄中宫，实为预安相火之先着。推演此义，变化无穷，以五行皆能化火故也。更不可反此规律而施医药，如"火热承其燥金，自然金家之疾；阴精承其君火，自然火家之候"（《丹溪心法·亢则害承乃制》），兹不赘述。

（二）顺应四时

天有四时之序，人有生长化收藏之纪，二者密切相关，顺之则昌，逆之则病，甚则促成衰老，以至夭折。近时"生物时钟"学说昌行，实本乎中医学天地阴阳之基本规律。以时令而论，"四月属巳，五月属午，为火大旺。火为肺金之夫，火旺则金衰。六月属未，为土大旺，土为水之夫，土旺则水衰。况肾水常藉肺金为母，以补助其不足"（《格致余论·阳有余阴不足论》）。老年假令此时无病亦须淡泊，以养金水二脏。若相火妄动，则滋养肾水，清肃肺金，至关紧要。"十月属亥，十一月属子，正火气潜伏闭藏，以养其本然之真，而为来春生发升动之本"（《格致余论·阳有余阴不足论》），此时最宜温养，引火归原。先生提出摄养之法，必须"不见所欲，使心不乱。夫以温柔之盛于体，声音之盛于耳，颜色之盛于目，馨香之盛于鼻，谁是铁汉，心不为之动也。善摄养者，于此五个月，出居于外。苟值一月之虚，亦宜暂远帷幕，各自珍重，保全天和"

（《格致余论·阳有余阴不足论》）。此论似属矫枉过正，然终以保养为上。

（三）茹淡节酒

茹淡，指食物清淡。即取自然食物之性情，而长养人身之脏腑气血及其功能，勿使其偏。须知养我者食物，害我者亦食物也。朱震亨《格致余论·饮食箴》云："山野贫贱，淡泊是谙，动作不衰，此身亦安。均气同体，我独多病。""失在为口伤生。"从而提出茹淡理论。茹淡，其义有二：一者，少盐为淡。夫过咸则伤血伤肾，现代科学证明，久嗜咸味者，因水钠潴留，引起代谢功能障碍，发生多种病证，尤以心血管疾患为最。再者，味之厚薄有天赋及人为之殊，"天之所赋者，若谷菽菜果，自然冲和之味"，其性清淡，"有食人补气之功"。"人之所为者，皆烹饪调和偏厚之味"，其性浊厚，"有致疾伐命之毒"（《格致余论·茹淡论》）。然则天赋之物，仍有五味之分，并非一律清淡。如鱼肉之咸，谷物之甘，葱韭之辛，果带酸味等，各具性情，若能以天赋之物而五味调和，仍属茹淡范畴，而不失天和之性。若偏嗜某物，如鱼肉之类，更加煎炒，添加佐料，乃偏厚之味，足以蕴湿生痰，或触动相火。目前在有些国家或地区，农药广泛运用，各种生长激素之普遍推行，工业之污染，食品添加剂，以致生物变态，人们常以食物违反天和为忧，如是则更觉《茹淡论》之可贵。

至于治病用药，大抵以药物气味之偏，而矫正人体阴阳之偏，又当别论。然昔时有《局方》之擅扬温补，而用者不论体质，不分证候，以致温补之风盛行，为害非浅，深为先生所诮。今日老年亦有乐于温补者，而奉养之人，常以投其所好为尽职，故温补之风，不亚于前。若确属阳虚之人，作权宜之计，固无不可。殊不知盲人执射，中者盖寡，而害者实多。由是言之，补药滥用，反成毒品，慎之！慎之！

醇酒性热有毒，非人生必须之品，故以不饮为上。惟酒气芳香，使喉舌辛美；味厚而燥热提神，故饮者实多。饮则难以释杯，久必助其相火，灼伤真阴，或致湿热生痰，变化种种不一。如溺涩、呕吐、自汗、疮痏、鼻衄、泄泻、心脾痛、消渴、内疽、肺痿、内痔、臌胀、失明、哮喘、劳嗽、癫痫等，为先生所列之酒病。又云"古人终日百拜，不过三爵（低浓度酒），既无酒病，亦无酒祸"（《格致余论·醇酒宜冷饮论》），示人少饮之意明矣。更主张饮冷酒，视冬时为之，但活气血耳。以今时而论，劳作之余，偶尔少饮，是无不可。少壮尚应如此，若当老境，则需禁酒，而免痰火之忧。

（四）晚婚节欲

先生据天地阴阳消长理论，而阐述人体阴阳盛衰之基本规律，谓阳常有余，阴常不足。年少阳气较旺，而阴乃有形之物，最防暗耗。虽曰男十六而精通，女十四而经行，合阴阳方能有子。此时不过由童体甫入发育阶段，阴气未实，阳气方长，形气尚属稚弱。必得十年以上，阴气方可充实，阳气始能刚健，既为长寿之根基，亦是民族繁衍昌盛之大计。先生引证"古人必近三十、二十而后嫁娶"（《格致余论·阳有余阴不足论》），示人晚婚之意明矣。况年少之人，心气难收，若令早婚，为物所惑，则相火僭越而情欲难节，毁伤难成易亏之阴气，良有以也。世界之大，人群之多，难以胜计，而早熟、早婚、早衰之人群，每见报道，而我中医学术，倡导晚婚理论，深得科学之内涵。

色者，男女之私也，亦出生理之自然及人伦之常态。禁忌色欲固不足言，而妄为犹需谨慎。若纵其所欲，则心火难以潜降，相火焉能禀命守位？于是必加速肝肾疏泄，肾精何以封藏？故作强不能而肢体懈堕，神明失聪而精神衰愦。是以节制者色也，纵欲者亦色也。如水能浮舟，亦能覆舟，全在明科学原理，而为自我之主宰。"眷彼昧者，徇情纵欲，唯恐不及，济以燥毒……血气几何，而不自惜，我之所生，翻为我贼"（《格致余论·色欲箴》），观此则原理都尽。《备急千金要方》有《房中补益》篇，是以房中为补益，《格致余论·房中补益论》中先生讥之曰："苟无'圣贤'之心，'神仙'之骨，未易为也。"夫此心此骨，孰能有之，故非说梦向痴，即取悦于古之上层社会，深不可取也。现代统计资料表明，节制性欲者，可延迟衰老之期。于是未可不于先生《色欲箴》作深长之思。

（五）谨治未病

治未病其义有二：一者，未病先防，其旨出自《素问·四气调神大论》，《丹溪心法·不治已病治未病》云："夜卧早起于发陈之春，早起夜卧于蕃莠之夏，以之缓形无怒而遂其志。""与鸡俱兴于容平之秋，必待日光于闭藏之冬，以之敛神匿志而私其意。"此非教人消极摄养，前言天地万物皆恒于动，乃先生对生命医学之根本观点，故必于运动中顺应阴阳消长规律。此法之施行，固非医药，若诚能如此，则人人皆医也。少壮之年，精气尚充，对自然之适应能力较强。而老弱之躯，精气衰减，若能于运动中合此规律，是假天时之长春，以养吾生之长春，则较诸医药更胜一筹。再者，治未病之脏腑，出自张仲景《金匮要略》，后《丹溪心法·不治已病治未病》曰："见肝之病，先实其脾脏之虚，则木邪不能传；见右颊之赤，先泻其肺经之热，则金邪不能盛。"余以类推，深得未雨绸缪之旨。诸凡某病，有累及某脏之可能者，则先安某脏，使不受邪，其病势孤矣。若必待某脏受病，方才觉悟，不亦晚乎？故先生于老年相火方升之时，务先壮肝肾之阴精；湿热始萌之际，必先昌脾家之运化；痰浊欲成之证，必先畅达气机，则步步却病，步步强身。以上二法，相辅相成，与其救疗于有疾之后，莫如防患于无疾之先，乃其真谛。

经方临证思辨录

论叶天士"益胃阴"之运用规律

叶天士《外感温热篇》首揭"热邪不燥胃津，必耗肾液"之旨，于病程中胃津肾液之多寡，刻刻留意体察，救胃救肾之治法，处处详明。试就益胃阴之理，分述于后。

一、泄邪热之有余即益胃阴之不足

凡热邪炽盛，无有不伤津劫液者，故燥热与胃津势难两立。急泄邪热，便是存胃津。若表病失治，致舌苔"白干薄者，肺津伤也，加麦冬、花露、芦根汁等清轻之品，为上之上也"。其治法仍以辛凉为主，兼以养阴；若初见津伤，便舍辛凉而取甘寒之法，必遏伏外邪，入里就燥，则伤津更速。又有表病，而齿光燥如石者，似乎阳明热盛伤津，但若无燥热烦渴之象，而有"无汗恶寒"之形，乃"卫气偏胜也，辛凉泄卫，透汗为要"。此时，卫气壅盛于表，津液敷布不周，但得卫阳宣通，津液四布则齿变润矣。若一见齿燥而滥投滋腻，则可使热邪由肺卫顺传阳明而津伤立见。

由是观之，滋阴之法用之得当，则如旱天之甘霖，否则，反成伤阴之根由。阳明多气多血，故阳明热极有波及血分而发斑者，叶氏《外感温热篇》云："斑出而热不解者，胃津亡也，主以甘寒，重则如玉女煎，轻则如梨皮蔗浆之类。"从用梨皮蔗浆来看，似乎本证甚轻，其实斑出而热不解者，乃热毒鸱张，营血受劫，而其中胃热不休，胃津消亡，而多有未达者，故先生议论，非教人以区区甘寒之品，而疗发斑重证。究其治法，仍需大剂清热解毒，凉血化斑为主，兼以甘寒濡润，是保护胃津，以免内陷痉厥之忧。试观下文，与此对勘，堪称珠联璧合。"斑疹皆是邪气外露之象，发出宜神情清

534

爽，为外解里和之意。如斑出而神昏者，正不胜邪，内陷为患，或胃津内涸之故"。又《外感温热篇》云："斑色红者属胃热，紫者热极，黑者胃烂。"先生论斑，处处不离胃热、胃津，而论治只曰"依法治之"及"主以甘寒"，而泄热毒炽盛，确保胃津之意，已跃然纸上。

前述胃阴损伤，乃病气使然，但亦有医药不当所致者，故叶氏于"存胃津"之外，复示"药劫胃阴"之戒，最能发人深省。如幼儿春温，医者不明苦味坚阴之理，而时医多用消滞，胃汁先涸，阴液劫尽者多矣。诸凡此类，叶氏案中，记载颇多（叶天士《三时伏气外感篇》）。

二、救胃液之枯涸即所以祛邪热

温病之中，有胃津已涸，而余热未尽者，此时以胃阴不足为主，余热羁留为从。胃阴一时不复，则病邪一时不解，故救胃阴之枯涸，已成当务之急，与前述热邪炽盛之治法，虽属相反，而实相成。

救胃液之法，必曰甘寒，众口皆同。固然甘寒益胃，为叶氏所创，但若谓仅此而已，则不惟去道远矣，而且大失先生本意。《外感温热篇》曰："救阴不在血，而在津与汗。"热病救胃阴之目的，在于生津养液，资助汗源，祛邪外出。反之，通过汗出之多少及其状态，可测邪热之盛衰，以及津液之枯荣。如阳明热病，蒸蒸汗出，则知燥热内盛，因燥热汗出而知津少，故欲救其津，必先止汗，欲止其汗，必先泄热，其意一也。另有气分热炽之后，胃汁大受戕残，而余热不休，故无汗而肌肤枯槁，则知无汗缘于津少，复因津少而无祛邪之力。此时欲却其邪，必先增液，惟使津充四布，方能汗出邪解，其意二也。是以前者但清其热，必热退汗止，后者但滋其液，必汗出热退，妙趣盎然，尽在叶氏言中。

祛邪首重益胃阴者，尚有下列情形：如邪郁肺卫，舌苔薄而干者，是邪虽去而津受伤也，苦重之药当禁，宜甘寒轻剂可也；有发白痦如水晶色者，是湿热伤肺，邪虽出而气液枯也，必得甘药补之；有热病舌绛而光亮者，胃阴亡也，急用甘凉濡润之品；有舌无苔而上如烟煤隐隐者，平时胃燥舌也，不可攻之，仍宜甘寒益胃。均属益胃阴便是祛热之明证。

三、泄湿浊之郁伏而寓益胃阴之意

湿热或湿热疫毒为患，以清热泄湿为第一要义，然则当热为湿遏时，或阻闭三焦，或郁伏膜原，透解不易，若至久延，多有里结胃肠化燥，而伤津劫液者。亦有湿热里结胃肠，虽不化燥，而熏蒸不已，煎熬津液，化浊酿毒，以致湿热秽浊与胃津不足并存者，故宜泄湿浊郁伏，即寓益胃阴之理。

如湿热疫证中，见"舌白如粉而滑，四边色紫绛"，而憎寒壮热者，乃"温疫病初入膜原，未归胃腑"，此时热势虽重，但胃津不伤，故当抓住机宜，"急急透解"（《外感温热篇》），用吴又可达原饮之类，多有效应。否则延捱失治，或投苦寒清热，必致疫邪愈伏愈深，更兼苦能化燥，则传陷最速。以其膜原近于胃口，故传陷则胃腑首当其冲，或闭结不解，而胃气败坏，或化燥劫液，而胃津斲丧，或毒邪猖厥莫制，肆疟脏腑，威逼营血，无所不至，故《外感温热篇》曰："莫待传陷而入为险恶之病。"由是言之，急急透达膜原，是不益胃津，而胃津自存之意。

湿热证见白苔绛底者，乃湿遏热伏之重证，湿遏愈重，则热伏愈深，最防化燥伤津，故需泄湿透热，辛开苦降是投，湿开则热透，胃腑舒展，自能气化津生，阴阳以平。

若湿热郁于三焦久不解，亦可里结阳明，或腹胀痛而大便困难，或便溏不爽而腹痛有加，是湿热秽浊尽成积滞，归并胃肠，胃阴大受煎熬。此时用芳香苦辛，从外透解无望，淡渗利湿从下导水不能，只需放胆用下，切不可因湿温禁下，而踌躇不决。总之，湿温禁下，乃顾护脾家之阳气，而有时不得不下者，是欲存胃家之津液。

湿热证，"若齿垢如灰糕样者，胃气无权，津亡湿浊用事"（《外感温热篇》），叶氏未言治法，但云多死。以理推之及临床所见，当予补气生津、化湿导滞为治，所谓滋燥兼行，乃湿热证益胃阴之又一法门也。

四、清养胃阴以化肺热

"清养胃阴以化肺热"（叶天士《临证指南医案》），追溯其源，不越土来生金之意，然则阴土阳土，寒证热证攸分。补己土之清阳，可疗肺中寒逆，此东垣之法也。益戊土之阴液，能解肺中之燥热，此叶氏法也。然具体运用之灵巧，未可不言。其一，风热犯肺伤津而咳嗽或咳血，并无痰湿相兼者，先生于甘寒之中必加桑叶、杏仁，以宣肺散风。热邪较重者，选用栀子、黄芩，以为肺胃合治。其二，证如上述而兼湿阻肺气者，于甘寒之中加入芦根、滑石、薏苡仁，以渗利之。其三，证如上述而兼痰热阻肺者，于甘寒之中选用象贝、陈皮、芦根、滑石之类。其四，风热咳嗽咳血之证，若胃中"津液久乏上供，腑中之气亦不通畅者，议养胃阴以杜阳逆，不得泛泛治咳"，用药纯以甘寒，以《金匮要略》麦门冬汤为主方。即或因阴伤而外见寒热等情，亦明言叮嘱，《临证指南医案》云："用药莫偏治寒热。""治嗽肺药，谅无益病体。""见咳治肺，生气日惫矣。"寥寥数语，说尽益胃救肺功夫。

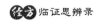

五、清养胃阴以制木横

清养胃阴以制木横,其宗旨不过木土相乘意。叶氏立说,括而言之,曰清养胃阴以制木横,据病情偏重不同,又有养胃阴以制厥阳,以及滋肝阴以充胃汁之别。

属前者,如"冲阳上逆……仍是阴弱,夫胃是阳土,以阴为用,木火无制,都系胃汁之枯。"其病证显然偏重在胃汁之枯,故益胃制肝,乃必然之治法,兹引一例以证之。"范,胁痛入脘,吐黄浊水液,因惊动肝,肝风振起犯胃,平昔液衰,难用刚燥,议养胃阴以息风方:人参、炒半夏、炒麦冬、茯神、广皮、炒香粳米"(《临证指南医案》)。

属后者,多为肝阳升动损伤胃阴,如"卜姓,内风阳气鼓动变幻,皆有形无质,为用太过,前议咸苦入阴和阳,佐麦枣以和胃制肝获效,盖肝木肆横,胃土必伤,医治既僻,津血必枯。唇赤舌绛咽干,谷味即变酸腻,显是胃汁受劫,胃阴不复。"投"生牡蛎、阿胶、细生地黄、小麦、炒麻仁、炒麦冬、炙草"。案中虽明点"显是胃汁受劫",然实由"肝木肆横"所致,故用方暗合滋肝阴以充胃汁之意(《临证指南医案》)。

上述二法,亦有结合使用或交替使用之时,所主病症,不尽相同。

结合使用者,大抵肝胃之阴液俱虚,而且胃关不开,难进谷食;或疟利伤阴之后,阴气冲逆,而胃不得苏醒;或胎产之人,痢久伤阴,虑其胎元不保等。治法虽肝胃同治,但非甘寒之中加入咸寒,而是取义甘酸,化生阴液,以平肝镇胃。如"蔡,恶进谷食,舌干龈胀,饥不知味,寤多寐少,皆由疟汗呕逆,都令诸阳交升,胃气不降,则不食。阳不得下潜则无寐。肝风内振,则火升心热,法当和胃阳，平肝气。肝平胃醒，必进谷能寝矣。知母、北沙参、麦冬、新会皮、乌梅、新谷露"（《临证指南医案》）。说明在某种特殊情况下，甘酸益胃仍属良法。

交替使用者，一般适于忧思郁结，久而化火，肝肾胃液俱亏，久延成劳，病情复杂而重者，治宜标本兼顾。如"尤氏，寡居烦劳……本虚在下，情怀抑郁，则五志之阳，上熏为咳，固非实火。但久郁必气结血涸，延成干血劳病，经候涩少愆期，已属明征，当培肝肾之阴以治本，清养肺胃气热以理标，刚热之补，畏其劫阴，非法也"。拟汤丸交替，汤方"生扁豆、北沙参、茯苓、炙草、南枣"。丸方"熟地、鹿角霜、当归、淮牛膝、云茯苓、紫石英、青盐。另熬生羊肉胶和丸，早服四钱，开水送服"（《临证指南医案》）。

六、甘凉益胃以制龙相之火

益胃用甘寒，滋肾用咸寒，先生已有定论。今言甘凉益胃阴以制龙相之火者，不过定法中之活法也。而活法之中，就大要而言，又有如下几种。其一，肾水素亏之人，其来也渐，欲其速复，诚非易事，而温邪上受，肺卫阴伤在急，故权宜益胃，再商其余。如"汤，二四岁，脉左坚促，冬温咳嗽，是水亏热升，治不中窾，胃阴受伤，秽浊气味，直上咽喉，即清肺冀缓其嗽，亦致泄气，而嗽仍未罢，先议甘凉益胃阴，制龙相，胃阴自立，可商填下"。其二，有肝肾肺胃之阴液俱虚，阳气升腾，谓之脏阴失守，如"徐，脏阴失守、阳乃腾越，咳甚血来，皆属动象，静药颇合，屡施不应，乃上下交病，阳明络空，随阳气升降自由，先以柔剂填其胃阴，所谓执中者近之。《金匮》麦门冬汤去半夏加黄芪"。其三，老年元真虚怠，治节乖常，适逢燥气加临，肺肾重伤。古云：上燥治肺，下燥治肾，不易之理也，然则遇此龙钟之体，治上治下，何所适从？故先生据前述之理，融会诸法，另立新规，汤剂与膏滋并进，早服与晚服异途。案中有丁姓者，年且六旬再三，"秋冬天气下降，上焦先受燥化，其咳证最多，屡进肺药无功。按经云，古人有年久嗽，都从脾肾子母相生主治。更有久嗽，气多发泄，亦必益气，甘补摄敛，实至理也。兹议摄纳下焦于早服，而纯甘清燥暮进，填实在下，清肃在上，凡药味苦辛宜忌，为伤胃耗气预防也"（《临证指南医案》）。

七、清润阳明以束骨而利机关

"凡阳明衰惫。气血不主濡养，而筋肉骨节酸麻疼痛者，从阳明立法，人多知之，不过多从温补着手。而先生深明甘温者，利气血之温养；甘寒者，利津液之濡润，而其治均在阳明之旨，故当夏令暴暖泄气，胃汁暗亏，筋骨不束，两足酸痛者，主用甘寒，仿《金匮》麦门冬汤为治"。或风温热灼之后，津液未复，阳明脉络不旺，骨酸背楚者，"治以和补"，用"生黄芪、鲜生地黄、北沙参、麦冬、归身"之类（《临证指南医案》）。

八、益胃阴需看体质之宜忌

人有老壮妇孺，体有阴阳偏胜，病有新疾沉疴，故益胃阴需看体质之宜忌。如"某妪……久热动风，津液日损，舌刺咳嗽，议甘药养胃阴，老年纳谷为实"（《临证指南医案》）。此案载中风门下，知患偏枯，而津液日损，论其治法，一般当从肝肾入手，奈何胃口不开，谷食难进，生气不振，纵有益肝肾之仙方，势难久延。故远咸寒之腻补，而就甘寒之清润，但得多进水谷，生气渐旺，方可与言治病耳。

乳幼之儿，尚未纳谷，胃气稚弱，但凡论治，勿损胃气为佳。况乎乳儿热袭肺卫者多见，其用药欲苦宜轻，或竟用甘寒，保胃津以化肺热。有陈姓孩半岁，"冬温入肺，胶痰化热，因未纳谷之身，不可重药消痰通利"，而投"炒麦冬、桑叶、大沙参、甜杏仁、地骨皮"（《临证指南医案》），是其例也。

胎孕之身，固需重视肝肾及冲任督带诸脉，然阳明为水谷之海，亦需重视，盖初孕之时，常多恶阻，水谷难进；月份既高，则更赖阳明之水谷，化血养胎。如"谢，始而热入阴伤，少腹痛，溺不爽；秋暑再伤，霍乱继起，令不饥不食，全是胃病，况怀孕五月，胎气正吸脾胃真气，津液重伤，致令咳逆。人参、知母、炒麦冬、木瓜、莲子肉、茯神"（《临证指南医案》）为治。

九、益胃阴要察时令之以机宜

人处天地气交之中，应四时以生长化收藏。四时之中，人体色脉变化，无论生理病理方面，均有一定规律。至于病态，虽千差万别，但就总体而言，有因误治失治，而伤及阳明胃津者，先生谓之"表里苦辛化燥，胃汁已伤"，法宜益胃阴，自在不言之中。夏暑发自阳明，更属显然。秋燥为患，就防液干，若燥伤肺胃者，除甘寒而外，别无良策。冬宜收藏，顾护真元为要，若冬不藏精，当春阳发泄之时，易患温热，此证伤津最速，稍有延缓，或用药有偏，则胃汁先涸，阴伤严重者甚多，叶氏《三时伏气外感篇》言之详明。

至于杂病，一般于春夏阳气发泄之时，或长夏土气当旺之日，或秋燥降临之候，若疗宿疾者，亦应顾其胃阴。

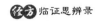

践行抗疫，温故知新（提要）

2020年初，"新冠病毒感染"突然来袭，在各路抗疫大军中，有中医药工作者，迅速而有序地组成多支医疗队，直奔抗疫前线，顽强奋斗，乃至取得胜利。中医药学有悠久的抗疫历史和丰富的学术经验，当此危难之际，应有所作为。如何才能有所作为？笔者以为："传承精华，守正创新。"已为我们指明了方向。通过临床实践，中医队伍认识到新型冠状病毒感染是外感疫毒以犯肺为主的疾病，因而多种以解毒为主的治疗方案应运而生，均取得了显著疗效，此即笔者在学习中抗疫的现实资料。同时笔者还择要复习了中医抗疫文献，从中受到启迪，对遣方用药多有裨益。以下所言，不过一己之浅见，敬祈教正。

一、中医药学防治"疫病"概要

（一）东汉以前中医文献摘要

甲骨文已出现"疫"字。《说文解字》云："疫，民皆病也，从病，役省声。"说明疫病有传染性。

《素问·补遗刺法论》云："五疫之至，皆相染易，无问大小，病状相似。""五疫"，指"土疠""水疠""金疠""木疫""火疫"。从中可以体会到"五疫"自有风、寒、暑、湿、燥、火之属性。此篇未论述"五疫"的症状。治法仅有刺法。

岐伯曰："不相染者，正气存内，邪不可干，避其毒气，天牝从来。"说明以下两点，其一，人体正气强盛，有抵御疫邪作用。其二，疫病是可以预防的。

《素问·六元正纪大论》所提到的"疫"有：①"民乃病厉，温病乃作，身热，头痛，呕吐，肌腠疮疡。"②"厉大至，民善暴死。"③"其病温厉大行，远近咸若。"④"其病温厉。"其中三处为温厉（疫）。

（二）东汉末年张仲景《伤寒论·伤寒例》中，与疫病相关的文字

《伤寒论·伤寒例》中，与疫疬相关的文字有：①"夫欲知四时正气为病及时行'疫气'为病"，此处未明寒热性质。②"从春分以后至秋分节前，天有暴寒者，皆为时行'寒疫'也。"此处仅有"寒疫"之名，未及症状、治法。

此篇开头即"《阴阳大论》云"，此《阴阳大论》非《素问·阴阳应象大论》，笔者疑为《伤寒杂病论集》中张仲景所撰用文献之一的《阴阳大论》（已佚），而非仲景原文。因为其一，在第一大段文字之后有："今搜采仲景旧论，录其证候，诊脉声色，对病真方有神验者，拟防世急也。"其二，在《伤寒论》原文中，除此处外，无直接引用某书文字之例。

张仲景处于东汉末年，其时政治腐败，战乱频繁，疾疫流行，民不聊生。据《伤寒杂病论集》曰："余宗族素多，向余二百。建安纪年以来，犹未十稔，其死亡者，三分有二，伤寒十居其七，感往昔之沦丧，伤横夭之莫救，乃勤求古训，博采众方……为《伤寒杂病论》合十六卷。"从这段文字可以体会到，《伤寒杂病论》是张仲景与疾疫顽强搏斗的宝贵遗产。从而推论，张仲景也治疗了很多疫病。

旁证：曹植《说疫气》云："民户顿减。""家家有僵尸之痛，室室有号泣之哀，或阖门而殪，或覆族而丧。"

既然如此，为何《伤寒杂病论》中，无治疫之专论？答曰：与时代背景和文化背景有关。即当时的社会上层和文化人，将一切外感热病（包括疫病）以统称"伤寒"为雅。如《小品方》云："伤寒是雅士之词，云天行温疫，是田舍间号耳。"《肘后备急方》云："贵胜雅言，总名伤寒，世俗因号为时行。""伤寒、时行、温疫，名同一种耳，而本源小异。"

张仲景《伤寒论》是以广义伤寒为研究对象，《难经·五十八难》云："伤寒有五，有中风，有伤寒，有湿温，有热病，有温病。"站在提炼"广义伤寒"的辨证规律、变化规律、治疗规律的高度，穷毕生精力而成之经典著作，时至今日，对疫病的治疗仍有着很高的指导价值。谨举例言之，《伤寒论》113方（缺1方），其中如白虎汤、三承气汤、大柴胡汤、葛根芩连汤等清热方剂（不含寒温并用之方），计约37方，约占总数的1/3。其余如理中、四逆类方，在疫病内闭外脱阶段，或后期恢复阶段，亦可酌情使用。

为了说明在《伤寒论》六经辨证理论指导下，其方药经适当变化与组合，可有效地治疗温疫问题，兹将明、清两代及其后的抗疫名方列举如下，以便对照。

第一，吴又可《温疫论》。达原饮的组成分析：知母、黄芩、白芍、甘草，有白虎汤和芍药汤的影子，重在清透气分邪热；槟榔、草果、厚朴，由吴又可加入，重在破除湿浊疫邪。

三消饮的加味原则：在达原饮基础上，若兼太阳症状加羌活，若兼少阳症状加柴胡，若兼阳明症状加葛根，若兼阳明腑证症状加大黄。

吴氏还在《温疫论》中，多次阐述三承气汤在疫病中的运用。以上事实足以说明，吴氏的治疫成就，是以《伤寒论》为根基，又有创新。

第二，余师愚《疫病篇》。清瘟败毒饮的组成分析：生石膏、知母、甘草、竹叶——有白虎汤、竹叶石膏汤的主要配伍；黄芩、赤芍、甘草——黄芩汤；桔梗、甘草——桔梗汤；栀子——栀子豉汤之君药。而犀牛角、生地黄、连翘、牡丹皮四味，乃余师愚据以上五方精神所增之药。可见此方是余氏站在《伤寒论》基石之上的出新之作。

第三，20世纪60年代，中国中医研究院蒲辅周老前辈治疗流行性乙型脑炎，以白虎汤为主方，疗效显著。

第四，20世纪60年代，湖北中医学院洪子云老前辈治疗流行性脑脊髓膜炎，以清瘟败毒饮为主进行加减；治疗流行性细菌性痢疾，以白头翁汤、葛根芩连汤为主方，均获显著疗效。

以上均为温病学派治疗温疫之名方，在学术理论上依托《伤寒论》，又从温病学卫气营血辨证、三焦辨证中汲取营养，是依故说而融会新知，守正创新，解决现实问题，推动中医学术发展，足以启迪后学。

所需慎重说明的是，《伤寒论》虽然包括了温病内容，但其温病学说尚未形成体系，因此在当今抗疫工作中，还须加强对温病学的学习。必使寒温学术相互补充，融会贯通。凡能如此，必有创新。

（三）晋代至金元时期

此时期的代表性医著，仅扼要举例，不作简介，如晋代葛洪《肘后备急方》等，隋代巢元方《诸病源候论》等，唐代孙思邈《备急千金要方》《千金翼方》、王焘《外台秘要》等，宋代朱肱《南阳活人书》等，金元时期朱丹溪《丹溪手镜》等，均有对疫病的认识、预防（避疫、避温、避瘟）与治疗，内容从略。

（四）明代

吴又可《温疫论》，系统论述了疫邪乃天地间别有一种疠气

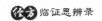

（或称戾气、异气、疫邪），不同于四时温病。

吴氏指出，由自然环境变异而产生疫邪，然后传染于人；人传人。疫邪自口鼻而入，伏于膜原。创立"达原饮"，以透达湿热疫邪。"三消饮"，透达疫邪兼治三阳症状。

《温疫论》重点论述湿热疫病。"湿热疫"是一个大的疫病类型，包含多种疫病，如"肠伤寒"属于湿热疫的一种，"流行性菌痢"亦属湿热疫的一种等，已为多数学者认同。《温疫论》所论为何种疫病，目前尚难肯定。但从该书所描述症状、发病过程、舌象——苔白如积粉，舌质红，以及方剂组成，可以看出属于"湿热疫"无疑。该书所论之疫，在初期高热恶寒时与新型冠状病毒感染有某种相似处，故此次治疗新型冠状病毒感染诸方，初期多有达原饮的影子，是有效的，说明这种借鉴是正确的。从该书的后半截，因湿热疫邪里结阳明，而频繁使用下法来看，说明吴又可所见到的"湿热疫"，可能是肠道的某种疫病，则与新型冠状病毒感染不同。因为书中极少提到呼吸道症状，则可证明。因而全国各地治疗新型冠状病毒感染之方，又多不受达原饮之束缚，而各显新意，互奏其功。这种知常达变功夫，是难能可贵的。

是书创立"九传"理论：但表不里、但里不表、表而再表、里而再里、表里分传、表里分传而再分传、表胜于里、里胜于表、先表后里、先里后表。九传可能是个约数，因为上列之实数为十。

后期变证，有顺证、逆证及其治疗。明代对疫病的认识及其治疗，《温疫论》应是具有里程碑意义的学术进步（从略）。

（五）清代

清代是温病学蓬勃发展的时期，其代表性的医家有叶天士、薛生白、吴鞠通、王孟英等。

叶天士《外感温热篇》（收录于《温热经纬》中），创导对温病，以及温疫的卫气营血辨证，高度总结卫气营血辨证论治规律，发前人之未发，有广泛的指导意义。其中察舌验齿，在辨证论治中的作用与地位十分重要，言无虚发。堪为一代宗师。

薛生白《湿热病篇》（收录于《温热经纬》中），从"太阴内伤，湿饮停聚，客邪再至，内外相引，故病湿热"的学术思想出发，系统总结了湿热证的证治规律，有很高的临床价值。

吴鞠通《温病条辨》在继承叶天士学术理论的基础上，创立三焦辨证论治体系，兼含卫气营血辨证的学术成就，系统总结了对四时温病、温疫、温毒的辨证论治体系，能有效地指导临床实践。

王孟英《温热经纬》：功在搜录温病名家医著及精湛评语。王氏《霍乱论》：在肯定寒霍乱的基础上，据临床事实，总结了热霍乱的病因为热气、湿浊、秽恶合邪。除总结辨治规律外，还提出了"守险"（杜绝传染）、疏浚河道、净化水源、改善居室内外环境等一系列措施。在王氏的生活期间，如道光十七年（1873），江浙一带流行霍乱，故王氏《霍乱论》，应包含由霍乱弧菌所致之霍乱。

余师愚《疫病篇》前已论及。此篇的特点是，较为全面地论述了"温（燥）热疫"的发病特点、证候变化、治疗大法、主治方药。

总之，疫病主要分为两大类：

"湿热疫"，以吴又可《温疫论》为代表。《温病条辨》所载之疫病有部分属湿热疫。

"温（燥）热疫"，以余师愚《疫病篇》为代表。《温病条辨》所论之疫病有部分属温（燥）热疫。

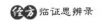

二、笔者对新型冠状病毒感染之浅见

(一) 新型冠状病毒感染认识概要

第一,病因:天地间别有一种戾(疠)气。

第二,传染途径:由大自然传染于人;人传人,自口鼻而入。

第三,主要病位:肺。危重症、老年、有基础疾病的患者,可出现多脏腑损害。

第四,病机:湿热疫邪袭肺。肺为贮痰之器,故湿热必衍化为"痰热"。

第五,如何证明病位、病机?

关于病位问题,笔者以为,新型冠状病毒感染初起多有咳嗽(微咳、干咳、咳白稀痰或黄痰,量多少不等),胸闷,气短,微有胸痛等,说明病位在肺;有些患者基本不咳,或完全不咳。此二者之肺部 CT 片提示肺部有毛玻璃状阴影,说明肺部病变可先于症状而出现。笔者以为中医学从来是与时俱进的,肺内病变固然望诊不可得见,而肺部 CT 片之提示,实可视为望诊之延伸,中医学应当加以利用。

临床实践告诉医者,在确定病位、病变方面,必须借鉴现代设备,然而在辨证论治方面,不能按西医学思路,而寻求中医治法。欲寻求中医治法,一定要回归到辨证论治和"理、法、方、药"的思路上来。

(二) 证候分析

第一,热型:病症初起,多有恶寒,或发热恶寒,或寒热起伏不定,或午后发热恶寒,或暮热早凉,或热势不扬等,符合湿热疫病之热型,不可将恶寒视为表证,而是肺家痰热之"外症"。

为证明这一论点，谨探讨如下：其一，前人谓：有一分恶寒，便有一分表证。此论对狭义伤寒（太阳伤寒、太阳中风）、风热在表，是正确的。然而广义伤寒，如阳明病初起亦有恶寒者，则非兼有表证，如《伤寒论》第183条："问曰：病有得之一日，不发热而恶寒者，何也？答曰：虽得之一日，恶寒将自罢，即自汗出而恶热也。"其二，《温疫论》云："温疫初起，先憎寒而后发热，日后但热而无憎寒也。"其证主以达原饮。说明湿热疫初起之恶寒非表证，乃湿热疫邪伏于膜原之"外证"。"外证"始见于《伤寒论》第182条，其云："问曰：阳明病'外证'云何。"清代沈金鳌《杂病源流犀烛》将"外证"概念引入杂病中，而称为"外候"，确有见地。然则《温疫论》疫病"九传"中，多次提到表里传变之"表"，应作何解？要知"九传"中之"表"，指湿热疫邪伏于膜原，而外见发热恶寒等，是指其"外症"而言，并非风寒、风热表证。其三，《外感温热篇》云："肺主气属卫，心主血属营……伤寒之邪留恋在表，然后化热入里。温邪则热变最速。未传心包，邪尚在肺，肺主气，其合皮毛，故云在表。在表初用辛凉轻剂。"此论泛指温病初起，热邪在肺之轻证，多有咳嗽，又有发热恶寒无汗等，除内有肺热外，尚有风热袭表，卫气壅滞而有恶寒，此即"故云在表"之意。将此称为风热表证，虽未尝不可，然则须知已有肺热，并非纯属表证。治法除清肺热外，尚有发汗透解之机，可用辛凉轻剂——清肺透表法，以银翘散为代表方。其四，《温病条辨》银翘散：金银花、连翘、竹叶、生甘草、桔梗、芦根、牛蒡子（辛苦寒，疏散风热，宣肺透疹，解毒利咽），可见本方以清宣肺热为主。而荆芥、淡豆豉、薄荷兼有发汗透表作用。其五，《疫病篇·疫证条辨》第一条云："头痛，目痛，颇似伤寒。"意为燥热疫之始发，有发热恶寒无汗等，切不可因恶寒无汗而误为表证，或兼有表证，乃热邪深伏，气机运行不畅之结果，治疗以直清里热为重点，主之以清瘟败毒饮。由此忆及洪子云老前辈治疗"流脑"之全过程，笔者一直侍诊于侧，体会良多。其后笔者曾在《论表里治法的先后缓急》中，谈到"流脑"传变迅速，有两句话加以概括："发热伊始，而斑疹显露。恶寒未罢，而神昏痉厥已成。"此时恶寒越重，则热伏愈深，切不可因循先表后里治法，而贻误病情。洪老所用之流脑1号方、流脑2号方（清瘟败毒饮化裁）。

以上援引，只为证明新型冠状病毒感染之种种类似于表证者，实为疫邪在里之"外症"。

第二，发病过程：多数患者之初起，或似病非病，或身体酸楚疼痛，或微觉胸闷，或微咳少痰等，然后缓慢加重等；重证、危重证患者，缠绵难愈，疗程较长，符合湿热疫病的发病过程。

第三，症状：咳白痰或黄痰，咳而无痰（病者但求畅咳出痰为快），甚至不咳，而胸闷气短突出，血氧饱和度下降等。是清气难以纳入，浊气难以呼出，符合痰热阻肺之症状特征。

第四，脉象：以数脉为主，如弦数、滑数、濡数等，与痰热阻肺相符。

第五，舌象：苔白厚、黄厚而润泽者居多；舌质多为鲜红或绛。《外感温热篇》：云："白苔绛底者，湿遏热伏也。"以上均与痰热阻肺之舌象相符。

新型冠状病毒感染患者有不咳或咳而无痰者，何知痰热阻肺？答曰：咳出之痰固然为痰；其无痰、少痰者，据以上论述，仍为痰热阻肺。痰阻何处？曰：阻于肺络或肺之经隧。《灵枢·玉版》曰："胃者，水谷气血之海也。海之所行云气者，天下也。胃之所出气血者，经隧也。经隧者，五脏六腑之大络也。"可见在生理状态下，气血流注于脏腑之经隧、络脉而为之营运。新型冠状病毒感染乃病理状态，气血难以流注于肺之经隧、络脉者，乃痰热阻于其间也。前人因痰的复杂性，而提出顽痰、老痰、皮里膜外之痰、经隧之痰等概念，为吾侪提供了丰富的研究课题。对新型冠状病毒感染而论，则阻于经隧之痰、肺络之痰尤为重要。

第六，治法：清热解毒宣肺，化痰（湿）散结。

第七，处方名称：肺炎1号方，适于普通型、轻型。重症患者，进行适当加减，疗效尚佳。

第八，药物组成：柴胡、黄芩、法半夏、党参、全瓜蒌、槟榔、厚朴、草果仁、知母、白芍、生甘草、陈皮、虎杖。

此方是由小柴胡汤、小陷胸汤、达原饮，合并化裁而成。由湖北中医药大学附属医院巴元明教授牵头的专家组和笔者研究后制定。所治500多例，均治愈。

三、远程视频会诊（重症）

笔者之徒弟方方，是湖北省应城市人民医院中医科主任，为该市新型冠状病毒感染中医治疗组成员，一直坚持第一线中医治疗工作，碰到重症患者，请求远程视频会诊。笔者通过视频可见到查房全过程及各项检查资料。根据患者高热不退，胸闷憋气，或气喘明显，面色晦暗，精神疲惫，血氧饱和度下降，肺部磨玻璃样阴影明显增大，主要化验指标更差等，笔者给予之基本方于下（一方二法）：柴胡、黄芩、法半夏、黄连、全瓜蒌、浙贝母、桔梗、百部、前胡、紫菀、款冬花、蒲公英、紫花地丁、半枝莲、白花蛇舌草。此方由小柴胡汤、小陷胸汤、止嗽散合并化裁而成。

加减法：胃胀、胃痛、反酸，加吴茱萸、海螵蛸、延胡索。腹泻、便溏，加广木香、砂仁、肉豆蔻。头昏、眩晕，较轻者加钩藤、天麻。重者加全蝎、蜈蚣。胸闷严重或胸痛者，加土鳖虫、苏木、地龙。

安宫牛黄丸用法（略）。

以上基本方似可命名为"柴胡陷胸解毒汤"，针对新型冠状病毒感染重症，发热难退者；基本方去柴胡、黄芩，而加入麻黄、杏仁，则可命名为"麻杏小陷胸汤"，针对新型冠状病毒感染咳喘严重者。

会诊三例重症患者，均获治愈。其后方方主任据此方案，又治愈四例重症患者。

知难而进*

余幼读儒书，少年学医，侧身杏林，凡五十寒暑。虽学业渐进，然非一帆风顺。时于迂回曲折之中，勉得一进；时于艰苦竭蹶之际，有所收获。是以每进一步，深知其难；愈知其难，愈以求进。余天资驽钝，学无妙法；医术不精，鲜有良方。今能告青年后学者，惟"难"与"进"二字而已。

谨承庭训

余祖居湖北鄂城（今鄂州市）洪家大湾，三世行医。先祖父坤臣公，精于《伤寒论》。先君云卿公，承其业而另谙于温病学，中年以后，名重乡里。余以长子长孙地位，阖家至爱，然爱而不溺，养而不娇，训导尤严。七岁进学，始诵三字经。稍长，即课以儒家经典，兼涉诸子之学，旁及诗词歌赋。初，先祖父在世，昼忙于诊务，夜诘余之学业，若能背诵当日课文，并能默写，则宣以抚慰。否则严加训斥，必令当晚完成，方许休息。后，先君督学，严过于前。家境虽寒，犹不惜膏油之资，故余常夜坐鸡鸣，朝读五更。如是者，十易春秋，略通文理。出学之日，年届弱冠，因受家学多年熏陶，而有志于医。先君授以医学经典，躬亲教诲，凡能由理求实者，则于字里行间，务使昭晰。凡有一己之心得，必贯穿其中，而声情并茂。若夫晦涩难明，或有脱漏者，则不强为解释，而免误入歧途。其于《黄帝内经》，除要求通读明义之外，尚规定若干精读背诵之文。至于《伤寒论》《金匮要略》，则要求整本背诵，谓之"包本"。温病学虽不在经典之列，以先君笃好之故，亦要求背诵叶氏之《外

＊　洪子云口述，梅国强整理。

感温热篇》、吴氏之《条辨》等书。另选若干精炼之歌括，务必能背。当时虽不胜其苦，迨至用时，方知其甜。盖人之生理规律，日月随年龄以逝，记忆伴年龄而衰，若非少壮苦读，并反复强化，时至今日，衰老临身，当是腹中空空，而一无所知也。或笑曰：死背书本，乃旧时习俗。现已跨入电子时代，但需生动活泼，理解精神即可，背书不合时宜。答曰：即如电子时代之电子学，不知多少公式、定律，多少理论、数据，既需理解，亦需熟记（背）。若开卷了然，掩卷漠漠，似有所知，而胸无定见，何所致用哉？因劝后之学者，仍需背诵（或称记忆），以背诵加深理解，以理解促进背诵。背而成诵，实非易事，若能知难而进，反复如兹，其乐无穷。

攻读之余，常侍诊于先君，得以理论联系实际。每诊一病，命余先分析病机，并草拟治法方药，然后由先君一一评论，确定其正误，经修订后，作为正式处方，因而得益良多。侍诊三载，年满二十，许余单独应诊。初见疗效，余以为沾沾自喜。殊不知，余所诊之病，俱在先君心目之中，或明加指点，或暗中查访，未尝稍懈。忽一日，先君问："某村之某病，疗效如何？"对曰："已愈。"先君怒形于色曰："尔只知高热舌燥，便用寒凉，而不察全部病情之表里寒热。该病虽高热，但恶寒，不汗出而烦躁，已属大青龙汤证范畴，幸被我察觉，及时更换处方，病始告愈。尔阅历不深，读书不够，自即日起，停止应诊，专读医书。"此举对余不啻当头棒喝，虽在年轻气盛之时，亦未敢不从，而学习更加刻苦用功。如是两年之内，余之处方权，曾三夺三予。谓之"磨炼心志，而使专纯也"。此法对今日之青年虽不适宜，但自觉磨炼，余以为应当提倡。曾子曰："吾日三省吾身。"余以为青年医务工作者，应白日工作，夜"省吾身"。凡发觉不足处，应及时翻阅文献，加深理解；凡有心得，亦应及时总结，作为今后借鉴。医道虽难，但遇不屈不挠之有心人，定能步步攻克难关，步步前进。

先祖父及先君，积数十年医学经验，撰写不少文稿，医案尤多，余曾细细读过，视为珍宝。先君临终时，教余榻前，指点各种文稿曰："昔韩愈有言，'业精于勤，而荒于嬉，行成于思，而毁于随'。学业之道，未见有靠先辈而精而成者。故凡文稿，应尽行销毁，全赖尔之自立也。"余痛心倍至，欲求保留，先君又曰："儿孙有用，要它何用？儿孙无用，要它何用？"余含泪而遵其命，一一销毁。未几，先君弃世，余时年二十二岁，因知医道虽难，但奋发图强，坚持不懈，善始善终则更难。从而豁然有悟，先君焚稿，意在鞭策，用心良苦。每忆及此，心潮起伏。余常云，今日之青年，得天独厚，上有党无微不至之关怀，中有师长教育，下有同志帮助，学习条件，优胜于前，未可计算。故青年应必然胜过老年，使岐黄之术发扬光大。寄希望于青年矣！

融会"寒""温"

医学之博，浩如烟海；文献之繁，汗牛充栋。而人之精力有限，欲求其博，不过相对而已，实难面面俱到，门门精通。由于先君通伤寒而谙温病，故余自幼对此二门，兴趣极浓。当余中医基础较为牢固之后，专攻伤寒、温病，并付诸实践。治学之法，先读伤寒，以明认识外感热病之源；后学温病，以知其流。读伤寒分作三步：首先，熟读熟背，领会大体精神，以成无己《注解伤寒论》为主要参考文献。不贪其多，但求其熟。其次，精读柯、尤、钱氏之三《集》《医宗金鉴·订正仲景全书》《伤寒辑义》，以及二张（张隐庵、张令韶）、陈修园之诠释，并浏览其余，以广见识。在博览群书基础上，务必综合归纳，分析对比，逐条体会，相互交融，分中有合，合而复分。例如，心下痞一症，除五泻心汤证外，应遍搜有关条文，各各分析对勘，求出证治之异同，而了然于胸，以便运用时提起一点，带动一串。多年实践证明，此步功夫，对临床诊断及鉴别诊断，大有裨益。最后，理论联系实践。此时应与书本保持若即若离关系。"若即"是借助书本，继续提高理论水平。"若离"是不受书本束缚，大胆独立思考，能动地认识疾病发展变化及其诊疗规律，绝不可限于条文字句之间。然后根据实践所得，加以总结提高。如此不断反复，必能形成自己的学术见解。如《伤寒论》第152条十枣汤证，有"心下痞硬满，引胁下痛"句，历来注家多顺文演义，未加深究。余在临证中发现，病者主诉心下痞者甚多，而诉心下硬满者极少，对照注释，难明其故。然细查病体，则恍然有悟。即医者以手切按患者心下，觉抵抗力较强，若有硬满之状。此时病者称心下痛者极少，而称牵连胸胁痛者多，若积饮较重者，或有窒息感。故知"硬满引胁下痛"是他觉证。由是应断句为"心下痞，硬满引胁下痛"，如此不仅符合临床实际，而且便于教学。又如第21条："太阳病，下之后，脉促胸满者，桂枝去芍药汤主之。"历来对"脉促"见解不一，聚讼纷纭，有以"急促""短促"为解者，有以"数中一止"为训者。据临床所见，"急促""短促"者有之，且为学者赞同。而"数中一止"者，亦时有所见。如病毒性心肌炎，初起酷似外感，或寒热未罢，而脉促（指"数中一止"，下同）已见，或外证已除，而脉促不休。其中有心阳虚劫者，投桂枝去芍药汤化裁，常获佳效（若有病机不同者，另当别论）。于是，以上两种意见，兼收并蓄可也，不必由理论而理论，以辨其是非。

学习温病，仍需循序渐进，分步而行，兹不赘述。参考书籍先以《温热经纬》《温病条辨》为主，打下坚实基础，然后再及其余。关于融会"寒""温"问题，历来贤能辈出，著述颇众，互有发挥。余不过身体力行而已，并无创建。余以为"寒""温"二派，从源流以观，恰有互补之妙，绝无对峙之情。因篇幅有限，难以尽意，仅以厥阴为例，略作说明。《伤寒论》厥阴病篇寒证及寒热错杂证甚多，而热证极少。篇中虽有白虎、承气之属，终非厥阴本证。此非厥阴无热证，而是仲景所未及也。温病学家独擅其长，阐发热陷心包、痰热内闭心包、热盛动风、虚风内动等证，俱属厥阴无疑，足补仲景之不逮。从而观之，厥阴病应有寒、热、虚、实及寒热错杂、虚实互见诸证。再从卫气营血辨证分析，则厥阴之气、营、血分证，必朗若列眉。若就三焦而论，热陷心包属上焦，热盛动风及厥阴寒证属下焦，有据可凭。故余主张，对外感热病辨证论治，应以六经为经，以卫气营血、三焦辨证纬贯其间，实事求是认识疾病，摒却门户之见，方能窥见外感热病之全貌，亦可为治疗内伤杂病之借鉴。

学理如此，实践亦然，例如，大叶性肺炎一般属温病范畴，多采取卫气营血辨证。然而亦有特殊情形，如严冬发病，常有里热虽重，但外寒束缚不解，可仿太阳兼内热证治法，方用大青龙汤化裁；有初病之时内热潜伏不显，而见面色苍白，肢冷脉微，血压下降者，当急予回阳救逆，待阳回之后，再议其余；有在热炽过程中，或热灼之际，而阳气暴脱者，仍须当机立断，速投回阳之品，待阳回之后，据证从速更其方。目前中药剂型改革已有苗头，遇此病情，常可采用清热解毒之注射剂与参附或四逆汤注射液，双管齐下，较诸口服药，又胜一筹。又如去年余曾治一例湿温（西医诊断"变应性亚急性败血症"）患者，身热不扬，发热呈间断性，间隔时间与发热时间，均在数日至一二周不等，四肢微凉，病程长，难以告愈。初用宣透湿热之剂，疗效不显。因思其病，与厥热胜复相似，悟出湿热深入厥阴之理。故于前清热化湿解毒方中，加入乌梅、草果、知母、柴胡、桂枝之属，轻而取效。然患者病差以后，自汗盗汗不止，衣被常湿。诊知属营卫不和，故以桂枝汤加黄芪善后，精神饮食，一如常人，至今未见复发。可见一人或一病之中，在特殊情况下，寒热变化不一，虚实或在反掌之间，岂可因寒温学派不同而限定之。故业伤寒者，必熟温病，专温病者必通伤寒。

1955 年余受聘于湖北省中医进修学校，1958 年任教于湖北中医学院。虽始终担任《伤寒论》教学工作，然对温病之学习及临床运用未敢松懈，惟以体会肤浅为憾。年近黄昏，而难题甚多，愿竭绵力，以迎青年学者之发明创造。

处处留心

俗语云："事怕有心人。"余本此朴素辩证法思想，在学习与工作中多留心观察。尤其碰到棘手之病证，则尽力搜罗古今治法，经过思索，便于运用。如此坚持下去，则处处留心皆学问。如治一青光眼患者，男，五十余岁，双目失明，其女扶持来诊。病程既久，肝实而脾虚，饮食少进。检索前方，俱是滋肾柔肝之品，效果渺然。忆及《本草纲目》引《医余录》云："有人患赤眼肿痛，脾虚不能饮食，肝脉盛，脾脉虚，用凉药治肝则脾愈虚，用暖药治脾则肝愈盛。但以温平药中倍加肉桂，杀肝而益脾，故一治两得之。传云：木得桂而枯是也。"仿其意，拟方如下：桂枝、白芍、生地黄、炙甘草、菟丝子、覆盆子、夜明砂、谷精珠、破故纸。经治月余，患者不需人扶持，而行走自如，一寸以上大字，可以辨识，竟获理想效果。后带处方返里自服，未曾追访。可见学问之道，一般应从大处着眼，然临床经验之积累，亦常需于小处留心，一点一滴，年深日久，虽涓涓细流，而可成其大也。即以李氏之《本草纲目》为例，它不独是一部中药学，而且是一部涉及临床辨证、处方用药、经验成方、生物、矿物等多学科之巨著，内藏珍宝，难以统计。因而应为医家必读之书。读则需精，切不可于性味功能间知其梗概，而应于"发明""附方"中探索宝藏。不过其书卷帙浩繁，读来不易，所以应一则利用闲暇，留心阅读。虽不能记忆，但可留印象于头脑。

一则应用时，根据平昔之印象，有目的翻阅，常可从中受到启发，而解决疑难问题。

又如治一例"多型性红斑"患者，青年女性。红色斑块遍及全身，高热持续月余，而病情愈重，红斑此起彼伏，渐有水疱形成。初按温病发斑治法，全无效果。故知常法难以奏效，而虑及变法。察患者红斑满布，而痛痒明显，高热月余而无舌绛、神昏、痉厥等情，知热毒郁怫于血络之中。既不能从外透解，亦不能内陷脏腑，故凉血化斑无功，而清络宣透或许有效。治以《串雅内编》之治火丹（丝瓜子、玄参、当归、升麻、柴胡）为主，加重清热宣透之品，如金银花、连翘之类。果收热退身和、斑退痒止之功。后用此法，再治一例，亦顺利痊愈，说明医学经验，有时藏于小书杂说之中。俗语云："小小单方，气死名医。"不为无据。当然，首先必须强调练就坚实之基本功，然后处处留心，方能相得益彰。反之，不论基础，而一味东寻西觅，以图巧遇良方，则常常枉费精力，而一无所获。

勇于实践

实践是检验真理的唯一标准，欲证实或发展医学理论，必须认真实践。欲丰富临床经验，亦须勇于实践，善于实践。余年轻时，常对自己所开处方发生怀疑，欲往病家观察，又受"医不叩门"之旧思想束缚，而踌躇不前。因而多方侧面打听，甚至暗自立于病者窗外，听其动静。后被病家发觉，非但不以医术低而嗤之，相反，表示感激之情。从此经常深入病家，观察病情变化，不觉有碍情面，反认为是临床工作之重要环节，久而久之，习以为常。自参加国家工作以后，临床诊疗，在医院进行，为随时观察病情提供了有利条件。有时不论当班与否，对重证患者，一日多次观察，有时在深夜亦然，有些经验，正是在此艰苦细致的观察之中取得的。

抗日战争时期，"登革热"流行，其病憎寒壮热，重者亦有生命危险。若按外感热病之一般规律辨证论治，疗效甚微。查阅文献，一无先例可循，而发病之多，几乎沿门阖境。病家急如星火，医者并无良策，因而不得不仔细思考。自忖病发于日寇侵略时期，人民饱尝战乱饥馑之苦，卫生条件十分恶劣，故其病因，有类瘴气、疫疠。其证憎寒壮热，起伏不定，似疟非疟。查《本草纲目》，有瘴疟寒热，用常山、草果治疗之记载。又访得民间有类似验方，用治本病，尚有一定作用。综合各方面情况，余拟订四味药之处方（田茶、乌梅、草果、常山），随症略加一二味，果然收到理想效果。一般用药二三剂告愈，治验颇多。从而受到启发，中医所论疟疾，是依据临床证候诊断，并非依据疟原虫之病原诊断，故类其证者，可酌用其方。

1964 年，在党的中医政策照耀下，余参与中医治疗甲状腺功能亢进症和"急性菌痢"的科研工作。此二病，就西医学来说，有确定的诊断标准及特效疗法，而采用中医治疗，能与比肩否，是个严肃的问题，必须认真对待。其中甲状腺功能亢进症病组，共系统观察 15 例，先由西医明确诊断，详细记录各项客观指标，后由中医辨证治疗。据其病机，主要由于五志过急，肝失调达，风木化火，上而震撼心包，下而消灼阳明，旁及少阳经脉，致经气郁结，津液凝结为痰。舒郁平肝，清降相火，软坚消痰，养阴滋燥，是其主治之法。自拟"疏肝消瘿饮"（柴胡、生地黄、玄参、知母、天花粉、当归、白芍、昆布、海藻、牡蛎、黄药子、香附、柏子仁）为基本方。服至症状消失，基础代谢及甲状腺吸碘^{131}率正常后，改服消瘿丸（昆布、海藻、荔枝核、川楝子、玄参、香附、浙贝母、柴胡、黄药子、牡蛎、橘核、皂角刺），以巩固疗效。15 例中有 14 例于服药后 7~15 日内出现疗效，症状逐渐减轻，基础代谢率开始下降。一般在2~3个月内症状全部消失。体重平均增加4千克，最高达9千克。基础代谢率有10例降至正常，1例接近正常，2例改善。服药后有12例做吸碘^{131}率对比测定，其中9例恢复正常，3例无明显改善。

"急性菌痢"组，系统观察100例。全部根据1959年全国传染病学术会议拟订标准进行诊断。中医辨证属湿热蕴结者37例，主方为当归、白芍、黄连、黄芩、槟榔、枳壳、木香；湿热兼表者36例，主方为葛根、黄芩、黄连、金银花、连翘、焦山楂、厚朴、木香；湿热夹滞者18例，主方为藿香、紫苏叶、法半夏、竹茹、枳壳、黄连、焦山楂、神曲、大腹皮、茯苓；湿热化风者9例，主方为金银花、连翘、黄芩、黄连、钩藤、茯神、鲜荷叶、木香。治愈87.87%，缓解3%，未愈10%。其"未愈"，指加用西药而愈者。100例中，大便培养阳性者92例，治疗后连续三次细菌培养转阴率为78.26%。从以上两组病例之疗效来看，不亚于西药治疗结果，在某些方面乃有所优胜，如改善症状、恢复体力、费用低廉等。

1966年武汉地区"流行性脑脊髓膜炎（流脑）"大流行，严重威胁人民身体健康，甚至危及生命。余受组织派遣，参加中医治疗"流脑"工作，共收治287例（多属轻型、普通型，亦有少数重型）。入院时，多有明显的发热恶寒，头痛，或鼻塞流涕，或兼咳嗽等表证。但因其传变迅速，甚至发热伊始，而斑疹显露，恶寒未罢，而神昏痉厥已成，若循"卫之后，方言气，营之后，方言血"之常规论治，必延误病机，甚则莫救。余师愚云：温疫病"颇类伤寒"，是说明温疫初起，有类似伤寒表证者，"误用辛凉表散，燔灼火焰，必转闷证"。因此必须严格把握疫毒深入营血之病理特性，不论表证有无，概以大剂清热解毒，凉血化斑，或兼息风，或兼开窍为治，竟能收里和表自解之效。自拟"流脑Ⅰ号方"（金银花、连翘、生地黄、牡丹皮、赤芍、大青叶、生石膏、知母、僵蚕、蝉蜕、黄芩、菊花、玄参、芦根）；"流脑Ⅱ号方"（金银花、连翘、生地黄、天花粉、钩藤、生石膏、地龙、僵蚕、玄参、牡丹皮、黄芩、蝉蜕、大青叶），必要时配用安宫牛黄丸、至宝丹、紫雪丹之类。通过四个月左右的艰苦努力，治愈率达 78.41%（其余患者转西医治疗）。工作中发现病者呕吐严重，服药困难，影响疗效，因而积极赞助中医剂型改革。余拟定"流脑注射液"之处方（十味中药组成），当时做成肌肉注射液，在少数患者中试用，初见功效。1967 年，"文革"进入高潮，余被迫停止工作。而"流脑注射液"之研制任务及临床观察，在许多同志努力下，得以继续进行，并制成 300% 之静脉注射液。通过几年临床实践，治疗各型流脑（配合西药对症处理），大大提高了疗效，同时用于多种感染性疾病，亦有满意效果。余虽未能参加其后之工作，但看到此项课题有所进展，亦以自慰。

十年浩劫中，余被贬入深山数年，除随身衣物外，书无一卷，文具尚且困难，自知钻研医学理论无望，而以医疗实践，补其不足之想犹存。故不畏山高水险，走村串户，为贫下中农防病治病，从中学到不少草药知识。如熊黄连之治湿热、温热；朱砂莲之治胃痛；景天三七之治血小板减少等。当地干部群众不因余之被贬见疑，使余看到献身中医事业之希望。

现在党和政府为每个科研工作者创造了优越条件，开拓了光明前景，余虽老朽，但觉"满目青山夕照明"。故愿尽愚诚，与后学诸君共同奋斗，携手前进。

《荆楚名中医·洪子云卷》序

　　洪子云教授，笔者之恩师也，湖北省鄂州市洪港村（洪家大湾）人。自幼聪颖，勤奋好学，饱读诗书，天机迅发。其祖父坤臣公，以晚清监生之资，弃儒从医，医文并精，知名绅士也。其父云卿公，子从父业，以医理探微，临床验证为乐事，活人有道，名重乡里。至于文学，自得其心传，乃医中之儒者。初，恩师从其祖父学，以儒学为主，兼及诸子之书，而医学入门之书，如《药性赋》《医学三字经》之类，亦同时教习，不求其理解，必令其熟背，是筑基务牢，则造化随之。未及成年，其祖父仙去，其父继执教鞭，此时则以医学为主，儒学为从。精心授以《黄帝内经》《难经》《伤寒论》诸经，以及临床各科。此外其父谙于温病学，故温病学名家如叶、薛、吴、王之著作，必令其熟读，务与《伤寒论》汇通，深入理解，精益求精，并求验之于临床。其间多所磨砺，恩师之处方权，曾被其父三夺三予，方允独立行医。初出茅庐，疗效堪佳，被乡邻认可。抗日战争时期，鄂城"登革热"流行，恩师独创妙方，屡起沉疴，因之声闻远播，是有光于先辈，造福于生灵。

　　1955年，鄂城县（今鄂州市）举荐恩师赴湖北省中医进修学校学习，然后留校任教，至1958年，湖北中医学院（湖北中医药大学前身）成立，则转教于该校，任《伤寒论》教研室主任。其授课，虽带教材及备课笔记，然从不翻开，娓娓道来，津津有味，引人入胜。同时兼任我附属医院（地址在武昌阅马场湖北中医学院内）病区负责人，是著名少壮派之一。后，该附院与湖北医院合并，以成新的附属医院，仍兼任病区负责人。授课之余，悉以病区为根据地，其业精于勤，可见一斑。20世纪60年代初，我省天门、沔阳一带，

"烧热病"（后知为棉酚中毒）流行，病者以莫名烧热为苦（体温正常），欲入冷水中，重则丧失劳力，女子多有闭经、不孕者。当时虽无公开报道，然病情震动上层，而医界并无良策。于是中央派来高级西医医疗卫生专家组，我省则派恩师前往，配合临床工作。其中医治法以解毒祛湿为主，竟获佳效，而得以推广，恩师亦受表扬。岂料任配角者，竟成治疗中之主角，其温故知新，灵思妙用，不惧艰难，勇于探索之精神，令人敬佩不已。工作结束归来，笔者曾问及处方，答曰：以重用土茯苓为主，并云：总结材料已经上交。恩师并不保守，想必其时有某种保密规定使然，十分可惜。1965年冬至1966年春，武汉市及湖北部分地区流行性脑脊髓膜炎暴发，对此病西医学虽有国际公认之疗法，然其初期，病死率偏高，西医尚心存忐忑，而此时上级指令我附院开展中医治疗，学院领导即指令恩师挂帅中医治疗组，辟病区一个，率年轻中医数名，振作上阵，收治轻型普通型"流脑"患者，除用西医药一般支持疗法外，完全用中药治疗，经数月努力，共收治两百多名，无一例死亡（极少数患者中途改用西药，未做统计，亦无死亡），足见恩师中医功力深厚，琴心剑胆。其后"流脑注射液"在我校附院被广泛使用，处方由此而来。又，由省卫生厅掌握若干给省级干部做治疗之医师，恩师名列其中，未及半百之年，担此重任，是必众望所归。党的"九大"前后，湖北省省长张体学同志病重，带病出席"九大"，有医疗组随之赴京，由裘法祖教授任组长，恩师任副组长，实现了体学同志开完"九大"再见马克思的心愿。又有二版教材《伤寒论讲义》由成都中医学院主编，而由卫生部主持的教材审编会议在庐山召开，历时一月左右，由恩师主审《伤寒论讲义》，工作量较大，夜以继日，圆满完成。此事为多数中医工作者不晓，特附记之。

恩师年届花甲，时值"文革"结束不久，拨乱反正之时也。以党外人士身份，临危受命，先后出任我附属医院、学院副院长，分管中医医疗，岂功利所为？时事所为也！一代名医，术业固精，而对行政工作，则诚惶诚恐。盖以拨乱不易，反正更难；急于发展中医药事业，而常事与愿违，平添许多烦恼。虽然，仍有可圈可点之事，如强调中医内科病房之纯中药治疗率，不得低于70%（可配用西药支持疗法），并每周亲自查房一次。在此基础上，为《伤寒》《金匮》《温病》三教研室共建病区一个，教师有课则授课，无课则进病区工作，其余中医学各教研室教师，无课时亦到医院临床，令其实践必有依托，教学必有底气。

恩师一生忙于诊疗、教学，无暇顾及写作，或以为憾事，观其所培养之研究生如王阶、傅延龄、田金洲诸君之成就，当无憾矣！况且其子亨惠先生，中医临床疗效卓著，享誉一方。其孙华章先生，中医硕士毕业，已临床、教学数年，风华正茂，是学术广惠于人，而家传有序，恩师若有所知，当含笑九泉。今有亨惠先生父子二人所主编之《荆楚名中医·洪子云卷》将付梨枣，笔者感佩之余，欣然作序。

提笔之际，适逢恩师诞辰百周年，有习作二首，附列于后，聊表追思仰慕之意云耳。

一、沁园春·橘井流长

三国遗都，鄂市新城，俊彩永芳。有洪公聪颖，医林巨匠，恭承家学，仁德弘扬。不尚虚玄，活人务实，融会寒温多妙方。刚强质，惜大师无冕，倍觉铿锵。

桃红李醉门墙，喜贤达庭前亨惠光。又孙贤绍业，众多新秀，同仁携手，续谱华章。学子行思，心存敬畏，衣钵恩情未敢忘。天行健，念忠魂堪慰，橘井流长。

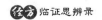

二、七律·奋蹄鞭

忝列门墙五十年，童颜早改染霜颠。

常思昔日恩师训，恒作今朝奋蹄鞭。

治病琴心同剑胆，为人名利化云烟。

韶华易逝霞光短，但愿余晖启后贤。

学生　梅国强　乙未冬

主要参考文献

[1] 梅国强. 伤寒论讲义 [M]. 北京：人民卫生出版社，2003.

[2] 梅国强. 伤寒论讲义 [M]. 长沙：湖南科学技术出版社，2002.

[3] 梅国强. 论扩大《伤寒论》方临床运用途径 [J]. 湖北中医学院学报，1999，1（4）：42-48.

[4] 梅国强. 加减小柴胡汤临证思辨录 [J]. 湖北中医杂志，2006，28（12）：3-6.

[5] 梅国强. 加减柴胡桂枝汤临证思辨录（待续）[J]. 山西中医，2000，（5）：1-4.

[6] 梅国强. 加减柴胡桂枝汤临证思辨录（续完）[J]. 山西中医，2000，（6）：3-5.

[7] 梅国强. 增损柴胡加龙骨牡蛎汤临证思辨录 [J]. 上海中医药杂志，2013，47（2）：27-30.

[8] 梅国强. 加减柴胡温胆汤临证思辨录 [J]. 湖北中医学院学报，2008，11（10）：78-81.

[9] 梅国强. 加减柴胡陷胸汤临证思辨录 [J]. 湖北中医学院学报，2003，5（4）：43-46.

[10] 梅国强. 加减柴胡四物汤临证思辨录 [A]. 中华中医药学会仲景学说分会. 仲景医学求真（续三）[C]. 中华中医药学会仲

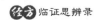

景学说分会，2009：8.

[11] 梅国强. 胃家实之我见 [J]. 中医杂志，1987，（8）：61-62.

[12] 洪子云，梅国强. 论少阳腑证 [J]. 湖北中医杂志，1979，（2）：1-4.

[13] 洪子云，梅国强. 再论少阳腑证 [J]. 湖北中医杂志，1981，（2）：1-4.

[14] 梅国强. 论表里治法的先后缓急 [J]. 光明中医，1988，（3）：12.

[15] 洪子云，梅国强，戴玉. 略论"存津液"在《伤寒论》中的运用规律 [J]. 湖北中医杂志，1980，（4）：1-4.

[16] 洪子云，梅国强. 再论"存津液"在《伤寒论》中的运用规律 [J]. 湖北中医杂志，1981，（1）：54-57.

[17] 梅国强. 仲景治未病学术思想临证撮要 [J]. 湖北中医志，1997，（增刊）：7.

[18] 梅国强. 论桂枝汤法及其变化 [J]. 中医杂志，1980，（4）：60-62+41.

[19] 梅国强. 手足少阳同病刍议 [J]. 光明中医，1995，（1）：24-25.

[20] 梅国强. 医论二则 [J]. 黑龙江中医药，1984，（1）：48-50.

[21] 梅国强. 水泉不止，膀胱不藏——浅议五苓散治消渴 [J]. 上海中医药杂志，1985，（5）：15.

[22] 梅国强. 湿热内伏膜原而成厥热胜复 [J]. 国医论坛，1993，（6）：4-5.

[23] 梅国强. 病毒性心肌炎频发室性早搏初论 [J]. 湖北中医

杂志，1997，19（2）：3-5.

［24］梅国强．经方为主治疗冠心病临证撮要［J］．中国中医基础医学杂志，2016，22（6）：800-805.

［25］梅国强．朱丹溪老年医学思想初探［J］．国医论坛，1986，（2）：33-35.

［26］梅国强．论叶天士"益胃阴"之运用规律［J］．江西中医药，1983，（3）：1-4.

［27］洪子云．知难而进［J］．山东中医杂志，1982（2）：95-99.

［28］洪华章，李汉鑫．荆楚名中医·洪子云卷［M］．武汉：湖北科学技术出版社，2016.